骨科手术生物学

Biologics in Orthopaedic Surgery

人民卫生出版社

·北 京·

版权所有，侵权必究！

图书在版编目（CIP）数据

骨科手术生物学 / （美）奥古斯图斯·D. 马佐卡
（Augustus D. Mazzocca）主编；王岩，冀全博主译 . —
北京：人民卫生出版社，2021.8

　　ISBN 978-7-117-31181-6

　　Ⅰ. ①骨…　Ⅱ. ①奥…　②王…　③冀…　Ⅲ. ①骨疾病
－外科手术　Ⅳ. ①R68

中国版本图书馆 CIP 数据核字（2021）第 019646 号

| 人卫智网 | www.ipmph.com | 医学教育、学术、考试、健康，购书智慧智能综合服务平台 |
| 人卫官网 | www.pmph.com | 人卫官方资讯发布平台 |

图字：01–2019–7738 号

骨科手术生物学
Guke Shoushu Shengwuxue

主　　译：王　岩　冀全博
出版发行：人民卫生出版社（中继线 010-59780011）
地　　址：北京市朝阳区潘家园南里 19 号
邮　　编：100021
E - mail：pmph @ pmph.com
购书热线：010-59787592　010-59787584　010-65264830
印　　刷：三河市博文印刷有限公司
经　　销：新华书店
开　　本：710×1000　1/16　　印张：18　　插页：4
字　　数：295 千字
版　　次：2021 年 8 月第 1 版
印　　次：2021 年 8 月第 1 次印刷
标准书号：ISBN 978-7-117-31181-6
定　　价：80.00 元
打击盗版举报电话：010-59787491　E-mail：WQ @ pmph.com
质量问题联系电话：010-59787234　E-mail：zhiliang @ pmph.com

骨科手术生物学
Biologics in Orthopaedic Surgery

主　编　Augustus D. Mazzocca, Adam D. Lindsay

主　译　王　岩　冀全博

译　者（按姓氏笔画排序）

王　岩　中国人民解放军总医院

王　征　中国人民解放军总医院

任　杰　北京大学生命科学学院

李　静　中国人民解放军总医院

邱海霞　中国人民解放军总医院

张　强　中国人民解放军总医院

张国强　中国人民解放军总医院

张雪松　中国人民解放军总医院

陈继营　中国人民解放军总医院

郑宇轩　北京大学前沿交叉学科研究院

耿宗洁　中国人民解放军总医院

倪　明　中国人民解放军总医院

柴　伟　中国人民解放军总医院

徐小洁　军事科学院军事医学研究院

曾　晶　中国人民解放军总医院

冀全博　中国人民解放军总医院

人民卫生出版社
·北　京·

ELSEVIER

Elsevier (Singapore) Pte Ltd.

3 Killiney Road

#08–01 Winsland House I

Singapore 239519

Tel:(65)6349–0200

Fax:(65)6733–1817

Biologics in Orthopaedic Surgery

Copyright © 2019 Elsevier Ltd. All rights reserved.

ISBN–13: 978–0–323–66207–9

This translation of Biologics in Orthopaedic Surgery, by Augustus D. Mazzocca and Adam D. Lindsay, was undertaken by People's Medical Publishing House and is published by arrangement with Elsevier(Singapore)Pte Ltd.

Biologics in Orthopaedic Surgery, by Augustus D. Mazzocca and Adam D. Lindsay 由人民卫生出版社进行翻译,并根据人民卫生出版社与爱思唯尔(新加坡)私人有限公司的协议约定出版。

骨科手术生物学（王岩,冀全博　译）

ISBN: 978–7–117–31181–6

Copyright © 2021 by Elsevier(Singapore)Pte Ltd. and People's Medical Publishing House.

All rights reserved. No part of this publication may be reproduced or transmitted in any form or by any means, electronic or mechanical, including photocopying, recording, or any information storage and retrieval system, without permission in writing from Elsevier(Singapore)Pte Ltd. and People's Medical Publishing House.

注意

本译本由 Elsevier(Singapore)Pte Ltd. 和人民卫生出版社完成。相关从业及研究人员必须凭借其自身经验和知识对文中描述的信息数据、方法策略、搭配组合、实验操作进行评估和使用。由于医学科学发展迅速,临床诊断和给药剂量尤其需要经过独立验证。在法律允许的最大范围内,爱思唯尔、译文的原文作者、原文编辑及原文内容提供者均不对译文或因产品责任、疏忽或其他操作造成的人身及 / 或财产伤害及 / 或损失承担责任,亦不对由于使用文中提到的方法、产品、说明或思想而导致的人身及 / 或财产伤害及 / 或损失承担责任。

Printed in China by People's Medical Publishing House under special arrangement with Elsevier (Singapore)Pte Ltd. This edition is authorized for sale in the People's Republic of China Mainland only, excluding Hong Kong SAR, Macau SAR and Taiwan region. Unauthorized export of this edition is a violation of the contract.

编者名录

Augustus D. Mazzocca, MS, MD
Department of Orthopaedic Surgery
University of Connecticut Health Center
Farmington, CT, United States

Xinning Li, MD
Orthopaedic Surgery
Boston University School of Medicine
Boston, MA, United States

Adam W. Anz, MD
Clinical Research
Andrews Institute
Andrews Research and Education Foundation
Gulf Breeze, FL, United States

Caleb O. Pinegar, DO, ATC
Orthopaedic Surgery
Andrews Research and Education Foundation
Gulf Breeze, FL, United States

Asheesh Bedi, MD
Harold W. and Helen L. Gehring Professor of
    Orthopaedic Surgery
Chief, Sports Medicine and Shoulder Surgery
Department of Orthopedic Surgery
University of Michigan
Ann Arbor, MI, United States

Anthony F. De Giacomo, MD
Orthopaedic Surgery
Sports Medicine
Kerlan Jobe Orthopaedic Clinic
Los Angeles, CA, United States

Mark A. Moore, PhD
Scientific Affairs
LifeNet Health
Virginia Beach, VA, United States

J.T. Tokish, MD
Tripler Army Medical Center
HI, United States

Adam Kwapisz, MD, PhD
Clinic of Orthopedics and Pediatric Orthopedics
Medical University of Lodz
Lodz, Poland

Sports Medicinem
PanAm Clinic
Winnipeg, MB, Canada

Jason P. Rogers, MD
Orthopedic Surgery
Steadman Hawkins Clinic of the Carolinas
Greenville, SC, United States

Matthew T. Provencher, MD, MC, USNR
Orthopaedic Clinic
Steadman Clinic
Vail, CO, United States

Anthony Sanchez, BS
Center for Outcomes-Based Orthopaedic Research
Steadman Philippon Research Institute
Vail, CO, United States

Bryan M. Saltzman, MD
Orthopedic Surgery
Rush University Medical Center
Chicago, IL, United States

David R. Christian, BS
Department of Orthopaedic Surgery
Rush University Medical Center
Chicago, IL, United States

Brian J. Cole, MD, MBA
Orthopedics
Rush University Medical Center
Chicago, IL, United States
Surgery
Rush Oak Park Hospital
Oak Park, IL, United States

Michael L. Redondo, MA, BS
Orthopaedic Surgery
Midwest Orthopaedics at Rush
Chicago, IL, United States

James P. Bradley, MD
Orthopaedic Surgery
University of Pittsburgh Medical Center
Pittsburgh, PA, United States

Katherine Coyner, MD
Orthopaedic Surgery
UConn Health
Farmington, CT, United States

Andreas H. Gomoll, MD
Orthopaedic Surgery
Harvard Medical School
Orthopaedic Surgery
Brigham and Women's Hospital

Boston, MA, United States

Joel Ferreira, MA, MD
Orthopaedic Surgery
UConn Health
Farmington, CT, United States

Ranjan Gupta, MD
Orthopaedic Surgery
UC Irvine
Orange, CA, United States

Isaac L. Moss, MD
Orthopeadic Surgery and Neurosurgery
UConn Health
Farmington, CT, United States

Adam D. Lindsay, MD
Orthopedic Surgery
Uconn Health
Farmington, CT, United States

Vinayak Sathe, MD, MS, FRCS
Orthopedic Surgery
University of Connecticut Health Center
Framington, CT, United States

John Playfair Ross, BS, MD
Orthopedic Surgery
UCONN
Farmington, CT, United States

Stephen L. Davis, MD
Orthopedic Surgery
Orthopedic Associates of Hartford
Hartford, CT, United States

Cato T. Laurencin, MD, PhD
Institute for Regenerative Engineering
The University of Connecticut
Farmington, CT, United States

Orthopaedic Surgery and Chemical, Materials and
    Biomolecular Engineering
The University of Connecticut
Farmington, CT, United States

Chief Executive Officer
Connecticut Institute for Clinical and Translational
    Science (CICATS)
The University of Connecticut
Farmington, CT, United States

Mary A Badon, MD, MBA
Connecticut Institute for Clinical and Translational
    Science
UConn Health
Farmington, CT, United States

Neil Bakshi, MD
Department of Orthopaedic Surgery
University of Michigan
Ann Arbor, MI, United States

Michael B. Banffy, MD
Kerlan Jobe Orthopaedic Clinic
Los Angeles, CA, United States

Samuel Baron, MD
Department of Orthopaedic Surgery
University of Connecticut
Farmington, CT, United States

Zachary Cavenaugh, MD
Orthopaedic Surgery Specialist
University of Connecticut Health Center John
    Dempsey Hospital
Farmington, CT, United States

Jorge Chahla, MD, PhD
Rush University Hospital
Chicago, IL, United States

Jeffrey Choi, BS
Boston University School of Medicine
Boston, MA, United States

Brian J. Cole, MD, MBA
Division of Sports Medicine
Department of Orthopedics
Rush University Medical Center
Midwest Orthopaedics, Chicago, IL, United States

Emily J. Curry, BA
Boston University School of Public Health
Boston, MA, United States

Neal S. Elattrache, MD
Kerlan Jobe Orthopaedic Clinic
Los Angeles, CA, United States

Jake A. Fox, BS
Steadman Philippon Research Institute
Vail, CO, United States

Jamie Friedman, MD
Orthopaedic Surgery
UConn Health
Farmington, CT, United States

Moin Khan, MD, MSc, FRCSC
Department of Orthopaedic Surgery
University of Michigan
Ann Arbor, MI, United States

Bert R. Mandelbaum, MD, DHL
Rush University Hospital
Chicago, IL, United States

Mary Beth R. McCarthy, BS
Research Associate and Translational Research
    Coordinator
Department of Orthopaedic Surgery
University of Connecticut
Farmington, CT, United States

Julie Mclean, PhD
Scientific Affairs
LifeNet Health
Virginia Beach, VA, United States

Colin P. Murphy, BA
Steadman Philippon Research Institute
Vail, CO, United States

Winnie A. Palispis, MD
Department of Orthopaedic Surgery
UCI
Peripheral Nerve Research Lab, Orange, CA, United
    States

Thierry Pauyo, MD, FRCSC
University of Pittsburgh Medical Center
Pittsburgh, PA, United States

Colin Pavano, BA
Orthopaedic Surgery
UConn Health
Farmington, CT, United States

Liam A. Peebles, BA
Steadman Philippon Research Institute
Vail, CO, United States

Craig M. Rodner, MD
Associate Professor of Orthopedic Surgery
UConn Health
UConn Musculoskeletal Institute
Farmington, CT, United States

Brian Samsell, BS
Scientific Affairs
LifeNet Health
Virginia Beach, VA, United States

Hardeep Singh, MD
UCONN Health
Department of Orthopaedic Surgery
Farmington, CT, United States

John M. Tokish, MD
Orthopedic Surgery Residency Program Director
Tripler Army Medical Center
Honolulu, HI, United States

Laura A. Vogel, MD
Orthopedic Surgery Sports Medicine Fellow
Department of Orthopaedic Surgery
University of Connecticut
Farmington, CT, United States

Ryu Yoshida, MD
Orthopaedic Surgeon
University of Connecticut Health Center
Farmington, CT, United States

前　言

骨科手术生物学：肌肉骨骼医学的未来展望

骨科手术和肌肉骨骼医学领域蓬勃发展。当前，骨科医生正面临着新的挑战，新的解决方案呼之欲出。生物干预治疗在骨科手术的各个分支领域目前都表现出了一定的潜力。本书的目标主要包括三个方面：第一是回顾和支持在骨科手术中应用生物制剂的基础科学；第二是论证在骨科不同学科中生物治疗的成功与失败；第三，也可能是最重要的，是让读者接触到我们认为对患者在未来具有巨大治疗潜力的工作。

我们希望，这项工作将激励读者寻找新的创新和干预措施，使我们成为更好的外科医生，并为我们的病人提供更好的医护！

致谢

我们要感谢所有对本书写作做出贡献的作者。他们的辛勤工作、时间和思想深受赞赏。

Dr. Mazzocca

我要感谢我的妻子 Jennifer、Gus、Jillian 和 Nicolo 对我的支持。若没有我的家人，一切毫无意义。

Dr. Lindsay

首先，我要感谢我妻子 Britta 的耐心和坚定的支持。我也非常感谢我的导师们，他们是如此多智慧，能让我多年来能从中习得一二。

Augustus D. Mazzocca MS, MD
Director of the UCONN Musculoskeletal Institute
Professor and Chairman, Department of
Orthopaedic Surgery
Director UCONN Orthopaedic Residency Program,
Gray-Gossling Endowed Chair of Orthopaedic Surgery
Orthopaedic Team Physician University
of Connecticut Athletics
Farmington CT 06030

Adam D. Lindsay, MD
Assistant Professor
Department of Orthopaedic Surgery
Division of Orthopaedic Oncology
UCONN Health Center
Farmington CT 06030

目　录

第一部分 前 言

第1章

骨生物制剂在骨科中的作用

JEFFREY CHOI, BS · EMILY J. CURRY,

BA · XINNING LI, MD

随着生物技术的不断进步,医学的实践正在不断发生变化,并且该领域的进展比以往都要快。各种新药、医疗器械和手术设备令我们应接不暇。骨科手术领域也不例外,如关节镜技术和关节置换术置入物等的不断改进,为患者提供了更有效的治疗选择。然而,尽管取得了这些进步,骨科领域每天仍面临着挑战。例如,虽然全关节置换术对于老年患者是非常成功的选择,但由于长期置入物耐久性的限制,它对于年轻和活跃的患者来说,结果却并不十分理想。不过这些患者却可以从针对软骨愈合或再生的骨生物治疗中受益。

随着人们对特定细胞和生长因子在组织愈合和修复中的作用的了解不断深入,骨生物制剂已逐渐作为一种加速、改善和增强生物修复的新物质,其应用也成为治疗许多骨科疾病的一种新方法。骨生物制剂的作用是通过利用或模仿体内的自然生长因子,从而促进加速修复和组织愈合[1,2]。

在过去的几十年里,骨生物制剂发生了翻天覆地的变化。第一代骨生物制剂是由透明质酸(hyaluronic acid, HA)以黏弹性补充剂形式组成[3]。之后,出现了第一种自体形式的骨生物制剂,即富血小板血浆(platelet-enriched plasma, PRP)(图1.1)[3]。最近,采用干细胞的细胞治疗已经成为第三代的骨生物制剂[3]。然而,骨生物制剂的应用疗效却未得到完全有效地验证。本章节将探讨生物制剂在骨科中的不同作用,其中的不同主题也将在之后的章节中得到更详细的阐述。

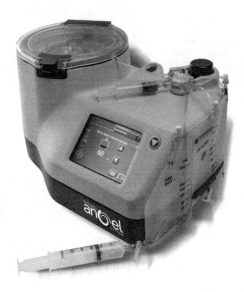

图 1.1　Angel System by Arthrex（Naples，FL）系统，该系统将患者全血离心，以获得富血小板的血浆用于注射

黏弹性补充剂是首个用于治疗关节炎的生物制剂，最初在欧洲和亚洲应用，并于 1997 年获得美国食品药品监督管理局（FDA）的批准[4]。当保守治疗（如物理治疗、止痛药和关节内类固醇）[5]对关节炎的症状效果不佳时，黏弹性补充剂作为另一种治疗选择，会被注射到受累关节中[4]。在这些注射制剂中所含的 HA 来源于加工过的家禽冠，通过模拟透明质酸这种滑液中的自然凝胶状液体物质，以润滑关节表面，并吸收冲击来减少关节承担的负荷[6,7]。

关节内 HA（IntraArticular HA, IAHA）到目前已应用超过 20 年，尤其是对于膝关节骨关节炎的治疗。HA 注射液也被用于治疗肩关节炎和踝关节炎。尽管如此，IAHA 的有效性仍存在很大争议[8]。尽管国际骨关节炎研究学会（Osteoarthritis Research Society International, OARSI）和美国风湿病学会（American College of Rheumatology, ACR）最初建议 IAHA 用于治疗膝关节骨关节炎，但现在也是有条件地进行推荐使用[9~12]。此外，美国骨科医师学会循证临床实践指南也不建议 HA 应用于膝关节骨关节炎的症状治疗[13]。Trigkilidas 和 Anand（2013）通过对 14 项随机对照试验（RCT）研究发现，有 12 项研究对 HA 与安慰剂进行了比较。在这 12 项 RCT 中，5 项研究表明两组之间无统计学显著差异[14]，而其他 7 项研究显示了不同程度的 IAHA 效应[14]。此外，有许多系统述和文献荟萃分析试图得出关于 HA 治疗膝关节骨关节炎疗效的明确结论,但结果却是,这些综述的得出结论也存在争议[15]。在其中,部分综述支持使用黏弹性补充剂,而不是安慰剂、对乙酰氨基酚和非甾体抗炎药(NSAID)[16~21]。相反,其他综述指出粘弹剂补充剂并不是一种有效治疗,因为其具有临床边际效益[22,23],从而增加了不良事件发生[24],以及仅可识别的短期效应[25]。

PRP,也称为富血小板血浆、富血小板浓缩物和自体血小板凝胶,是血小板浓度较高的自体血的血浆部分[26]。血小板计数必须是基线的 4~5 倍,才能将血浆归类为 PRP,并且它是第一种以自体血制品形式存在的骨生物制剂。1987 年,Ferrari 等人首次将 PRP 用于心脏外科手术[27]。之后,Marx 等人首次将其应用于骨科手术[28]。自那时起,PRP 已用于多种肌肉骨骼疾病,包括减轻慢性疾病的症状,如膝关节骨关节炎和髌腱、肘和跟腱的肌腱病变等[29]。此外,PRP 还被应用于前交叉韧带(anterior cruciate ligament,ACL)重建和肩袖损伤修复,促进骨不连和骨 - 肌腱愈合[29]。

PRP 来源于自体血液注射(autologous blood injections,ABI),可将患者自己的静脉血液引入所需区域(图 1.2)。然而,ABI 由于输送了多种血液成分,如红细胞和白细胞,而这些成分不具有愈合特性的缘故,使得其结果并不相同[1]。然而,随着研究人员对血小板在止血和组织再生中的作用的更深入了解,采用自体血促进受损组织加速愈合的实践研究仍在快速发展[30,31]。血小板 α 颗粒中生长因子的发现导致了浓缩血小板 PRP 的使用[1]。成熟血小板中大约有 50~80 个 α 颗粒和超过 30 多种不同的蛋白质[32]。部分重要蛋白质包括血小板衍生生长因子(platelet-derived growth factor,PDGF)、转

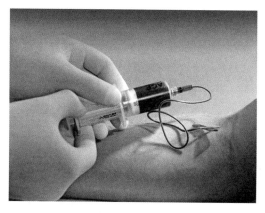

图 1.2　自体富血小板血浆制备的第一步。在离心机检测前从患者身上取血

化生长因子（transforming growth factor，TGF）、表皮生长因子（epidermal growth factor，EGF）、成纤维细胞生长因子（fibroblast growth factor，FGF）和血管内皮生长因子（vascular endothelial growth factor，VEGF）[26,33]。这些生长因子的产生和分泌直接影响PRP的再生潜力。活化的血小板在几分钟内快速开始释放从α颗粒中的蛋白质，并在寿命的剩余几天内继续产生和释放这些因子[26,34]。PRP有许多不同的制备方法可供选择，包括富含白细胞和缺乏白细胞的浓缩物，并可通过两种不同的方式应用：活化和非活化。然而，对于PRP制备的标准却尚未达成共识，导致对现有文献中的研究进行相关比较变得十分困难[35~37]。根据不同的PRP的制备，两种分类体系得以提出（表1.1和表1.2）。目前，PRP正被用于通常比较复杂的骨科慢性疾病，包括骨关节炎、外侧上髁肌腱病变和髌骨或跟腱病变。

表1.1　富血小板血浆的运动医学分类[38]			
类型	**白细胞**	**PRP的激活**	**血小板浓度**
1	增加	未激活	A. ≥ 5倍 B. < 5倍
2	增加	激活	A. ≥ 5倍 B. < 5倍
3	很少/缺如	未激活	A. ≥ 5倍 B. < 5倍
4	很少/缺如	激活	A. ≥ 5倍 B. < 5倍

表1.2　Ehrenfest富血小板血浆分类[39]		
类型	**白细胞**	**纤维蛋白网**
纯富血小板血浆（P-PRP）	没有	低密度
富白细胞和血小板血浆（L-PRP）	有	低密度
纯富血小板纤维蛋白（P-RPF）	没有	高密度
富白细胞和血小板纤维蛋白（L-RPF）	有	高密度

由于大量的生长因子被认为可以逆转软骨退行性病变,因此 PRP 已成为治疗膝关节骨关节炎的一种新的治疗方法[1]。大量已发表的随机对照试验一致表明,与安慰剂和 HA 注射剂相比,PRP 注射具有促进治疗膝关节骨关节炎的效果[40,41]。另一方面,研究 PRP 注射治疗慢性外侧上髁肌腱病变的疗效结果却一直存在争议,应进一步研究以找到更多的证据并达成共识[42,43]。同时,对于那些在手术前已经用尽了所有其他保守疗法的患者,尝试注射 PRP 可能是值得的。最后,除离心运动外,目前尚无最佳的非手术方案治疗髌骨肌腱病变[44~46]。对慢性跳跃膝关节注射 PRP 进行评估的体外模型试验显示,PRP 具有早期较好的效果[47]。然而,到目前为止,已发表的实验大多为队列或病例研究,仅包含一项小规模 RCT[47]。由于具有良好安全性和乐观的临床证据,PRP 注射可能在未来治疗许多骨科疾病中发挥重要作用。

骨修复和骨折愈合是另一个应用骨生物制剂并被积极研究的领域。在骨重建中有四个关键因素起作用:成骨干细胞、骨诱导生长因子、骨传导基质和血管供应[48]。生长因子,如 TGF,诱导干细胞分化为成骨细胞,通过使用基质和血液供应制成的支架生成骨[49]。对骨再生过程的更好理解使其他生物制品的出现和使用成为可能,如骨移植、细胞疗法和生长因子[50]。

自体骨移植或"自体移植"指的是将同一患者的一个部位采集的骨性物质移植到另一个部位[51]。例如,喙突和髂嵴是两种在肩关节手术中用于 Latarjet 前肩关节稳定移植骨。自体骨移植由于具有完全的组织相容性、骨诱导性、骨传导性和成骨潜能,被认为是修复骨不连和大型骨缺损的"金标准"[52]。自体骨移植的现代研究可以追溯到 1867 年,当时,Olier 证明了移植骨的成骨性和骨传导性[53]。自那以后,自体骨移植被用于许多不同解剖部位的骨折不愈合,包括前臂、肱骨、股骨和胫骨;并产生了喜忧参半的结果[53]。虽然最近的研究报告了一些有希望的结果,特别是在股骨[54]和胫骨[55]骨折不愈合方面,但在骨的采集过程中却存在局限性。除了供体部位疼痛(最常见的并发症)外,在手术过程中还会导致失血量增加和手术时间延长[52]。最重要的是,用于大面积骨缺损的移植物供应也极为有限。

同种异体移植物是另一种类型的移植物,它克服了自体移植物的一些主要局限,通过从人体尸体中采集骨质,并通过乙醇、酸和 γ-辐照制备以灭菌和根除活细胞(图 1.3)。这解决了组织不相容性,但同时也去失去了成骨潜能[56]。此外,同种异体骨移植物的骨诱导能力取决于制备技术[51]。脱矿骨基质（demineralized bone matrix，DBM）是一种高度加工的含 1 型胶原、非胶原蛋白和骨诱导生长因子的同种异体骨移植衍生物[51]。DBM 由于其三维结构可作为骨再生的支架，因此具有高度的骨传导性[57]。因此，当自体移植物不理想时，这种材料已成为一种非常有吸引力的替代治疗方式，尤其是在儿童和骨质疏松人群中[57]。然而，目前病例报告和非对照回顾性综述却显示关于 DBM 应用的临床数据不足。关于 DBM 的大多数临床试验表明，DBM 可辅助其他疗法用于治疗，如骨髓穿刺或与自体移植联合疗法等[58,59]。同样，DBM 目前也常用于辅助治疗长骨骨折、骨不连和脊柱融合[51]。

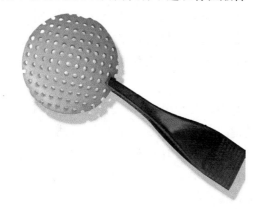

图 1.3 Arthrex 软骨，是一种同种异体移植骨软骨，可修剪以匹配缺损大小，含有软骨细胞、生长因子和促进愈合的细胞外基质蛋白

合成的骨移植物，如硫酸钙和磷酸钙，是人们为了研制一种可置入骨内的可替代骨传导多孔材料而开发的。虽然合成的移植骨具有严格的骨传导性能，在骨愈合方面的生物学作用也有限，但由于它们的成本相对较低而被得以广泛应用；而且更最重要的是，它们可以与其他佐剂混合使用[51,58]。硫酸钙和磷酸钙被广泛用于治疗桡骨远端和胫骨平台骨折，但临床试验的有效证据目前仍比较有限[60,61]。

基于骨诱导能力，合成生物活性生长因子已被用于治疗骨损伤。属于 TGF-β 超家族的骨形态发生蛋白（bone morphogenetic proteins，BMP）是真正的骨诱导剂，也是研究最多的成骨生长因子[62]。在众多不同类型的具有显著成骨特性的 BMP 中，BMP-2 和 BMP-7（成骨蛋白 -1）是研究最多的[50]。而对于 BMP-2 和 BMP-7 而言，由于它们在大规模随机对照研究中都表现出了有希望的结果，因此，其某些临床研究也顺理成章地获得了 FDA 的批准。目前，BMP-2 已被批准用于急性开放性胫骨骨折以及腰椎前路椎间融合手术中置入钛锥形融合器的使用[58,63]。根据美国人道主义器械豁免政策，BMP-7 已被批准用作长骨不愈合和后路腰椎融合术翻修手术中自体移植物的替代品[50]。其他成骨生长因子，如 FGF 和 PDGF，也已被研究过，但却没有结果表明它们在骨修复方面其具有显著改善的功能[64,65]。

干细胞疗法由于其具有独特的分化到各种成熟细胞类型的能力，在过去十年中迅速获得了再生医学的极大兴趣。干细胞有两种类型：胚胎干细胞（embryonic stem cells，ESC）和体细胞/成体干细胞。ESC 具有无限自我更新的潜能，并具有真正的多能性，能够成为人体内任何类型的细胞[66,67]。然而，ESC 只能从胚胎中采集，因为它们来自囊胚的内细胞团[66,68]。这就引起了许多伦理和法律问题[68]。此外，由于伦理和法律上的争议，以及其诱发畸胎瘤的致癌潜能，ESC 被禁止用于患者[66]。另一方面，成体干细胞是多能干细胞，可以分化成只有一个胚层的细胞[69,70]，并从出生后的动物（通常是人类）中分离出来[71,72]。因此，成体干细胞的应用已成为一个备受关注的领域，因为它具有较少的伦理问题、更好的安全性和非免疫原性特性[73]。然而，它的适用性受到其多潜能的限制。在成体干细胞中，从成体间充质组织中提取的间充质干细胞（mesenchymal stem cells，MSC）在骨科生物学中具有最广泛的应用前景[66]。1976 年，Friedenstein 等人首次从骨髓中分离出骨髓 MSC，目前被认为是 "金标准"[74~76]。在过去的几年中，许多人试图从人体的其他来源，包括脂肪组织、外周血、滑膜、脐带和牙髓中分离 MSC[74,76,77]。这些 MSC 具有分化为软骨、骨、肌腱、骨髓间充质和肌腱的能力[78,79]，使得 MSC 成为许多骨科疾病治疗的有吸引力的候选材料。

骨髓穿刺浓缩液（bone marrow aspirate concentrate，BMAC）是一种自体移植物，由于其含有较高浓度的 MSC，因此，以前 BMAC 被认为具有再生潜能。然而，据报道，骨髓穿刺液中只有 0.001% ~ 0.01% 的单核细胞是 MSC[71,80]。目前还不清楚 BMAC 有益作用的来源，因为除了含有 MSC 外，还含有大量的生长因子和细胞因子。尽管如此，BMAC 的成骨特性已在许多骨科疾病的治疗中得到证实，包括骨关节炎[81]、肩袖撕裂[82]、骨坏死[83]和骨不连[84]。

每年都有新的生物制剂被开发出来，它们在治疗不同的肌肉骨骼疾病上的应用也在不断扩大。例如，细胞片层技术最近已被用来增强肌腱移植。用干细胞片层包裹的肌腱移植，尤其是在 ACL 重建中，显示出了很有前景的结果[85]。基因治疗是另一项新技术，它克服了因生命周期短而重复给药对生长因子治疗带来的不便[86]。将遗传物质导入靶细胞可诱导细胞持续产生生长因子或细胞因子,目前这已在肩袖修复中进行了深入研究[87]。关于滑膜源干细胞进行软骨修复的试验研究也有许多,但关于 MSC 最佳来源临床比较的相关研究却仍是空白[88]。与其他来源的 MSC 相比,滑膜源干细胞具有更大的软骨生成潜能,其作为软骨缺损的一种治疗方式也越来越受欢迎[88,89]。

除了肌肉骨骼修复,神经再生也受益于生物制剂的最新进展。人们对利用神经营养因子加速周围神经再生的热情较高[90]。例如,VEGF[91]和IGF[92,93]已证明它们有改善施万细胞形成和轴突生长的潜力。此外,由于MSC 已被证明能够分化为非间充质细胞,如施万细胞、星形胶质细胞、神经元和少突胶质细胞,细胞疗法也已被用于增强周围神经修复。此外,MSC 被证明能增加髓鞘形成和神经再生[94,95]。最近研究表明,中枢神经系统(central nerve system,CNS)能够比以往认为的愈合更有效[96],CNS 重塑与生物活性分子、基于细胞和基于支架的生物治疗密切有关[97]。

在过去的十年中,越来越多的人关注和尝试使用生物制剂来治疗各种骨科疾病。骨生物制剂治疗开辟了一个治疗肌肉骨骼损伤的新时代。在本书和下面的章节中,我们将概述许多不同种类的骨生物制剂在骨科各个领域中的历史、常见用途和潜在的未来应用,这将有助于解决许多不同的临床问题。在支持患者使用生物材料的人类研究中,缺乏关于质量和数量的临床数据,这表明我们需要提高对肌肉骨骼组织再生的分子和细胞机制的理解,以便更好地进行生物治疗。然而,毫无疑问的是,生物制剂在促进具有挑战性的骨组织损伤的愈合方面,有很大的希望和潜力。在接下来的章节中,我们将着重探讨骨科手术生物学基本的科学背景、在运动医学和骨科其他领域中的临床应用,以及骨科生物学未来的方向。

(冀全博 译 王 岩 审)

参考文献

1. Dhillon MS, Behera P, Patel S, Shetty V. Orthobiologics and platelet rich plasma. *Indian J Orthop.* 2014;48(1):1–9.
2. *Helping Fractures Heal (Orthobiologics).* 2010. http://orthoinfo.aaos.org/topic.cfm?topic=A00525.
3. Sampson S, Gerhardt M, Mandelbaum B. Platelet rich plasma injection grafts for musculoskeletal injuries: a review. *Curr Rev Musculoskelet Med.* 2008;1(3–4):165–174.
4. Viscosupplementation Treatment for Knee Arthritis 2015. http://orthoinfo.aaos.org/topic.cfm?topic=a00217.
5. Adams ME. An analysis of clinical studies of the use of crosslinked hyaluronan, hylan, in the treatment of osteoarthritis. *J Rheumatol Suppl.* 1993;39:16–18.
6. Filardo G, Kon E, Di Martino A, et al. Platelet-rich plasma vs hyaluronic acid to treat knee degenerative pathology: study design and preliminary results of a randomized controlled trial. *BMC Musculoskelet Disord.* 2012;13:229.
7. Balazs EA, Denlinger JL. Viscosupplementation: a new concept in the treatment of osteoarthritis. *J Rheumatol Suppl.* 1993;39:3–9.
8. Richette P, Chevalier X, Ea HK, et al. Hyaluronan for knee

osteoarthritis: an updated meta-analysis of trials with low risk of bias. *RMD Open.* 2015;1(1):e000071.

9. McAlindon TE, Bannuru RR, Sullivan MC, et al. OARSI guidelines for the non-surgical management of knee osteoarthritis. *Osteoarthr Cartil.* 2014;22(3):363–388.

10. Zhang W, Moskowitz RW, Nuki G, et al. OARSI recommendations for the management of hip and knee osteoarthritis, part II: OARSI evidence-based, expert consensus guidelines. *Osteoarthr Cartil.* 2008;16(2):137–162.

11. Recommendations for the medical management of osteoarthritis of the hip and knee: 2000 update. American College of Rheumatology Subcommittee on Osteoarthritis Guidelines. *Arthritis Rheum.* 2000;43(9):1905–1915.

12. Hochberg MC, Altman RD, April KT, et al. American College of Rheumatology 2012 recommendations for the use of nonpharmacologic and pharmacologic therapies in osteoarthritis of the hand, hip, and knee. *Arthritis Care Res Hob.* 2012;64(4):465–474.

13. Jevsevar DS, Brown GA, Jones DL, et al. The American Academy of Orthopaedic Surgeons evidence-based guideline on: treatment of osteoarthritis of the knee, 2nd edition. *J Bone Joint Surg Am.* 2013;95(20):1885–1886.

14. Trigkilidas D, Anand A. The effectiveness of hyaluronic acid intra-articular injections in managing osteoarthritic knee pain. *Ann R Coll Surg Engl.* 2013;95(8):545–551.

15. Campbell J, Bellamy N, Gee T. Differences between systematic reviews/meta-analyses of hyaluronic acid/hyaluronan/hylan in osteoarthritis of the knee. *Osteoarthr Cartil.* 2007;15(12):1424–1436.

16. Modawal A, Ferrer M, Choi HK, Castle JA. Hyaluronic acid injections relieve knee pain. *J Fam Pract.* 2005;54(9):758–767.

17. Wang CT, Lin J, Chang CJ, Lin YT, Hou SM. Therapeutic effects of hyaluronic acid on osteoarthritis of the knee. A meta-analysis of randomized controlled trials. *J Bone Joint Surg Am.* 2004;86-A(3):538–545.

18. Bellamy N, Campbell J, Robinson V, Gee T, Bourne R, Wells G. Viscosupplementation for the treatment of osteoarthritis of the knee. *Cochrane Database Syst Rev.* 2006;2:CD005321.

19. Bannuru RR, Natov NS, Dasi UR, Schmid CH, McAlindon TE. Therapeutic trajectory following intra-articular hyaluronic acid injection in knee osteoarthritis–meta-analysis. *Osteoarthr Cartil.* 2011;19(6):611–619.

20. Towheed TE, Maxwell L, Judd MG, Catton M, Hochberg MC, Wells G. Acetaminophen for osteoarthritis. *Cochrane Database Syst Rev.* 2006;1:CD004257.

21. Zhang W, Nuki G, Moskowitz RW, et al. OARSI recommendations for the management of hip and knee osteoarthritis: part III: changes in evidence following systematic cumulative update of research published through January 2009. *Osteoarthr Cartil.* 2010;18(4):476–499.

22. Arrich J, Piribauer F, Mad P, Schmid D, Klaushofer K, Mullner M. Intra-articular hyaluronic acid for the treatment of osteoarthritis of the knee: systematic review and meta-analysis. *CMAJ.* 2005;172(8):1039–1043.

23. Lo GH, LaValley M, McAlindon T, Felson DT. Intra-articular hyaluronic acid in treatment of knee osteoarthritis: a meta-analysis. *JAMA.* 2003;290(23):3115–3121.

24. Rutjes AW, Juni P, da Costa BR, Trelle S, Nuesch E, Reichenbach S. Viscosupplementation for osteoarthritis of the knee: a systematic review and meta-analysis. *Ann Intern Med.* 2012;157(3):180–191.

25. Medina JM, Thomas A, Denegar CR. Knee osteoarthritis: should your patient opt for hyaluronic acid injection? *J Fam Pract.* 2006;55(8):669–675.

26. Alsousou J, Thompson M, Hulley P, Noble A, Willett K. The biology of platelet-rich plasma and its application in trauma and orthopaedic surgery: a review of the literature. *J Bone Joint Surg Br.* 2009;91(8):987–996.

27. Ferrari M, Zia S, Valbonesi M, et al. A new technique for hemodilution, preparation of autologous platelet-rich plasma and intraoperative blood salvage in cardiac surgery. *Int J Artif Organs.* 1987;10(1):47–50.

28. Marx RE, Carlson ER, Eichstaedt RM, Schimmele SR, Strauss JE, Georgeff KR. Platelet-rich plasma: growth factor enhancement for bone grafts. *Oral Surg Oral Med Oral Pathol Oral Radiol Endod.* 1998;85(6):638–646.

29. Taylor DW, Petrera M, Hendry M, Theodoropoulos JS. A systematic review of the use of platelet-rich plasma in sports medicine as a new treatment for tendon and ligament injuries. *Clin J Sport Med.* 2011;21(4):344–352.

30. Anitua E, Sanchez M, Nurden AT, Nurden P, Orive G, Andia I. New insights into and novel applications for platelet-rich fibrin therapies. *Trends Biotechnol.* 2006;24(5):227–234.

31. Werner S, Grose R. Regulation of wound healing by growth factors and cytokines. *Physiol Rev.* 2003;83(3):835–870.

32. Harrison P, Cramer EM. Platelet alpha-granules. *Blood Rev.* 1993;7(1):52–62.

33. Sunitha Raja V, Munirathnam Naidu E. Platelet-rich fibrin: evolution of a second-generation platelet concentrate. *Indian J Dent Res.* 2008;19(1):42–46.

34. Kevy SV, Jacobson MS. Comparison of methods for point of care preparation of autologous platelet gel. *J Extra Corpor Technol.* 2004;36(1):28–35.

35. Dhurat R, Sukesh M. Principles and methods of preparation of platelet-rich plasma: a review and author's perspective. *J Cutan Aesthet Surg.* 2014;7(4):189–197.

36. Dragoo JL, Braun HJ, Durham JL, et al. Comparison of the acute inflammatory response of two commercial platelet-rich plasma systems in healthy rabbit tendons. *Am J Sports Med.* 2012;40(6):1274–1281.

37. McCarrel TM, Minas T, Fortier LA. Optimization of leukocyte concentration in platelet-rich plasma for the treatment of tendinopathy. *J Bone Joint Surg Am.* 2012;94(19):e143(141–148).

38. Mishra A, Harmon K, Woodall J, Vieira A. Sports medicine applications of platelet rich plasma. *Curr Pharm Biotechnol.* 2012;13(7):1185–1195.

39. Dohan Ehrenfest DM, Rasmusson L, Albrektsson T. Classification of platelet concentrates: from pure platelet-rich plasma (P-PRP) to leucocyte- and platelet-rich fibrin (L-PRF). *Trends Biotechnol.* 2009;27(3):158–167.

40. Cerza F, Carni S, Carcangiu A, et al. Comparison between hyaluronic acid and platelet-rich plasma, intra-articular infiltration in the treatment of gonarthrosis. *Am J Sports Med.* 2012;40(12):2822–2827.

41. Patel S, Dhillon MS, Aggarwal S, Marwaha N, Jain A. Treatment with platelet-rich plasma is more effective than placebo for knee osteoarthritis: a prospective, double-blind, randomized trial. *Am J Sports Med.* 2013;41(2):356–364.

42. Mishra AK, Skrepnik NV, Edwards SG, et al. Efficacy of platelet-rich plasma for chronic tennis elbow: a double-blind, prospective, multicenter, randomized controlled trial of 230 patients. *Am J Sports Med.* 2014;42(2):463–471.

43. Krogh TP, Fredberg U, Stengaard-Pedersen K, Christensen R, Jensen P, Ellingsen T. Treatment of lateral epicondylitis with platelet-rich plasma, glucocorticoid, or saline: a randomized, double-blind, placebo-controlled trial. *Am J Sports Med.* 2013;41(3):625–635.

44. Jonsson P, Alfredson H. Superior results with eccentric compared to concentric quadriceps training in patients with jumper's knee: a prospective randomised study. *Br J Sports Med.* 2005;39(11):847–850.

45. Andres BM, Murrell GA. Treatment of tendinopathy: what works, what does not, and what is on the horizon. *Clin Orthop Relat Res.* 2008;466(7):1539–1554.

46. Peers KH, Lysens RJ. Patellar tendinopathy in athletes: current diagnostic and therapeutic recommendations. *Sports Med.* 2005;35(1):71–87.

47. Dragoo JL, Wasterlain AS, Braun HJ, Nead KT. Platelet-

rich plasma as a treatment for patellar tendinopathy: a double-blind, randomized controlled trial. *Am J Sports Med.* 2014;42(3):610–618.

48. Lieberman JR. Orthopaedic gene therapy. Fracture healing and other nongenetic problems of bone. *Clin Orthop Relat Res.* 2000;(suppl 379):S156–S158.

49. Hannallah D, Peterson B, Lieberman JR, Fu FH, Huard J. Gene therapy in orthopaedic surgery. *Instr Course Lect.* 2003;52:753–768.

50. Virk MS, Lieberman JR. Biologic adjuvants for fracture healing. *Arthritis Res Ther.* 2012;14(6):225.

51. Roberts TT, Rosenbaum AJ. Bone grafts, bone substitutes and orthobiologics: the bridge between basic science and clinical advancements in fracture healing. *Organogenesis.* 2012;8(4):114–124.

52. Khan SN, Cammisa Jr FP, Sandhu HS, Diwan AD, Girardi FP, Lane JM. The biology of bone grafting. *J Am Acad Orthop Surg.* 2005;13(1):77–86.

53. Marino JT, Ziran BH. Use of solid and cancellous autologous bone graft for fractures and nonunions. *Orthop Clin North Am.* 2010;41(1):15–26.

54. Chapman MW, Finkemeier CG. Treatment of supracondylar nonunions of the femur with plate fixation and bone graft. *J Bone Joint Surg Am.* 1999;81(9):1217–1228.

55. Wiss DA, Stetson WB. Tibial nonunion: treatment alternatives. *J Am Acad Orthop Surg.* 1996;4(5):249–257.

56. Bae DS, Waters PM, Gebhardt MC. Results of free vascularized fibula grafting for allograft nonunion after limb salvage surgery for malignant bone tumors. *J Pediatr Orthop.* 2006;26(6):809–814.

57. Kirk JF, Ritter G, Waters C, Narisawa S, Millan JL, Talton JD. Osteoconductivity and osteoinductivity of NanoFUSE((R)) DBM. *Cell Tissue Bank.* 2013;14(1):33–44.

58. Watson JT, Nicolaou DA. Orthobiologics in the augmentation of osteoporotic fractures. *Curr Osteoporos Rep.* 2015;13(1):22–29.

59. Hierholzer C, Sama D, Toro JB, Peterson M, Helfet DL. Plate fixation of ununited humeral shaft fractures: effect of type of bone graft on healing. *J Bone Joint Surg Am.* 2006;88(7):1442–1447.

60. Goff T, Kanakaris NK, Giannoudis PV. Use of bone graft substitutes in the management of tibial plateau fractures. *Injury.* 2013;44(suppl 1):S86–S94.

61. Kim JK, Koh YD, Kook SH. Effect of calcium phosphate bone cement augmentation on volar plate fixation of unstable distal radial fractures in the elderly. *J Bone Joint Surg Am.* 2011;93(7):609–614.

62. Chen D, Zhao M, Mundy GR. Bone morphogenetic proteins. *Growth Factors.* 2004;22(4):233–241.

63. Rihn JA, Gates C, Glassman SD, Phillips FM, Schwender JD, Albert TJ. The use of bone morphogenetic protein in lumbar spine surgery. *J Bone Joint Surg Am.* 2008;90(9):2014–2025.

64. Kawaguchi H, Oka H, Jingushi S, et al. A local application of recombinant human fibroblast growth factor 2 for tibial shaft fractures: a randomized, placebo-controlled trial. *J Bone Miner Res.* 2010;25(12):2735–2743.

65. Digiovanni CW, Baumhauer J, Lin SS, et al. Prospective, randomized, multi-center feasibility trial of rhPDGF-BB versus autologous bone graft in a foot and ankle fusion model. *Foot Ankle Int.* 2011;32(4):344–354.

66. Schmitt A, van Griensven M, Imhoff AB, Buchmann S. Application of stem cells in orthopedics. *Stem Cells Int.* 2012;2012:394962.

67. Kotobuki N, Hirose M, Takakura Y, Ohgushi H. Cultured autologous human cells for hard tissue regeneration: preparation and characterization of mesenchymal stem cells from bone marrow. *Artif Organs.* 2004;28(1):33–39.

68. Thomson JA, Itskovitz-Eldor J, Shapiro SS, et al. Embryonic stem cell lines derived from human blastocysts. *Science.* 1998;282(5391):1145–1147.

69. Ehnert S, Glanemann M, Schmitt A, et al. The possible use of stem cells in regenerative medicine: dream or reality? *Langenbecks Arch Surg.* 2009;394(6):985–997.

70. Ahmad Z, Wardale J, Brooks R, Henson F, Noorani A, Rushton N. Exploring the application of stem cells in tendon repair and regeneration. *Arthroscopy.* 2012;28(7):1018–1029.

71. Pittenger MF, Mackay AM, Beck SC, et al. Multilineage potential of adult human mesenchymal stem cells. *Science.* 1999;284(5411):143–147.

72. Jiang Y, Jahagirdar BN, Reinhardt RL, et al. Pluripotency of mesenchymal stem cells derived from adult marrow. *Nature.* 2002;418(6893):41–49.

73. Javazon EH, Beggs KJ, Flake AW. Mesenchymal stem cells: paradoxes of passaging. *Exp Hematol.* 2004;32(5):414–425.

74. Hass R, Kasper C, Bohm S, Jacobs R. Different populations and sources of human mesenchymal stem cells (MSC): a comparison of adult and neonatal tissue-derived MSC. *Cell Commun Signal.* 2011;9:12.

75. Friedenstein AJ, Gorskaja JF, Kulagina NN. Fibroblast precursors in normal and irradiated mouse hematopoietic organs. *Exp Hematol.* 1976;4(5):267–274.

76. Nancarrow-Lei R, Mafi P, Mafi R, Khan W. A systemic review of the sources of adult mesenchymal stem cells and their suitability in musculoskeletal applications. *Curr Stem Cell Res Ther.* 2017;12(8):601–610.

77. Mafi R, Hindocha S, Mafi P, Griffin M, Khan WS. Sources of adult mesenchymal stem cells applicable for musculoskeletal applications - a systematic review of the literature. *Open Orthop J.* 2011;5(suppl 2):242–248.

78. Ohgushi H, Caplan AI. Stem cell technology and bioceramics: from cell to gene engineering. *J Biomed Mater Res.* 1999;48(6):913–927.

79. Zaidi N, Nixon AJ. Stem cell therapy in bone repair and regeneration. *Ann N Y Acad Sci.* 2007;1117:62–72.

80. Martin DR, Cox NR, Hathcock TL, Niemeyer GP, Baker HJ. Isolation and characterization of multipotential mesenchymal stem cells from feline bone marrow. *Exp Hematol.* 2002;30(8):879–886.

81. Yubo M, Yanyan L, Li L, Tao S, Bo L, Lin C. Clinical efficacy and safety of mesenchymal stem cell transplantation for osteoarthritis treatment: a meta-analysis. *PLoS One.* 2017;12(4):e0175449.

82. Ellera Gomes JL, da Silva RC, Silla LM, Abreu MR, Pellanda R. Conventional rotator cuff repair complemented by the aid of mononuclear autologous stem cells. *Knee Surg Sports Traumatol Arthrosc.* 2012;20(2):373–377.

83. Hernigou P, Poignard A, Zilber S, Rouard H. Cell therapy of hip osteonecrosis with autologous bone marrow grafting. *Indian J Orthop.* 2009;43(1):40–45.

84. Connolly JF, Guse R, Tiedeman J, Dehne R. Autologous marrow injection as a substitute for operative grafting of tibial nonunions. *Clin Orthop Relat Res.* 1991;266:259–270.

85. Mifune Y, Matsumoto T, Takayama K, et al. Tendon graft revitalization using adult anterior cruciate ligament (ACL)-derived CD34+ cell sheets for ACL reconstruction. *Biomaterials.* 2013;34(22):5476–5487.

86. Lu YF, Chan KM, Li G, Zhang JF. Tenogenic differentiation of mesenchymal stem cells and noncoding RNA: from bench to bedside. *Exp Cell Res.* 2016;341(2):237–242.

87. Murray IR, LaPrade RF, Musahl V, et al. Biologic treatments for sports injuries II think tank-current concepts, future research, and barriers to advancement, part 2: rotator cuff. *Orthop J Sports Med.* 2016;4(3):2325967116636586.

88. Zlotnicki JP, Geeslin AG, Murray IR, et al. Biologic treatments for sports injuries II think tank-current concepts, future research, and barriers to advancement, part 3: articular cartilage. *Orthop J Sports Med.* 2016;4(4):2325967116642433.

89. Nakamura T, Sekiya I, Muneta T, et al. Arthroscopic, histological and MRI analyses of cartilage repair after a minimally invasive method of transplantation of allogeneic

synovial mesenchymal stromal cells into cartilage defects in pigs. *Cytotherapy.* 2012;14(3):327–338.

90. Fowler JR, Lavasani M, Huard J, Goitz RJ. Biologic strategies to improve nerve regeneration after peripheral nerve repair. *J Reconstr Microsurg.* 2015;31(4):243–248.

91. Mohammadi R, Ahsan S, Masoumi M, Amini K. Vascular endothelial growth factor promotes peripheral nerve regeneration after sciatic nerve transection in rat. *Chin J Traumatol.* 2013;16(6):323–329.

92. Mohammadi R, Esmaeil-Sani Z, Amini K. Effect of local administration of insulin-like growth factor I combined with inside-out artery graft on peripheral nerve regeneration. *Injury.* 2013;44(10):1295–1301.

93. Emel E, Ergun SS, Kotan D, et al. Effects of insulin-like growth factor-I and platelet-rich plasma on sciatic nerve crush injury in a rat model. *J Neurosurg.* 2011;114(2): 522–528.

94. Ladak A, Olson J, Tredget EE, Gordon T. Differentiation of mesenchymal stem cells to support peripheral nerve regeneration in a rat model. *Exp Neurol.* 2011;228(2):242–252.

95. Keilhoff G, Goihl A, Langnase K, Fansa H, Wolf G. Transdifferentiation of mesenchymal stem cells into Schwann cell-like myelinating cells. *Eur J Cell Biol.* 2006;85(1):11–24.

96. David S, Aguayo AJ. Axonal elongation into peripheral nervous system "bridges" after central nervous system injury in adult rats. *Science.* 1981;214(4523):931–933.

97. Meng F, Modo M, Badylak SF. Biologic scaffold for CNS repair. *Regen Med.* 2014;9(3):367–383.

第2章

食品药品监督管理局法规及其影响

ADAM W. ANZ, MD · CALEB O. PINEGAR, DO, ATC

引言

目前,骨科手术中生物制剂的发展,面临着这样一个平衡关系,即供应商急于将未经验证的技术应用于临床,并从中获利,而转化医学技术的发展又是缓慢的。权衡平衡的是骨科界和政府监管机构,鼓励人们以安全的和道德的方式向前推进患者护理的前线。尽管早期有发展前景的生物技术掌握在基础科学家手中,但是接下来的转化工作需要在临床中实现,并且遇到了监管障碍和早期临床障碍,即技术在临床试验中的效果不如实验室和动物研究中的效果。这些障碍和缺点是发展过程的一部分,不应该引起关注。为了克服这些障碍,临床医生和科学家不仅必须深入了解细胞 / 分子机制,还必须深入了解需要监管的整个发展过程。人们可以考虑研究和理解美国食品药品监督管理局(Food and Drug Administration, FDA)监管制度,就像了解运动规则一样。规则已经制定,先例已经确定,作为临床医生,应该了解如何使用这些规则,不仅可以判断新兴技术,还可以了解如何在我们的临床实践和临床试验中使用它们。作为临床医生,我们应该把自己视为这个游戏的裁判,虽然有时候会被业界一方和我们的患者所不理解。但我们知道的越多,我们在转化医学方面表现的就越好,在治疗我们的患者时,我们可以从监管机构和 / 或医疗事故风险中避免更多的麻烦。

对于骨科临床医生来说,生物制剂代表任何天然衍生产品,可用于改善骨科介入治疗中伤口愈合的情况,包括门诊手术(如关节注射)和手术室的手术。对于 FDA 来说,生物制剂是药物的一个子集,"生物制剂" 指的是那些来自活体材料的医疗产品,而不是化学合成的产品[1]。FDA 并没有将临床医生认为的所有生物制剂都当作生物制剂。但是,FDA 却颁布《联邦食品、药品和化妆品法案》(Federal Food , Drug and Cosmetic Act , FDC 法案)来监测和监管许多生物制剂,尤其是涉及细胞的生物制剂。

生物制剂的监测和管理是一把双刃剑,一方面有利于保障患者安全,但另一方面有时会阻碍发展。宽松的监管制度鼓励临床试验,但会引起人们对患者安全的担忧;并且在临床医生制定价格、营销和将生物制剂用于患者治疗之前其价值并不能得到体现。尽管严格的监管会阻碍进展,但它确保了患者的安全,并迫使技术通过发展过程证明自己的价值。后者需要大量的时间和金钱投入,但会带来明确的适应证和临床证据。尽管目前还没有一个关于在生物制剂开发过程中应该建立多少自由或监管的答案(或协议),但下面将讨论我们今天的处境、我们是如何到达这里以及我们将走向何方。

FDA 的历史

FDA 是美国政府为保护美国公民免受消费品市场滥用而创建的一个实体组织[2]。在 1930 年之前,它被称为农业部,但它的起源和历史始于近100 年前。

1848 年,美国专利局任命 Lewis Caleb Beck 通过化学测试分析农产品。这标志着美国产品监测和消费者保护的开始。到 1862 年,需求增长,整个部门被创建为农业部[3]。在 20 世纪之交,化学家 Harvey Washington Wiley 在该部门内工作,禁止劣质和非正品的食品和药品的州际贸易。1906 年,Wiley工作了 25 年,通过了《纯食品和药品法案》。该法案的通过启动了食品和药品管理局的现代监管职能,今天它的使命仍然是保护和促进公共卫生。

《纯食品和药品法案》通过近 30 年后,又一项有关产品安全的法案也获得通过。这发生在多个产品投放市场后,造成了严重的后果,甚至导致消费者死亡。最糟糕的是针对儿童患者的磺胺类药物,它含有一种类似防冻剂成分的有害物质。100 多人包括儿童在内因接触有害药物而死亡。1938 年6 月 25 日,Franklin D. Roosevelt 批准了《食品、药品和化妆品法案》,该法案要求产品标签包括安全使用说明和上市前批准,然后才能销售。这项批准要求生产公司在开始销售和销售前提供药品安全性的证据。

随着这项新法律的实施和直接面向消费者营销方式的出现,很明显并非所有产品都能安全地向公众销售和使用。因此购买某些药物时需要医生的处方才能用于个人消费。在随后的几年里,随着法规要求的变化,新产品市场和开发技术也在不断增长。例如,随着营养补充剂和药物的供应充斥着消费者市场,因此在司法层面上对这些产品的控制提出了质疑。一些制造商质疑政府对其产品监管的必要性,1976年,FDA在法庭系统内受到质疑后,其控制膳食补充剂的权力受到禁止。

同年(1976年),在一个宫内节育器伤害了数千名妇女之后,医疗器械开始受到FDA管辖范围内的额外关注。1976年"医疗器械修正案"要求将新器械分为三类,每类都需要不同程度的控制,以确保安全性和有效性。最受管制的第三类是支持或维持人类生命的装置,与使用中的高风险有关。第二类是对人体具有中等风险的装置。第一类被认为是低风险项目,不用于支持或维持人类生命。

在过去的20年里,FDA在管理和职责方面取得了许多进展,而今天,FDA是美国卫生和人类服务部的一个机构。目前,该部门由专员办公室和四个专门监督该机构四个核心职能的办公室组成[4]:医疗产品和烟草、食品和兽医医学、全球监管业务和政策以及运营办公室(图2.1)。在监控这些核心

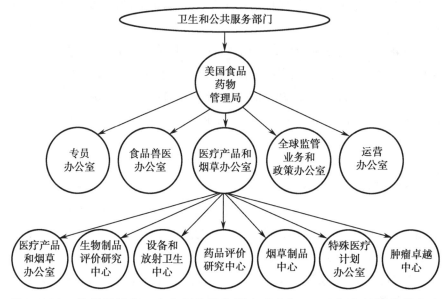

图2.1 FDA的组织机构。生物制品评价研究中心(CDER)和药品评价研究中心(CBER)对治疗性生物制品负有监管责任,包括上市前审查和监督(RightsLink Permissions Springer Customer Service Center GmbH:Springer,Jack Farr,Andreas H. Gomoll, 2018)

功能的同时，FDA 也有特定的职责。这些职责分为五个基本类别：通过确保食品安全和正确标记（与美国农业部共同承担责任），以及确保拟用于人类的药物、疫苗和其他生物制品和医疗器械安全有效，保护公众免受电子产品辐射；确保化妆品和膳食补充剂安全且贴有适当标签；调节烟草制品；通过帮助加快产品创新来促进公共卫生（图 2.2）[5]。

美国食品药品监督管理局（FDA）的责任

1. 通过确保食品、药品、医疗器械和生物制品的安全性和有效性来保护公共卫生。
2. 保护公众免受电子产品辐射。
3. 确保化妆品和膳食补充剂的正确标签和安全性。
4. 管制烟草制品。
5. 通过提高产品创新速度促进公共卫生。

图 2.2　FDA 的责任。家畜、家禽和一些蛋制品的肉类由美国农业部而非 FDA 监管

安全性和有效性

FDA 最重要的作用之一（但有时在原生物学领域会受到质疑）是确保产品在上市前的安全性和有效性。"安全"包括确保在以适当方式管理产品的过程中，产品不会直接或间接地对接受者造成伤害或损失。为了安全起见，FDA 最关心的是如何防止传染病的引入、传播，以及确保治疗过程中不会发生不良事件。FDA 所关注的不良事件包括生物治疗过程中可能产生免疫反应、感染、肿瘤和 / 或增加静脉血栓栓塞事件的发生率。"疗效"通常只指产生既定要求的效果的治疗功效。随着新的生物治疗方法的出现，对其安全性和有效性的调查应在营销和 / 或就生物治疗提出索赔之前进行。如果医疗界不愿意在提出索赔和销售未经证实的治疗方案之前就安全性和有效性进行自我监督，那么 FDA 就有责任保护公众，并将其视为他们的责任[6]。自 2008 年以来，FDA 的影响已扩展到了干细胞和生物制品的行业和医学实践。因此，了解这些疗法的批准流程和要求非常重要。

分层监管：351 与 361 产品

FDA 从《公共卫生服务法案》（Public Health Service Act, PHSA）中获得了对生物制品的监管，该法案是联邦政府在 1944 颁布的，目的是保护公众健康。PHSA 第 351 节（PHSA 351）中将生物制品定义为"病毒，治疗性血清，毒素，抗毒素，疫苗，血液，血液成分或衍生物，过敏原产品或类似产品等，用于预防、治疗或治愈人类的疾病或状况"[7]。PHSA 351 明确了 FDA 监督这些产品开发的权力。PHSA 第 361 节（PHSA 361）授予 FDA 防止传染病传播的权力。

随着生物制剂在医学上的出现，FDA 基于对美国公众在治疗过程中可能遇到的风险制定了分层管理条例，从而建立了 PHSA 351 和 PHSA 361 中规定的控制和监督机制。这些法规在联邦法规中有所说明。《联邦法规》是一份按年编制的文件，描述了《联邦公报》中发布的规则。这些规则由联邦政府的行政部门和其他机构制定。本文件描述了 FDA 的政策，对制造商、医疗保健提供者、产品开发 / 制造赞助商都有具体说明。第 21 章特别关注FDA 的规则。第 21 章第 1271 条（21 CFR 1271）标题为：人体细胞、组织以及基于细胞和组织的产品，简称 HCT/PS，并指出"包含人体细胞或组织或由人体细胞或组织组成的物品，旨在用于植入、移植或转移到人类受体中"。

21 CFR 1271 规定，HCT/P 仅在 PHSA 的 361 下进行调控，如果满足四个标准，则必须单独制造以满足 21 CFR 1271 的要求：①HCT/P 的应用被控制在最低限度；②HCT/P 仅用于同源用途；③HCT/P 的制造不涉及细胞或组织与其他成分的组合。除了水、晶体或灭菌、保存或储存剂，前提是添加水、晶体或灭菌、保存或储存剂不会引起与 HCT/P 相关的新的临床安全问题；④要么HCT/P 不具有系统性作用，并且活细胞的主要功能不依赖于其代谢活性，要么HCT/P 有系统性作用，并且活细胞的主要功能依赖于其代谢活性，那么其在一级或二级血亲中需要是自体的或同种异体的（图 2.3）。符合这四个标准的HCT/PS 通常被称为"361 产品"。尽管这些 HCT/P 不受上市前 FDA 审查要求的约束，但 1271 在六个领域中有明确规定：①需在 FDA 注册和上市；②需有供者筛选和测试；③有良好的组织规范；④有标签；⑤不良 – 事件报告；⑥检查和执行。在同一手术过程中采集、处理和回注的 HCT/PS 不受 CFR 1271 的要求约束；但是，它们将受 PHSA 361 和 / 或 351 的总体规定约束。

根据 PHSA 361 和 21 CFR 1271 进行
HCT/P 调节的 4 个标准

1. **最小操作**

　　HCT/P 的应用被控制在最低限度。

2. **同源使用**

　　HCT/P 仅用于相同用途,如标签、广告或制造商目标意图的其他指示所示。

3. **无组合产品**

　　HCT/P 的制造不仅涉及细胞或者组织与其他物品的组合,但水、晶体或灭菌处理、保存或储存剂除外,前提是添加水、晶体或灭菌处理、保存或储存剂不会提高与 HCT/P 相关的新的临床安全问题。

4. **无全身效应或自体效应**

　　两者中的其中一个:

　　　Ⅰ. HCT/P 无全身效应,它的主要功能并不依赖于活细胞的代谢活动;

　　　Ⅱ. HCT/P 有全身效应,它的主要功能依赖于活细胞的代谢活动

　　　　a. 用于全身;

　　　　b. 用于一级或二级血亲的同种异体;

　　　　c. 用于生殖。

图 2.3　人类细胞、组织、细胞和组织产品(HCT/PS)的应用

　　不符合 CFR 1271 中所述标准的 HCT/PS 按照《联邦食品、药品和化妆品法案》第 201(g)节、PHSA 351 中所述的装置和 / 或生物产品进行监管。这些产品,通常被称为"351 产品"。在上市之前,要通过上市前和上市后的开发要求以及 FDA 的批准。此外,它们的制造必须同时符合当前的良好组织规范和当前的良好制造规范。开发要求包括一系列步骤,通常称为"351 途径",从临床前实验室和动物试验开始,以证明研究性使用对人类是安全的。在开始人体临床研究之前,必须按照 21 CFR 312 中的描述,进行研究性新药应用(New Drug Application, IND)。随后的临床试验以阶段性的方式证明其安全性和有效性,最常涉及第一项小型人体试验(第一阶段)、小型单中心随机对照试验(第二阶段)和大型多中心随机对照试验(第三阶段)。结果将作为生物制品许可证申请(biologics license application, BLA)的一部分,并向 FDA 提交一份以证明适应证的安全性和有效性。在营销之前需要 BLA 的批准或在临床实践中对产品进行管理。整个过程中包含很多节点,发起人在多个时间点与 FDA 沟通以指导该过程(图 2.4)。

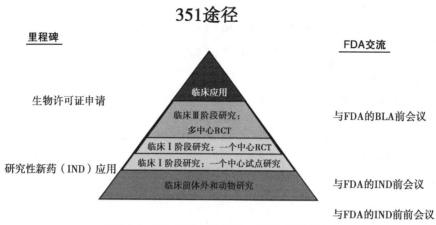

图2.4 351产品开发途径。随机对照试验

虽然骨科医生可能认为这是一种外科手术，但食品和药物管理局认为从个体身上取下组织、加工组织、替换组织，是产品的制造过程。重要的是[8]尽管PHSA351明确指出血液或血液成分是生物制品，但FDA在指导文件草案中明确指出，用于同源用途的全血、血液成分和最低限度操作的骨髓不被视为HCT/PS，而且没有规范临床医生对这些产品的应用的先例。然而，通过无标题的信件、警告信、组织参照组（Tissue Reference Group，TRG）的声明和指导文件草案，FDA为脂肪组织、来自人类胎盘的产品、同种异体细胞产品、培养细胞产品和造血干细胞开创了先例，认为这些是351产品。

先例

在研究和应用法律和法规时，先例是有帮助的，因为它提供了真实的例子。FDA的先例在其网站上公布，包括以下内容：FDA给工业／临床医生的无标题／警告信、TRG的测定，以及指导文件。先例是了解风险以及FDA如何应用和执行其制定的法规的关键。例如，人们对最低限度操纵和同源使用的标准方面产生了争议，因为在应用这些原则时，各方有不同的观点和动机。人们对HCT/P满足要求的感知能力可能取决于做出决定的个人的观点／偏见。行业代表可能有一个相同的使用观点，而临床医生、患者以及患者未来律师、陪审团或FDA代表可能有另一种使用观点。当模糊存在时，先例可以为临床医生提供帮助。

无标题的信件和警告信是FDA向制造商、研究人员、临床医生或开发公司提供的有关违反规定的法律文件。它们通常是以这样一种模式编写的，即它们先确定何时和如何发现违规行为，确定所关注的产品，解释产品为什么和如何违反法规，并包含纠正措施的选项。信件的结尾内容通常为："你应该立即采取行动纠正这些偏差。未能及时纠正这些偏差我们将采取监管行动，恕不另行通知。这些行动包括扣押和／或禁令"。一旦发出警告信，FDA 将采取后续行动，以确保纠正措施能够被执行[9]。例如，已经向提供脂肪制品的两名临床医生、提供培养骨和骨髓源性细胞的临床医生、一家分销同种异体细胞的公司，以及多家生产胎盘源性产品的公司发出了信件。在每封信中，FDA 声明，这些产品不仅要受《美国联邦法规》1271 的管制，而且要作为《联邦食品、药品和化妆品法案》第 201 节规定的药品，以及作为《美国联邦食品、药品和化妆品法》第 351 节规定的生物制品。2012 年和 2015 年 FDA 引用的有关脂肪产品的案例认为该产品不符合最小操作或同源使用标准[10,11]。2011 年引用的有关同种异体干细胞产品因为它依赖于代谢活动，不是自体的，也不是一级或二级亲属的，也不符合标准。引用的有关羊膜／绒毛膜产品[12,13]和培养细胞[14]因为加工被认为不是最小操作，而且产品不符合同源使用标准。除了骨髓外抽吸液被认为是一种最小操作（微创的）原始的细胞疗法，FDA 已经开创了将干细胞产品作为药物来治疗的先例。

FDA 的指导文件旨在通过概述法规、提供具体定义以及通过生活中的例子来解释当前政策来为各行业和临床医生提供帮助。为了澄清歧义，发布的都是关于同源使用、最小操作和脂肪产品的文件[8,15,16]。FDA 通常会以草稿形式发布这些文件，以征询公众（即各行业和临床医生）的意见，然后再在网站上进行最终定稿。尽管不具有法律约束力，但这些阐明了 FDA 的当前观点。例如，当前的有关脂肪产品的指导文件草案于 2014 年 12 月发布，文件指出："从脂肪组织中分离非脂肪细胞或非结构成分的处理通常被认为是最低限度的操作"以及"因为脂肪组织在供体中不发挥这种功能，所以通常考虑使用来自脂肪组织的 HCT/P 来治疗骨和关节疾病，即非同源使用。"该文件使人们相信，FDA 认为脂肪组织的机械加工远优于骨科手术中符合适应证的最小操作和关节注射[15]。2016 年秋季 FDA 主办了一个开放的医生和行业论坛，谈论到此文件。但迄今为止，FDA 尚未发布最终文件。

根据 FDA 的规定，FDA 的指导文件没有建立法律上可强制执行的责任。相反，这些文件描述了该机构当前对某一主题的想法，应仅视为建议，除非引用了具体的监管要求。在许多情况下，FDA 在指导性文件中使用"应该"这个词,并指出这意味着"建议或推荐",但不是必需的。

TRG 的建议也是先例的来源。TRG 成立于 1997 年,为有关 HCT/PS 产品的特定问题提供单一参考点。它是 FDA 内的一个工作组,负责对行业和临床医生的询问提供审查和建议。有关建议的年度报告会在 FDA 的网站上更新[17]。行业和临床医生可以书面请求 TRG 进行调查,并审查年度报告,以了解 1271 和 351 的应用。2015 年发表的一篇关于脱水的绒毛膜羊膜产品和源自脂肪组织的产品(称为皮下液体中的细胞)的报告指出,当用作伤口覆盖物时,脱水的绒毛膜羊膜仅根据第 361 和 1271 节进行调节。该报告还指出,脂肪组织衍生产品并非仅根据第 361 节进行调节[17]。

监管的未来

历史上,FDA 一直是全球监管的领导者。工业化国家(包括但不限于欧盟、加拿大和澳大利亚)率先建立了现代监管机制。虽然一些临床医生利用不发达国家提供美国没有的产品,包括培养细胞和来自胎盘组织的细胞,但这不是除美国以外在发达国家或全球干细胞界的行为规范。发达国家认为,需要在这一领域进行监管,以保护弱势患者免受未经证实的技术的损害,而监管演变是将这些技术转化为患者护理的关键。2014 年,日本通过将干细胞治疗称为"再生医学产品",将干细胞治疗与其他药物区分开来,创建了一个新的审批系统,并允许对早期观察到的商品进行商业化,因对安全性和功效的审查要少得多,因此可以医保报销。有了这个要求较低的系统,发展疗法可以通过早期观察到的商品商业化为一些最终昂贵的临床试验提供资金支持。随着监管的变化,日本已将自己定位为这一不断扩大的研发领域的领导者。

2016 年 3 月,美国审批制度进行了改革。美国参议院和众议院都提出了《REGROW 法案》(Reliable and Effective Growth for Regenerative Health Options that Improve Wellness, REGROW),并提出了调整的建议,这反映了监管的变化。《REGROW 法案》建议在《公共卫生服务法案》中增加一项内容(第351B 节),专门针对新兴技术。即在某些发展里程碑之后,第 351B 节将允许对新兴技术进行有条件的批准。具体来说,经过适当的动物研究、Ⅰ期测试的完成和Ⅱ期测试的早期结果,将获得有条件的批准,以允许治疗的发起者在 5 年的试验期内治疗患者并推销该治疗。在 5 年的试用期结束时,申办者将申请将该产品批准为生物制品。新增内容的目的是降低上市前开发步骤的初始财务障碍,同时仍需要技术来证明其安全性和有效性[18]。

2016 年底,《REGROW 法案》的讨论和指导被纳入《21 世纪治愈法案》(21ˢᵗ Century Cures Act)。《21 世纪治愈法案》于 2015 年 1 月首次被引入美国众议院,于 2016 年 1 月由众议院通过,2016 年 10 月由参议院通过,并于 2016 年 12 月由总统巴拉克·奥巴马签署。这项法案得到了大型制药机构的支持和影响,但遭到了消费者组织的反对。通过这个过程,有人讨论了 351B 的创建;人们认为《21 世纪治愈法案》不是创建了 351B 途径,而是创建了再生医学高级疗法(Regenerative Medicine Advanced Therapy, RMAT)这一名称。技术赞助商可以在应用 IND 程序或对 IND 程序进行修订时要求指定 RMAT。取得 RMAT 资格基于三个条件:①该产品是一种再生医学疗法,即细胞疗法。治疗性组织工程产品、人体细胞和组织产品,或使用此类疗法或产品的任何组合产品,但 316 产品除外。②该产品旨在治疗、修改、逆转或治愈严重或危及生命的疾病或状况。③初步临床证据表明该药物具有解决临床尚未解决的问题的潜力。FDA 在确定该技术符合要求后,才允许该治疗进入 FDA 的四个加急计划之一,来解决严重疾病[19]。此外,在某些情况下,该法案允许公司使用观察研究、保险索赔数据、患者输入数据和 V 级证据,而不是传统药物试验设计[20]。

虽然《21 世纪治愈法案》的拟议意图是促进新疗法和诊断学的研究和发展,但该法的直接成果包括捐助 630 亿美元(主要用于向美国国家卫生研究院 NIH 提供有关脑和癌症研究的研究资金);以及向各州拨款用于对抗日益增长的阿片类流行病;在某些研究场景中放弃研究知情同意;加强精神健康均等的法规以及建立处理与小雇主健康计划相关的税法部门。为了提供资金来源,该法案安排从战略石油储备中出售 1 500 万桶原油。时间将决定 RMAT 的命名是否会提高原生物学的转变潜力;然而,《21 世纪治愈法案》很可能错过了生物调控途径中产生实质性变革性的机会,因此未来的立法或执行方向是有必要确立的。

在监管混乱的时期,国际干细胞研究学会(International Society for Stem Cell Research, ISSCR)已成为全球领导者。2008 年,ISSCR 发布了干细胞临床转化指南,该指南时建立在科学、临床和伦理行为原则基础上的,供国际社会的研究人员、临床医生、科学家和监管者使用。ISSCR 描述了直接向患者销售未经证实的干细胞治疗的"迫切需要",并举例世界各地的诊所利用患者的希望收取大笔费用;吹捧科学原理、透明度、监督和患者保护的原则。这个指南为研究人员和临床医生提供了涉及细胞加工和制造、临床前研究和临床研究的建议,以及最近一次更新是在 2016 年 5 月[21]。最新版本涉及一个由来自 9 个国家的 25 名干细胞研究人员、临床医生、伦理学家和监管官员组成的多学科小组。

结论

虽然过去的监管制度比较模糊,但随着改革性监管的出现,骨科生物制剂的未来更加光明和明确。随着世界在生物制剂方面的合作,将出现明确和实际的监管。临床实践应保证安全性和有效性。重要的是要记住,这个领域的影响力包括希望、炒作、组织和真相。骨科人必须始终以证据和事实为依据,而不是通过营销未经证实的治疗方法来从患者获利。应用生物制剂时,有一个厚厚的灰色区域。为了有据可循,提供者应查看 FDA 指导文件(即使是草稿)、警告信和 TRG 建议,以了解 FDA 当前的观点和行动,评估应用这些技术背后的证据,最后考虑对患者的身体风险以及提供商面临的司法/监管者风险与提供这些技术的利益。与往常一样,精心设计的临床试验和对动物研究的无尽追求仍然是我们未来的方向。我们应该保持纯真的内心和坚定执着的追求!

(任 杰 译 王 岩 审)

参考文献

1. Frequently asked questions about therapeutic biological products. In: *Therapeutic Biologic Applications (BLA)*. 2017. Available from: https://www.fda.gov/drugs/developmentapprovalprocess/howdrugsaredevelopedandapproved/approvalapplications/therapeuticbiologicapplications/ucm113522.htm.
2. When and why was FDA formed?. In: *FDA Basics*. 2017. Available from: https://www.fda.gov/AboutFDA/Transparency/Basics/ucm214403.htm.
3. History. In: *What We Do*. 2015. Available from: https://www.fda.gov/AboutFDA/WhatWeDo/History/default.htm.
4. Basics. In: *Transparency*. 2016. Available from: www.fda.gov/AboutFDA/Transparency/Basics.ucm192695.htm.
5. What does FDA do?. In: *FDA Basics*. 2017. Available from: https://www.fda.gov/AboutFDA/Transparency/Basics/ucm194877.htm.
6. Inspections, compliance, enforcement, and criminal investigations. In: *Warning Letters*. 2012. Available from: https://www.fda.gov/ICECI/EnforcementActions/WarningLetters/ucm297245.htm.
7. Frequently asked questions about therapeutic biological products. In: *Therapeutic Biologic Applications (BLA)*. 2015. Available from: https://www.fda.gov/drugs/developmentappr
ovalprocess/howdrugsaredevelopedandapproved/approvalapplications/therapeuticbiologicapplications/ucm113522.htm.
8. Minimal manipulation of human cells, tissues, and cellular and tissue-based products: draft guidance. In: *Cellular & Gene Therapy Guidances*. 2015. Available from: https://www.fda.gov/biologicsbloodvaccines/guidancecomplianceregulatoryinformation/guidances/cellularandgenetherapy/ucm427692.htm.
9. Inspections, compliance, enforcement, and criminal investigations. In: *Warning Letters*. 2011. Available from: https://www.fda.gov/ICECI/EnforcementActions/WarningLetters/ucm278624.htm.
10. Inspections, Compliance, Enforcement, and Criminal Investigations. In: *2012*. 2012. Available from: https://www.fda.gov/ICECI/EnforcementActions/WarningLetters/2012/ucm297245.htm.
11. Irvine Stem Cell Treatment Center 12/30/15. In *2015*. 2016. Available from: https://www.fda.gov/ICECI/EnforcementActions/WarningLetters/2015/ucm479837.htm.
12. Amniotic Therapies LLC. 8/17/16. In: *2016*. 2016. Available from: https://www.fda.gov/ICECI/EnforcementActions/WarningLetters/2016/ucm517448.htm.

13. Surgical Biologics – Untitled Letter. *In: Untitled Letters (Biologics)*. 2013. Available from: https://www.fda.gov/biologicsbloodvaccines/guidancecomplianceregulatory information/complianceactivities/enforcement/untitled letters/ucm367184.htm.

14. Regenexx. In: *2008*. 2012. Available from: http://www.case watch.org/fdawarning/prod/2008/regenexx.shtml.

15. Human cells, tissues, and cellular and tissue-based products (HCT/Ps) from adipose tissue: regulatory considerations; draft guidance. In: *Tissue Guidance*. 2015. Available from: https://www.fda.gov/biologicsbloodvaccines/guidance complianceregulatoryinformation/guidances/tissue/ucm 427795.htm.

16. Homologous use of human cells, tissues, and cellular and tissue-based products. In: *Tissues*. 2015. Available from: https://www.fda.gov/downloads/BiologicsBloodVaccines/GuidanceComplianceRegulatoryInformation/Guidances/Tissue/UCM469751.pdf.

17. Tissue Reference Group. In: *Regulation of Tissues*. 2017.

18. S.2689 – REGROW Act. In: *114th Congress (2015-2016)*. 2016. Available from: https://www.congress.gov/bill/114th-congress/senate-bill/2689.

19. Guidance for industry expedited programs for serious conditions – drugs and biologics. In: *Guidances*. 2014. Available from: https://www.fda.gov/downloads/Drugs/GuidanceComplianceRegulatoryInformation/Guidances/UCM358301.pdf.

20. Inside the 21st Century Cures Act. In: *Spring 2017*. 2017. Available from: http://www.cancertodaymag.org/Spring 2017/Pages/Inside-the-21st-Century-Cures-Act.aspx.

21. Guidelines for Stem Cell Research and Clinical Translation. In: *ISSCR Guidelines*. Available from: http://www.isscr.org/docs/default-source/guidelines/isscr-guidelines-for-stem-cell-research-and-clinical-translation.pdf?sfvrsn=2.

Available from: https://www.fda.gov/biologicsbloodvacci nes/tissuetissueproducts/regulationoftissues/ucm152857 .htm.

第二部分 基础科学

第3章

生 长 因 子

NEIL BAKSHI, MD · MOIN KHAN, MD, MSC,
FRCSC · ASHEESH BEDI, MD

引言

过去几十年中,我们在骨科手术领域关于生物力学、组织愈合和肌肉骨骼疾病发病机制的认识取得了显著进展。过去十年,生物制剂和再生医学受到了广泛关注,因为它们都在关注加速促进愈合和逆转退行性变过程。随着对骨髓穿刺、富血小板血浆和成人干细胞等技术的不断研究,新的生物治疗方式正在兴起。本章将回顾关于愈合的生物学基础以及骨科损伤的当前生物学治疗选择和适应证。

愈合级联反应

急性骨科损伤是由单一创伤事件引起的,如骨折、肌肉挫伤或韧带扭伤 / 撕裂等。慢性骨和软组织损伤通常是由于反复机械应力所导致,随后是长时间的炎症状态,例如在应力骨折或肌腱病变(例如肩袖肌腱病变和跟腱病变)的情况下。无论损伤类型如何,均表现为一般伤口愈合过程,并在时间、阶段持续长度和关键介质之间的相互作用方面存在差异[1,2]。

愈合级联反应一般包括四个重叠阶段:①止血;②炎症;③细胞和基

质增殖,在损伤后数天内开始,并构成最重要的愈合阶段;④伤口重塑,持续时间最长,可能涉及瘢痕组织形成。损伤后立即出现毛细血管渗漏,从而可补充止血因子和炎症介质。凝血级联反应被激活,导致血小板聚集、凝块形成和临时细胞外基质结构的形成。血小板黏附于暴露的胶原和循环的细胞外基质蛋白,从而触发血小板 α 颗粒释放生物活性因子。除促炎因子外,这些生物活性因子还包括生长因子、趋化因子和细胞因子。这一炎症阶段以高度协调的方式进行。化疗药物在早期炎症期的 1~2 小时内开始向损伤部位募集中性粒细胞。随后,巨噬细胞出现在伤口,并在伤口清创和炎症调节中起主导作用。它们还参与招募成纤维细胞和内皮细胞。细胞和基质的增殖阶段可以说是伤口愈合的最重要阶段,因为参与其中的细胞是推动组织修复的代谢引擎。伤口愈合 2~3 天后,巨噬细胞和有趋化性、可促进有丝分裂的血管生成生长因子会招募成纤维细胞和上皮细胞浸润损伤部位。一旦进入伤口,成纤维细胞合成胶原蛋白并促进伤口收缩。血管生成和肉芽组织的形成也是愈合增殖阶段的重要方面。愈合过程的最后阶段包括伤口成熟过程以及重塑。在此阶段,血小板衍生生长因子(platelet-derived growth factors, PDGF)、转化生长因子-β(transforming growth factor-beta, TGF-β)、纤维连接蛋白等生长因子会刺激成纤维细胞增殖、迁移和细胞外基质成分的合成。重塑阶段受到严格的调控,以维持降解和合成之间的平衡。Ⅰ型胶原蛋白会替代Ⅲ型胶原蛋白、蛋白聚糖和纤连蛋白,以形成可增加拉伸强度的更稳健的基质。成熟阶段的持续时间取决于伤口病理分级、个体特征以及所涉及组织的特定组织愈合能力。此外,病理生理和代谢因素也可影响伤口愈合,包括局部原因,如缺血、组织缺氧、感染和生长因子失衡;以及全身性原因,如代谢性疾病和营养状况。在这种不利条件下,PRP 和其他富含生长因子的介质已被证明是急性和慢性骨科损伤的可行治疗辅助手段[1,2]。

生长因子类型

PRP 和其他自体血液制品主要通过释放生长因子,例如 PDGF、表皮生长因子、TGF-β1、血管内皮生长因子(vascular endothelial growth factor, VEGF)、碱性成纤维细胞生长因子、肝细胞生长因子和胰岛素样生长因子 1(insulin-like growth factor 1, IGF-1）等发挥功能。这些生长因子从活化血小板的 α 颗粒中释放出来，并参与重要的细胞过程，包括有丝分裂、趋化、分化和代谢等[3~7]。

在愈合过程中，由于 VEGF 会在损伤部位新血管的形成和成熟中起关键作用，因此，VEGF 受到了广泛关注。另一方面，VEGF 可通过与其受体 VEGFR-1、VEGFR-2 和 VEGFR-3 结合发挥作用，从而激活促进内皮细胞迁移、增殖和存活等信号级联反应[8]。

PDGF 在调节成骨细胞复制和骨胶原降解、控制修复细胞增殖以及诱导软骨和骨形成方面发挥着重要作用，因此也被广泛研究[9]。作为多种有丝分裂原，血小板释放 PDGF 并通过血小板和血管之间的粘连促进凝血。先前的研究表明，PDGF 是骨折愈合的刺激因子，并负责骨代谢过程，包括细胞增殖、迁移和凋亡[10,11]。Nash[12] 等人在家兔模型中报告称，向患有胫骨骨折的家兔注射重组人 PDGF 后，骨髓腔体积和骨密度显著增加，表明 PDGF 参与了骨折愈合的刺激。此外，Brandl[11] 的一项体外研究发现，采用 PDGF 和 TGF-β1 培养人软骨细胞会表现出显著较高的增殖速率，这表明 PDGF 参与了软骨细胞的增殖，并在软骨组织的修复中发挥作用。

目前，已发现 TGF-β1 在骨和软组织愈合过程中发挥重要作用，但可能对组织愈合和再生产生不利影响。TGF 是蛋白质超家族，主要作用于增强成纤维细胞增殖活性，刺激 1 型胶原和纤连蛋白生物合成，诱导骨基质沉积，并抑制破骨细胞功能 / 骨吸收。该生长因子家族还包括骨形态发生蛋白，其功能是维持组织稳态、刺激骨和软骨形成，并促进血管重塑。虽然 TGF-β 生长因子的这些属性可增强组织修复，但也可导致广泛的组织纤维化[13]。TGF-β 参与骨骼肌和其他组织纤维化的发展，并可能通过胶原沉积和皮肤成纤维细胞转化为肌纤维母细胞样细胞进而促进 PRP 和肌肉纤维化之间的关联[13,14]。此外，目前也发现 TGF-β 可抑制肌源性分化、肌突融合和各种肌肉特异性蛋白的表达。由于 TGF-β 的这些特征，有些人主张与 PRP 注射同时使用抗纤维化药物，如氯沙坦或 TGF-β 中和抗体（表 3.1）[15]。

表 3.1　生长因子及其细胞效应

生长因子	细胞效应
PDGF（血小板衍生生长因子）	• 巨噬细胞活化和血管生成 • 成纤维细胞趋化和增殖活性 • 增强胶原合成 • 增强骨细胞增殖
IGF-I（胰岛素样生长因子 I）	• 对肌细胞和成纤维细胞进行趋化并刺激蛋白质合成 • 骨骼肌生长和修复中的介质 • 通过成骨细胞增殖和分化促进骨形成
TGF-β（转化生长因子 -β）	• 增强成纤维细胞的增殖活性 • 刺激 I 型胶原和纤连蛋白的生物合成 • 诱导骨基质沉积 • 抑制破骨细胞形成和骨吸收 • 调节纤维化和肌细胞再生之间的平衡
PDEGF（血小板衍生的内皮生长因子）	• 通过刺激角质细胞和真皮成纤维细胞的增殖促进伤口愈合
PDAF（血小板衍生的血管生成因子）	• 通过刺激血管内皮细胞诱导血管化
EGF（内皮生长因子）	• 细胞增殖 • 上皮细胞分化
VEGF（血管内皮生长因子）	• 血管生成 • 内皮细胞迁移和有丝分裂 • 创建血管腔 • 创建开孔 • 巨噬细胞和粒细胞趋化 • 血管舒张（通过释放氧化亚氮间接促成）
HGF（肝细胞生长因子）	• 刺激肝细胞增殖和肝组织再生 • 血管生成 • 内皮细胞的有丝分裂原 • 抗纤维化

富血小板血浆

在过去十年中，PRP 的研究呈指数增加，并已开展了超过 80 项随机对照试验（randomized controlled trials, RCT）。指数级增长的研究与 PRP 的全球市场相吻合，预计未来十年该市场将超过 4.51 亿美元[16]。

PRP 通常被认为是一种富含血小板的血浆，其中的血小板计数大于全血。在临床使用中，血小板浓度是基线水平的 4~10 倍。血小板为不规则形状的无核细胞质，源自巨核细胞前体。如前所述，血小板作为生长因子的天然储库，并从活化血小板的 α 颗粒中释放。因此，应用 PRP 的原理是增加损伤组织中的血小板浓度，促进多种生物活性因子的指数释放，并随后增强 / 刺激自然愈合过程[1, 17]。

PRP 的制备需要在与钙结合的抗凝剂的情况下采集自体全血，通过抑制凝血酶原转化为凝血酶来阻止凝血级联反应的启动来完成。PRP 也可在不存在抗凝剂的情况下制备；但是，必须大大缩短抽血和 PRP 注射之间所需的时间。尽管多种抗凝剂可供选择，但为了维持血小板的结构和功能的完整性，通常使用枸橼酸葡萄糖 –A、枸橼酸盐磷酸盐葡萄糖和柠檬酸钠。收集抗凝全血后，可通过血浆置换术将其分离成各成分，这是一种一到两个阶段的离心过程，根据血液成分大小和密度进行分离。由于其固有的形态学差异，离心将全血分离为顶部的透明血浆层、中间由白细胞（WBC）和血小板组成的棕黄血沉层以及底部的红细胞（RBC）。如果采用两阶段离心工艺，则进行第二阶段，将贫血小板血浆与血小板分离（表 3.2）[1, 17, 18]。

尽管 PRP 一词仅表示血小板和血浆的混合物，但它涵盖了可能还包括 RBC 和 / 或 WBC 的更广泛的成分类别。此外，PRP 在全血量、血浆中血小板浓度、生长因子量、PRP 体积、RBC 和 / 或 WBC 的存在和 / 或浓度、血小板活化剂的存在和溶液 pH 值方面可能存在显著差异。目前，有超过 40 种市售 PRP 制剂可用，每种产品可能含有不同浓度的血小板、白细胞和生长因子[19]。正是由于这种变化，因此，无法将特定 PRP 产品的成功推广至所有，从而限制了评价 PRP 用于各种适应证的临床疗效的能力[1, 17]。

表 3.2 富血小板血浆两相制备[17]
富血小板血浆两相制备
1. 在枸橼酸葡萄糖（acid citrate dextrose, ACD）试管中通过静脉穿刺获得全部。
2. 在血小板分离之前或期间的任何时间不得冷却血液。
3. 使用"软"离心血液（离心第一阶段）。
4. 将含有血小板的上清液血浆转移到另一个无菌管中（不含抗凝剂）。
5. 以更高的速度（硬旋转）离心试管，以获得血小板浓缩液（离心第二阶段）。
6. 下三分之一为 PRP，上三分之一为贫血小板血浆（PPP）。在试管底部形成血小板颗粒。
7. 取出 PPP，轻轻摇动试管，将血小板颗粒悬浮于最少量的血浆（2~4mL）中。

PRP 可通过血小板激活剂（如凝血酶或氯化钙）活化，从而导致生长因子快速释放。血小板内 90% 的生长因子将在激活后的前 10 分钟内释放。大多数生长因子的半衰期非常短，因此，建议应在注射时或注射前进行血小板活化采最为有效。此外，用于软组织的大多数市售 PRP 试剂盒并不能有效激活 PRP。使用未活化的 PRP 可在被注射或应用的组织中产生更贴近生理的活化[20]。

PRP 的分类

PRP 可分为四类：①纯富血小板血浆（pure platelet–rich plasma, P–PRP）；②富白细胞和富血小板血浆（leukocyte– and platelet–rich plasma, L–PRP）；③纯富血小板纤维蛋白（pure platelet–rich fibrin, P–PRF）；④富白细胞和富血小板纤维蛋白（leukocyte– and platelet–rich fibrin, L–PRF）。未来进一步的研究需要确定某些制剂是否比其他制剂具有更好的治疗效果。

1. P–PRP 产品是一种不含白细胞和低密度纤维蛋白网的制剂。通过使用凝血酶或氯化钙，该家族的所有产品均可用作液体溶液或活化凝胶形式。P–PRP 可注射用于肌肉 / 肌腱损伤或以凝胶形式放置在皮肤伤口或缝合线上[21]。

2. L–PRP 产品是一种活化后具有高浓度白细胞和低密度纤维蛋白网的

制剂。与 P-PRP 一样,其可以液体溶液或活化凝胶形式使用,并且可以在损伤部位注射,或者以凝胶形式放置在皮肤伤口或缝合线上。但关于白细胞(中性粒细胞、单核细胞、巨噬细胞和淋巴细胞)对损伤组织的潜在影响有益还是有害尚存争议。白细胞不仅可以刺激感染的免疫应答,促进细胞趋化、增殖和分化。而且,白细胞也会释放炎性细胞因子,如白介素 -1β 和肿瘤坏死因子 α 以及活性氧,这可能会对治疗的组织产生有害影响[21]。对另一种制剂的使用,目前尚未有文献予以支持。

3. P-PRF 是一种不含白细胞但富含高密度纤维蛋白网的制剂。基于这一固有特性,P-PRF 产品仅以强活化凝胶形式存在,而不能用于注射。但是,它们具有强大的纤维蛋白基质,因此可将其作为固体材料用于其他骨科手术[21]。正如 Kazemi 等人[22]所证实的那样,它们已被用于止血,并且可以促进股骨髁关节软骨缺损的愈合。其他研究者试图在脊柱后路灌注过程中使用与自体骨髓细胞混合的 P-PRF[23]。He 等人通过大鼠模型证明,与 PRP 相比,P-PRF 可以逐渐释放自体生长因子,并对大鼠成骨细胞的增殖和分化产生更强和更持久的影响[24]。然而,这种技术的主要不便之处在于其成本过高、制备过程相对复杂[21]。

4. L-PRF 产品是含有白细胞和高密度纤维蛋白网的制剂。与 P-PRF 相似,这些产品仅以强活化凝胶的形式存在,而不能像传统纤维蛋白胶一样注射或使用。但是,它们具有强大的纤维蛋白基质,因此可以将其作为固体材料用于其他手术。L-PRF 最常用于牙科和牙周病,用于刺激伤口愈合和骨再生。

Mishra 等人引入了针对富血小板血浆的运动医学分类系统,该系统涉及四种类型的制剂[20]。1 型 PRP 含有的血小板和白细胞浓度高于基线,并且未被外源性激活剂(如凝血酶或钙)激活。2 型被凝血酶和 / 或钙激活,同时含有增加浓度的血小板和白细胞。这种类型的 PRP 也称为血小板 - 白细胞凝胶。3 型 PRP 仅包含高浓度的血小板,而没有任何白细胞,并且在使用前不会被激活。这种类型有时被称为浓缩血小板。4 型被凝血酶和 / 或钙激活,仅含有高浓度的血小板。在文献中,这种类型的 PRP 也可以称为血小板凝胶。A 亚型的血小板浓度高至基线浓度的 5 倍或以上。B 亚型的血小板浓度高但低于基线浓度的 5 倍。如果未报告其浓度,则无需注明亚型[20]。

PRP 在骨科手术 / 运动医学中的应用

PRP 制剂在骨科和运动医学中的应用只是最近几年才被正式研究。目前, PRP 在治疗骨科的各种病理情况,特别是肌腱病变、肩袖撕裂、肌肉损伤、韧带撕裂 / 重建和骨关节炎方面都已得到了评估。

肌腱病变

由于肌腱病变的发病机制主要是退行性的,因此,试图启动机体自身再生机制的治疗方法似乎是有益的。肌腱愈合的特征是在 2 天内发生初始炎症反应,这一反应与大量生长因子(如 PDGF 和 TGF-β)的涌入相关,进而导致后续血管生成和胶原合成。由于 PRP 含有这些关键生长因子,在急性或慢性肌腱病变的情况下给予 PRP 可能促进身体的愈合和再生能力。

特别的是,对 PRP 用于肘肌腱病的应用已经进行了充分的研究,与其他解剖区域相比,似乎很有前景。Mishra 和 Pavelko 在一项前瞻性、对照试验性研究中首次发表了有关 PRP 在慢性重度肘肌腱病中的应用的资料[25]。他们报告称,与注射布比卡因 / 肾上腺素治疗的对照组相比,PRP 注射后疼痛和肘关节评分有显著改善。他们发现治疗 8 周后,PRP 治疗的患者的疼痛评分改善了 60%,而对照患者的疼痛评分改善了 16%($P = 0.001$)。在最后一次随访中(平均 25.6 个月;范围 12 ~ 38 个月),PRP 患者的疼痛减轻了 93%。Peerbooms 等人通过比较 PRP 与皮质类固醇注射液治疗 100 例外上髁炎的疗效,证实了这些有益效果[26]。他们报告称,PRP 组在疼痛和功能方面均显著改善。他们还报告说,皮质类固醇的益处是短暂的,而 PRP 的益处则是持续的。

肩袖

PRP 在肩袖病理方面的应用研究以及其作为关节镜下肩袖修复术的辅助手段也已得到开展,然而,其结果似相互矛盾。Randelli 等人对 53 名接受关节镜肩袖修复术的患者进行了一项前瞻性随机试验,并报告了 PRP 在该人群中的临床疗效[27]。他们证实,患者术后 1 个月疼痛显著改善,术后 3 个月体格检查和结局评分显著改善。然而,其他研究结果则不太令人满意。

Weber 等人对 60 名接受关节镜肩袖修复术的患者进行了一项前瞻性随机试验,以评估辅助性 PRP 的使用效果。报告称,其在 3 个月的残留缺损或围手术期发病率方面没有差异[28]。Saltzman 等人在 2016 年通过荟萃分析进行了系统的研究,确定在进行肩袖修复时给予 PRP 不会显著降低再撕裂率或改善临床结果评分[29]。

肌肉损伤

PRP 也已用于治疗肌肉损伤,以加速恢复。关于其临床疗效的报道有限且相互矛盾。Bubnov 等人在 30 名患有急性肌肉损伤的男性职业运动员中进行了一项随机对照试验,结果显示 PRP 组疼痛得到缓解,肌肉功能和运动恢复速度更快(22 天 vs 10 天)[30]。但是,报告也称,在 28 天时 PRP 组和对照组之间没有差异。Wetzel 等人报告了 15 例近端腘绳肌损伤患者的病例系列,发现与对照组相比,PRP 在疼痛评分和恢复运动方面没有差异[31]。最后,Reurink 等人对 80 例急性腘绳肌损伤的运动员进行了一项随机、双盲、对照试验,证明与安慰剂相比,PRP 注射后恢复运动的时间没有差异[32]。

骨关节炎

PRP 在骨关节炎的治疗中也显示出一些有前景的结果。PRP 含有对关节修复至关重要的因素,包括 TGF-β1、血小板反应蛋白 -1 和 IGF-1[16]。一项研究对 78 例双侧膝关节骨关节炎的患者进行了随机分组,并分别接受单次 WBC 过滤的 PRP 注射;2 次 PRP 注射,间隔 3 周;单次生理盐水注射。结果显示,PRP 组的结局在治疗后 6 个月显著优于对照组[33]。一项 120 例患者的 RCT 发现,局部注射 PRP 后 24 周的结局显著优于注射透明质酸后的结局[34]。最近的另一项研究对 PRP 注射液与透明质酸注射液治疗膝关节骨关节炎的疗效进行了比较[35]。在本研究中,Montez-Heredia 等人证实,尽管短期镇痛作用在两种治疗之间具有可比性,但与透明质酸组相比,PRP 组中有更多的参与者在功能性方面获得了更显著的改善,并在注射后 3 个月随访时保持了更好的改善[35]。Meheux 等人[36]进行了系统评价,并发现关节内 PRP 注射长达 12 个月后,临床效果得到显著改善。根据 WOMAC 评分,与注射透明质酸组相比,在 3 ~ 12 个月随访时,PRP 改善了临床结局。

结论

在骨科手术中应用生长因子和 PRP 是一个快速进展的研究领域,具有广泛的和可能的临床应用。PRP 和其他自体血液制品主要通过活化的血小板 α 颗粒释放生长因子而发挥作用。这些生长因子对于细胞过程(如有丝分裂、趋化、分化和代谢)很重要,所有这些对肌肉骨骼损伤后的愈合和再生都很重要。对于 PRP 和生物制剂,还需要进一步的高质量证据来确定其疗效领域、特定适应证以及在骨科手术中哪一种制剂治疗效果更优。

(冀全博　译　张国强　审)

参考文献

1. Middleton KK, Barro V, Muller B, Terada S, Fu FH. Evaluation of the effects of platelet-rich plasma (PRP) therapy involved in the healing of sports-related soft tissue injuries. *Iowa Orthop J*. 2012;32:150–163.
2. Glat PM, Gibbons LM. Wound healing. In: Aston SJ, Beasley RW, Thorne CH, eds. *Grabb and Smith's Plastic Surgery*. 5th ed. Philadelphia: Lippincott-Raven; 1997:3–12.
3. Zhang J, Wang JH. Platelet-rich plasma releasate promotes differentiation of tendon stem cells into active tenocytes. *Am J Sports Med*. 2010;38:2477–2486.
4. Fu SC, Rolf C, Cheuk YC, Lui PP, Chan KM. Deciphering the pathogenesis of tendinopathy: a three-stages process. *Sports Med Arthrosc Rehabil Ther Technol*. 2010;2:30.
5. Bielecki TM, Gazdzik TS, Arendt J, Szczepanski T, Krol W, Wielkoszynski T. Antibacterial effect of autologous platelet gel enriched with growth factors and other active substances: an in vitro study. *J Bone Joint Surg Br*. 2007;89:417–420.
6. Connell DA, Ali KE, Ahmad M, Lambert S, Corbett S, Curtis M. Ultrasoundguided autologous blood injection for tennis elbow. *Skeletal Radiol*. 2006;35:371–377.
7. Mishra A, Harmon K, Woodall J, Vieira A. Sports medicine applications of platelet rich plasma. *Curr Pharm Biotechnol*. 2012;13(7):1185–95.
8. Ferrara N, Gerber HP, LeCouter J. The biology of VEGF and its receptors. *Nat Med*. 2003;9(6):669–676.
9. Yang D, Chen J, Jing Z, Jin D. Platelet-derived growth factor (PDGF)-AA: a self-imposed cytokine in the proliferation of human fetal osteoblasts. *Cytokine*. 2000;12:1271–1274.
10. Filardo G, Kon E, Di Martino A, Iacono F, Marcacci M. Arthroscopic second-generation autologous chondrocyte implantation: a prospective 7-year follow-up study. *Am J Sports Med*. 2011;39:2153–2160.
11. Brandl A, Angele P, Roll C, Prantl L, Kujat R, Kinner B. Influence of the growth factors PDGF-Bb, TGF-beta1 and bFGF on the replicative aging of human articular chondrocytes during in vitro expansion. *J Orthop Res*. 2010;28:354–360.
12. Nash TJ, Howlett CR, Martin C, Steele J, Johnson KA, Hicklin DJ. Effect of platelet-derived growth factor on tibial orteotomies in rabbits. *Bone*. 1994;15:203–208.
13. Border WA, Noble NA. Transforming growth factor beta in tissue fibrosis. *N Engl J Med*. 1994;331:1286–1292.
14. Li H, Hicks JJ, Wang L, et al. Customized platelet-rich plasma with transforming growth factor β1 neutralization antibody to reduce fibrosis in skeletal muscle. *Biomaterials*. May 2016;87:147–156.
15. Terada S, Ota S, Kobayashi M, et al. Use of an antifibrotic agent improves the effect of platelet-rich plasma on muscle healing after injury. *J Bone Joint Surg Am*. 2013;95:980–988.
16. GlobalData. *Platelet Rich Plasma (PRP) Market - Global Industry Analysis, Size, Share, Growth, Trends and Forecast 2016-2024*; 2016:1–5.
17. Navani A, Li G, Chrystal J. Platelet rich plasma in musculoskeletal pathology: a necessary rescue or a lost cause? *Pain Physician*. 2017;20(3):E345–E356.
18. Sweeny J, Grossman BJ. Blood collection, storage and component preparation methods. In: Brecher M, ed. *Technical Manual*. 14th ed. Bethesda, MD: American Association of Blood Banks (AABB); 2002:955–958.
19. Khan M, Bedi A. Cochrane in CORR®: platelet-rich therapies for musculoskeletal soft tissue injuries (review). *Clin Orthop Relat Rese*. 2015;473(7):2207–2213.
20. Mishra A, Harmon K, Woodall J, Vieira A. Sports medicine applications of platelet rich plasma. *Curr Pharm Biotechnol*. 2012;13(7):1185–1195.
21. Ehrenfest DD, Andia I, Zumstein MA, Zhang CQ, Pinto NR, Bielecki T. Classification of platelet concentrates (Platelet-Rich Plasma-PRP, Platelet-Rich Fibrin-PRF) for topical and infiltrative use in orthopedic and sports medicine: current consensus, clinical implications and perspectives. *Muscles Ligaments Tendons J*. 2014;4(1):3–9.
22. Kazemi D, Fakhrjou A, Dizaji VM, Alishahi MK. Effect of autologous platelet rich fibrin on the healing of experimental articular cartilage defects of the knee in an animal model. *Biomed Res Int*. 2014:1–10.
23. Vadalà G, Di Martino A, Tirindelli MC, Denaro L, Denaro V. Use of autologous bone marrow cells concentrate enriched with platelet-rich fibrin on corticocancellous bone allograft for posterolateral multilevel cervical fusion. *J Tissue Eng Regen Med*. 2008;2(8):515–520.
24. He L, Lin Y, Hu X, Zhang Y, Wu H. A comparative study of platelet-rich fibrin (PRF) and platelet-rich plasma (PRP) on the effect of proliferation and differentiation of rat

osteoblasts in vitro. *Oral Surg Oral Med Oral Pathol Oral Radiol Endod.* 2009;108(5):707–713.

25. Mishra A, Pavelko T. Treatment of chronic elbow tendonosis with buffered platelet-rich plasma. *Am J Sports Med.* 2006;34(11):1774–1778.

26. Peerbooms JC, Sluimer J, Bruijn DJ, et al. Platelet-rich plasma versus corticosteroid injection with a 1-year follow-up. *Am J Sports Med.* 2010;38:255–262.

27. Randelli P, Arrigoni P, Cabitza P. Autologous platelet rich plasma for arthroscopic rotator cuff repair. A pilot study. *Disabil Rehabil.* 2008;00:1–6.

28. Weber SC, Kauffman JI, Parise C, Weber SJ, Katz SD. Platelet-rich fibrin matrix in the management of arthroscopic repair of the rotator cuff: a prospective, randomized, double-blinded study. *Am J Sports Med.* 2013;41(2):263–270.

29. Saltzman BM, Jain A, Campbell KA, et al. Does the use of platelet-rich plasma at the time of surgery improve clinical outcomes in arthroscopic rotator cuff repair when compared with control cohorts? A systematic review of meta-analyses. *Arthroscopy.* 2016;32(5):906–918.

30. Bubnov R, Yevseenko V, Semeniv I. Ultrasound guided injections of platelets rich in plasma for muscle injury in professional athletes: comparative study. *Med Ultrasound.*

2013;15(2):101–105.

31. Wetzel RJ, Patel RM, Terry MA. Platelet-rich plasma as an effective treatment for proximal hamstring injuries. *Orthopedics.* 2013;36(1):e64–e70. https://doi.org/10.3928/01477447-20121217-20.

32. Reurink G, Goudswaard GJ, Moen MH, et al. Platelet rich plasma injections in muscle injury. *N Engl J Med.* 2014;370(26):2546–2547.

33. Patel S, Dhillon MS, Aggarwal S, Marwaha N, Jain A. Treatment with platelet-rich plasma is more effective than placebo for knee osteoarthritis: a prospective, double-blind, randomized trial. *Am J Sports Med.* 2013;41:356–364.

34. Cerza F, Carnì S, Carcangiu A, et al. Comparison between hyaluronic acid and platelet-rich plasma, intra-articular infiltration in the treatment of gonarthrosis. *Am J Sports Med.* 2012;40:2822–2827.

35. Montañez-Heredia E, Irízar S, Huertas PJ, et al. Intra-articular injections of platelet-rich plasma versus hyaluronic acid in the treatment of osteoarthritic knee pain: a randomized clinical trial in the context of the Spanish National Health Care System. *Int J Mol Sci.* 2016;17:1064.

36. Meheux CJ, McCulloch PC, Lintner DM, Varner KE, Harris JD. Efficacy of intra-articular platelet-rich plasma injections in knee osteoarthritis: a systematic review. *Arthroscopy.* 2016;32(3):495–505.

拓展阅读

1. Aspenberg P, Virchenko O. Platelet concentrate injection improves Achilles tendon repair in rats. *Acta Orthop Scand.* 2004;75:93–99.

第4章

骨科手术中的生物制剂

ANTHONY F. DE GIACOMO, MD MICHAEL B. BANFFY,
MD NEAL S. ELATTRACHE, MD

骨髓穿刺浓缩液

骨髓穿刺浓缩液（bone marrow aspirate concentrate, BMAC）是来源于骨髓中提取的液体[1,2]，它含有间充质干细胞（mesenchymal stem cells, MSC）、造血干细胞、内皮祖细胞、白细胞和红细胞等成分。同样重要的是，除了强大的细胞来源外，BMAC 还含有血小板、细胞因子和生长因子，例如骨形态发生蛋白（bone morphogenic proteins, BMP）、血小板衍生生长因子（platelet-derived growth factor, PDGF）、转化生长因子 –β（transforming growth factor–β, TGF–β）、血管内皮生长因子（vascular endothelial growth factor, VEGF）、白细胞介素 –β 和白细胞介素 –1 受体拮抗剂（图 4.1）[3]。BMAC 中细胞和生长因子的结合作用，允许单一来源支持的骨骼肌肉组织损伤后的细胞生长和恢复[4]。

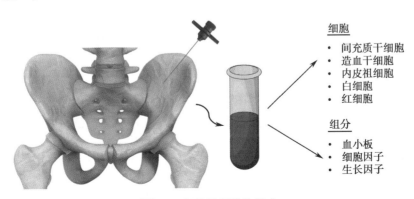

细胞
- 间充质干细胞
- 造血干细胞
- 内皮祖细胞
- 白细胞
- 红细胞

组分
- 血小板
- 细胞因子
- 生长因子

图 4.1　细胞抽吸液的组成

浓缩骨髓穿刺液的重要性

在没有浓缩技术的情况下,单纯骨髓穿刺得到的样品中仅有0.001%~0.01%的有核细胞,MSC的比例更是非常低[5]。因此,为了增加MSC的比例,离心技术被用于浓缩骨髓穿刺液[6]。在骨髓穿刺液中,中性粒细胞和红细胞是主要的细胞类型。考虑到这一点,在不同性别的骨髓穿刺液中主要细胞的比例是存在差异的,男性穿刺液含有更多的红细胞,而女性穿刺液含有更多的中性粒细胞[7]。总体而言,BMAC的细胞组成为28.1%的红细胞、32.7%的中性粒细胞、13%的淋巴细胞、2.2%的嗜酸性粒细胞和1.3%的单核细胞[7]。与富血小板血浆(plate-rich plasma,PRP)的细胞组成相比,BMAC中白细胞的数量是其11.8倍,中性粒细胞数量是其19.4倍,血小板数量是其2.5倍[8]。与PRP相似,BMAC中含有相当浓度的单核细胞、淋巴细胞、嗜酸性粒细胞和嗜碱性粒细胞[8]。

在一些与支持细胞数量与治愈潜力、最佳结果直接相关的研究中,人们强调了将骨髓穿刺液浓缩到BMAC中的重要性[4,9~11]。有研究发现,诱导生物愈合所需祖细胞的最小数量是每毫升BMAC中含1 000个祖细胞[9]。同样的,一项关于骨不连愈合的研究显示,在接受BMAC的患者中,接受少于1 000个祖细胞/cm^3和总数少于30 000个祖细胞的患者的愈合率在统计学上意义显著降低[12]。同时,这项研究还发现骨髓穿刺液中骨祖细胞的数量和浓度,与骨愈合部位出现矿化骨痂的体积呈正相关。综合考虑,Hernigou等人得出结论,1毫升骨髓穿刺液中含有足够浓度的细胞,可以在骨不连区域形成1厘米的骨[9]。他们还进一步强调了,这里考虑的是某些特定细胞成分的临界浓度(如MSC),而不是BMAC中所含全部组分的浓度[13]。由此可见,骨髓穿刺液的浓度对于获得重要细胞成分(即MSC)的理想体积是至关重要的,这对于加快生物愈合反应起着重要作用;然而,BMAC也提供了一种生长因子疗法来增强治疗效果。

BMAC 中的生长因子和细胞因子

生长因子是一种生物活性多肽,可用于刺激细胞生长、增强软骨形成和骨生成[8,14]。常见的与肌肉骨骼组织愈合相关的生长因子有转化生长因子-2(TGF-β2)、血小板衍生生长因子、成纤维细胞生长因子、血管内皮生长因子、白细胞介素、胰岛素样生长因子-1和骨形成蛋白(β)(表4.1)。而在

BMAC 中,由于含有大量的携带 α- 颗粒的血小板,生长因子的浓度是增加的。具体地说,血小板的 α 颗粒含有转化生长因子 –β2,血小板衍生生长因子,血管内皮生长因子,成纤维细胞生长因子,骨形态发生蛋白和胰岛素样生长因子。与 PRP 相比,BMAC 中的生长因子供应显著增多,血管内皮生长因子增多了 172.5 倍、IL–8 增多 78 倍、IL–1B 增多 4.6 倍、TGF–β2 增多 3.4 倍、PDGF 增多 1.3 倍[8]。上述的这些生长因子具有刺激骨科中重要的选定组织愈合的特定功能。例如,用于刺激软骨形成的最常见生长因子就是 TGF–β2,在降低 IL–1 分解代谢活性的同时,TGF–β2 可以刺激滑膜衬里中的细胞外基质合成和软骨形成[8]。更具体地说,TGF–β2 对软骨细胞的增殖和分化是通过磷酸化 SMAD(Suppressor of Mothers Against Decapentaplegic)蛋白来实现的,这种蛋白将细胞外信号转导到细胞核,从而激活下游基因转录,促进软骨形成[8,14]。同样地,BMP 通过自身分泌信号刺激成骨和软骨形成。尤其是在骨折愈合过程中,BMP–2 被用于刺激骨生长,而 BMP–7 则通过抑制基质金属蛋白酶的分解代谢因子来刺激软骨基质的合成[14,15]。白细胞介素参与损伤的初始炎症反应,帮助细胞向损伤部位迁移,同时增加了其他有利因子的产生(如 VEGF)。同样,VEGF 促进血管生成,为间充质组织的愈合和生长提供必要的产物。PDGF 作为间充质细胞的趋化因子和 IL–1β 的抑制因子,通过下调核因子 –κβ(nuclear factor–κβ)来诱导软骨降解,进一步促进愈合[5]。与此同时,PDGF 刺激伤口愈合和胶原合成,促进软骨的形成[14]。

表 4.1　骨髓穿刺浓缩液中的生长因子和细胞因子

生长因子 / 细胞因子	功能
TGF–β1、TGF–β2、TGF–β3	通过 SMAD 促进软骨形成
PDGF	促进伤口愈合、促进胶原合成、增强 BMP 信号、促进软骨形成
FGF–2、FGF–18	促进软骨分化、MSC 趋化性
VEGF	促进血管生成、支持骨 / 软骨生长
IL–1、IL–8	促进炎症反应、促进 MSC 向损伤部位的趋化性
IGF–1	增强代谢活性、增加蛋白聚糖合成、增加胶原合成
BMP–2	在成骨或软骨中促进基质的合成
BMP–7	促进软骨基质形成、增加细胞外基质

BMP,骨形态发生蛋白;FGF,成纤维细胞生长因子;IGF,胰岛素样生长因子;IL,白细胞介素;PDGF,血小板衍生生长因子;TGF–β,转化生长因子 –β;VEGF,血管内皮生长因子

通常包含在 BMAC 中的另一种生长因子是 IGF-1,可用于增加胶原和蛋白聚糖合成,增加代谢活性,有助于保持关节软骨的完整性[5]。生长因子的一个大家族是 FGF,尤其是 FGF-2 和 FGF-18 这两种基因都参与了间充质干细胞的趋化和软骨分化过程。

总之,BMAC 中所含的生长因子和干细胞在促进肌肉骨骼组织的生物愈合中具有重要作用。

骨髓穿刺液的来源

骨髓穿刺可以在人体的许多部位进行。骨髓穿刺的解剖位置不同,穿刺部位的 BMAC 比例也不相同。事实上,在四肢骨骼中,骨髓抽吸物中的祖细胞数量从躯干到四肢骨骼以及从近端到远端逐渐减少[3]。在椎体当中,骨髓穿刺液中获得的祖细胞数量是最多的[16],但是从椎体中抽取得到的骨髓穿刺液可能并不像其他可用解剖部位获得穿刺液实用。基于祖细胞的可及性和含量,手术部位在髂嵴附近被认为是获得骨髓穿刺液的更合理穿刺位置。同样的,一项研究比较了从髂嵴、胫骨和跟骨处获取 BMAC 的组成,结果发现髂嵴内的祖细胞浓度是最高的[17]。此外,这项研究还表明,包括胫骨和跟骨近端在内的所有解剖部位,都是安全且易于获得足够数量的祖细胞[17]。而且在年龄或性别或吸烟和糖尿病并存的人口统计学特征中,得到的细胞产量并没有差异[17]。

鉴于髂嵴的可及性,它是获得骨髓穿刺最常用的位置之一。因此,Pierini 和他的同事们进一步评估了前髂嵴和后髂嵴的祖细胞含量[18]。通过对比,结果发现从后髂嵴穿刺的集落形成结缔组织祖细胞含量是最高的。不过,在间充质干细胞的生存能力或分化方面,在前髂嵴或后髂嵴穿刺液中没有发现生物学潜力的差异[18]。尽管进行了这项研究,Marx 和他的同事们的另一项研究发现,前髂嵴和后髂嵴穿刺液中的间质干细胞或造血干细胞的含量没有显著差异[19]。不过,从前髂嵴和后髂嵴中获得的基质和造血干细胞数量是胫骨平台的两倍[19]。可以看出,髂嵴是骨髓穿刺的首选解剖位置,而手术区域附近的其他解剖位置也可提供愈合所需的 BMAC。

骨髓穿刺液浓缩技术

BMAC 采集技术可以应用于大多数解剖部位。为了简单起见,这里以最常用于骨髓穿刺的部分——髂嵴为例,对这项技术做进一步的描述。该技术从髂嵴上的经皮穿刺切口开始,Jamshid 针平行于髂骨翼的内外表面之间。使用 Jamshidi 针制作两个起始孔,其中一个孔用于收集第一份 30mL 的穿刺液,另一个孔用于收集第二份 30mL 的穿刺液。首先吸入 5mL 骨髓,然后将 Jamshidi 针旋转 45 度开始下一轮的抽吸。在接下来的 5mL 骨髓被抽吸之后,将 Jamshidi 针向前推进 1 ~ 2cm,然后再重复这个过程,将针旋转45° 再抽吸 5mL 骨髓。随着针的每次推进和重新定位,密闭装置需要重新插入针内,从而清除针孔中的碎屑。重要的是,在这个过程中,需要通过肝素 /ACD–A 溶液(每 60mL 骨髓穿刺液 8mL 抗凝剂)将骨髓真空穿刺与抗凝过程一起进行。将穿刺出的骨髓利用离心装置进行浓缩。通过采用自动微处理器控制的离心系统以及密度梯度离心法将骨髓穿刺液进行直接处理和浓缩。离心约 15 分钟后,红细胞、有核细胞和血浆被分离到第二个小室。离心过程完成后,可将约 7 ~ 10mL 的 BMAC 注射到指定区域以增强生物愈合。

几项研究探讨不同的骨髓穿刺技术。这些研究评估了进针方式、注射器尺寸、抽吸体积以及用于 BMAC 采集的不同商业装置(表 4.2)。针的位置在采集过程中是一个重要的因素,在整个穿刺过程中移动针可以获得比固定针更多的穿刺液。Peters 及其同事证明,多针头进针的方法可以获得更高浓度的 MSC,尤其是在整个手术过程中,推进 5 ~ 15mm 的针可以增加了MSC 的比例[20]。因此更不用说用于真空穿刺的注射器大小与细胞产量有关。在 Hernigou 等人的一项研究中,比较了 10mL 和 50mL 注射器在双侧髂嵴穿刺骨髓时的效果[21]。相比之下,10mL 注射器的细胞产量要高出 300%,而且与 50mL 注射器的前 5mL 穿刺液相比,10mL 注射器的前 1mL 穿刺液中的细胞明显更多。因此,最佳的骨髓穿刺方法是在小注射器中抽吸较小体积的骨髓,相反,大量的穿刺液似乎稀释了骨髓的浓度。尽管 2mL 骨髓穿刺液的差异很小,但其中 MSC 的数量是存在巨大的差异[22]。Muschler 及其同事证明了 2 ~ 4mL 髂前上棘骨髓穿刺液之间的差异,他们发现在较高产量的穿刺液当中 MSC 的数量减少了 50%[23]。同样,Bacigalup 等人的研究结果表明,采集多个小体积的穿刺液可以降低外周血的稀释率,从而提高 MSC 的产量[24]。

表 4.2　BMAC 优化技术

技术优化	说明
位置	
1. 椎体	1. 成骨祖细胞数量最多
2. 髂骨嵴	2. 后髂嵴多于前髂嵴
3. 手术位置附近	3. 产量比髂骨嵴要少,但是对于治愈组织而言是足够的
体积	
1. 注射器大小	1. 10mL 和 50mL 注射器相比,小注射器的细胞产量更高
2. 穿刺液数量	2. 小体积和大体积穿刺液相比,前 1mL 穿刺液中细胞产量高于前 5mL 的磁暴产量,多个小体积穿刺液可以提升细胞产量
针头位置	
1. 推进	1. 推进针头 5mm,提升 MSC 的产量
2. 旋转	2. 用密闭装置重新插入 Jamshidi 针且 45° 旋转,清除用于 MSC 收集的碎屑
离心系统	
1. 系统选择	1. 并非所有的离心系统都是相同的,一些研究表明一些特定系统可以提升 MSC 的产量

BMAC,骨髓穿刺浓缩液;MSC,间充质干细胞

多家电子商务公司都提供了用于采集骨髓穿刺液的装置。有一项研究对不同的 BMAC 采集装置进行了比较,比较对象包括: Harvest SmartPrep2、Biomet BioCUE 和 Arteriocyte Magellan[25]。比较结果发现, Harvest SmartPrep2 在离心前后的结缔组织祖细胞浓度明显高于 Biomet BioCUE,而且也明显高于 Arteriocyte Magellan。在这种情况下,装置间的差异被认为是由于离心装置的差异而导致浓缩祖细胞产量的变化[25]。

浓缩骨髓穿刺液的应用

BMAC 已被应用于解决骨骼肌肉系统的许多疾病当中。举个例子,

BMAC 已经被用来诱导和增加骨形成[12,26,27]。通过分析长骨愈合的基础科学证据，Gianakos 等人总结出，一些研究支持 BMAC 可以显著增加骨形成量这一发现[27]。为了证明这一发现，影像学显示通过增加骨体积、骨痂形成和愈合骨结合，可以显著增加骨形成量。同时，通过对接受 BMAC 处理的实验动物进行微计算机断层扫描，结果显示 81% 的个体的骨面积显著增加。通过进一步评估组织学和组织形态学，发现 BMAC 受试个体的早期骨愈合率显著提升了 90%。用 BMAC 治疗的骨缺损中，骨形成的扭转刚度高达 78%[27]。

BMAC 除了可以增加骨之外，还可以增加软骨和增强软骨愈合的能力[28~30]。BMAC 含有已被证实能够增加软骨修复的蛋白聚糖物和增强组织硬度的 MSC。在 Saw 及其同事提出的山羊模型中，当用 BMAC 和透明质酸（hyaluronic acid, HA）治疗软骨缺损时，可形成更多的糖胺聚糖和更高的透明软骨含量和更好的组织，促进软骨的愈合[30]。在 Fortier 及其同事的马模型中，对于软骨缺损，一组单独进行微骨折治疗，另一组与 BMAC 一起进行微骨折治疗[31]。这两种方法相比，结果发现添加 BMAC 会导致糖胺聚糖增加、Ⅱ型胶原增加、胶原定向改善、软骨缺损填充改善[31]。

在 Gobbi 等人的研究中，他们分别将 BMAC 与基质诱导的自体软骨细胞（matrix-induced autologous chondrocyte implantation, MACI）用于治疗髌股软骨病变并进行了比较。尽管两组患者的症状均有显著改善，但接受 BMAC 治疗的患者功能评分有显著改善[32]。在 Chahla 等人的综述中，总结了 BMAC 治疗膝关节骨性关节炎和膝关节软骨缺损所有从"良好"到"极好"的治愈效果[28]。本综述的另一个关键点是，对于年龄小于 45 岁、软骨病变范围较小、病变数量较少的患者，BMAC 治疗软骨损伤的效果会更好[33]。尽管 BMAC 的临床应用范围很广，包括从骨折愈合到骨关节炎或软骨缺损的治疗，但未来的研究仍有必要进一步明确确切机制和适用人群（即那些可以从 BMAC 增强生物愈合中获益最多的患者）。

骨髓穿刺浓缩液的安全性

与所有治疗方法一样，人们必须权衡使用 BMAC 治疗得到的好处和潜在的风险性。

使用 BMAC 需要从患者的供体部位采集骨髓；这需要额外的创伤区域，并可能增加因手术技术而引起的并发症的发生率。出于对发病率的担心，Hendrich 等人在 101 名刚接受 BMAC 治疗的患者中评估其安全性[34]。平均

14 个月后,对所有患者进行复查,发现 BMAC 治疗没有直接导致重大发病率或死亡率。特别是,在髂骨嵴的采集部位没有发现明显的感染,没有诱导肿瘤形成,也没有出现明显的并发症[34]。

考虑到 BMAC 中含有干细胞,这些多能干细胞是否会引发癌的形成受到关注。考虑到这一点,针对使用自体 BMAC 治疗骨科疾病的患者,Hernigou 等人对他们的癌症风险进行了观察[35]。在平均 12.5 年的随访过程中,有 1 873 名患者接受了 BMAC 治疗,在观察了 7 300 多张磁共振图像(magnetic resonance image, MRI)和 52 000 多张 X 线片后,仅有 53 名患者患上癌症,但是癌症没有一例是发生在接受 BMAC 注射的地方[35]。

在较不严重的并发症方面,BMAC 治疗后报告的最常见的不良反应是采集部位或注射部位出现肿胀和疼痛。举例来说,75 例因骨关节炎接受 BMAC 治疗的退行性膝关节中,大多数都出现了肿胀和疼痛的常见并发症[36]。相反,在 Centeno 及其同事的另一项研究中,他们发现 840 例 BMAC 治疗膝关节骨关节炎后,并没有因 BMAC 治疗引起直接的严重不良反应[37]。更为详细地说,大部分不良反应是自限性疼痛和肿胀,而这些反应发生在仅接受 BMAC 治疗的患者中占 6%,在接受脂肪移植和 BMAC 治疗的患者中占 8.9%[37]。

因此,这些研究的共识认为,BMAC 治疗没有显著增加癌症的风险,而且采集部位发病率是有限的,最常见的并发症是无严重后果的自限性症状。

软骨细胞植入

关节软骨是五种软骨之一,具有减小摩擦和分担负荷的功能。软骨的组成是细胞、原始软骨细胞和细胞外基质,其中基质的主要成分是水和 II 型胶原。根据软骨细胞的形状和 II 型胶原的方向,关节软骨的这种组成被分为三个区域(图 4.2)。这三个区域分别是浅层、中间层和深层(图 4.2)。浅层区域中包含扁平软骨细胞,在这里 II 型胶原的方向是平行于关节以抵抗剪切力。中间层区域是最厚的一层,包含圆形软骨细胞,II 型胶原的方向是向关节倾斜的。深层区域包含圆形软骨细胞,II 型胶原的方向是垂直于关节以抵抗压缩力。在深层区域之下是潮线,它将表层未钙化软骨与深层钙化软骨分开。潮线的穿孔使得骨髓成分得以排出,最终填充软骨缺损(如纤维软骨),如在微骨折中用尖锥就是潮线穿孔的一种。

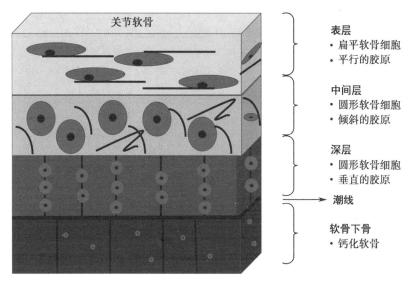

关节软骨

表层
· 扁平软骨细胞
· 平行的胶原

中间层
· 圆形软骨细胞
· 倾斜的胶原

深层
· 圆形软骨细胞
· 垂直的胶原

潮线

软骨下骨
· 钙化软骨

图 4.2　关节软骨的区域划分

关节软骨损伤

关节软骨是一种无血管结构,它从滑液中获取表面营养。因此关节软骨修复表面缺损的能力是有限的。此外,关节软骨中软骨细胞的数量是有限的,这些软骨细胞的迁移能力有限,而这也进一步限制软骨的愈合潜力[38]。

通常,关节软骨的损伤是由关节受到急性高冲击负荷,或是关节软骨表层受到重复剪切和扭转负荷引起的。当这种损伤穿过潮线进入软骨下骨时,MSC 通过出血反应,用纤维软骨填充关节软骨的损伤区域[38]。然而,纤维软骨具有不同于关节软骨的性质,具有更高的摩擦系数[39]。

为了帮助了解关节软骨损伤的严重程度,并指导对关节软骨表面缺陷的治疗,专家们建立了相应的分类系统,其中最常用的是 Outerbridge 关节镜分级系统和国际软骨修复协会(international cartilage repair society, ICRS)分级系统(表 4.3)[40,41]。在 Outerbridge 关节镜分级系统中包含了如下等级:0 级—正常软骨,Ⅰ 级—软化和肿胀,Ⅱ 级—浅裂缝,Ⅲ 级—深裂缝无外露骨,Ⅳ 级—外露软骨下骨。类似地,ICRS 分级系统的等级是:0 级——正常软骨,1 级——表面损伤,2 级——损伤深度小于 50%,3 级——损伤深度大于 50%,4 级——软骨下骨延伸损伤。这些分类系统可为患者提供适当的治疗策略,也可为软骨损伤发生率提供适当的指示。

表 4.3 关节软骨损伤分级系统

	Outerbridge 关节镜分级系统	国际软骨修复协会（ICRS, international cartilage repair society）分级系统
0 级	正常软骨	正常软骨
1 级	软化和肿胀	表面损伤
2 级	表面裂缝	软骨深度小于 50%
3 级	无外露骨深裂缝	软骨深度大于 50%
4 级	外露软骨下骨	损伤通过软骨下骨

关节软骨损伤是很常见的,尤其是膝关节的损伤。在 31 516 例膝关节镜的回顾性研究中发现,软骨病变的患病率为 63%[42]。需要指出的是,关节软骨的Ⅲ级病变最常见于髌骨,Ⅳ级病变则最常见于股骨内侧髁,膝关节处的平均病变等级是 2.7 级[42]。在另一项对 1 000 个连续膝关节镜的检查研究中发现,61% 的患者存在软骨或骨软骨病变[43]。按部位划分,关节软骨的主要损伤有 58% 发生在股骨内侧髁,11% 在髌骨,11% 在胫骨外侧,9% 在股骨外侧髁,6% 在滑车,5% 在胫骨内侧,平均损伤面积为 2.1 平方厘米[43]。

根据软骨缺损的大小,采用不同的治疗方法。对于小于 2cm² 的含软骨病变,可接受的初始治疗方案是微骨折,如 Steadman 所描述的,使用尖锥穿透潮线进入软骨下骨,从而释放最终形成纤维软骨的 MSC[44]。对于大于 2cm² 但小于 12cm² 的含软骨病变,可接受的治疗方案是自体软骨细胞植入（autologous chondrocyte implantation, ACI）。事实上,ACI 是治疗 ICRS 3 级或 4 级损伤的理想方法,尤其是在股骨髁或股骨滑车区域。

ACI 是一种分期手术,最初的手术包括对关节软骨进行活组织检查,体外扩增培养软骨细胞,然后在第二次手术中重新植入软骨细胞,以填充软骨表面的缺损。Grande 及其同事早期在家兔模型中探索了 ACI 技术,他们在移植前用核示踪剂标记体外生长的自体软骨细胞,然后再植到关节软骨缺损处[45]。结果他们发现 82% 的关节软骨被重建,而核标记软骨细胞则是被合并到修复的软骨基质[45]。动物模型的证据促使了 ACI 技术在人类当中的使用。Brittberg 等人于 1994 年报告了 ACI 在人体中的初步经验,他们从 23 名全厚度软骨缺损患者未受伤的膝盖获得了健康的软骨细胞,通过采集和培养过程,然后再注射移植到软骨损伤区域[46]。移植后用关节镜再次评估,发现移植的软骨具有与周围健康软骨相同的肉眼外观,而在显微镜检查下,移植区域的活检显示为透明软骨。

自体软骨细胞植入技术

ACI 技术的初始阶段需要从关节软骨未受影响的健康区域获取活检样本。在手术初期,对软骨损伤的评估要从损伤区域的大小、任何显著骨丢失的迹象两方面展开。如果关节软骨缺损区域不包括软骨下骨,那么手术中最重要的操作可能是进行骨移植。此外,确定病变的大小可以在植入前确定细胞的排列顺序。最常见的活检标本是从股骨滑车的上腹部或上外侧边缘或从髁间切口的侧面获得的(图 4.3,彩图 4.3)。总的来说,活检标本应该包含关节软骨的整个表面以及软骨下骨的一小部分。活检标本的总重量应为 200～300 毫克,在该重量范围内,活检样本应包含 20 万～30 万个细胞[38]。在进行后续处理之前,采集的活检样本细胞应保持在 4℃。假设每个小瓶包含大约 1 200 万个细胞以及 0.3～0.4mL 含血清补充剂的 Ham F12 培养基,通常这一瓶细胞足以提供至多 6cm^2 缺陷的修复[38];应对较大缺陷(>6cm^2)或多个缺陷的情况,可能需要更多的细胞。因此,应在活检时密切观察测量软骨损伤的大小和软骨中存在的多个缺陷。在细胞制备过程中,软骨活检样品用酶消化,目的是从胶原基质中释放软骨细胞。在大约 30 天的时间里,软骨细胞在悬浮培养中扩增,获得大约 1 500 万～2 000 万个细胞。

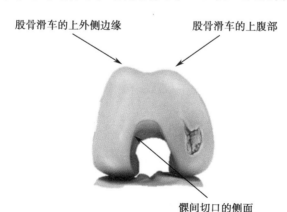

股骨滑车的上外侧边缘　　股骨滑车的上腹部

髁间切口的侧面

图 4.3　关节软骨的活检位置

在适当的时候，进行 ACI 技术的第二阶段，将培养的软骨细胞植入到缺损的患处（图 4.4，彩图 4.4）。最初的 ACI 技术是在内侧或外侧的微型关节切开术中进行的，而随后和最近几代的 ACI 技术仅使用关节镜技术进行，不再使用关节切开术。在某些情况下，粉碎关节软骨甚至可能是一个潜在的手术过程。无论采用何种技术方法，在接受培养软骨细胞植入之前，关节软骨中的缺损必须要预先处理好。从清创开始处理患处，直到关节软骨达到正常的垂直边缘。包括分层在内的任何不正常的软骨，都应该被移除。在准备移植床的过程中，任何超过 6mm 的骨缺损都需要移植，直到重建出了一个均匀且稳固的移植床。在移植床准备过程中要避免穿透到软骨下骨，以防止在整个植入技术过程中出血。如果遇到出血，可供选择的止血方案包括使用凝血酶喷雾剂或 1∶1 000 肾上腺素 – 生理盐水溶液混合物。

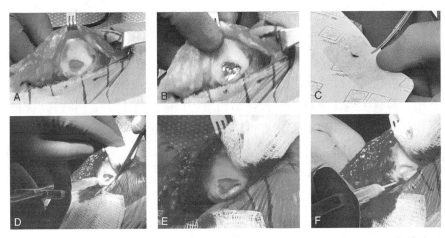

图 4.4　MACI 技术。（A）处理患处。（B）测量患处形状及大小。（C）MACI 剪裁成适合于患处大小。（D）移植床出血预防。（E）MACI 植入。（F）纤维蛋白胶密闭

第一代 ACI 技术中，在注射软骨细胞之前，通过移植骨膜到预处理好的缺陷上以形成密封。通常情况下，骨膜由一个外成纤维层和一个内形成层组成，骨膜移植体主要采集自胫骨近端的内侧，位于鹅足或半腱肌腱插入的远端。重要的是，为了保护骨膜形成层中的细胞，在采集过程中不使用电刀。获取骨膜后，移植物固定在移植床上方，6–0 Vicryl 缝合线距表面约 2mm 并从缺损边缘向外延伸约 4mm。一旦骨膜移植体的每个角都被固定住，在移植体周围约 3mm 的地方增加额外的缝合线，以确保形成防水密封结构。为了检查是否存在潜在的渗漏，在移植软骨细胞之前，可以在移植体下方注入生理盐水，以确认覆盖物是否充分密封。此时，软骨细胞可以植入到防水密封的骨膜移

植体,每 6cm 的缺损大约需要一小瓶软骨细胞。注射软骨细胞后,在骨膜移植体上使用纤维蛋白胶封闭植入的细胞。

第二代和最新 ACI 技术的第一步和上述初始步骤类似,即需要获得用于自体软骨细胞培养的活检标本。活检标本通常是从股骨内侧髁的非承重区或髁间切口采集的。在第二代 ACI 技术中,随后的步骤是使用胶原膜(而不是骨膜移植体)来覆盖患处。在第三代 ACI 技术中,是在植入前几天将培养的软骨细胞接种到三维生物材料支架上,例如含 HA 的支架、含胶原的支架或人工支架。在第三代软骨细胞移植技术中使用人工支架,通常称为 MACI 技术。这些支架可以是蛋白质基、碳水化合物基或合成聚合物制作而成,它们可以被编织、纺成纳米纤维或配置为水凝胶[14]。当支架装载细胞时,使用生物反应器提供营养和机械刺激,以进一步促进培养软骨细胞的生长[14]。因为使用基质不再需要将细胞直接注射到病变处,因此本质上这些生物相容性支架可以更有效地植入培养的软骨细胞,而无需进行膝关节切开术。尽管这些后来的 ACI 技术都可以在关节镜下进行,但一些缺陷部位(如髌骨上)的手术仍然需要依靠关节切除术。

在准备好移植床之后、植入支架之前,使用绘图器或测量器来确定软骨缺损的形状和大小[47]。一旦获得测量结果,将培养的软骨支架裁剪成合适的尺寸,然后从关节中移除溶液后,将支架植入软骨缺损处,并以纤维蛋白胶固定[48]。重要的一点是,在植入支架时移植物的细胞种植侧需要面朝下放置在软骨下骨上。这么做是考虑到随后 ACI 技术的效率,使得患处可以在同一手术环境中进行额外和同时的干预。

术后愈合与康复

ACI 技术的术后愈合过程分为三个阶段:增殖、转变和重塑。因此,ACI 术后的康复过程与不同的愈合阶段相对应。术后 6 周,植入的软骨细胞处于增殖阶段。首先,在植入后的第 12～18 小时,细胞会黏附于软骨下骨。为了使细胞更好地黏附,在第 18～24 小时这段时间内膝关节运动是被限制的。在短暂的固定期后,持续的被动运动(continuous passive motion, CPM)开始提供软骨生成刺激。一些研究强调了持续被动运动的重要性,这些研究显示 CPM 和糖胺聚糖、硫酸软骨素和 Ⅱ 型胶原的合成有关[48]。此外,CPM 会刺激软骨细胞形成合理的空间分布[38]。随着膝关节的被动活动,同侧髋关节和踝关节会同时进行主动的等长运动。在增殖期,虽然形成了柔软的原始修复组织,但是这段时间不允许负重。

软骨愈合的第二阶段称为过渡阶段,是从第7周后开始,大约会持续4~6个月。根据 ACI 治疗的病变的大小和位置,渐进式负重在这个阶段开始,目标是达到全负重的水平。在这一阶段中,锻炼的目的是在恢复肌肉功能的同时实现全方位的运动。然而,在这个阶段仍然要避免开链练习,以防止剪切力穿过关节。在整个愈合阶段,软骨细胞释放基质形以增加黏稠度[38]。从第6个月开始,一直持续12个月,软骨的愈合通过重塑阶段来完成。在这个最后阶段中,患者的活动得以恢复,并在1年内逐步恢复到可以进行常规活动。在这个阶段中,软骨组织会活跃地硬化成为坚硬软骨,与邻近的天然关节软骨相似;然而,移植体在 ACI 术后3年内仍在继续成熟[38]。

评估 ACI 术后的"金标准"是关节镜检查。通过关节镜检查可直接观察到软骨缺损修复后的情况,通过探针压痕可测量愈合软骨的硬度,通过活检可评估组织学形态。除了这个"金标准"之外,磁共振成像 MRI 也是一个可选方案,它可以提供有关术后患处的有效信息。在 Henderson 等人的一项研究中发现,MRI 的结果与二次关节镜检查、核心活检组织学分析的结果相一致[49]。在 ACI 术后3个月,MRI 结果显示 75% 的缺损中至少已经有 50% 的缺损填充,46% 的缺损显示疾病信号正常,67% 的缺损中则没有明显的潜在骨髓水肿[49]。在第12个月和24个月时,MRI 结果显示缺损填充和正常软骨信号得到持续改善,改善率达到了 95% 以上[49]。为了寻找长短期随访中功能结果的相关性,ACI 术后评估的相关研究还需要继续进行。

自体软骨细胞移植的应用

Micheli 及其同事对 ACI 技术做过美国最早一批的研究,他们的研究在美国19个中心的50名患者中展开[50]。在该研究中,50名患者的平均缺损面积为 4.2cm^2,其中39名患者在接受 ACI 前曾在膝盖处进行过关节软骨的手术。无论患者之前采用什么治疗方法和患处的缺陷有多大,在 ACI 治疗之后,患者之间的结果均无明显差异。接受 ACI 术后的第36个月,94% 的患者显示痊愈[50]。在随访2~9年的时间里,有101名患者报告了 ACI 术后的中期结果[51]。从这一队列中显示,术后结果与病变位置相关,术后效果在良好到很好之间的患者包括:92% 的单纯股骨髁病变患者、67% 的多发性病变患者、89% 的分散性骨软骨炎患者和 65% 的髌骨病变患者。在最后的分析中他们发现,前23名患者出现了4次失败,但在后来的78名患者中只出现了

3 次失败,证明了 ACI 手术符合学习曲线的规律[51]。在 5～11 年的随访过程中,有 61 名患者在 ACI 术后报告了长期的结果[52],这些患者中有 51 名在术后获得了很好的治疗效果。同时,对 12 例活检中的 8 例进行二次观察,发现移植 ACI 部位有透明样修复组织的出现[52]。因此,研究者对 ACI 术后的患者进行了长达 11 年的持续随访报道[52]。

多项研究结果显示,我们在对患者进行 ACI 技术干预前必须考虑以下几点因素:病因、生理年龄、社会因素、患者依从性、允许恢复的时间和理想的术后活动水平[53]。据报道,在开放的手术环境、使用骨膜移植体覆盖或者使用第一代 ACI 技术的情况下,ACI 术后的并发症发生率较高;此外,研究还发现,年轻患者、术前症状持续时间较短或既往手术次数较少的患者,ACI 术后效果显示最佳[53]。在 Knutsen 等人的一项研究中发现,同样是接受 ACI 治疗软骨缺损,但是 30 岁以下患者和 30 岁以上患者相比,前者在第 2 年和第 5 年时的 Lysholm 和 Short-Form-36 评分更高[54]。综上所述,研究发现进行了 ACI 治疗的患者,病情在术后得到了改善。

随着 ACI 技术的不断发展,有一些研究就不同的手术之间的临床结果进行了比较。研究显示,第一、二代 ACI 技术的短期临床效果相同,并发症和再次手术率无差异[53]。在 Bartlett 等人的随机研究中,91 名患者被随机分为两组,一组患者接受 I 型或 III 型胶原覆盖的第一代 ACI 技术,另一组患者接受软骨细胞双层胶原覆盖的第三代 ACI 技术。在这项研究中,两组 ACI 患者一年后的临床症状都有所改善,关节镜检查和活检显示,第一代 ACI 术后,患者透明软骨占 43.9%,第三代 ACI 则占 36.4%;然而,两组患者接受额外手术的比率均为 9%,并没有差异存在[55]。在短期随访中,分别接受两代 ACI 技术治疗的患者在临床、关节镜或组织学结果上均没有显著差异[55]。在 Zeifang 等人的另一项随机研究中,21 例股骨髁全层软骨缺损的患者被随机分组,一组患者接受基质相关的自体软骨细胞植入,另一组患者接受原始骨膜瓣 ACI 治疗[56]。在接下来随访的第 1 年和第 2 年时,基于国际膝关节文献委员会(international knee documentation committee,IKDC)的评分体系,发现接受不同 ACI 治疗的患者在膝关节功能上并没有显著差异,而且治疗组患者之间的并发症也没有显著差异。可以看出,短期结果显示不同代 ACI 技术之间没有显著差异,但需要进一步研究,并进行更长时间的随访,以确定不同软骨细胞植入技术之间的耐久性。

早期的 ACI 技术需要通过关节切开术为注射培养的软骨细胞提供通道,

而随后的 ACI 技术可以通过支架来进行所有关节镜检查程序；鉴于此，在一些研究中评估了开放式和关节镜 ACI 技术在治疗效果上的差异。在 Harris 等人的一项系统性综述中提出，相较于开放式 ACI 技术，关节镜 ACI 技术可以使得术后患者症状改善更快、并发症更少、再手术率更低[53]。一项前瞻性研究比较了开放式 ACI 和关节镜 ACI 技术，在 5 年的随访过程中发现，所有接受关节镜 ACI 治疗患者的病情都得到了显著改善；而且，在术后 19 个月，关节镜 ACI 组患者的病情就得到了改善并在 5 年随访中保持稳定，而开放式 ACI 组患者的病情在术后 24 个月内仍在持续改善[47]。

研究人员还将其他治疗软骨缺损的方法（如微骨折或骨软骨移植），与 ACI 进行了比较。这些研究的结果发现，和微骨折技术相比，ACI 植入技术的短期和中期临床效果要更好[53]。随着时间的推移，微骨折后的临床结果趋于平稳，甚至是在较长的随访内临床效果会下降；相反，ACI 术后的临床结果往往在较长的随访期内保持稳定甚至持续改善[57]。在 Saris 等人的一项随机研究中，将 108 名患有股骨髁单个 ICRS Ⅲ / Ⅳ 级软骨缺损的患者随机分组，分别接受微骨折治疗或软骨细胞植入治疗[58]。在 36 个月的随访中，软骨细胞植入组的临床效果明显优于微骨折组，而微骨折组的临床结果又明显优于对照组[58]。

鉴于此，ACI 技术的广阔前景促使人们对软骨损伤治疗的成本效益进行了评估。Minas 及其同事评估了 44 名接受 ACI 手术的患者的生活质量，并计算了每个增加一个质量调整寿命年的平均成本[59]。以 Short-Form-36 评分体系评估，结果发现患者在 ACI 术后 24 个月内多个结果评分和生活质量均出现了改善。经分析，每个增加一个质量调整寿命年的成本为 6 701 美元。综合这些原因，ACI 治疗被确定为一种治疗膝关节软骨病变经济有效方法。

自体软骨细胞移植的安全性

随着 ACI 的广泛应用，研究人员收集了大量有关并发症的报告。随着软骨细胞的使用，有关于移植体肥大的问题也随之产生。Harris 等人在系统综述中提到，骨膜 ACI 术后有 22% 的患者存在移植体肥大，胶原膜 ACI 术后有 6%、透明 CACI（hyalograft CACI）术后有 4%、MACI 术后有 7%[53]。在大约 2.5% 的 ACI 术后患者中会存在关节纤维化，尤其是在接受了开放式 ACI 治疗后[53]。在回顾 604 例病例之后，还发现大约会有 2.8%（17 例）的病例会发生手术失败或再次接受手术的情况。而且更为重要的是，患者如果在 ACI

治疗之前还进行微骨折手术,那么手术失败率会增加三倍[60]。回顾13项共含917例受试者的研究后,结果发现在ACI术后较少见的并发症包括:3例浅表伤口感染、1例败血症性关节炎、2例反射性交感神经营养不良和2例深静脉血栓[53]。

综合考虑到上述所有因素,可以发现所有采用关节镜ACI技术的术后并发症发生率较低,而且再手术率也较低[53]。

干细胞

干细胞是一种无特异性的细胞,能够分化成许多不同类型的细胞。干细胞是来源于胚层细胞的唯一一代成熟细胞,是胚胎发生过程中形成的主要细胞层(图4.5)[4]。干细胞有四个特性和功能:①增殖 – 自我复制的能力;②分化 – 发育成熟为不同细胞的能力;③移动 – 血管生成过程中的运动能力;④激活 – 通过旁分泌功能激活和控制周围环境中的细胞的能力[4]。

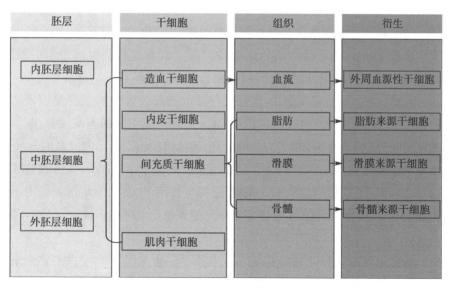

图 4.5　间充质干细胞的衍生

基于这些特性,干细胞包含了胚胎干细胞、成体干细胞和诱导性多能干细胞等[11]。胚胎干细胞来源于胚胎胚泡的内细胞团,具有分化成任何细胞系的潜能,并具有无限自我更新的潜能。成体干细胞当发生了一定程度的分化后,可以发育成为与之来源相近的细胞。根据来源命名的成人干细胞被称为造血干细胞、间充质干细胞 MSC 或内皮干细胞[4]。每种类型的成人干细胞都存在于各自的器官系统中,具有替换因组织转换而丢失的细胞的功能[11]。诱导性多能干细胞是通过使用胚胎干细胞的转录因子进行基因转导,使得来源于患者自身的皮肤或血细胞转化为诱导性多能干细胞。由于肌肉骨骼系统中组织的直接线性关系,间充质干细胞在骨科应用中得到了广泛关注。

2006 年,国际细胞治疗学会阐述了 MSC 的标准定义[61]。MSC 被定义为具有塑性黏附的干细胞,表达 CD105、CD73 和 CD90 这些表面标志物。同时,MSC 不能表达 CD45、CD34、CD14、CD11b、CD79α、CD19 或 HLA-DR 这些表面标志物。此外还要求,MSC 在体外必须能够分化为肌肉骨骼系统的特定细胞类型。为了有助于鉴定 MSC,已有针对 CD73、CD105 和 CD90 的单克隆抗体被研发[5]。

MSC 主要来源于骨髓[11]。鉴于其来源,MSC 也可称为结缔组织祖细胞或间充质基质细胞。无论命名如何,MSC 是必须能够分化为软骨细胞、脂肪细胞、骨细胞和肌细胞的细胞系。

与生长因子和通路的相互作用调节 MSC 的分化。研究发现,MSC 的增殖主要受 Wnt/β- 连环蛋白信号通路的控制[62]。在这种信号通路作用下,Wnt 蛋白与皱褶的受体结合,抑制糖原合成酶激酶 -3β(glycogen synthase-kinase-3β,GSK-3β),进而使 β- 连环蛋白易位进入细胞核中,诱导基因表达和 MSC 细胞增殖[62]。通过这种信号,Wnt 通路可以引导细胞向成骨、成脂或软骨的分化。与 MSC 相关的其他途径,包括将细胞直接导向成骨的 Sonic Hedgehog 通路和将细胞导向软骨和纤维生成的 TGF-β 通路[11]。影响这些信号途径的生长因子包括:FGF、胰岛素样生长因子、粒细胞集落刺激因子和 BMP[63]。从长远来看,生长因子和信号通路都是共同同步地决定 MSC 的命运。

骨髓被发现是提供 MSC 的第一个来源[64]。也正因为骨髓,又有多个来源发现存在 MSC[11]。这些含有 MSC 的其他位置是:滑膜、羊膜来源的组织、外周血、脂肪和同种异体成人组织[6,65~67]。MSC 的一个独特特性是它们能够黏附在塑性表面上,这也有助于它们的分离[68]。正因为 MSC 有着黏附在组织培养表面上的能力,这为首次分离出 MSC 提供了很大的帮助[64]。考虑到这一点,从骨髓穿刺液中可以分离出骨髓来源的 MSC;从脂肪血管的清洗侧可分离出来脂肪来源的 MSC；从滑膜组织或滑膜液中可分离出滑膜源性 MSC[4]；从血流中可发现外周血源性干细胞（peripheral blood-derived stem cell，PBSC），这是一种不成熟的单核细胞[69]；从羊水或脐带中可分离出羊水来源的 MSC；更不用说，同种异体成人来源的干细胞是从志愿者的骨髓穿刺液中分离出来的[70]。从所有来源来看，MSC 都有能力成为像骨细胞、软骨细胞、脂肪细胞和肌细胞系的终末分化细胞[71,72]。需要指出的是，MSC 的来源会影响它们的分化，而且分化会偏向于其来源组织[5,73]。此外，来自不同来源的 MSC 在免疫表型、细胞因子谱和蛋白质组分析方面也存在差异[73~75]。尽管 MSC 的起源不同，但也发现了其他影响 MSC 分化的因素，包括供体特征、分离方法和培养条件等[11]。鉴于这些情况，MSC 的分离和制备对于提供最佳的干细胞质量以帮助肌肉骨骼的愈合至关重要。

在任何器官中，干细胞只占细胞浓度的小部分。因此，任何采集方法都会导致细胞群的异质性，其中包括炎症细胞、造血细胞和内皮细胞等。内皮细胞可以抑制 MSC 的分化，这也进一步强调从采集的其他细胞中分离干细胞的必要性[76]。MSC 的分离是通过使用针对与 MSC 不同的表面标志物的单克隆抗体和使用荧光激活的细胞分选来进行的[77]。流式细胞仪的应用加快了对 MSC 的纯化进程[78]，加快了分离。分离后，可以采用实验室培养的方法来增加 MSC 的数量。因为 MSC 采集位置会影响可用细胞的数量，因此选用哪些部位作为 MSC 来源的时候显得尤其重要[4]。从体外培养来看，菌落的数量可以为采集到的细胞数量提供评估。举个例子，有一些研究已经证明 1mL 骨髓穿刺液中有 109~664 个菌落单位[79]。在人工微环境中分离出的 MSC 一旦成熟，它们就可以用来增强骨科治疗中各种各样的愈合情况。

骨髓来源的干细胞

最常用的 MSC 是骨髓来源的干细胞，部分原因是因为骨髓是最初被发现的 MSC 供体之一[64]，另一个来源是可以从手术附近部位或从可用的髂嵴处进行骨髓穿刺。当从髂嵴采集 MSC 时，发现后髂嵴的采集效果优于前髂嵴[18]。采集自后髂嵴的 MSC 所形成的菌落数量是前髂嵴的 1.6 倍。尽管从后髂嵴中采集 MSC 的产量要较高，但这两个部位的 MSC 在生存能力、表型、扩张动力学或多向分化潜能方面上没有差异[18]。

在骨髓中最大化 MSC 的起始产量，有利于后续的分离和培养扩充过程。人类身上骨髓来源的 MSC 保留了分化成肌肉骨骼系统组织的能力。在体外,用地塞米松和TGF-β诱导培养的人骨髓源性MSC可使之分化为软骨细胞,同时软骨细胞会分泌聚集蛋白聚糖、蛋白聚糖和含有Ⅱ型胶原的细胞外基质[80]。Yoo等人证明了人骨髓源性MSC（BMSC, bone marrow-derived MSC）分化为软骨细胞的能力,分化出来的软骨细胞表达Ⅱ型和X型胶原,同时还分泌聚集蛋白聚糖、连接蛋白、蛋白聚糖、二聚糖和脱色剂。通过免疫组化染色进一步观察,结果发现4-硫酸软骨素和硫酸角蛋白特异性抗体在终末分化的软骨细胞中均匀分布[81]。

在动物模型当中,BMSC已被证明具有增强骨软骨缺损愈合的能力[4,11,82]。Liu等人通过兔子模型,发现将BMSC嵌入到合成的细胞外基质中并置入骨软骨缺损中,可形成弹性、坚固、半透明的软骨,与正常软骨具有良好的整合性[82]。在另一个类似的实验中,Chong和他的同事也使用了兔子模型来证明他们的观点,即在原发性跟腱修复后添加BMSC可以改善组织学和生物力学肌腱愈合[83]。对动物模型中BMSC的研究转化到对人类软骨缺陷的治疗上时,可以得到类似的效果[4,11]。Wakitani和他的同事分离并培养了BMSC,然后将这些细胞植入到胶原凝胶中,并将其移植到12例胫骨高位截骨患者股骨内侧髁关节软骨缺损中[84]。那些接受BMSC的患者在关节镜和组织学（软骨缺损处填充白色透明样软骨）上的评分比不植入细胞的对照组评分高[84]。在Wong等人的一项随机研究中,与那些没有接受MSC移植然后进行高胫骨截骨的患者相比,那些经历胫骨高位截骨且接受骨髓来源MSC治疗的患者的结果评分和MRI软骨评分都明显更好[85]。在大多数情况下,BMSC是MSC治疗的首选方案,这是因为它们的可及性和在培养过程中不会失去分化能力的原因。

脂肪来源的干细胞

在脂肪组织中,血管管腔侧是脂肪衍生MSC的主要来源。与血管一起,脂肪组织由脂肪细胞、成纤维细胞、血管平滑肌细胞、内皮细胞、单核细胞/巨噬细胞和淋巴细胞组成。有一些研究发现,脂肪衍生MSC比其他来源的MSC要更为丰富且更容易获得[4,11],这是因为脂肪衍生MSC分布在脂肪的皮下位置,能够直接从脂肪中分离出来。在James等人的一项研究中发现,43.2%来自人体脂肪抽取物的基质血管部分是由血管周围干细胞组成[77],每100mL脂肪抽取物可纯化出1 500万血管周围干细胞。不过值得注意的是,纯化干细胞的比例和体积是与患者的年龄、性别或体重指数或抽脂间储存时间有一些微小的关系[77]。另一个关键发现是,不同脂肪组织采集的解剖位置似乎并不影响 MSC 的产量[86]。

手术当中可以在超声辅助下通过抽脂来获取脂肪组织。比较不同的抽脂辅助技术,肿胀抽脂的方法可以为 MSC 的增殖提供更有利的条件[87]。通过抽脂过程一旦获得了组织,接下来在无菌条件下对脂肪组织进行显微切割,从而获得大小约为 $0.5 \sim 1cm^3$ 的脂肪小叶,然后立即用磷酸盐缓冲盐水清洗分离出来的脂肪小叶,通过胶原酶消化进一步分离、过滤、离心以去除剩余的红细胞。一旦分离出了 MSC,脂肪衍生的 MSC 可以冷冻保存或立即在体外培养扩增。通过使用低密度接种、Dulbecco 改良的 Eagle 培养基、低钙浓度且含有 N- 乙酰基 -L- 半胱氨酸和 L- 抗坏血酸 2- 磷酸的抗氧化剂,可以优化脂肪衍生 MSC 的体外培养条件[86]。

与其他来源的 MSC 相比,脂肪来源的 MSC 免疫原性低、免疫抑制性低[63]。与骨髓间充质干细胞 BMSC 相比,脂肪衍生的 MSC 更容易获得且含量更丰富,并且具有更高的增殖水平[86],但其实脂肪衍生 MSC 在蛋白质表达和基因表达方面与 BMSC 是相似的[88,89]。具体来说,在 BMSC 和脂肪衍生 MSC 之间发现了类似的基因表达途径,这些途径是用于成骨、软骨或类脂肪的分化过程[90]。鉴于此,人们已经在动物模型中对脂肪衍生 MSC 的转化进行了研究。Pecanha 等人证明,在大鼠模型中脂肪干细胞疗法增强并加速了肌肉修复过程[63]。在兔子模型中,Dragoo 等人评估了脂肪干细胞对全层软骨缺损的修复潜力[91]。在这项研究中,接受脂肪干细胞治疗的 100% 的兔子都出现了透明软骨愈合,且显示了与正常关节软骨相似的 Ⅱ : Ⅰ 型胶原蛋白比率[91]。

在分化为软骨的同时,脂肪来源的干细胞也表现出分化为骨样细胞的能力[90]。在 Elabd 等人的研究中,在小鼠模型植入脂肪干细胞后的第 4 周时候,发现皮下注射部位形成可编织骨[2]。而且,经 BMP-2 基因修饰并应用于 β- 磷酸三钙载体的脂肪干细胞被移植到犬模型的尺骨缺损中,结果发现模型的骨形成增加[92]。在一项前瞻性队列研究中,采用二次关节镜对患者进行了评估,一组患者仅用 PRP 进行开放式楔形胫骨高位截骨,另一组患者则是用脂肪衍生 MSC 进行 PRP[93]。在二次关节镜检查中,接受脂肪衍生 MSC 的患者显示软骨缺损的覆盖率更高。此外,通过膝关节损伤和骨关节炎结果评分(knee injury and osteoarthritis outcome score, KOOS)疼痛、症状子量表、血管疼痛评分来衡量,结果发现接受脂肪衍生 MSC 治疗的患者,在功能上有了更大的改善[93]。膝关节骨关节炎患者接受脂肪衍生 MSC 治疗之后，二次关节镜检查结果显示患者的软骨损伤情况显著改善，而且患者满意度总体提高[94]。在所有的动物研究和数量有限的人体研究之后，有必要在人体中进一步研究脂肪来源细胞对骨组织再生的影响。

滑液来源的干细胞

滑膜是一层薄薄的结缔组织，排列在滑囊、关节表面和肌腱鞘上。滑膜中含有两种主要类型的细胞：A 型滑膜细胞和 B 型滑膜细胞。相比之下，A 型滑膜细胞是具有吞噬功能的巨噬细胞，而 B 型滑膜细胞是具有形成滑液功能的类成纤维细胞。2001 年，De Bari 及其同事从成人滑膜中分离出了 MSC[95]。在该研究中，对成人膝关节滑膜进行酶促治疗，以产生用于培养扩增的干细胞群，然后诱导其分化为软骨细胞、骨细胞、脂肪细胞和肌细胞系[95]。在该研究中还有一项关键的发现，就是供体年龄、细胞传代和冷冻保存的差异没有显著改变滑膜干细胞的潜能[95]。

通过仔细观察，结果发现滑膜 MSC 与 B 型滑膜细胞具有相似的表型[96]。与其他来源 MSC 的表面标志物相似，滑膜 MSC 的 CD44、CD90 和 CD105 表面标记物也是阳性的，但是与其他来源的 MSC 不同的是，滑膜 MSC 具有更高的 CD44 表达。CD44 是一种透明质酸受体，可以表达尿苷二磷酸葡萄糖脱氢酶，是参与透明质酸合成过程重要的酶[96]。与其他来源的 MSC 相比，滑膜衍生 MSC 具有更强的扩张潜力，具有更高的菌落形成效率、倍数扩增和生长动力[65]。特别的是，体外软骨形成实验结果显示，滑膜衍生 MSC 产生的软骨细胞比其他衍生干细胞产生的要更多[65]。

鉴于上述这些体外特征，人们已经在动物模型中进一步研究了滑膜衍生干细胞。在兔子模型中，Koga 及其同事将未分化的滑膜衍生 MSC 移植到成年兔的全层关节软骨缺损中[97]。在这种局部移植当中，发现先前未分化的滑膜 MSC 分化为终末软骨细胞。而且根据局部微环境的不同，滑膜 MSC 基于软骨缺陷内的位置可以分化成不同的细胞，滑膜 MSC 在软骨缺损的较深区域分化为骨细胞，而在软骨缺损的浅表区分化为软骨细胞[97]。还有类似的动物实验，是将滑膜 MSC 移植到猪模型中的全层关节软骨缺损中，在术后 3 个月内，研究人员通过关节镜、组织学和 MRI 分析进行了详细检查，结果发现移植导致了软骨的再生[98]。同样，在兔骨缺损模型中也发现滑膜 MSC 加羟基磷灰石可加速骨诱导过程[99]。滑膜 MSC 也显示出了最终分化为心肌细胞谱系的能力。De Bari 等人在小鼠模型中植入成年人的滑膜 MSC，结果显示这促进了骨骼肌的再生和卫星细胞的持续功能[100]，此外，Ju 及其同事也在大鼠跟腱移植模型中评估了肌腱到骨的愈合情况，他们发现将滑膜 MSC 植入到骨隧道可加速肌腱的早期重塑到骨愈合[101]。在一项临床研究中，Sekiya 等人将滑膜 MSC 移植到有单一症状性股骨髁软骨病变的患者身上，结果显示患者的 MRI 评分、组织学评分和 Lysholm 评分显著改善[102]。综上所述，对滑膜衍生 MSC 的研究在动物模型上显示了一些有发展希望的结果，希望未来在人体实验上可以产生相似的结果。

外周血来源的干细胞

外周血源性干细胞（peripheral blood–derived stem cell, PBSC）来源于骨髓，是作为不成熟的单核细胞存在于血液中。虽然 PBSC 存在于血液中，但是它在所有细胞中只占了较低浓度。通常，粒细胞集落刺激因子类似物（如 Filgrastim）被用来增加血液中存在的 PBSC 的比例[69, 103]，通过药物刺激和血浆置换的方式可以采集较多的 PBSC[4]。

PBSC 和 MSC 都具有可增殖的特性。在 Huss 等人的一项研究中，他们从狗的肝素化血液中分离出外周血单核细胞，然后用白细胞介素 6 进行克隆，发现其具有 MSC 的特性[104]。PBSC 常被安全地用于血液学 / 肿瘤学领域的治疗，可用于骨髓移植[105]。目前在骨科领域使用 PBSC 治疗以获得较好的临床效果。

Hopper 等人在山羊大动物模型中，用人外周血来源的 MSC 治疗股骨内侧髁的缺损[106]。在这项研究中，在缺氧环境下诱导人外周血源性 MSC，获得的 MSC 表达 BMP2、BMP6、GDF5 和 COL1。在没有操作的情况下，缺氧诱导的外周血源性 MSC 在治疗膝关节骨软骨缺损方面与 BMSC 具有相同的效果[106]。举个例子，一名男性运动员患有 ICRS Ⅳ级股骨外侧滑车软骨病变，采用髌股关节错位矫正术和自体骨膜瓣移植，并植入外周血源性 MSC[107]。在第二次关节镜检查中，即术后第 8 个月，观察到股骨外侧滑车表面光滑，患者在术后第 7.5 年能够恢复到竞技运动状态[107]。还有一项研究中，采用关节镜下软骨钻孔手术，对 8 例膝关节内翻畸形患者进行了内侧楔形胫骨高位截骨手术，随后用 HA 在关节内注射外周造血干细胞[108]。在之后的随访评估中，二次关节镜检查显示软骨再生，组织学分析显示在新生部位有着大量蛋白聚糖和 Ⅱ 型胶原[108]。Saw 及其同事在一项随机研究中，对经关节镜下软骨钻孔治疗的软骨病变患者,评估了组织学和 MRI 结果,术后关节内注射含或不含外周血干细胞的 HA[109]。从组织学和放射学评估可以看出,与注射了不含外周血干细胞 HA 的患者相比,注射了含外周血干细胞 HA 的患者在关节软骨修复质量上有着显著的改善[109]。

综上所述,PBSC 在关节软骨修复中的有着重要作用。然而,为了确定 PBMC 对肌肉骨骼系统其他谱系的分化潜能和愈合潜能的左右,还需要做进一步的研究。

羊膜来源的干细胞

华顿氏胶质是一种黏液状结缔组织,包裹着脐带的两条动脉和一条静脉。在华顿氏胶质中,可以发现类成纤维细胞和类间充质细胞,这些细胞统称为人脐带血管周围细胞(human umbilical cord perivascular cell, HUCPV)[110]。除脐带外,羊膜干细胞还有其他来源:羊水和胎盘组织[111]。这些间充质细胞表达了干细胞表面标志物 CD44 和 CD105,缺乏造血细胞表面标志物 CD34 和 CD45。通过对羊膜来源分离得到的间充质细胞进行评估,结果显示出这些细胞能够分化成脂肪、软骨和成骨谱系的细胞[112]。通过基因表达分析发现,羊膜 MSC 表达 Wnt 通路的基因,而 Wnt 通路是一种已知的 MSC 增殖相关的通路[113,114]。在 BMSC 中有着类似表达水平的基因也在羊膜 MSC 中高表达,例如波形蛋白、骨粘连蛋白和胶原蛋白[114]。与 BMSC 相比,羊膜 MSC 有着更高的增殖潜能和更高的 CD146 表达水平,而这也是间充质干细胞的标志[110]。而且羊膜来源的 MSC 比骨髓来源的 MSC 更容易进入成骨细胞系的终末分化状态[113]。考虑到主要组织相容性复合体水平较低,人类羊膜来源干细胞可表现出非肿瘤性和非免疫原性,从而可以移植到其他人身上[115,116]。

在胶原支架中(存在软骨生成介质)羊膜来源的干细胞形成的软骨比 BMSC 生产的软骨更坚硬[117]。Negami 等人证实了分离的人羊膜 MSC 在含有 TGF-β 和 BMP-2 的软骨生成介质中进行软骨生成的能力[116]。在动物模型中,将生长有人胎盘衍生干细胞的丝素生物材料上植入到成年兔子的关节软骨缺损处,结果发现新形成的透明软骨填充了关节缺陷[111]。通过全膝关节置换手术,可得到成人关节炎性膝组织中的骨软骨外植体,使用源自胚胎干细胞的间充质软骨前体细胞处理外植体,可发现前体细胞能够整合到离体关节软骨的部分缺损中[118]。

在大多数情况下,临床前研究已经证实了来自羊膜来源干细胞的潜能,未来的临床研究将需要进一步验证羊膜来源干细胞作为有效的原生物制剂的有效性。

同种异体成人来源的干细胞

从捐献者的骨髓穿刺液中分离出 MSC,并将其克隆扩大以保持其多系潜能。在这种情况下,来自成人供体的 MSC 可用于同种异体移植,以增强骨科手术下的愈合。一旦分离得到了 MSC,就可以诱导同种异体成年来源的 MSC 分化为脂肪细胞、软骨细胞或骨细胞[70]。在兔子模型中,Tay 等人在兔股骨内侧髁上形成全层关节软骨缺损,然后用同种异体 MSC 或 ACI 治疗这些损伤,结果显示,嵌入海藻酸钠的同种异体 MSC 与接受 ACI 治疗的兔子组有着相似的软骨再生特征和结果评分[119]。

为了评估同种异体 MSC 的免疫反应,Arinzeh 等人将成年人同种异体 MSC 移植到狗股骨干骨的缺损中,在这个过程中并没有使用免疫抑制剂。在移植后的所有时间点,都没有发现不良的宿主反应,组织学结果显示没有淋巴细胞浸润,血清没有显示出对同种异体细胞的抗体,而且同种异体 MSC 有助于骨痂的形成和骨缺损的加速愈合[120]。基于动物模型中的发现,研究者认为同种异体 MSC 具有安全性,不会引起免疫反应,同时能加速愈合。与其他干细胞的采集部位相比,来自同种异体 MSC 的供体发病率低是一个有利的特征,未来的临床研究有必要进一步验证供体干细胞在促进骨科疾病愈合方面的有效性。

干细胞在骨科中的应用前景

对作为增强骨科愈合的生物制剂 MSC 而言,进行更深入的研究是非常有必要的。首先,人们对 MSC 的确切作用机制和通路知之甚少(特别是在自然环境当中)。MSC 的相关功能和成熟度体系还需要进一步完善,尤其是通过克隆扩增来保存干细胞样特性。

一旦实验过程被完善,将干细胞输送到患者体内的合适方法也需要被区分,干细胞与潜在载体(如斑块、支架和水凝胶)之间的相互作用可作为移植入靶组织的来源。

在干细胞植入之后,临床研究需要对干细胞的评估进行适当的控制。从长期来看,干细胞的安全性将通过临床研究的长期随访来证明,而剩下的一些评估只有通过与学术界、行业和监管机构合作,才能为患者建立安全有效的干细胞治疗方案。

（郑宇轩　译　冀全博　审）

参考文献

1. Alberts B. *Molecular Biology of the Cell*. 6th ed. New York, NY: Garland Science, Taylor and Francis Group; 2015.
2. Elabd C, Chiellini C, Massoudi A, et al. Human adipose tissue-derived multipotent stem cells differentiate in vitro and in vivo into osteocyte-like cells. *Biochem Biophys Res Commun*. 2007;361(2):342-348.
3. Harford JS, Dekker TJ, Adams SB. Bone marrow aspirate concentrate for bone healing in foot and ankle surgery. *Foot Ankle Clin*. 2016;21(4):839-845.
4. Anz AW, Hackel JG, Nilssen EC, Andrews JR. Application of biologics in the treatment of the rotator cuff, meniscus, cartilage, and osteoarthritis. *J Am Acad Orthop Surg*. 2014;22(2):68-79.
5. Holton J, Imam M, Ward J, Snow M. The basic science of bone marrow aspirate concentrate in chondral injuries. *Orthop Rev (Pavia)*. 2016;8(3):6659.
6. Delorme B, Charbord P. Culture and characterization of human bone marrow mesenchymal stem cells. *Methods Mol Med*. 2007;140:67-81.
7. Bain BJ. The bone marrow aspirate of healthy subjects. *Br J Haematol*. 1996;94(1):206-209.
8. Cassano JM, Kennedy JG, Ross KA, Fraser EJ, Goodale MB, Fortier LA. Bone marrow concentrate and platelet-rich plasma differ in cell distribution and interleukin 1 receptor antagonist protein concentration. *Knee Surg Sports Traumatol Arthrosc*. 2018;26(1):333-342.
9. Hernigou P, Poignard A, Manicom O, Mathieu G, Rouard H. The use of percutaneous autologous bone marrow transplantation in nonunion and avascular necrosis of bone. *J Bone Joint Surg Br*. 2005;87(7):896-902.
10. Connolly JF, Guse R, Tiedeman J, Dehne R. Autologous marrow injection for delayed unions of the tibia: a preliminary report. *J Orthop Trauma*. 1989;3(4):276-282.
11. LaPrade RF, Dragoo JL, Koh JL, Murray IR, Geeslin AG, Chu CR. AAOS research symposium updates and consensus: biologic treatment of orthopaedic injuries. *J Am Acad Orthop Surg*. 2016;24(7):e62-e78.
12. Hernigou P, Poignard A, Beaujean F, Rouard H. Percutaneous autologous bone-marrow grafting for nonunions. Influence of the number and concentration of progenitor cells. *J Bone Joint Surg Am*. 2005;87(7):1430-1437.
13. Connolly J, Guse R, Lippiello L, Dehne R. Development of an osteogenic bone-marrow preparation. *J Bone Joint Surg Am*. 1989;71(5):684-691.
14. Tuan RS, Chen AF, Klatt BA. Cartilage regeneration. *J Am Acad Orthop Surg*. 2013;21(5):303-311.
15. Sakou T. Bone morphogenetic proteins: from basic studies to clinical approaches. *Bone*. 1998;22(6):591-603.
16. McLain RF, Fleming JE, Boehm CA, Muschler GF. Aspiration of osteoprogenitor cells for augmenting spinal fusion: comparison of progenitor cell concentrations from the vertebral body and iliac crest. *J Bone Joint Surg Am*. 2005;87(12):2655-2661.
17. Hyer CF, Berlet GC, Bussewitz BW, Hankins T, Ziegler HL, Philbin TM. Quantitative assessment of the yield of osteoblastic connective tissue progenitors in bone marrow aspirate from the iliac crest, tibia, and calcaneus. *J Bone Joint Surg Am*. 2013;95(14):1312-1316.
18. Pierini M, Di Bella C, Dozza B, et al. The posterior iliac crest outperforms the anterior iliac crest when obtaining mesenchymal stem cells from bone marrow. *J Bone Joint Surg Am*. 2013;95(12):1101-1107.
19. Marx RE, Tursun R. A qualitative and quantitative analysis of autologous human multipotent adult stem cells derived from three anatomic areas by marrow aspiration: tibia, anterior ilium, and posterior ilium. *Int J Oral Maxillofac Implants*. 2013;28(5):e290-e294.
20. Peters AE, Watts AE. Biopsy needle advancement during bone marrow aspiration increases mesenchymal stem cell concentration. *Front Vet Sci*. 2016;3:23.
21. Hernigou P, Homma Y, Flouzat Lachaniette CH, et al. Benefits of small volume and small syringe for bone marrow aspirations of mesenchymal stem cells. *Int Orthop*. 2013;37(11):2279-2287.
22. Batinic D, Marusic M, Pavletic Z, et al. Relationship between differing volumes of bone marrow aspirates and their cellular composition. *Bone Marrow Transpl*. 1990;6(2):103-107.
23. Muschler GF, Boehm C, Easley K. Aspiration to obtain osteoblast progenitor cells from human bone marrow: the influence of aspiration volume. *J Bone Joint Surg Am*. 1997;79(11):1699-1709.
24. Bacigalupo A, Tong J, Podesta M, et al. Bone marrow harvest for marrow transplantation: effect of multiple small (2 ml) or large (20 ml) aspirates. *Bone Marrow Transpl*. 1992;9(6):467-470.
25. Hegde V, Shonuga O, Ellis S, et al. A prospective comparison of 3 approved systems for autologous bone marrow concentration demonstrated nonequivalency in progenitor cell number and concentration. *J Orthop Trauma*. 2014;28(10):591-598.
26. Homma Y, Zimmermann G, Hernigou P. Cellular therapies for the treatment of non-union: the past, present and future. *Injury*. 2013;44(suppl 1):S46-S49.
27. Gianakos A, Ni A, Zambrana L, Kennedy JG, Lane JM. Bone marrow aspirate concentrate in animal long bone healing: an analysis of basic science evidence. *J Orthop Trauma*. 2016;30(1):1-9.
28. Chahla J, Dean CS, Moatshe G, Pascual-Garrido C, Serra Cruz R, LaPrade RF. Concentrated bone marrow aspirate for the treatment of chondral injuries and osteoarthritis of the knee: a systematic review of outcomes. *Orthop J Sports Med*. 2016;4(1):2325967115625481.
29. Sampson S, Botto-van Bemden A, Aufiero D. Autologous bone marrow concentrate: review and application of a novel intra-articular orthobiologic for cartilage disease. *Phys Sportsmed*. 2013;41(3):7-18.
30. Saw KY, Hussin P, Loke SC, et al. Articular cartilage regeneration with autologous marrow aspirate and hyaluronic Acid: an experimental study in a goat model. *Arthroscopy*. 2009;25(12):1391-1400.
31. Fortier LA, Potter HG, Rickey EJ, et al. Concentrated bone marrow aspirate improves full-thickness cartilage repair compared with microfracture in the equine model. *J Bone Joint Surg Am*. 2010;92(10):1927-1937.
32. Gobbi A, Chaurasia S, Karnatzikos G, Nakamura N. Matrix-induced autologous chondrocyte implantation versus multipotent stem cells for the treatment of large

patellofemoral chondral lesions: a nonrandomized prospective trial. *Cartilage.* 2015;6(2):82–97.

33. Dean CS, Liechti DJ, Chahla J, Moatshe G, LaPrade RF. Clinical outcomes of high tibial osteotomy for knee instability: a systematic review. *Orthop J Sports Med.* 2016;4(3):2325967116633419.

34. Hendrich C, Franz E, Waertel G, Krebs R, Jager M. Safety of autologous bone marrow aspiration concentrate transplantation: initial experiences in 101 patients. *Orthop Rev (Pavia).* 2009;1(2):e32.

35. Hernigou P, Homma Y, Flouzat-Lachaniette CH, Poignard A, Chevallier N, Rouard H. Cancer risk is not increased in patients treated for orthopaedic diseases with autologous bone marrow cell concentrate. *J Bone Joint Surg Am.* 2013;95(24):2215–2221.

36. Kim JD, Lee GW, Jung GH, et al. Clinical outcome of autologous bone marrow aspirates concentrate (BMAC) injection in degenerative arthritis of the knee. *Eur J Orthop Surg Traumatol.* 2014;24(8):1505–1511.

37. Centeno C, Pitts J, Al-Sayegh H, Freeman M. Efficacy of autologous bone marrow concentrate for knee osteoarthritis with and without adipose graft. *Biomed Res Int.* 2014;2014:370621.

38. Jones DG, Peterson L. Autologous chondrocyte implantation. *J Bone Joint Surg Am.* 2006;88(11):2502–2520.

39. Oddy MJ, Jones MJ, Pendegrass CJ, Pilling JR, Wimhurst JA. Assessment of reproducibility and accuracy in templating hybrid total hip arthroplasty using digital radiographs. *J Bone Joint Surg Br.* 2006;88(5):581–585.

40. Cameron ML, Briggs KK, Steadman JR. Reproducibility and reliability of the outerbridge classification for grading chondral lesions of the knee arthroscopically. *Am J Sports Med.* 2003;31(1):83–86.

41. Mainil-Varlet P, Aigner T, Brittberg M, et al. Histological assessment of cartilage repair: a report by the histology endpoint committee of the international cartilage repair society (ICRS). *J Bone Joint Surg Am.* 2003;85-A(suppl 2):45–57.

42. Curl WW, Krome J, Gordon ES, Rushing J, Smith BP, Poehling GG. Cartilage injuries: a review of 31,516 knee arthroscopies. *Arthroscopy.* 1997;13(4):456–460.

43. Hjelle K, Solheim E, Strand T, Muri R, Brittberg M. Articular cartilage defects in 1,000 knee arthroscopies. *Arthroscopy.* 2002;18(7):730–734.

44. Steadman JR, Rodkey WG, Briggs KK, Rodrigo JJ. [The microfracture technic in the management of complete cartilage defects in the knee joint]. *Orthopade.* 1999;28(1):26–32.

45. Grande DA, Pitman MI, Peterson L, Menche D, Klein M. The repair of experimentally produced defects in rabbit articular cartilage by autologous chondrocyte transplantation. *J Orthop Res.* 1989;7(2):208–218.

46. Brittberg M, Lindahl A, Nilsson A, Ohlsson C, Isaksson O, Peterson L. Treatment of deep cartilage defects in the knee with autologous chondrocyte transplantation. *N Engl J Med.* 1994;331(14):889–895.

47. Ferruzzi A, Buda R, Faldini C, et al. Autologous chondrocyte implantation in the knee joint: open compared with arthroscopic technique. Comparison at a minimum follow-up of five years. *J Bone Joint Surg Am.* 2008;90(suppl 4):90–101.

48. Jacobi M, Villa V, Magnussen RA, Neyret P. MACI - a new era? *Sports Med Arthrosc Rehabil Ther Technol.* 2011;3(1):10.

49. Henderson I, Francisco R, Oakes B, Cameron J. Autologous chondrocyte implantation for treatment of focal chondral defects of the knee–a clinical, arthroscopic, MRI and histologic evaluation at 2 years. *Knee.* 2005;12(3):209–216.

50. Micheli LJ, Browne JE, Erggelet C, et al. Autologous chondrocyte implantation of the knee: multicenter experience and minimum 3-year follow-up. *Clin J Sport Med.* 2001;11(4):223–228.

51. Peterson L, Minas T, Brittberg M, Nilsson A, Sjogren-Jansson E, Lindahl A. Two- to 9-year outcome after autologous chondrocyte transplantation of the knee. *Clin Orthop Relat Res.* 2000;(374):212–234.

52. Peterson L, Brittberg M, Kiviranta I, Akerlund EL, Lindahl A. Autologous chondrocyte transplantation. Biomechanics and long-term durability. *Am J Sports Med.* 2002;30(1):2–12.

53. Harris JD, Siston RA, Pan X, Flanigan DC. Autologous chondrocyte implantation: a systematic review. *J Bone Joint Surg Am.* 2010;92(12):2220–2233.

54. Knutsen G, Engebretsen L, Ludvigsen TC, et al. Autologous chondrocyte implantation compared with microfracture in the knee. A randomized trial. *J Bone Joint Surg Am.* 2004;86-A(3):455–464.

55. Bartlett W, Skinner JA, Gooding CR, et al. Autologous chondrocyte implantation versus matrix-induced autologous chondrocyte implantation for osteochondral defects of the knee: a prospective, randomised study. *J Bone Joint Surg Br.* 2005;87(5):640–645.

56. Zeifang F, Oberle D, Nierhoff C, Richter W, Moradi B, Schmitt H. Autologous chondrocyte implantation using the original periosteum-cover technique versus matrix-associated autologous chondrocyte implantation: a randomized clinical trial. *Am J Sports Med.* 2010;38(5):924–933.

57. Harrison AK, Flatow EL. Arthroscopic decompression with acromioplasty and structured exercise was no more effective and was more expensive than exercise alone. *J Bone Joint Surg Am.* 2010;92(10):1999.

58. Saris DB, Vanlauwe J, Victor J, et al. Treatment of symptomatic cartilage defects of the knee: characterized chondrocyte implantation results in better clinical outcome at 36 months in a randomized trial compared to microfracture. *Am J Sports Med.* 2009;37(suppl 1):10S–19S.

59. Minas T. Chondrocyte implantation in the repair of chondral lesions of the knee: economics and quality of life. *Am J Orthop (Belle Mead NJ).* 1998;27(11):739–744.

60. Minas T, Gomoll AH, Rosenberger R, Royce RO, Bryant T. Increased failure rate of autologous chondrocyte implantation after previous treatment with marrow stimulation techniques. *Am J Sports Med.* 2009;37(5):902–908.

61. Dominici M, Le Blanc K, Mueller I, et al. Minimal criteria for defining multipotent mesenchymal stromal cells. The International Society for Cellular Therapy position statement. *Cytotherapy.* 2006;8(4):315–317.

62. Etheridge SL, Spencer GJ, Heath DJ, Genever PG. Expression profiling and functional analysis of wnt signaling mechanisms in mesenchymal stem cells. *Stem Cells.* 2004;22(5):849–860.

63. Pecanha R, Bagno LL, Ribeiro MB, et al. Adipose-derived stem-cell treatment of skeletal muscle injury. *J Bone Joint Surg Am.* 2012;94(7):609–617.

64. Hung SC, Chen NJ, Hsieh SL, Li H, Ma HL, Lo WH. Isolation and characterization of size-sieved stem cells from human bone marrow. *Stem Cells.* 2002;20(3):249–258.

65. Yoshimura H, Muneta T, Nimura A, Yokoyama A, Koga H, Sekiya I. Comparison of rat mesenchymal stem cells derived from bone marrow, synovium, periosteum, adipose tissue, and muscle. *Cell Tissue Res.* 2007;327(3):449–462.

66. Wagner W, Wein F, Seckinger A, et al. Comparative characteristics of mesenchymal stem cells from human bone marrow, adipose tissue, and umbilical cord blood. *Exp Hematol.* 2005;33(11):1402–1416.

67. Bianco P, Riminucci M, Gronthos S, Robey PG. Bone marrow stromal stem cells: nature, biology, and potential applications. *Stem Cells.* 2001;19(3):180–192.

68. Kassem M, Kristiansen M, Abdallah BM. Mesenchymal stem cells: cell biology and potential use in therapy. *Basic Clin Pharmacol Toxicol.* 2004;95(5):209–214.

69. Cesselli D, Beltrami AP, Rigo S, et al. Multipotent progenitor cells are present in human peripheral blood. *Circ*

Res. 2009;104(10):1225-1234.

70. Pittenger MF, Mackay AM, Beck SC, et al. Multilineage potential of adult human mesenchymal stem cells. *Science.* 1999;284(5411):143-147.

71. De Bari C, Dell'Accio F, Vanlauwe J, et al. Mesenchymal multipotency of adult human periosteal cells demonstrated by single-cell lineage analysis. *Arthritis Rheum.* 2006;54(4):1209-1221.

72. Zuk PA, Zhu M, Ashjian P, et al. Human adipose tissue is a source of multipotent stem cells. *Mol Biol Cell.* 2002;13(12):4279-4295.

73. Katz AJ, Tholpady A, Tholpady SS, Shang H, Ogle RC. Cell surface and transcriptional characterization of human adipose-derived adherent stromal (hADAS) cells. *Stem Cells.* 2005;23(3):412-423.

74. Mitchell JB, McIntosh K, Zvonic S, et al. Immunophenotype of human adipose-derived cells: temporal changes in stromal-associated and stem cell-associated markers. *Stem Cells.* 2006;24(2):376-385.

75. Kilroy GE, Foster SJ, Wu X, et al. Cytokine profile of human adipose-derived stem cells: expression of angiogenic, hematopoietic, and pro-inflammatory factors. *J Cell Physiol.* 2007;212(3):702-709.

76. Meury T, Verrier S, Alini M. Human endothelial cells inhibit BMSC differentiation into mature osteoblasts in vitro by interfering with osterix expression. *J Cell Biochem.* 2006;98(4):992-1006.

77. James AW, Zara JN, Corselli M, et al. An abundant perivascular source of stem cells for bone tissue engineering. *Stem Cells Transl Med.* 2012;1(9):673-684.

78. Corselli M, Crisan M, Murray IR, et al. Identification of perivascular mesenchymal stromal/stem cells by flow cytometry. *Cytom a.* 2013;83(8):714-720.

79. Murphy MB, Moncivais K, Caplan AI. Mesenchymal stem cells: environmentally responsive therapeutics for regenerative medicine. *Exp Mol Med.* 2013;45:e54.

80. Mackay AM, Beck SC, Murphy JM, Barry FP, Chichester CO, Pittenger MF. Chondrogenic differentiation of cultured human mesenchymal stem cells from marrow. *Tissue Eng.* 1998;4(4):415-428.

81. Yoo JU, Barthel TS, Nishimura K, et al. The chondrogenic potential of human bone-marrow-derived mesenchymal progenitor cells. *J Bone Joint Surg Am.* 1998;80(12):1745-1757.

82. Liu Y, Shu XZ, Prestwich GD. Osteochondral defect repair with autologous bone marrow-derived mesenchymal stem cells in an injectable, in situ, cross-linked synthetic extracellular matrix. *Tissue Eng.* 2006;12(12):3405-3416.

83. Chong AK, Ang AD, Goh JC, et al. Bone marrow-derived mesenchymal stem cells influence early tendon-healing in a rabbit achilles tendon model. *J Bone Joint Surg Am.* 2007;89(1):74-81.

84. Wakitani S, Imoto K, Yamamoto T, Saito M, Murata N, Yoneda M. Human autologous culture expanded bone marrow mesenchymal cell transplantation for repair of cartilage defects in osteoarthritic knees. *Osteoarthr Cartil.* 2002;10(3):199-206.

85. Wong KL, Lee KB, Tai BC, Law P, Lee EH, Hui JH. Injectable cultured bone marrow-derived mesenchymal stem cells in varus knees with cartilage defects undergoing high tibial osteotomy: a prospective, randomized controlled clinical trial with 2 years' follow-up. *Arthroscopy.* 2013;29(12):2020-2028.

86. Schaffler A, Buchler C. Concise review: adipose tissue-derived stromal cells–basic and clinical implications for novel cell-based therapies. *Stem Cells.* 2007;25(4):818-827.

87. Oedayrajsingh-Varma MJ, van Ham SM, Knippenberg M, et al. Adipose tissue-derived mesenchymal stem cell yield and growth characteristics are affected by the tissue-harvesting procedure. *Cytotherapy.* 2006;8(2):166-177.

88. Gronthos S, Franklin DM, Leddy HA, Robey PG, Storms RW, Gimble JM. Surface protein characterization of human adipose tissue-derived stromal cells. *J Cell Physiol.* 2001;189(1):54-63.

89. Liu TM, Martina M, Hutmacher DW, Hui JH, Lee EH, Lim B. Identification of common pathways mediating differentiation of bone marrow- and adipose tissue-derived human mesenchymal stem cells into three mesenchymal lineages. *Stem Cells.* 2007;25(3):750-760.

90. Tapp H, Hanley Jr EN, Patt JC, Gruber HE. Adipose-derived stem cells: characterization and current application in orthopaedic tissue repair. *Exp Biol Med (Maywood).* 2009;234(1):1-9.

91. Dragoo JL, Carlson G, McCormick F, et al. Healing full-thickness cartilage defects using adipose-derived stem cells. *Tissue Eng.* 2007;13(7):1615-1621.

92. Li H, Dai K, Tang T, Zhang X, Yan M, Lou J. Bone regeneration by implantation of adipose-derived stromal cells expressing BMP-2. *Biochem Biophys Res Commun.* 2007;356(4):836-842.

93. Koh YG, Kwon OR, Kim YS, Choi YJ. Comparative outcomes of open-wedge high tibial osteotomy with platelet-rich plasma alone or in combination with mesenchymal stem cell treatment: a prospective study. *Arthroscopy.* 2014;30(11):1453-1460.

94. Koh YG, Choi YJ, Kwon OR, Kim YS. Second-look arthroscopic evaluation of cartilage lesions after mesenchymal stem cell implantation in osteoarthritic knees. *Am J Sports Med.* 2014;42(7):1628-1637.

95. De Bari C, Dell'Accio F, Tylzanowski P, Luyten FP. Multipotent mesenchymal stem cells from adult human synovial membrane. *Arthritis Rheum.* 2001;44(8):1928-1942.

96. Atesok K, Doral MN, Bilge O, Sekiya I. Synovial stem cells in musculoskeletal regeneration. *J Am Acad Orthop Surg.* 2013;21(4):258-259.

97. Koga H, Muneta T, Ju YJ, et al. Synovial stem cells are regionally specified according to local microenvironments after implantation for cartilage regeneration. *Stem Cells.* 2007;25(3):689-696.

98. Nakamura T, Sekiya I, Muneta T, et al. Arthroscopic, histological and MRI analyses of cartilage repair after a minimally invasive method of transplantation of allogeneic synovial mesenchymal stromal cells into cartilage defects in pigs. *Cytotherapy.* 2012;14(3):327-338.

99. Matsusaki M, Kadowaki K, Tateishi K, et al. Scaffold-free tissue-engineered construct-hydroxyapatite composites generated by an alternate soaking process: potential for repair of bone defects. *Tissue Eng A.* 2009;15(1):55-63.

100. De Bari C, Dell'Accio F, Vandenabeele F, Vermeesch JR, Raymackers JM, Luyten FP. Skeletal muscle repair by adult human mesenchymal stem cells from synovial membrane. *J Cell Biol.* 2003;160(6):909-918.

101. Ju YJ, Muneta T, Yoshimura H, Koga H, Sekiya I. Synovial mesenchymal stem cells accelerate early remodeling of tendon-bone healing. *Cell Tissue Res.* 2008;332(3):469-478.

102. Sekiya I, Muneta T, Horie M, Koga H. Arthroscopic transplantation of synovial stem cells improves clinical outcomes in knees with cartilage defects. *Clin Orthop Relat Res.* 2015;473(7):2316-2326.

103. Bensinger W, Singer J, Appelbaum F, et al. Autologous transplantation with peripheral blood mononuclear cells collected after administration of recombinant granulocyte stimulating factor. *Blood.* 1993;81(11):3158-3163.

104. Huss R, Lange C, Weissinger EM, Kolb HJ, Thalmeier K. Evidence of peripheral blood-derived, plastic-adherent CD34(-/low) hematopoietic stem cell clones with mesenchymal stem cell characteristics. *Stem Cells.* 2000;18(4):252-260.

105. Holig K, Kramer M, Kroschinsky F, et al. Safety and efficacy of hematopoietic stem cell collection from mobilized peripheral blood in unrelated volunteers: 12 years of single-center experience in 3928 donors. *Blood.* 2009;114(18):3757-3763.

106. Hopper N, Henson F, Brooks R, Ali E, Rushton N, Wardale J. Peripheral blood derived mononuclear cells enhance osteoarthritic human chondrocyte migration. *Arthritis Res Ther*. 2015;17:199.

107. Fu WL, Ao YF, Ke XY, et al. Repair of large full-thickness cartilage defect by activating endogenous peripheral blood stem cells and autologous periosteum flap transplantation combined with patellofemoral realignment. *Knee*. 2014;21(2):609–612.

108. Saw KY, Anz A, Jee CS, Ng RC, Mohtarrudin N, Ragavanaidu K. High tibial osteotomy in combination with chondrogenesis after stem cell therapy: a histologic report of 8 cases. *Arthroscopy*. 2015;31(10):1909–1920.

109. Saw KY, Anz A, Siew-Yoke Jee C, et al. Articular cartilage regeneration with autologous peripheral blood stem cells versus hyaluronic acid: a randomized controlled trial. *Arthroscopy*. 2013;29(4):684–694.

110. Sarugaser R, Lickorish D, Baksh D, Hosseini MM, Davies JE. Human umbilical cord perivascular (HUCPV) cells: a source of mesenchymal progenitors. *Stem Cells*. 2005;23(2):220–229.

111. Li F, Chen YZ, Miao ZN, Zheng SY, Jin J. Human placenta-derived mesenchymal stem cells with silk fibroin biomaterial in the repair of articular cartilage defects. *Cell Reprogr*. 2012;14(4):334–341.

112. Wang HS, Hung SC, Peng ST, et al. Mesenchymal stem cells in the Wharton's jelly of the human umbilical cord. *Stem Cells*. 2004;22(7):1330–1337.

113. Baksh D, Yao R, Tuan RS. Comparison of proliferative and multilineage differentiation potential of human mesenchymal stem cells derived from umbilical cord and bone marrow. *Stem Cells*. 2007;25(6):1384–1392.

114. Panepucci RA, Siufi JL, Silva Jr WA, et al. Comparison of gene expression of umbilical cord vein and bone marrow-derived mesenchymal stem cells. *Stem Cells*. 2004;22(7):1263–1278.

115. Gauthaman K, Fong CY, Suganya CA, et al. Extra-embryonic human Wharton's jelly stem cells do not induce tumorigenesis, unlike human embryonic stem cells. *Reprod Biomed Online*. 2012;24(2):235–246.

116. Nogami M, Tsuno H, Koike C, et al. Isolation and characterization of human amniotic mesenchymal stem cells and their chondrogenic differentiation. *Transplantation*. 2012;93(12):1221–1228.

117. Fong CY, Subramanian A, Gauthaman K, et al. Human umbilical cord Wharton's jelly stem cells undergo enhanced chondrogenic differentiation when grown on nanofibrous scaffolds and in a sequential two-stage culture medium environment. *Stem Cell Rev*. 2012;8(1):195–209.

118. Olee T, Grogan SP, Lotz MK, Colwell Jr CW, D'Lima DD, Snyder EY. Repair of cartilage defects in arthritic tissue with differentiated human embryonic stem cells. *Tissue Eng A*. 2014;20(3–4):683–692.

119. Tay LX, Ahmad RE, Dashtdar H, et al. Treatment outcomes of alginate-embedded allogenic mesenchymal stem cells versus autologous chondrocytes for the repair of focal articular cartilage defects in a rabbit model. *Am J Sports Med*. 2012;40(1):83–90.

120. Arinzeh TL, Peter SJ, Archambault MP, et al. Allogeneic mesenchymal stem cells regenerate bone in a critical-sized canine segmental defect. *J Bone Joint Surg Am*. 2003;85-A(10):1927–1935.

第5章

同种异体组织安全性和技术

MARK A. MOORE, PHD·BRIAN SAMSELL,
BS·JULIE MCLEAN, PHD

引言

生物组织是骨科医生可获得的许多临床选择之一,每年有超过 100 万的人体同种异体移植物[1]。此类生物组织有结构性组织(例如肌腱或皮质骨支柱)或非结构性组织,例如脱矿骨基质(demineralized bone matrices, DBMS)或羊膜。可用于模拟其原始解剖功能,例如使用髌韧带进行前交叉韧带(anterior cruciate ligament, ACL)重建或使用皮质骨修复长骨骨折。它们的用处也可与其原始解剖功能不同,例如使用真皮层修复肩袖,或使用磨碎羊膜结合脱矿皮质骨进行脊柱融合术。本章重点介绍处理人体同种异体组织的各种方法的意图和科学性,以确保安全性和临床使用。

尽管非人体来源的异种移植物已经应用在各种外科学科中,包括在心脏瓣膜置换术中使用猪心脏瓣膜[2]和在牙科手术中使用研磨牛骨[3,4],但它们在骨科手术中的应用却受到限制。例如,猪来源的小肠黏膜下层作为组织增强材料效果不佳[5,6],而且我们通常不使用牛肌腱[7];因此,本章将不讨论异种移植物。

虽然自体移植被广泛应用[8,9],如 ACL 重建或髂嵴段脊柱植入,但这些移植物除在术中移植前进行一些清洁、塑形或缝线连接外,未接受任何重大处理,因此本章也未介绍这些移植物。其他自体移植材料,例如用于自体软骨植入的材料[10]或血液衍生制剂(如富血小板血浆)[11,12],在本书的其他地方进行了描述。

骨科医生在使用前,通常用物理、化学或生化方法处理这些同种异体移

植物。通过这样的处理步骤以实现一个或多个目标,例如:

- 降低疾病传播的风险(例如通过各种消毒或灭菌步骤);

- 降低免疫原性反应(例如通过脱细胞化);

- 减少最佳生理活性屏障(例如通过使皮质骨脱矿质来增强生长因子的生物利用度);

- 将移植物物理转换为更可用的形式(例如作为椎间融合器放置的骨移植物塑形);

- 将移植物与合成材料结合使用以提高易用性(例如通过将研磨的脱矿骨与载体结合以产生油灰样材料);

- 保存组织以延长有效期或简化储存(例如对能够在环境温度下保留的研磨骨进行冻干)。

前面的章节是重点关注人类同种异体移植物(提供简要的历史和监管观点作为背景),其次后面的章节是关于减少疾病传播、增强骨空隙填充物融合的可能性、降低免疫原性反应的(通过脱细胞,改善保存方法和调整未来发展方向)。

背景

人类同种异体移植物已经在骨科手术中使用了数十年。 在19世纪,William Macewen[13]描述了同种异体皮质骨碎片成功用于移植缺失的肱骨中轴的替代方法。 100多年前,Fred Albee 发表了一系列骨同种异体移植物的手术应用,并声明"在过去的两年中,我能够完全避免使用金属……进行内部骨固定……在很大程度上是通过利用迄今很少(如果有的话)用于外科手术的众所周知的最佳机械设备,例如骨头镶嵌、楔子、榫钉、榫槽接头、榫眼和燕尾榫接头"[14]。

到20世纪,骨移植一直被使用,同种异体肌腱的使用在1980年代得到广泛认可[15~17]。在20世纪中期,同种异体移植的大多数"骨库"都来自医院的死者或截肢患者[18]。这些组织通常仅接受了简单的化学处理,例如抗生素或消毒剂浸泡。以及在手术过程中对这些组织进行简单的物理化处理,包括骨成形或研磨或肌腱修剪或缝合。为了寻找更好地方法来确保移植物的安全性和一致性,并对组织供体及其家族的提供一定的尊重,马里兰州贝塞斯达的海军组织库开始建立更正式的系统[17~19]。

组织库标准与监管

在 20 世纪下半叶,海军组织库发展的方法和模式越来越被其他组织所采用。 1976 年成立了美国组织库协会(American Association of Tissue Banks, AATB),1984 年发布了第一组组织处理标准,该标准确立了从死亡到恢复的可接受时间、组织储存条件、微生物检测要求、脱矿质定义、冻干等指南。还建立了一个认证计划,以确保外科手术建立的合格组织库符合 AATB 标准。

同样,在 21 世纪前后,美国食品药品监督管理局(Food and Drug Administration, FDA)将人类细胞和组织产品(HCT/PS)分别作为一个单独的监管分类。在该分类标准中,大多数人类组织移植物被降级。该分类适用于大多数人体组织移植。它不同于医疗器械分类,在该分类中,为了符合 HCT/P 的资格,组织需要达到不超过“最小操作量”的标准,以使“原始相关特征”不发生变化,并且“同源使用”意味着组织在临床上的使用方式与原发组织的使用方式类似[20,21]。满足这些要求的组织示例是腘绳肌肌腱,将其完整恢复、消毒、灭菌,然后用于肌腱置换。然而,尽管将含有 DBM 的骨填充物油灰用于同源用途,但由于添加了合成载体,因此可将其视为比超过最小限度的使用,并因此归类为在分销前需要 FDA 批准的医疗器械。在另外一个示例中,将无菌和冷冻干燥的皮质骨段用作椎体间垫片,被认为是操作最少且能够用于同源用途的。随着处理装置在人体组织的使用和治疗方面的不断创新,这些定义无疑将受到一定的检验和阐明。在增加进一步的监管保障措施中,特别是关于疾病传播的风险。1993 年 FDA 发布了“临时规则”,目的是要求“建立某些传染病检测、捐赠者筛查和记录保存设施,以防止艾滋病和肝炎通过移植物在人体组织传播”[22],通常人们认为降低疾病传播风险的方法(例如抗生素浸泡、过氧化物消毒和使用辐射方法的灭菌)是不超过最低限度的操作。 在监管方面,2005 年,FDA 结合组织库输入制定了良好的组织规范标准[20,21],目的是“为制造 HCT/PS 的机构建立统一的注册和列名系统,并建立供体资格。同时当前良好的组织规范以及其他程序,可以防止传染病的引入和传播”。

总之,美国 AATB 标准体系和 FDA 法规和检查为提供有效的移植同种异体组织提供了许多保障。

降低同种异体骨移植疾病传播风险

人体组织具有固有但极小的疾病传播风险,随着清洁和处理方法的进步使其基本可忽略不计。2005 年,来自 AATB 的一项调查估计显示,总体同种异体移植物相关感染率为 0.014%[23]。值得注意的是,这项调查在广泛实施更先进的方法之前,旨在降低疾病传播的风险,包括针对某些病毒的 FDA 强制性和敏感性核酸测试(nucleic acid testing, NAT)以及常规终端灭菌。尽管发生了有据可查的疾病传播案例,但在过去的几十年中[24~26],现代组织库的操作和过程已成功地减少了发病率。在 1985 年的一个病例中,4 个器官和 54 个同种异体移植组织来自 HIV 感染的供体,这些供体具有良好的筛选史和阴性血清学检测结果。但是所有 4 个器官受体和 3 个接受新鲜冷冻骨组织的受体的 HIV 检测结果均为阳性。调查人员怀疑发生这种传播是因为血清阴性供体最近才被感染,并且处于"窗口期",所以并未被当时使用的检测方法检测到的 HIV-1 抗体。2002 年,又有 40 例患者接受了感染丙型肝炎病毒(hepatitis C virus, HCV)的供者的器官和组织,8 例患者因此感染了 HCV[26]。与先前的 HIV 传播病例一样,供者的 HCV 呈血清阴性,且未进行 NAT 检测。但 NAT 在随后来自供体的储存血清中检测到了病毒,这凸显了在释放供体组织之前使用更敏感的检测方法的重要性。2005 年[27],AATB 将 NAT 添加到 HIV 和 HCV 的检测中之后。除此之外还有结核病、各种梭菌、A 类链球菌和狂犬病传播病例的报道[28]。总的来说,考虑到数百万异体移植的需求量,疾病传播的风险相对来说就很小了;但由于其存在的可能性使避免、控制和减少微生物和病毒生物负荷成为组织加工实践不可或缺的一部分。

降低疾病传播风险的方法

同种异体组织提供者主要通过三种方法降低疾病传播的风险:

1. 尽量减少处理过程中高生物负荷量组织的出现;
2. 控制环境和组织处理措施,避免污染;
3. 通过消毒和灭菌技术来减少残留的微生物。

第一种方法,通过严格的生物负载试验(包括细菌和真菌的厌氧和好氧培养试验,以及血清学试验和 NAT 检测特定病毒),可以将组织受污染的发生率降至最低。同时 FDA 要求进行特定测试且满足 AATB 标准。值得注意的是,在使用尸体样本时,尸体样本必须经过特定的传染病检查[21]。详细的供体筛查过程也是使生物负载降到最低的关键;病史和个人经历史,如旅行、文身、高风险性行为、非法药物使用和嵌顿以及体格检查,都有利于评估供体是否合格[28]。

第二种方法,通过在回收和处理过程中使用无菌操作技术来控制生物负载量,以防止组织被病原体污染。然而,值得注意的是,使用无菌条件本身只能防止额外污染,但不会减少或消除任何现有生物负载。

对于第三种降低生物负载的方法将在以下章节中进行讨论。

降低生物负载的方法

可通过清洁和消毒组织来降低生物负载量。这些步骤因不同的组织类型而不同,以及可能包括:

- 清创术;
- 低剂量预辐照(其他化学处理步骤之前的辐照);
- 物理方法,如灌洗、脉动液流、离心机、液浴旋转和超声处理;
- 细胞材料的酶消化处理;
- 渗透剂,如超临界 CO_2 结合化学活化剂;
- 更温和的化学品,包括酒精、洗涤剂和抗生素;
- 更具腐蚀性的化学品,如 NaOH、丙酮和过氧化物。

清洁过程可以清除骨髓成分、脂质和低分子量蛋白质,从而减少移植物免疫原性以及细菌、病毒和真菌污染的发生率[29]。通常用于骨消毒的侵蚀性试剂,例如过氧化氢,通常不用于软组织移植物。至少在肌腱上使用过氧化氢与 ACL 翻修风险的增加率呈正相关[30]。然而,过氧化氢对移植物弱化的作用尚不清楚,因为该过程还包括脉动液流。还可通过组织去细胞方法去除细胞残留物和相关感染原,这些方法包括使用非变性阴离子洗涤剂、重组核酸内切酶、十二烷基硫酸钠、氢氧化钠、过氧化物钠、氯化钠和抗生素等化学品[31~34]。也将在后续章节中进行讨论。

确保组织无菌

通常对组织进行无菌性试验或进行最终灭菌步骤。来确保组织无菌,以减少或消除生物负载,根据美国药典 <71> 无菌试验指南,无菌试验通常是指在包装前对一部分组织或处理溶液进行取样检测。值得注意的是,美国药典 <71> 标签不一定表明组织产品无菌,而是指产品批次的样本培养阴性,因此通过了无菌检查[35,36]。作为无菌检查的替代方法,组织可以被加工,包装,然后放置在最后的包装里进行消毒。在这种情况下,终端灭菌所选择的方法必须有效地渗透包装;这些选择将在以后的章节中讨论。

在无菌性测量方面,保证绝对无菌是不可能的,有一种测量称为无菌保证水平(通常称为 SAL)。该名称表示通过经确认的灭菌过程实现的无菌保证程度或水平。同种异体移植物最常见的两种 SAL 是 10^{-3} 和 10^{-6}。标有 SAL 为 10^{-3} 的产品表明,组织中存在单一活微生物的概率为 1/1 000,而 SAL 为 10^{-6} 的产品表明无菌程度更高,概率为 1/1 000 000。SAL 为 10^{-6} 是疾病控制和预防中心对用于切开皮肤及接触皮肤内部的医疗器械所要求的灭菌水平[37],因此,通常被称为医疗器械无菌性水平。该无菌性水平只能通过最终灭菌程序实现,尽管一些经过最终灭菌的组织产品仍保持 10^{-3} 的 SAL[38]。

请注意,SAL 仅是微生物无菌性的指标,与病毒无关,尽管用于达到可接受 SAL 的方法可降低病毒风险。如前所述,组织脱水机使用严格的供体筛查和病毒检测方法防止病毒传播。此外,已经证明了几种处理方法可导致显著的病毒灭活。例如,低剂量伽马辐照被证明可灭活一系列广谱病毒,包括 HIV 和包膜病毒、无包膜病毒、DNA 病毒和 RNA 病毒[39]。另一种处理方法是使用真空和振荡压力结合化学试剂来灭活病原体[40]。因为有些新病毒(例如寨卡病毒、严重急性呼吸综合征等)尚不能被血液检测检测出来,因此可以采用具有灭活广泛病毒类型能力的终端灭菌方法。

终端灭菌

已报道的在最终包装中对同种异体移植物进行终端灭菌的方法包括血浆 H_2O_2、环氧乙烷(EO)、超临界 CO_2、电子束照射和伽马照射,所有这些方法有好处也有风险。但有报道显示,血浆 H_2O_2 有从 DBM[41] 中去除骨诱导电位的缺点,可能会损害软组织。虽然 EO 通常用于消毒医疗器械,EO 处理的同种异体移植物会导致持续的滑膜积液和炎症反应[42]。超临界 CO_2 和电子束辐照均可安全地提供终端灭菌,而不会对组织造成显著损害[43,44]。然而,这些过程在临床上未经证实,并且占灭菌组织的小部分。最常用的终端灭菌方法是伽马辐照[45]。

伽马辐照

伽马辐照是同种异体移植物最常用的灭菌处理方法,也可用于大多数经处理过的肌腱(无论是用于终端灭菌还是作为中间处理)[45]。尽管有关于伽马辐照同种异体移植物的负面报道[46,47],但研究的组织要么先用刺激性化学物品预处理,要么在较高的、不理想的温度下进行辐照[46~48]。所以研究表明,辐照移植物的使用不会对临床疗效产生负面影响[30,49~51]。

在解释这些不一致结果时,需要注意四个关键变量,这些变量允许读者更准确地评价应用伽马辐照的方法以及对临床结局的潜在影响。这四个关键变量[48]包括:

- 目标剂量
- 剂量范围
- 辐照温度
- 辐照前的组织处理

目标剂量是指输送至组织的预期剂量,尽管由于辐照性质,组织实际上只接受了一定范围的剂量。剂量范围是更精确的描述,因为它传达了移植物受到的最小和最大辐射量。较窄的剂量范围表明控制程度较高。经约25kGy(或 2.5Mrad)照射的同种异体骨移植显示出与未照射骨相似的临床结果,但大于此剂量可能会对生物力学性能产生负面影响[52,53],尽管临床意义尚不明确。据报道,同种异体软组织移植在 <20kGy(2.0Mrad)治疗时表现良好[30,54]。

在低温下(例如干冰上)辐照同种异体移植物也已被证明可通过最大限度地减少自由基的产生从而有效减少对移植物的潜在损伤[55,56]。如果研究中未提供辐照温度,则可能表明移植物在室温下进行辐照,而更容易损坏。因此,分析研究结果时应始终考虑辐照温度。一些研究[47]报告了在环境温度下辐照移植物的结果;需要注意的是,这些结果不能准确应用于在超低温下进行更仔细辐照的移植物。在审查了 5 968 例 ACL 修复术后的患者,Tejwani 等人[30]未发现使用两种专有工艺(在低温下使用 <1.8Mrad 或 18kGy的低剂量伽马辐照)进行翻修手术的风险增加。该结果连同其他研究结果[50,51,57],支持低温辐照无菌肌腱的临床疗效。

总之,高级组织回收和处理方法包括确保生物负载预防、控制和减少。然而,组织脱水机使用的方法在每一步都是不同的,导致可用的同种异体移植物之间存在差异。可直接提供无菌组织,也可在终端灭菌步骤中达到 SAL 为 10^{-3} 或 10^{-6}。使用的终端灭菌类型不同,可能影响同种异体移植组织的临床性能。低温低剂量伽马辐照仍然是最常见的方法[50,51,57],但台式研究显示超临界 CO_2 和电子束辐照的早期结果令人兴奋[43,44,58,59]。

增强同种异体骨空隙填充物的融合潜力

同种异体骨移植长期以来被用于填补空隙和提供结构支持。通常,这些移植物经过如前所述的处理,可以降低疾病传播的风险,并通过切割、加工和研磨来满足特定的手术尺寸需求。传统的同种异体骨,包括皮质支柱、磨碎的皮质骨、松质立方体、股骨头和成形的椎间间隔,已经并继续在骨科中扮演着重要的角色。此外,正如本章所述,当加速融合成为目标时,骨科医生现在也有更多更先进的选择来促进新骨生长。

这一领域的突破是发现某些可提取的骨元素以促进骨生长[60~64],随后,Marshall Urist 及其同事分离了发现刺激或诱导新骨形成的蛋白质因子[65~67]。这个骨诱导蛋白家族被称为骨形态发生蛋白(BMP)。

现在我们认识到新骨形成和生长需要三个关键特性:①骨传导性(支架);②骨诱导性(信号如 BMP)和③骨原性(细胞)。因此,新骨必须有一个支架生长,称为骨传导基质。然后需要细胞因子信号来诱导前体细胞向成骨细胞谱系分化或细胞进一步表达成骨细胞表型;因此,这些因素被认为具有骨诱导作用。最后,新骨生长需要成骨细胞或前体等骨形成细胞的存在,以产生细胞外矿化基质,这种细胞成分称为成骨。不同的骨移植选择可提供一种、两种或全部三种特性。例如,经过处理的松质骨立方体仍然被认为是能够通过与宿主骨和信号相互作用来支持新骨生长的骨传导支架,尽管可能没有显著的骨诱导能力(自然生长因子含量低),也没有任何成骨潜力而被破坏。在另一个例子中,一种市售特异性人生长因子 BMP-2 的重组形式被视为骨诱导信号[68],但是需要另外存在成骨和骨传导成分来驱动骨形成。此外,来自患者的自体移植骨和骨髓混合物理论上可提供新骨形成所需的全部三种成分,但移植材料的数量和质量取决于手术部位、患者健康状况和患者的年龄。作为一种选择,可行的细胞同种异体移植在理论上可以提供所有这三种成分,这些将在下面的章节中进一步描述。

除了简单的填充骨空隙外,同种异体移植物也可以以不同的方式进行处理,以增强融合潜力。最普遍的处理方法是利用在皮质骨中发现的天然 BMP。通过仔细去离子,这些物质可以在生成的 DBM 中成为可被生物利用的物质。通常,使用稀盐酸溶液溶解一些骨骼的矿物相(磷灰石磷酸钙),可以暴露这些生长因子。事实上,该过程模拟破骨细胞在骨重建中的自然作用,因为它们产生了局部酸性环境,类似地溶解矿物相,释放 BMP 到信号细胞以形成新的骨骼[69~72]。如果处理不足,低脱矿会导致骨诱导因子仍然被困在骨基质中,不能用于快速信号传导,而过度脱钙可能导致这些因子在脱矿过程中被洗脱出基质或过度酸暴露和变性,从而产生非骨诱导材料。

一项研究通过使用啮齿类动物骨生长模型将残余钙水平作为脱矿措施与新骨形成的相关性来证明这种关系[73]。作者支持这样的前提,即过度脱矿或不足脱矿会降低 DBMS 的骨诱导潜能,表明这中间存在一个最佳脱矿范围。因此,鉴于人体骨基质中存在生物可利用的生长因子,适当脱矿的 DBMS 被认为既具有骨诱导作用又具有骨传导作用,但仍然依赖于患者自己的细胞作为成骨成分。为了优化操作,许多 DBM 配方还使用载体,如甘油、透明质酸、淀粉等。虽然临床证据支持甘油和透明质酸作为 DBM 携带者,但仍然缺乏关于这些载体对长期临床结果的影响的广泛研究[74-76]。

最近,细胞骨同种异体移植物已成为一种新的选择[77]。这些移植物的配方可提供全部 3 种骨形成成分。骨传导组件是以碎片、纤维或颗粒形式存在的骨。成骨成分由黏附在骨成分上的细胞或其他来源的细胞组成,例如脂肪衍生细胞或羊膜组织。骨诱导成分可能是来自同一供体的 DBM,或者时依赖于细胞成分固有的内源性营养因子。目前大多数细胞骨间隙填充材料依赖于间质干细胞,因为它们将产生有利于愈合过程的因子,并且它们能向下分化成骨细胞谱系以启动骨形成。患处的局部环境对分化途径和时间的影响尚不清楚。当细胞成分源自非骨骼来源(如胎盘或脂肪组织)时,该问题将变得越来越复杂。或者,细胞骨空隙填充物可以包括对供体骨不可或缺的已经致力于构成成骨细胞谱系的活细胞,即"骨细胞"。长期、对照临床数据将有助于支持骨科医生使用单一移植材料提供所有 3 种骨形成成分。

降低同种异体移植物的免疫原性：去细胞

大多数同种异体移植物通常被认为是非免疫原性的，一方面是因为移植物是从人体转移到人体的过程中去除了细胞物质（如骨髓）[29]，另一方面可能是保存过程（包括冷冻和冻干）的原因[78]。然而，根据组织类型和预期临床应用，未经处理的同种异体移植物组织可能会产生免疫原性问题[18,78]，在植入时需要尽量减少同种异体移植物的生物相容性[79]。此外，通过抗原性测定，不同类型的组织表现出不同程度的免疫原性。皮肤的免疫原性通常高于骨和肌腱组织[80,81]，通常可通过同种异体移植物清洁过程解决。更多的免疫原性组织可能需要替代工艺来降低抗原性。一种方法是用戊二醛（一种醛固定剂）处理组织，通过交联抗原大幅降低免疫原性[82]。然而，戊二醛与过敏反应相关，并导致 ACL 失败的概率极高[83]。另一种方法经常应用于真皮层组织，使用去细胞化以减少潜在的免疫原性，并旨在产生生物相容性支架，作为宿主再化和去细胞化的有利环境[84]。尽管使用了几种不同的去细胞化方法，共同的目标是消除可能导致免疫应答的细胞残留物，同时保留组织结构和维持支架的机械性能[85,86]。一旦真皮组织脱细胞，该支架就可用于骨科手术，例如上囊肩部重建、跟腱修复等[87~91]。

如前所述，脱细胞过程可包括化学和机械提取两种方法[92]。更具体而言，脱细胞技术在去除细胞残留物之前会使用阴离子剂（例如十二烷基硫酸钠、氯化钠）、碱性化合物（例如氢氧化钠）和氧化剂（例如过氧化氢）溶解细胞残留物[31~34]。然而，使用的化物质的类型和脱细胞过程的持续时间可以影响移植物的强度通过除去免疫原性成分、胶原蛋白和糖胺聚糖[33]。使得脱细胞过程之间的差异变得有意义。

脱细胞后残留的细胞量可通过残留 DNA 含量来表示；理论上较低的 DNA 含量表明基质更干净，宿主反应更好[33]。移植物的残留 DNA 含量差异很大。已发表的报告如脱细胞真皮基质（ADM）组织的 DNA 含量从小于 25ng/mg 干重至大于 250ng/mg 干重[32,93,94]。因为残留 DNA 水平可能与宿主反应相关，因此不同的 ADM 以不同的速率整合就不足为奇了[33]，特别是发现残留 DNA 含量较低时 ADM 的整合速率更快[32,95,96]。

再血管化

一旦植入 ADM,宿主细胞就开始重新填充支架并开始融合移植物。这一过程从炎性宿主细胞迁移开始,随后进行基质重塑,最后进行血运重建[96]。尽管尚未完全了解宿主整合的确切机制,但整合率的差异可能在过程开始时就开始了。最初的炎症宿主反应由巨噬细胞和单核细胞介导,这些细胞必须在伤口愈合和组织破坏之间找到平衡[97]。巨噬细胞调节白细胞介素 –1b 的表达[98],白细胞介素 –1b 是一种通过控制成纤维细胞激活而促进伤口愈合的细胞因子[97]。M1 巨噬细胞表型与炎症反应相关,而 M2 巨噬细胞表型与组织修复和组织重建相关[99,100]。Agrawal 等[95]通过检查巨噬细胞表型表达对使用三种不同人和一种合成牛 ADM 的基质重建的影响,研究了结合机制。ADM 产品表现出不同的巨噬细胞浸润模式和时间,作者认为,该变异性是由于每种 ADM 产品使用的脱细胞过程不同所致。Capino 等人[96]还得出结论,不同的脱细胞过程解释了四种不同材料所显示的不同程度的细胞和血管长入。

如本章所述,脱细胞化有助于进一步降低某些组织类型的免疫原性。不同的方法可能导致不同的血运重建率,这可能影响融合率和最终组织重塑。

同种异体移植物保存和储存方法

与通常在供体死亡后数小时内移植的器官和复合组织异体移植不同,同种异体移植可在使用前储存数周至数年。因此,必须以长期维持其安全性和临床有效性的方式处理这些移植物。除上述处理和灭菌方法外,可能影响同种异体移植物使用和临床有效性的另一个因素是它们在使用前的保存、储存和处理方式。目前,同种异体移植物的保存通常包括使用储存培养基、冷冻保存或冻干,以在环境、冷藏或冷冻状态下储存移植物。储存温度决定了运输、现场储存和手术前准备的要求。关于同种异体组织的保存和储存有几个主要考虑因素:①细胞活力(如果适用);②维持骨或细胞外基质的结构完整性和天然特性;以及③储存和使用的方便性。本节回顾了保存和储存的主要类型,以及它们的优点和缺点。按储存温度排列(如果适用),可采用的保存方法总结见表 5.1。

表 5.1　同种异体移植物的保存和保存方法

保存方法		储存温度	优点	潜在缺点
新鲜		冷藏 1~10℃	● 活细胞	● 复杂物流 ● 有限的有效期
冷冻		冷冻 –80 到 –40℃	● 完全水合 ● 长有效期	● 解冻时间 ● 需要验证和监测储存冰箱 ● 运输费
冻存		液氮 （LN2）或 –80℃	● 细胞活力 ● 保持生物力学特性 ● 长期有效	● 需求验证与监控在现场使用冰箱或者 LN2 储存罐 ● 运输费
冻干		环境温度	● 易于储存 ● 长期有效	● 生物力学改变属性 ● 长复水时间
保鲜剂处理	甘油	环境温度	● 充分水化的 ● 易于储存 ● 长期有效 ● 在手术室里有更多选择 ● 保持生物力学特性	● 易感患者对保存液的反应
	乙醇	环境温度	● 易于储存 ● 长期有效 ● 在手术室里有更多选择	● 易感患者对保存液反应 ● 溶液脱水时可能的组织改变

冷藏

最简单的保存方式是通过冷藏的方式储存无菌回收的组织；然而，保存的简单性掩盖了使用所谓的"新鲜"组织时所涉及的复杂的后勤工作。目前，新鲜移植物的有效期非常有限。骨科手术中最常用的新鲜组织是用于膝关节、肩关节和距骨软骨修复的骨软骨同种异体移植物[101~104]。这种保存类型的优点是能够维持细胞活性。对于骨软骨移植物，这包括可帮助恢复受体关节面的存活软骨细胞。这些活细胞具有免疫排斥性，不需要免疫抑制剂，使这种类型的移植物更有优势,因为供体细胞可能有助于生成胶原细胞外基质[105]。为维持细胞活性,组织脱水机将无菌回收组织,进行培养、清创和消毒和抗生素治疗。组织脱水机将避免使用故意去除细胞材料的方法(如之前讨论的去细胞过程中使用的方法)或偶然(由于某些类型的化学或物理清洁过程的结果)去除细胞材料的方法[105]。一旦完成处理,同种异体移植物将被包装并储存在 1~10℃ 的隔离条件下,直至获得细菌、真菌和病毒检测结果。储存时间是保证移植物活力的关键因素,因为研究表明细胞活力随时间降低[104]。储存介质也可能影响细胞活力[106~109]。

如果移植物获准销售,其失效时间通常少于 60 天,包括隔离检疫期。由于在发现适当配型前无法合理安排手术,因此,这种较短的可用时间窗导致了使用新鲜同种异体移植物的复杂性。尽管存在这些挑战,但新鲜骨软骨同种异体移植物仍然越来越受欢迎[101]。新鲜组织在某些特定情况下具有优势,但因为储存时间问题使外科医生、患者、医院和组织脱水机的使用更具挑战性。

冷冻和冷冻同种异体移植物

与冷藏新鲜组织不同,一些冷冻的同种异体移植物可能在植入前储存多年。在不使用特殊冷冻保存方法和溶液的情况下,冷冻可导致细胞或细胞外基质内形成冰晶,从而导致细胞溶解。因此,这种类型的保存适用于不以维持活性为目标的同种异体移植物,例如结构性骨、肌腱和脱细胞真皮。对于未使用冷冻保存剂处理的冷冻移植物,该过程通常包括病原体检测、清创、清洁和消毒,以在冷冻和储存之前清除残留细胞、骨髓、脂质和生物负载。对于含有活细胞的组织,例如,细胞骨空隙填充物或骨软骨移植物,可使用冷冻保存溶液。冷冻保存可以延长需要活细胞的组织的储存时间,避免新鲜冷藏同种异体移植物出现后勤、时间敏感问题。

冷冻保存方法包括通过去除细胞中的水分并将其替换为冷冻保存剂,以降低冰晶形成的速率。常用的冷冻保存剂包括甘油和二甲基亚砜[110]。组织经过加工,低温防腐剂处理后,慢慢冷却到低温温度[111]。冷冻保存的同种异体移植物要么储存在超低温冰箱中,要么使用液氮将温度保持在冰向无定形玻璃的过渡阶段以下,这将防止冰晶的重新形成,并可以保持组织的状态数年[112]。这种保存方法为适用于需要活细胞的同种异体移植物(例如细胞骨空隙填充物和骨软骨移植物),保存时间更长,然而,组织使用前必须保持冷冻状态,因此需要特殊的运输条件,以及现场储存在经过检验的冷冻机中,24/7 全天候监控温度[113]。冷冻组织也可能需要较长的解冻时间,具体取决于组织类型,一旦同种异体移植物已解冻,必须使用同种异体移植物或丢弃。尽管冷冻是一种有效的同种异体移植物的保存、其专门的运输和储存要求已促使研究人员开发出新的替代方法。

环境温度

冻干

为了避免与冷冻组织相关的运输和储存条件限制,另一种保存方法是冻干,可用于韧带、骨和真皮。在对组织进行清洁和处理后,通过使用专用设备将残留水分降低到维持组织质量的水平来实现冷冻干燥,这可因组织类型而异。必须对冻干工艺进行验证和监测,并且储存条件必须保持适当的水分水平[114]。冻干的优点是同种异体移植物通常可在环境温度下储存多年,然后在需要时进行再水合。环境温度储存时,无需特殊冰箱或特殊运输条件。然而,再水合时间可能较长,一些移植物可能从未完全再水化。即使是完全水合也可能无法恢复组织的天然特性,并可能使组织处于脆弱状态,使其在植入过程中容易受到损伤。例如,一些研究发现,与冷冻骨或保留甘油的骨相比,冻干骨可能更脆弱,这对于承重的移植物来说可能是个问题[115~117]。

此外,临床前和临床报告[118~120]对冻干骨和肌腱的免疫反应提出了关注。尽管有这些潜在的限制,冷冻干燥同种异体骨移植(特别是磨碎的骨孔填充物)还是在临床上广泛应用并获得了良好的临床效果[121~124]。

培养基来源的保存

为了方便储存,同时避免冻干固有的潜在组织变化,一些组织脱水机开发了用溶液保存的方法。目前,同种异体移植物的溶液保存方法主要有两种保存剂,即含有乙醇或甘油的溶液,尽管一些骨移植物使用了生理盐水。乙醇储存是一种用于保存组织的传统且经济的方法。生态家和自然史博物馆一直在使用这种方法来保存完整的标本数十年。在法医科学中也用于保存 DNA 样本。乙醇通过将水分从组织和细胞中排出来保护组织,基本上使组织脱水[125]。其他最常见的环境温度储存方法是用甘油保存组织,甘油是保护组织的润湿剂,保持组织充分水合。甘油是一种无毒、可生物降解的液体,FDA 将其分类为"公认安全"[126],它是 1 500 多种食品、化妆品和药品中的一种常见成分[127]，自 1991 年以来已广泛用于 DBM 同种异体移植物的脊柱应用。通过保持在潮湿环境中，甘油允许同种异体移植物在环境温度下储存而不干燥。乙醇储存最常用于 ADM 同种异体移植物，而甘油储存可有效用于骨和 ADM。在临床研究中，将甘油保存的骨与冻干或冷冻的骨进行比较，作者发现，甘油保存的骨的性能与冻干和冷冻的骨一样好，而且准备时间更短[117, 128]。

甘油和酒精保存方法都赋予组织以理想的存储特性，消除了伴随冻干或冷冻同种异体移植物的漫长解冻和水合时间的需要。其优点包括便于运输和存储，以及增加了手术室工作人员的灵活性。与冷冻组织不同，外科医生可以决定是否用甘油或酒精保存同种异体移植物。

甘油和酒精保存方法均将具有理想储存特性的组织隔离，无需在冷冻或冻干同种异体移植物的同时长时间解冻和再水化。其优点包括易于运输和储存，以及增加手术室工作人员的灵活性。与冷冻组织不同，冷冻组织需要在手术前就决定是否需要然后进行解冻。而使用甘油或酒精保存的同种异体移植物，外科医生可以在手术开始后再做决定。这样外科医生可根据患者状态做出实时决策。鉴于常温储存的同种异体移植物具有经证实的临床有效性和便利性，组织库很可能会寻求开发和改进这些储存方法，以便用于更广泛的组织。

未来方向

人同种异体移植组织在骨科手术中发挥了越来越多的作用，尽管未来更多人合成材料和异种移植的开发可能会导致一些传统人体组织的使用减少，但同种异体移植可获得的自然基质结构和人体细胞很难被复制。前面提到的限制和考虑指出了需要改进的领域，并且是工业界和学术界积极研究的领域，包括：

● 增加骨软骨移植物的细胞活力和存活时间；
● 增加常温储存的组织类型；
● 开发更省时和更少创伤性的消毒和灭菌技术；
● 开发出可在供体组织恢复之前就能检测到微生物和病毒的方法；
● 使用晚期临床阶段抗生素和抗病毒药物，进一步确保同种异体移植的安全性；

● 通过预处理移植细胞或移植细胞的基因转染以过表达关键因子,如 BMP 或胰岛素样生长因子;

● 通过无毒、缓慢降解的交联方法使组织具有良好的初始生物力学性能和较低的免疫原性;

● 根据临床应用改进同种异体移植以促进关键细胞类型的募集;

● 在同种异体支架上原位接种自体细胞;

● 从同种异体移植物中分离关键蛋白质,作为趋化性涂层结合合成植入物;

● 允许在微创手术中注射和展开结构性和非结构性移植物的修改;

● 在临床部位直接注射或全身使用人源细胞(可能是基因改变的);

● 使用同种异体来源的诱导多能干细胞作为个性化药物治疗的来源(例如,细胞沿着特定的谱系治疗患者疾病);

● 开发可膨胀的同种异体移植物用于治疗具有几何空间的骨空隙填充。

向前发展的同种异体移植物的使用可能不仅包括基本的解剖移植物,而且还应包括注射剂、涂层、细胞疗法等其他可显著改良人体组成的方法。

结论

当前,同种异体移植物已广泛应用于骨科实践。历史上,组织通常作为简单完整的解剖学移植物提供,如肌腱、长骨、皮肤等。如本章所述,处理同种异体移植物的技术包括物理成形、脱钙、脱细胞和保存方法。这些过程倾向于改变移植物解剖结构或其物理状态,旨在产生临床有效的组织,同时采用先进的消毒和灭菌技术确保安全。展望未来,人类组织仍将作为完整的结构或部分结构发挥着非常有用的作用。然而,技术进展将越来越多地推动蛋白质分离、重建方法、遗传改变、原位细胞种植和其他方法将组织作为重建或生物整合的结构来使用。

利益声明

Moore 博士、Samsell 先生和 MClean 博士均为非营利组织 LifeNet Health 的员工。

(李 静 译　倪 明　审)

参考文献

1. Tomford WW, Ortiz-Cruz EJ. The use of allografts in orthopedics. In: Warwick RM, Brubaker SA, eds. *Tissue and Cell Clinical Use: An Essential Guide*. Wiley-Blackwell; 2012:152–169.
2. Manji RA, Menkis AH, Ekser B, Cooper DK. Porcine bioprosthetic heart valves: the next generation. *Am Heart J*. 2012;164(2):177–185.
3. Hammerle CH, Jung RE, Yaman D, Lang NP. Ridge augmentation by applying bioresorbable membranes and deproteinized bovine bone mineral: a report of twelve consecutive cases. *Clin Oral Implants Res*. 2008;19(1):19–25.
4. Rodella LF, Favero G, Labanca M. Biomaterials in maxillofacial surgery: membranes and grafts. *Int J Biomed Sci*. 2011;7(2):81–88.
5. Iannotti JP, Codsi MJ, Kwon YW, Derwin K, Ciccone J, Brems JJ. Porcine small intestine submucosa augmentation of surgical repair of chronic two-tendon rotator cuff tears. A randomized, controlled trial. *J Bone Joint Surg Am*. 2006;88(6):1238–1244.
6. Zheng MH, Chen J, Kirilak Y, Willers C, Xu J, Wood D. Porcine small intestine submucosa (SIS) is not an acellular collagenous matrix and contains porcine DNA: possible implications in human implantation. *J Biomed Mater Res B Appl Biomater*. 2005;73(1):61–67.
7. Colaço HB, Shah Z, Back D, Davies A, Ajuied A. (iv) Xenograft in orthopaedics. *Orthop Trauma*. 2015;29(4):253–260.
8. Chang SK, Egami DK, Shaieb MD, Kan DM, Richardson AB. Anterior cruciate ligament reconstruction: allograft versus autograft. *Arthroscopy*. 2003;19(5):453–462.
9. Hu J, Qu J, Xu D, Zhou J, Lu H. Allograft versus autograft for anterior cruciate ligament reconstruction: an up-to-date meta-analysis of prospective studies. *Int Orthop*. 2013;37(2):311–320.
10. Clar C, Cummins E, McIntyre L, et al. Clinical and cost-effectiveness of autologous chondrocyte implantation for cartilage defects in knee joints: systematic review and economic evaluation. *Health Technol Assess*. 2005;9(47):1–82.
11. Arnoczky SP, Delos D, Rodeo SA. What is platelet-rich plasma? *Oper Tech Sports Med*. 2011;19(3):142–148.
12. Cole BJ, Seroyer ST, Filardo G, Bajaj S, Fortier LA. Platelet-rich plasma: where are we now and where are we going? *Sports Health*. 2010;2(3):203–210.
13. Macewen W. Observations concerning transplantation of bone, illustrated by a case of interhuman osseous transplantation, whereby two-thirds of the shaft of a humerus was restored. *Proc Roy Soc Lond*. 1881;32:232–247.
14. Albee FH. *Bone-Graft Surgery*. Philadelphia: W. B. Saunders Company; 1915.
15. Gitelis SaC BJ. The use of allografts in orthopaedic surgery. *AAOS Instr Course Lect*. 2002;51:507–520.
16. Davarinos N, O'Neill BJ, Curtin W. A brief history of anterior cruciate ligament reconstruction. *Adv Orthop Surg*. 2014;2014:1–6.
17. Anderson MW, Bottenfield S. Tissue banking- past, present, and future. In: Youngner SJ, Anderson MW, Schapiro R, eds. *Transplanting Human Tissue: Ethics, Policy and Practice*. Oxford, New York: Oxford University Press; 2004:14–35.
18. Nather A, Zheng S. Evolution of allograft transplantation. In: Nather A, Yusof N, Hilmy N, eds. *Allograft Procurement, Processing and Transplantation: A Comprehensive Guide for Tissue Banks*. World Scientific Publishing Co; 2017:3–28.
19. Strong DM. The US Navy tissue bank: 50 Years on the cutting edge. *Cell Tissue Bank*. 2000;1(1):9–16.
20. Food and Drug Administration. *Part 127 of Code of Federal Regulations Title 21- Human Cells, Tissues, and Cellular and Tissue-Based Products*; 2016.
21. Food and Drug Administration (FDA). *Guidance for Industry: Regulation of Human Cells, Tissues, and Cellular and Tissue-Based Products (HCT/Ps)*; 2007:1–15.
22. Federal Register. *Interim Rule*. 1993;58(238):65514–65521.
23. American Association of Tissue Banks. *AATB "Allograft-associated Infections" Survey Report*; 2005.
24. Centers for Disease Control, Prevention (CDC). Update: unexplained deaths following knee surgery–Minnesota. *MMWR Morb Mortal Wkly Rep 2001*. 2001;50(48):1080.
25. Simonds RJ, Holmberg SD, Hurwitz RL, et al. Transmission of human immunodeficiency virus type 1 from a seronegative organ and tissue donor. *N Engl J Med*. 1992;326(11):726–732.
26. Tugwell BD, Patel PR, Williams IT, et al. Transmission of hepatitis C virus to several organ and tissue recipients from an antibody-negative donor. *Ann Intern Med*. 2005;143(9):648–654.
27. Rigney PR. *AATB Bulletin No. 04-42-Implementation of Nucleic Acid Testing (NAT)*. American Association of Tissue Banks; 2004.
28. Fishman JA, Greenwald MA, Grossi PA. Transmission of infection with human allografts: essential considerations in donor screening. *Clin Infect Dis*. 2012;55(5):720–727.
29. Wolfinbarger Jr L. *Inventor; Lifenet Research Foundation, Assignee*. Process and composition for cleaning soft tissue grafts optionally attached to bone and soft tissue and bone grafts produced thereby. US patent US6024735 A. 2000.
30. Tejwani SG, Chen J, Funahashi TT, Love R, Maletis GB. Revision risk after allograft anterior cruciate ligament reconstruction: association with graft processing techniques, patient characteristics, and graft type. *Am J Sports Med*. 2015;43(11):2696–2705.
31. Truncale KG, Cartmell JS, Syring C, Von Versen R, Ngo MD. *Inventors; Musculoskeletal Transplant Foundation, Assignee*. Soft Tissue Processing US patent US7723108 B2. 2010.
32. Moore MA, Samsell B, Wallis G, et al. Decellularization of human dermis using non-denaturing anionic detergent and endonuclease: a review. *Cell Tissue Bank*. 2015;16(2):249–259.
33. Crapo PM, Gilbert TW, Badylak SF. An overview of tissue and whole organ decellularization processes. *Biomaterials*. 2011;32(12):3233–3243.
34. Fu RH, Wang YC, Liu SP, et al. Decellularization and recellularization technologies in tissue engineering. *Cell Transpl*. 2014;23(4–5):621–630.
35. Sutton S. The sterility tests. In: Moldenhauer J, ed. *Rapid Sterility Testing*. Davis Healthcare International Publishing, LLC; 2011.
36. United States Pharmacopeia (USP). USP29: <71> Sterility Tests. http://www.pharmacopeia.cn/v29240/usp29nf24s0_c71.html.
37. Rutala WA, Weber DJ. THICPAC. *Guidel Disinfect Steriliz Healthc Facil*. 2008:2008.
38. Yuen JC, Yue CJ, Erickson SW, et al. Comparison between freeze-dried and ready-to-use AlloDerm in alloplastic breast reconstruction. *Plast Reconstr Surg Glob Open*. 2014;2(3):e119.
39. Moore MA. Inactivation of enveloped and non-enveloped viruses on seeded human tissues by gamma irradiation. *Cell Tissue Bank*. 2012;13(3):401–407.

40. Indelicato PA, Ciccotti MG, Boyd J, Higgins LD, Shaffer BS, Vangsness Jr CT. Aseptically processed and chemically sterilized BTB allografts for anterior cruciate ligament reconstruction: a prospective randomized study. *Knee Surg Sports Traumatol Arthrosc.* 2013;21(9):2107-2112.

41. Ferreira SD, Dernell WS, Powers BE, et al. Effect of gas-plasma sterilization on the osteoinductive capacity of demineralized bone matrix. *Clin Orthop Relat Res.* 2001;388:233-239.

42. Jackson DW, Windler GE, Simon TM. Intraarticular reaction associated with the use of freeze-dried, ethylene oxide-sterilized bone-patella tendon-bone allografts in the reconstruction of the anterior cruciate ligament. *Am J Sports Med.* 1990;18(1):1-10; discussion 10-11.

43. Elenes EY, Hunter SA. Soft-tissue allografts terminally sterilized with an electron beam are biomechanically equivalent to aseptic, nonsterilized tendons. *J Bone Joint Surg Am.* 2014;96(16):1321-1326.

44. White A, Burns D, Christensen TW. Effective terminal sterilization using supercritical carbon dioxide. *J Biotechnol.* 2006;123(4):504-515.

45. American Association of Tissue Banks (AATB). *American Association of Tissue Banks (AATB) Annual Survey of Accredited Tissue Banks in the United States.* McLean, VA: AATB; 2007.

46. Prodromos C, Joyce B, Shi K. A meta-analysis of stability of autografts compared to allografts after anterior cruciate ligament reconstruction. *Knee Surg Sports Traumatol Arthrosc.* 2007;15(7):851-856.

47. Sun K, Tian S, Zhang J, Xia C, Zhang C, Yu T. Anterior cruciate ligament reconstruction with BPTB autograft, irradiated versus non-irradiated allograft: a prospective randomized clinical study. *Knee Surg Sports Traumatol Arthrosc.* 2009;17(5):464-474.

48. Samsell BJ, Moore MA. Use of controlled low dose gamma irradiation to sterilize allograft tendons for ACL reconstruction: biomechanical and clinical perspective. *Cell Tissue Bank.* 2012;13(2):217-223.

49. Fanelli GC, Giannotti BF, Edson CJ. Arthroscopically assisted combined anterior and posterior cruciate ligament reconstruction. *Arthroscopy.* 1996;12(1):5-14.

50. Rihn JA, Irrgang JJ, Chhabra A, Fu FH, Harner CD. Does irradiation affect the clinical outcome of patellar tendon allograft ACL reconstruction? *Knee Surg Sports Traumatol Arthrosc.* 2006;14(9):885-896.

51. Ghodadra NS, Mall NA, Grumet R, et al. Interval arthrometric comparison of anterior cruciate ligament reconstruction using bone-patellar tendon-bone autograft versus allograft: do grafts attenuate within the first year postoperatively? *Am J Sports Med.* 2012;40(6):1347-1354.

52. Loty B, Courpied JP, Tomeno B, Postel M, Forest M, Abelanet R. Bone allografts sterilised by irradiation. Biological properties, procurement and results of 150 massive allografts. *Int Orthop.* 1990;14(3):237-242.

53. Nguyen H, Morgan DA, Forwood MR. Sterilization of allograft bone: effects of gamma irradiation on allograft biology and biomechanics. *Cell Tissue Bank.* 2007;8(2):93-105.

54. Block JE. The impact of irradiation on the microbiological safety, biomechanical properties, and clinical performance of musculoskeletal allografts. *Orthopedics.* 2006;29(11):991-996; quiz 997-998.

55. Anderson MJ, Keyak JH, Skinner HB. Compressive mechanical properties of human cancellous bone after gamma irradiation. *J Bone Joint Surg Am.* 1992;74(5):747-752.

56. Hamer AJ, Stockley I, Elson RA. Changes in allograft bone irradiated at different temperatures. *J Bone Joint Surg Br.* 1999;81(2):342-344.

57. Greaves LL, Hecker AT, Brown Jr CH. The effect of donor age and low-dose gamma irradiation on the initial biomechanical properties of human tibialis tendon allografts. *Am J Sports Med.* 2008;36(7):1358-1366.

58. Hoburg A, Keshlaf S, Schmidt T, et al. Fractionation of high-dose electron beam irradiation of BPTB grafts provides significantly improved viscoelastic and structural properties compared to standard gamma irradiation. *Knee Surg Sports Traumatol Arthrosc.* 2011;19(11):1955-1961.

59. Nichols A, Burns D, Christopher R. Studies on the sterilization of human bone and tendon musculoskeletal allograft tissue using supercritical carbon dioxide. *J Orthop.* 2009;6(2):e9.

60. Urist MR, McLean FC. Osteogenetic potency and new-bone formation by induction in transplants to the anterior chamber of the eye. *J Bone Joint Surg Am.* 1952;34-A(2):443-476.

61. Moss ML. Extraction of an osteogenic inductor factor from bone. *Science.* 1958;127(3301):755-756.

62. Bertelsen A. Experimental investigations into post-foetal osteogenesis. *Acta Orthop Scand.* 1944;15(2-4):139-181.

63. Levander G. On the formation of new bone in bone transplantation. *Acta Chir Scand.* 1934;74:425-426.

64. Huggins C. The formation of bone under the influence of epithelium of the urinary tract. *Arch Surg.* 1931;22:377-408.

65. Urist MR. Bone: formation by autoinduction. *Science.* 1965;150(3698):893-899.

66. Urist MR, Silverman BF, Büring K, Dubuc FL, Rosenberg JM. The bone induction principle. *Clin Orthop Relat Res.* 1967;53:243-283.

67. Urist MR, Strates BS. The classic: bone morphogenetic protein. *Clin Orthop Relat Res.* 2009;467(12):3051-3062.

68. McKay WF, Peckham SM, Badura JM. A comprehensive clinical review of recombinant human bone morphogenetic protein-2 (INFUSE bone graft). *Int Orthop.* 2007;31(6):729-734.

69. Teitelbaum SL. Osteoclasts: what do they do and how do they do it? *Am J Pathol.* 2007;170(2):427-435.

70. Chen G, Deng C, Li YP. TGF-beta and BMP signaling in osteoblast differentiation and bone formation. *Int J Biol Sci.* 2012;8(2):272-288.

71. Jain AP, Pundir S, Sharma A. Bone morphogenetic proteins: the anomalous molecules. *J Indian Soc Periodontol.* 2013;17(5):583-586.

72. Jimi E, Hirata S, Shin M, Yamazaki M, Fukushima H. Molecular mechanisms of BMP-induced bone formation: cross-talk between BMP and NF-κB signaling pathways in osteoblastogenesis. *Jpn Dent Sci Rev.* 2010;46(1):33-42.

73. Zhang M, Powers Jr RM, Wolfinbarger Jr L. Effect(s) of the demineralization process on the osteoinductivity of demineralized bone matrix. *J Periodontol.* 1997;68(11):1085-1092.

74. Kang J, An H, Hilibrand A, Yoon ST, Kavanagh E, Boden S. Grafton and local bone have comparable outcomes to iliac crest bone in instrumented single-level lumbar fusions. *Spine (Phila Pa 1976).* 2012;37(12):1083-1091.

75. Cammisa FP, Lowery G, Garfin SR, et al. Two-year fusion rate equivalency between Grafton DBM gel and autograft in posterolateral spine fusion: a prospective controlled trial employing a side-by-side comparison in the same patient. *Spine.* 2004;29(6):660-666.

76. Pieske O, Wittmann A, Zaspel J, et al. Autologous bone graft versus demineralized bone matrix in internal fixation of ununited long bones. *J Trauma Manag Outcomes.* 2009;3:11.

77. Skovrlj B, Guzman JZ, Al Maaieh M, Cho SK, Iatridis JC, Qureshi SA. Cellular bone matrices: viable stem cell-containing bone graft substitutes. *Spine J.* 2014; 14(11):2763-2772.

78. Robertson A, Nutton RW, Keating JF. Current trends in the use of tendon allografts in orthopaedic surgery. *J Bone Joint Surg Br.* 2006;88(8):988-992.

79. Laurencin CT, Khan Y. Polymer/calcium phosphate scaffolds for bone tissue engineering. In: Ma PX,

Elisseeff J, eds. *Scaffolding in Tissue Engineering*. CRC Press; 2005:253-263.

80. Murray JE. Organ transplantation (skin, kidney, heart) and the plastic surgeon. *Plast Reconstr Surg.* 1971;41:425-431.

81. Klimczak A, Siemionow M. Immunology of tissue transplantation. In: Siemionow M, Eisenmann-Klein M, eds. *Plastic and Reconstructive Surgery*. London, Springer; 2010:11-22.

82. Laing BJ, Ross DB, Meyer SR, et al. Glutaraldehyde treatment of allograft tissue decreases allosensitization after the Norwood procedure. *J Thorac Cardiovasc Surg.* 2010;139(6):1402-1408.

83. Good L, Odensten M, Pettersson L, Gillquist J. Failure of a bovine xenograft for reconstruction of the anterior cruciate ligament. *Acta Orthop.* 1989;60(1):8-12.

84. Norton L, Babensee J. Innate and Adaptive Immune responses in tissue engineering. In: Meyer U, Meyer T, Handschel J, Wesmann HP, eds. *Fundamentals of Tissue Engineering and Regenerative Medicine*. Springer-Varlag; 2009:721-745.

85. Cheng CW, Solorio LD, Alsberg E. Decellularized tissue and cell-derived extracellular matrices as scaffolds for orthopaedic tissue engineering. *Biotechnol Adv.* 2014;32(2):462-484.

86. Wu LC, Kuo YJ, Sun FW, et al. Optimized decellularization protocol including alpha-Gal epitope reduction for fabrication of an acellular porcine annulus fibrosus scaffold. *Cell Tissue Bank.* 2017;18(3):383-396.

87. Gilot GJ, Alvarez-Pinzon AM, Barcksdale L, Westerdahl D, Krill M, Peck E. Outcome of large to massive rotator cuff tears repaired with and without extracellular matrix augmentation: a prospective comparative study. *Arthroscopy.* 2015;31(8):1459-1465.

88. Gilot GJ, Attia AK, Alvarez AM. Arthroscopic repair of rotator cuff tears using extracellular matrix graft. *Arthrosc Tech.* 2014;3(4):e487-e489.

89. Burkhart SS, Denard PJ, Adams CR, Brady PC, Hartzler RU. Arthroscopic superior capsular reconstruction for massive irreparable rotator cuff repair. *Arthrosc Tech.* 2016;5(6):e1407-e1418.

90. Petri M, Warth RJ, Horan MP, Greenspoon JA, Millett PJ. Outcomes after open revision repair of massive rotator cuff tears with biologic patch augmentation. *Arthroscopy.* 2016;32(9):1752-1760.

91. Lee DK. A preliminary study on the effects of acellular tissue graft augmentation in acute Achilles tendon ruptures. *J Foot Ankle Surg.* 2008;47(1):8-12.

92. Bertasi G, Cole W, Samsell B, Qin X, Moore M. Biological incorporation of human acellular dermal matrix used in Achilles tendon repair. *Cell Tissue Bank.* 2017;18(3):403-411.

93. Choe JM, Bell T. Genetic material is present in cadaveric dermis and cadaveric fascia lata. *J Urol.* 2001;166(1):122-124.

94. Derwin KA, Baker AR, Spragg RK, Leigh DR, Iannotti JP. Commercial extracellular matrix scaffolds for rotator cuff tendon repair. Biomechanical, biochemical, and cellular properties. *J Bone Joint Surg Am.* 2006;88(12):2665-2672.

95. Agrawal H, Tholpady SS, Capito AE, Drake DB, Katz AJ. Macrophage phenotypes correspond with remodeling outcomes of various acellular dermal matrices. *Open J Regen Med.* 2012;01(03):51-59.

96. Capito AE, Tholpady SS, Agrawal H, Drake DB, Katz AJ. Evaluation of host tissue integration, revascularization, and cellular infiltration within various dermal substrates. *Ann Plast Surg.* 2012;68(5):495-500.

97. Orenstein S, Qiao Y, Kaur M, Klueh U, Kreutzer D, Novitsky Y. In vitro activation of human peripheral blood mononuclear cells induced by human biologic meshes. *J Surg Res.* 2010;158(1):10-14.

98. Lopez-Castejon G, Brough D. Understanding the mechanism of IL-1beta secretion. *Cytokine Growth Factor Rev.* 2011;22(4):189-195.

99. Mantovani A, Sica A, Sozzani S, Allavena P, Vecchi A, Locati M. The chemokine system in diverse forms of macrophage activation and polarization. *Trends Immunol.* 2004;25(12):677-686.

100. Martinez FO, Helming L, Gordon S. Alternative activation of macrophages: an immunologic functional perspective. *Annu Rev Immunol.* 2009;27:451-483.

101. Capeci CM, Turchiano M, Strauss EJ, Youm T. Osteochondral allografts: applications in treating articular cartilage defects in the knee. *Bull Hosp Joint Dis (2013).* 2013;71(1):60-67.

102. Giannini S, Sebastiani E, Shehu A, Baldassarri M, Maraldi S, Vannini F. Bipolar fresh osteochondral allograft of the shoulder. *Joints.* 2013;1(4):150-154.

103. Black LO, Ko JK, Quilici SM, Crawford DC. Fresh osteochondral allograft to the humeral head for treatment of an engaging reverse hill-sachs lesion: technical case report and literature review. *Orthop J Sports Med.* 2016;4(11). https://doi.org/10.1177/2325967116670376.

104. Demange M, Gomoll AH. The use of osteochondral allografts in the management of cartilage defects. *Curr Rev Musculoskelet Med.* 2012;5(3):229-235.

105. Arzi B, DuRaine GD, Lee CA, et al. Cartilage immunoprivilege depends on donor source and lesion location. *Acta Biomater.* 2015;23:72-81.

106. Garrity JT, Stoker AM, Sims HJ, Cook JL. Improved osteochondral allograft preservation using serum-free media at body temperature. *Am J Sports Med.* 2012;40(11):2542-2548.

107. Teng MS, Yuen AS, Kim HT. Enhancing osteochondral allograft viability: effects of storage media composition. *Clin Orthop Relat Res.* 2008;466(8):1804-1809.

108. Ball ST, Amiel D, Williams SK, et al. The effects of storage on fresh human osteochondral allografts. *Clin Orthop Relat Res.* 2004;(418):246-252.

109. Cook JL, Stoker AM, Stannard JP, et al. A novel system improves preservation of osteochondral allografts. *Clin Orthop Relat Res.* 2014;472(11):3404-3414.

110. Pegg DE. Principles of cryopreservation. *Methods Mol Biol.* 2015;1257:3-19.

111. Gitelis S, Cole BJ. The use of allografts in orthopaedic surgery. *Instr Course Lect.* 2002;51:507-520.

112. Song YC, Khirabadi BS, Lightfoot F, Brockbank KG, Taylor MJ. Vitreous cryopreservation maintains the function of vascular grafts. *Nat Biotechnol.* 2000;18(3):296-299.

113. Joint Commission on Accreditation of Healthcare Organizations. *Joint Commission Transplant Safety Standards for Tissue. TS.03.02.01;* 2011.

114. American Association of Tissue Banks. *Standards for Tissue Banking.* 14th ed. 2016.

115. Bottino MC, Jose MV, Thomas V, Dean DR, Janowski GM. Freeze-dried acellular dermal matrix graft: effects of rehydration on physical, chemical, and mechanical properties. *Dent Mater.* 2009;25(9):1109-1115.

116. de Roeck NJ, Drabu KJ. Impaction bone grafting using freeze-dried allograft in revision hip arthroplasty. *J Arthroplasty.* 2001;16(2):201-206.

117. Graham RS, Samsell BJ, Proffer A, et al. Evaluation of glycerol-preserved bone allografts in cervical spine fusion: a prospective, randomized controlled trial. *J Neurosurg Spine.* 2015;22(1):1-10.

118. Pinkowski JL, Reiman PR, Chen SL. Human lymphocyte reaction to freeze-dried allograft and xenograft ligamentous tissue. *Am J Sports Med.* 1989;17(5):595-600.

119. Burchardt H, Glowczewskie F, Miller G. Freeze-dried segmental fibular allografts in azathioprine-treated dogs. *Clin Orthop Relat Res.* 1987;(218):259-267.

120. Burchardt H, Jones H, Glowczewskie F, Rudner C, Enneking WF. Freeze-dried allogeneic segmental cortical-

bone grafts in dogs. *J Bone Joint Surg Am*. 1978;60(8): 1082–1090.

121. Bagherifard A, Ghandhari H, Jabalameli M, et al. Autograft versus allograft reconstruction of acute tibial plateau fractures: a comparative study of complications and outcome. *Eur J Orthop Surg Traumatol*. 2016;27(5): 665–671.

122. Lansford TJ, Burton DC, Asher MA, Lai SM. Radiographic and patient-based outcome analysis of different bone-grafting techniques in the surgical treatment of idiopathic scoliosis with a minimum 4-year follow-up: allograft versus autograft/allograft combination. *Spine J*. 2013;13(5):523–529.

123. Lasanianos N, Mouzopoulos G, Garnavos C. The use of freeze-dried cancelous allograft in the man-

agement of impacted tibial plateau fractures. *Injury*. 2008;39(10):1106–1112.

124. Stricker SJ, Sher JS. Freeze-dried cortical allograft in posterior spinal arthrodesis: use with segmental instrumentation for idiopathic adolescent scoliosis. *Orthopedics*. 1997;20(11):1039–1043.

125. Doorenweerd C, Beentjes K. *Extensive Guidelines for Preserving Specimen or Tissue for Later DNA Work*; 2012.

126. Food, Drug Administration. *Title 21 § 182.1320. Glycerin*; 2016.

127. The Soap and Detergent Association. *Glycerine: An Overivew* New York, New York. 1990.

128. Rodway I, Gander J. Comparison of fusion rates between glycerol-preserved and frozen composite allografts in cervical fusion. *Int Sch Res Not*. 2014;2014:960142.

第三部分　运动医学中的临床应用

第6章

运动医学中的生物制剂概论

LAURA A. VOGEL, MD · MARY BETH R. MCCARTHY,
BS · AUGUSTUS D. MAZZOCCA, MS, MD

引言

多年来,作为维护活跃人群和老年人群功能的一种手段,生物疗法一直是运动医学界关注的一个领域。然而,在过去的20年里,外科医生的兴趣和行业发展显著增加。骨科手术中的生物治疗市场在2013年估计为37亿美元,预计其价值将继续增长[1]。

一般来说,生物疗法的目标是增强正常组织、原生组织或解剖结构的愈合和恢复。增强愈合可以被定义为提高组织的愈合质量、缩短愈合时间或提高愈合率。恢复正常的天然组织的例子包括关节透明软骨与纤维软骨或正常肌腱到骨的插入解剖的恢复。现有的生物疗法种类繁多,在可用的制剂、应用、输送系统和结果测量方面也存在同样大的差异。生物疗法可以用来增强其他过程或作为独立的治疗方法;它们在很大程度上可分为生长因子治疗、细胞治疗或组织移植。在本章中,我们旨在通过回顾生物疗法的历史渊源、目前运动医学中可用的生物制剂以及未来的研究和治疗方向,为读者提供运动医学中生物疗法的概述。

历史视角

在先进的生物疗法出现之前,外科医生就已经试图在困难的情况下改善愈合。骨移植是最初的生物治疗方法之一。关于可存活骨同种异体移植的最早报道是由苏格兰外科医生和解剖学家 John Hunter 于 1770 年提出的。他将一只公鸡足部的骨刺移植到鸡冠中,发现由于公鸡鸡冠的丰富血管供应,它仍能正常生长[2]。英国外科医生威廉麦克尤恩爵士于 1879 年首次成功地进行了人体骨同种异体移植,他成功地重建了一名患有广泛骨髓炎的 3 岁男孩肱骨干的三分之二[3]。

组织移植和储存的现代概念始于 20 世纪初,用于移植的组织经常从患者的朋友或家人那里获得,骨组织通常从截肢者那里获得。由于担心感染和破坏死亡仪式以及埋葬仪式,当时很少从尸体获取组织。美国海军组织银行成立于 1949 年,建立了现代组织库的标准。在成立之初,该银行由一个小型冷冻柜组成,他们从干净的病例中收集和储存多余的骨头,直到后来的移植需要。20 世纪 60 ~ 80 年代,包括人类免疫缺陷病毒(HIV)在内的同种异体移植物免疫原性和疾病传播问题很普遍。这导致了现代保存方法和供者筛选方案的发展[4]。在美国,人体细胞、组织、细胞产品的使用受到美国食品药品监督管理局(FDA)的监管。为了被归类为不需要特定许可的低风险产品(也称为 361 低风险产品与 351 高风险产品),必须满足四个标准。①最小的操作;②同源的使用;③非组合产品;④缺乏系统效应。为了患者的安全,这些法规影响了患者和临床医生对新兴技术的可获得性[5]。

运动医学临床应用现状

生长因子疗法与富血小板血浆

虽然骨形态发生蛋白 2 和 7 在临床试验中显示促进骨折愈合,但单一的、孤立的生长因子的使用在运动医学的临床实践中并不常见[6,7]。然而,已经有许多基础科学和动物模型研究调查了单一、孤立生长因子在损伤模型中的作用,这些模型可能在运动医学中有实际应用。已发现胰岛素样生长因子 I（IGF-I）可作为伤口愈合的中介，Kurtz 等人[8]证明在跟腱损伤大鼠模型中，用 IGF-I 治疗可缩短功能恢复的时间，并减少最大功能缺损。Hildebrand 等人的一项研究[9]研究了血小板衍生生长因子 BB（PDGF-BB）和转化生长因子 β1（TGF-β1）在兔内侧副韧带损伤模型中对愈合的作用。结果表明，PDGF-BB 以剂量依赖的方式改善了内侧副韧带（medial collateral ligament，MCL）损伤的极限负荷、失效能量吸收和极限延伸率。有趣的是，在模型中加入 TGF-β1 似乎对 MCL 的愈合有负面影响。他们的小组之前已经证明 PDGF-BB 对韧带成纤维细胞的增殖有积极影响，TGF-β1 增强了胶原蛋白和总蛋白质合成；因此，作者预期 PDGF-BB 和 TGF-β1 也可以促进损伤的 MCL 愈合。兔模型中 MCL 愈合的这些与直觉相反的结果说明了个体生长因子之间相互作用的复杂性和临床实践中有效治疗的困难性；优化结果不仅需要了解生长因子之间的相互作用，还需要了解剂量和时间依赖性效应。

富血小板血浆（platelet-rich plasma，PRP）在 20 世纪 70 年代首次被认为是一种粘接剂和止血剂，并在 20 世纪 90 年代被认为是一种自体生长因子的来源。在其早期，它被用于牙科、口腔颌面外科和整形外科领域增强组织愈合。虽然 PRP 已被研究用于几乎每一个骨科亚科，但由于其恢复时间短而引起运动医学界的广泛关注。PRP 的早期研究受到制备系统之间关于细胞和生长因子成分浓度标准不一致的困扰。几位作者已经证明，市售系统和 PRP 制备方法在白细胞、血小板和生长因子浓度方面存在显著差异[10,11]。有趣的是，Castillo[10]和 Mazzocca 等人[11]的研究中发现使用相同商用系统制备的样品中 PRP 成分在浓度上仍有一些差异。Delong[12]和 Mishra 等人[13]通过血小板计数、白细胞计数和活化方法来分离制备，以帮助研究人员更好地记录和比较结果。这可使研究人员确定关键信息，如促进愈合或减少炎症所需的生长因子浓度。

PRP 在运动医学中广泛应用于各种疾病的治疗，如软骨损伤、骨关节炎、肘上髁炎、尺侧副韧带损伤、肌腱扭伤、足底筋膜炎、髌骨腱病变、跟腱病变和肩袖腱病变。它也被用来增强包括前交叉韧带重建、肩袖修复和跟腱修复在内的外科手术[14]。PRP 还可以防止皮质类固醇和局部麻醉剂对软骨细胞的细胞毒性作用[15]。虽然根据现有的处理系统，不同的 PRP 制剂存在显著差异，但 PRP 的公认定义是"血小板浓度高于基线值的自体血液样本"[16]。与临床相关的 PRP 成分包括血小板浓度、白细胞浓度和生长因子。Mazzucco

等人[17]报道血小板浓度大于$200 \times 10^3/\mu L$足以产生治疗作用,且浓度大于天然血2.5倍对体外成骨细胞和成纤维细胞有积极作用。据报道,在剂量高于血小板浓度3.5倍的情况下,会产生不良反应[18]。Giusti等人[19]认为$1.5 \times 10^6/\mu L$是组织愈合的最佳血小板浓度。血小板和白细胞浓度的变化可能发生在同一个体重复抽血之间,并可能影响连续治疗后的临床结果,这在临床实践中是很常见的[11]。

通过单或双螺旋离心分离血液中的液体和固体成分,可以产生PRP;加工方法对血小板和白细胞的浓度有显著影响。不同制剂对细胞增殖的影响因靶细胞类型而异。例如,一项体外研究表明,低血小板制剂可以增加骨细胞、心肌细胞和肌腱细胞的细胞增殖,而高血小板和高白细胞制剂只会增加腱细胞增殖。此外,高血小板和低白细胞制剂增加了成骨细胞和肌腱细胞的增殖,而不是心肌细胞的增殖[20]。因此,不同的PRP制剂可以治疗不同的疾病。

在本书的后续章节中,详细介绍了有关使用各种PRP制剂处理特定情况的文献。在整个文献中,关于疗效的研究结果是相互矛盾的。例如,目前的想法是,低白细胞浓度的PRP可能有利于避免产生与白细胞相关的炎症反应,因此在治疗诸如骨关节炎等不希望发生进一步炎症反应时可作为首选[21, 22]。仔细分析文献和技术的深入报告对于优化PRP治疗效果至关重要。

细胞疗法

干细胞是生殖细胞谱系中更成熟的一代。干细胞的四个定义特征如下:①它们能够繁殖或具有增殖潜力;②它们能够分化成不同的细胞系或具有多能性;③它们能够促进血管生成;④它们能够激活和控制其环境中的细胞或具有旁分泌功能[23]。早在19世纪60年代,德国病理学家Julius Cohnheim和法国生理学家Emile Goujon就描述了骨髓的再生特性。然而,直到20世纪中叶,Alexander Friedenstein才在体外分离出间充质干细胞,他称之为CFU–F。随后的研究人员使用他的方法并创建了不同的术语来描述他们的细胞系,包括骨髓基质细胞,骨干细胞和间充质祖细胞。术语间充质干细胞(MSC)是由Arnold Caplan在20世纪90年代创造的[24]。为减少研究和分析结果的模糊性和差异性,国际细胞疗法协会在共识声明中引入了定义MSC的最低标准。标准包括四个组成部分:①细胞在标准培养条件下必须是可塑性黏附的;②细胞必须表达 CD105、CD73 和 CD90 表面分子;③细胞必须缺乏 CD45、CD34、CD14、CD11b 的表达及 CD79α、CD19 和 HLA-DR 表面分子;④细胞必须能够在体外分化为成骨细胞、脂肪细胞和软骨母细胞[25]。

骨髓间充质干细胞是最受关注的,因为它们是肌肉骨骼细胞的前体,如软骨细胞,肌腱细胞和成骨细胞。由于分类为 351 产品,美国的干细胞疗法的许多用途受到 FDA 的限制。他们已经确定干细胞的实验室扩展(被认为超过最低限度的操作)和皮下采集脂肪干细胞用于膝关节内注射(非同源使用)都是高风险产品,并且对其在美国的使用有严格的规定。

骨髓穿刺浓缩物(bone marrow aspirate concentration, BMAC)已经普及,因为它是 FDA 批准的少数几种递送干细胞的方法之一[22]。BMAC 常通过髂嵴或胫骨骨髓穿刺获得。从肱骨近端获取 MSC 的技术用于关节镜下肩袖修复[26~28]。肩胛下滑囊[29]和髌下脂肪垫[30]也被报道为 MSC 的来源。BMAC 制剂中干细胞的浓度很低,并且在大量穿刺下被血液稀释[22,31]。BMAC 制剂中的细胞群是异质的并且包含炎性细胞、造血细胞、内皮细胞和非活细胞。还存在生长因子,包括血小板衍生生长因子、TGF-β 和骨形态发生蛋白。BMAC 已用于治疗骨关节炎和局灶性软骨缺损,且效果相对较好[22,32]。

自体软骨细胞移植(autologous chondrocyte implantation, ACI)最初被描述为两个阶段的过程,在此过程中,首先从患者身上获取软骨细胞,在实验室中进行培养,然后在第二次手术中将其重新植入到软骨缺损中。基于瑞典 159 名患者的有发展前景的结果,ACI 于 1997 年被美国 FDA 批准用于治疗股骨远端局灶性软骨缺损[33]。针对 ACI 使用中出现的与骨膜瓣肥大的相关问题,人们随后开发了第二代胶原覆盖的 ACI(collagen-covered ACI, CCACI)和第三代基质相关的 ACI(matrix-associated ACI, ACI)[34]。CCACI 仅在欧洲使用。MACI 于 2016 年获得美国食品和药物管理局批准用于成人膝关节症状性全层软骨缺损[35]。一项 5 年随访的小型系列研究显示,用 MACI 治疗膝关节软骨缺损后,临床结果评分有所改善[36]。

组织疗法

人类同种异体肌肉骨骼移植组织用于骨科运动医学中的韧带重建,关节软骨重建和半月板移植。在美国有超过 100 个经认可的组织库。美国组织库协会（American Association of Tissue Banks，AATB）负责制定和执行这些机构的标准，这些机构提供美国使用的大约 90% 的同种异体肌肉骨骼移植物[37]。虽然并非所有的组织库都通过 AATB 认证，但所有组织库都必须向 FDA 注册并遵守他们的实践规范（current good tissue practices，CGTP）。这些标准于 2005 年 5 月实施，以预防传染病的传播。所有供体组织都接受 HIV、乙型肝炎病毒（HBV）、丙型肝炎病毒（HCV）、梅毒螺旋体和人类传染性脑病的筛查[38]。

通过筛选，将作为新鲜冷冻移植物保存的组织（例如同种异体肌腱移植物）需进行灭菌。灭菌方法包括消毒洗涤、超声波、离心、γ 辐射和低温高压二氧化碳暴露[39]。组织库之间的灭菌程序可以不同，并且可能影响组织的生物力学特性。组织库灭菌过程的知识可以让外科医生了解消费者的情况，并为患者提供尽可能安全的同种异体移植产品。2006 年对美国运动医学骨科外科学会（American Orthopaedic Society for Sports Medicine，AOSSM）成员进行的一项调查发现，21% 的受访者不知道他们的同种异体移植物是否来自 AATB 认可的组织库，46% 的受访者不知道样本是否已经过消毒或经过特定的灭菌过程[39]。在处理和包装后，一些组织（例如肌腱移植物或半月板移植物）被冷冻以作为新鲜冷冻移植物储存。用作新骨移植物的组织，例如同种异体骨软骨移植物，具有约 28 天的软骨细胞活力窗口。测试通常需要大约 14 天，这使得移植物具有剩下 14 天时间用于移植使用[37]。

来自人以及牛和猪组织来源的脱细胞真皮基质已被用于增强软组织修复，例如肩袖修复和跟腱修复[40,41]。整个异种移植组织的使用在美国的骨科手术中不是标准做法，并且引起了关于疾病传播和免疫应答的额外关注[42]。

羊膜产品已用于运动医学的软骨修复，韧带和肌腱愈合，膝关节骨性关节炎和足底筋膜炎的非手术治疗[43]。羊膜产品是干细胞来源的，并且避免了许多关于使用胎儿干细胞的伦理问题。与本章讨论的许多产品一样，不同的商品有专有的加工方法，这可能会影响它们在不同应用中的功效。除了干细胞来源外，研究人员还研究了羊膜产品在促进肌腱和韧带愈合方面的作用。迄今为止，大多数关于羊膜在肌肉骨骼条件下使用的研究都是在基础科学或动物模型中进行的，只有一项小型随机对照试验在人体试验中证明了羊膜治疗足底筋膜炎与对照相比有更好的结果[43,44]。

由于与成人软骨细胞相比，幼年软骨细胞具有更高的生长潜力，颗粒状的幼年关节软骨也被用于治疗软骨损伤。与 ACI 不同，它具有单一阶段程序的优点[45]。Farr 等人于 2014 年发布的系列案例显示。在治疗膝关节软骨病变时，使用结合了透明和纤维软骨混合物的幼年软骨颗粒进行治疗可以改善了临床结果[46]。

未来的研究和治疗

在运动医学中继续进行生物疗法的研究和治疗可能会受到患者兴趣、市场力量和政府监管的影响。目前感兴趣的领域包括工程支架作为人体同种异体移植物的替代物[47,48]、外周血衍生的干细胞和诱导的多能干细胞[49]的使用、与 PRP 和 MSC[50] 的组合治疗以及 PRP 作为辅助剂[51]和患者特异性生物印刷构建体[52]。

结论

未来几十年，生物治疗可能在运动医学中发挥重要作用。高度公开的专业运动员用生物疗法治疗的案例会影响患者的兴趣和自愿支付治疗的意愿。并将继续作为生物疗法开发和使用的经济推动力量。医生必须记录好患者信息，以便为符合伦理的患者护理提供适当的适应证。重要的是，研究人员应仔细定义他们的方法、干预措施和结果测量，以最大限度地促进该领域内的相互理解。生物疗法的使用将继续受到 FDA 等监管机构的监管。

利益声明

Laura A. Vogel 宣布没有利益冲突；Mary Beth R. McCarthy 收到来自 Arthrex, Inc. 公司的知识产权使用费。

Augustus D. Mazzocca 是 Arthrex, Inc. 和 Orthofix, Inc. 两家公司的有偿顾问，并获得 Arthrex, Inc. 公司的研究支持。

（任 杰 译 张国强 审）

参考文献

1. Bray CC, Walker CM, Spence DD. Orthobiologics in pediatric sports medicine. *Orthop Clin North Am.* 2017;48(3):333–342.

2. Hernigou P. Bone transplantation and tissue engineering, part I. Mythology, miracles and fantasy: from chimera to the miracle of the black leg of Saints Cosmas and Damian and the cock of John Hunter. *Int Orthop.* 2014;38(12):2631–2638.

3. Hernigou P. Bone transplantation and tissue engineering. Part II: bone graft and osteogenesis in the seventeenth, eighteenth and nineteenth centuries (Duhamel, Haller, Ollier and MacEwen). *Int Orthop.* 2015;39(1):193–204.

4. Hernigou P. Bone transplantation and tissue engineering, part III: allografts, bone grafting and bone banking in the twentieth century. *Int Orthop.* 2015;39(3):577–587.

5. Beitzel K, Allen D, Apostolakos J, et al. US definitions, current use, and FDA stance on use of platelet-rich plasma in sports medicine. *J Knee Surg.* 2015;28(1):29–34.

6. Friedlaender GE, Perry CR, Cole JD, et al. Osteogenic protein-1 (bone morphogenetic protein-7) in the treatment of tibial nonunions. *J Bone Joint Surg Am.* 2001;83-A(suppl 1(Pt 2)):S151–S158.

7. Govender S, Csimma C, Genant HK, et al. Recombinant human bone morphogenetic protein-2 for treatment of open tibial fractures: a prospective, controlled, randomized study of four hundred and fifty patients. *J Bone Joint Surg Am.* 2002;84-A(12):2123–2134.

8. Kurtz CA, Loebig TG, Anderson DD, DeMeo PJ, Campbell PG. Insulin-like growth factor I accelerates functional recovery from Achilles tendon injury in a rat model. *Am J Sports Med.* 1999;27(3):363–369.

9. Hildebrand KA, Woo SL, Smith DW, et al. The effects of platelet-derived growth factor-BB on healing of the rabbit medial collateral ligament. An in vivo study. *Am J Sports Med.* 1998;26(4):549–554.

10. Castillo TN, Pouliot MA, Kim HJ, Dragoo JL. Comparison of growth factor and platelet concentration from commercial platelet-rich plasma separation systems. *Am J Sports Med.* 2011;39(2):266–271.

11. Mazzocca AD, McCarthy MB, Chowaniec DM, et al. Platelet-rich plasma differs according to preparation method and human variability. *J Bone Joint Surg Am.* 2012;94(4):308–316.

12. DeLong JM, Russell RP, Mazzocca AD. Platelet-rich plasma: the PAW classification system. *Arthroscopy.* 2012;28(7):998–1009.

13. Mishra A, Harmon K, Woodall J, Vieira A. Sports medicine applications of platelet rich plasma. *Curr Pharm Biotechnol.* 2012;13(7):1185–1195.

14. Hsu WK, Mishra A, Rodeo SR, et al. Platelet-rich plasma in orthopaedic applications: evidence-based recommendations for treatment. *J Am Acad Orthop Surg.* 2013;21(12):739–748.

15. Durant TJ, Dwyer CR, McCarthy MB, Cote MP, Bradley JP, Mazzocca AD. Protective nature of platelet-rich plasma against chondrocyte death when combined with corticosteroids or local anesthetics. *Am J Sports Med.* 2017;45(1):218–225.

16. Hall MP, Band PA, Meislin RJ, Jazrawi LM, Cardone DA. Platelet-rich plasma: current concepts and application in sports medicine. *J Am Acad Orthop Surg.* 2009;17(10):602–608.

17. Mazzucco L, Balbo V, Cattana E, Guaschino R, Borzini P. Not every PRP-gel is born equal. Evaluation of growth factor availability for tissues through four PRP-gel preparations: fibrinet, RegenPRP-Kit, Plateltex and one manual procedure. *Vox Sang.* 2009;97(2):110–118.

18. Graziani F, Ivanovski S, Cei S, Ducci F, Tonetti M, Gabriele M. The in vitro effect of different PRP concentrations on osteoblasts and fibroblasts. *Clin Oral Implants Res.* 2006;17(2):212–219.

19. Giusti I, Rughetti A, D'Ascenzo S, et al. Identification of an optimal concentration of platelet gel for promoting angiogenesis in human endothelial cells. *Transfusion.* 2009;49(4):771–778.

20. Mazzocca AD, McCarthy MB, Chowaniec DM, et al. The positive effects of different platelet-rich plasma methods on human muscle, bone, and tendon cells. *Am J Sports Med.* 2012;40(8):1742–1749.

21. Cerciello S, Beitzel K, Howlett N, et al. The use of platelet-rich plasma preparations in the treatment of musculoskeletal injuries in orthopaedic sports medicine. *Oper Tech Orthop.* 2013;23(2):69–74.

22. Kraeutler MJ, Chahla J, LaPrade RF, Pascual-Garrido C. Biologic options for articular cartilage wear (Platelet-Rich plasma, stem cells, bone marrow aspirate concentrate). *Clin Sports Med.* 2017;36(3):457–468.

23. Anz AW, Hackel JG, Nilssen EC, Andrews JR. Application of biologics in the treatment of the rotator cuff, meniscus, cartilage, and osteoarthritis. *J Am Acad Orthop Surg.* 2014;22(2):68–79.

24. Hernigou P. Bone transplantation and tissue engineering, part IV. Mesenchymal stem cells: history in orthopedic surgery from Cohnheim and Goujon to the Nobel Prize of Yamanaka. *Int Orthop.* 2015;39(4):807–817.

25. Dominici M, Le Blanc K, Mueller I, et al. Minimal criteria for defining multipotent mesenchymal stromal cells. The International Society for Cellular Therapy position statement. *Cytotherapy.* 2006;8(4):315–317.

26. Singh H, Voss A, Mazzocca AD, Virk MS. Biological augmentation of rotator cuff repair: platelet-rich plasma (PRP) and bone marrow aspirate (BMA). *Tech Shoulder Elbow Surg.* 2015;16(4):107–114.

27. Mazzocca AD, McCarthy MB, Chowaniec DM, Cote MP, Arciero RA, Drissi H. Rapid isolation of human stem cells (connective tissue progenitor cells) from the proximal humerus during arthroscopic rotator cuff surgery. *Am J Sports Med.* 2010;38(7):1438–1447.

28. Mazzocca AD, McCarthy MB, Chowaniec D, et al. Bone marrow-derived mesenchymal stem cells obtained during arthroscopic rotator cuff repair surgery show potential for tendon cell differentiation after treatment with insulin. *Arthroscopy.* 2011;27(11):1459–1471.

29. Utsunomiya H, Uchida S, Sekiya I, Sakai A, Moridera K, Nakamura T. Isolation and characterization of human mesenchymal stem cells derived from shoulder tissues involved in rotator cuff tears. *Am J Sports Med.* 2013;41(3):657–668.

30. Dragoo JL, Samimi B, Zhu M, et al. Tissue-engineered cartilage and bone using stem cells from human infrapatellar fat pads. *J Bone Joint Surg Br.* 2003;85(5):740–747.

31. LaPrade RF, Geeslin AG, Murray IR, et al. Biologic treatments for sports injuries II Think Tank-current concepts, future research, and barriers to advancement, Part 1: biologics overview, ligament injury. *Tendinopathy Am J Sports Med.* 2016;44(12):3270–3283.

32. Chahla J, Dean CS, Moatshe G, Pascual-Garrido C, Serra Cruz R, LaPrade RF. Concentrated bone marrow aspirate for the treatment of chondral injuries and osteoarthritis of the knee: a systematic review of outcomes. *Orthop J Sports Med.* 2016;4(1):2325967115625481.

33. Minas T. Autologous chondrocyte implantation. In:

A Primer in Cartilage Repair and Joint Preservation of the Knee. Saint Louis: W.B. Saunders; 2011:65–119 (Chapter 7).

34. Zlotnicki JP, Geeslin AG, Murray IR, et al. Biologic treatments for sports injuries II think tank-current concepts, future research, and barriers to advancement, Part 3: articular cartilage. *Orthop J Sports Med.* 2016;4(4):2325967116642433.

35. *United States Food and Drug Administration.* December 13, 2016. Approval Letter - MACI. 2016. https://www.fda.gov /downloads/BiologicsBloodVaccines/CellularGeneTherap yProducts/ApprovedProducts/UCM533307.pdf.

36. Behrens P, Bitter T, Kurz B, Russlies M. Matrix-associated autologous chondrocyte transplantation/implantation (MACT/MACI)-5-year follow-up. *Knee.* 2006;13(3): 194–202.

37. Wydra FB, York PJ, Vidal AF. Allografts. *Clin Sports Med.* 2017;36(3):509–523.

38. Wydra F, York P, Johnson C, Silvestri L. Allografts for ligament reconstruction: where are we now? *Am J Orthoped.* 2016;45(7):446–452.

39. McAllister DR, Joyce MJ, Mann BJ, Vangsness Jr CT. Allograft update: the current status of tissue regulation, procurement, processing, and sterilization. *Am J Sports Med.* 2007;35(12):2148–2158.

40. Derwin KA, Baker AR, Spragg RK, Leigh DR, Iannotti JP. Commercial extracellular matrix scaffolds for rotator cuff tendon repair. Biomechanical, biochemical, and cellular properties. *J Bone Joint Surg Am.* 2006;88(12):2665–2672.

41. Lee MS. GraftJacket augmentation of chronic Achilles tendon ruptures. *Orthopedics.* 2004;27(suppl 1):S151–S153.

42. Laurencin CT, El-Amin SF. Xenotransplantation in orthopaedic surgery. *J Am Acad Orthop Surg.* 2008;16(1):4–8.

43. Riboh JC, Saltzman BM, Yanke AB, Cole BJ. Human amniotic membrane-derived products in sports medicine: basic science, early results, and potential clinical applications.

Am J Sports Med. 2016;44(9):2425–2434.

44. Zelen CM, Poka A, Andrews J. Prospective, randomized, blinded, comparative study of injectable micronized dehydrated amniotic/chorionic membrane allograft for plantar fasciitis–a feasibility study. *Foot Ankle Int.* 2013;34(10):1332–1339.

45. Adkisson HD, Martin JA, Amendola RL, et al. The potential of human allogeneic juvenile chondrocytes for restoration of articular cartilage. *Am J Sports Med.* 2010;38(7):1324–1333.

46. Farr J, Tabet SK, Margerrison E, Cole BJ. Clinical, radiographic, and histological outcomes after cartilage repair with particulated juvenile articular cartilage: a 2-year prospective study. *Am J Sports Med.* 2014;42(6):1417–1425.

47. Carmont MR, Carey-Smith R, Saithna A, Dhillon M, Thompson P, Spalding T. Delayed incorporation of a TruFit plug: perseverance is recommended. *Arthroscopy.* 2009;25(7):810–814.

48. Minas T. Emerging technologies. In: *A Primer in Cartilage Repair and Joint Preservation of the Knee.* Saint Louis: W.B. Saunders; 2011:219–249 (Chapter 14).

49. Li Y, Liu T, Van Halm-Lutterodt N, Chen J, Su Q, Hai Y. Reprogramming of blood cells into induced pluripotent stem cells as a new cell source for cartilage repair. *Stem Cell Res Ther.* 2016;7:31.

50. Shi WJ, Tjoumakaris FP, Lendner M, Freedman KB. Biologic injections for osteoarthritis and articular cartilage damage: can we modify disease? *Phys Sportsmed.* 2017;45(3):203–223.

51. Wasterlain AS, Braun HJ, Harris AH, Kim HJ, Dragoo JL. The systemic effects of platelet-rich plasma injection. *Am J Sports Med.* 2013;41(1):186–193.

52. Melchels FPW, Blokzijl MM, Levato R, et al. Hydrogel-based reinforcement of 3D bioprinted constructs. *Biofabrication.* 2016;8(3):035004.

第7章

肩 袖 增 强

JASON P. ROGERS, MD·ADAM KWAPISZ,
MD,PHD·JOHN M. TOKISH, MD

引言

巨大的肩袖撕裂通常是慢性的,并伴有肌腱质量减低、肌肉脂肪萎缩、组织收缩和瘢痕形成。由于这些原因的存在,成功的组织修复和肌腱愈合可能很困难,且复发率高。在老年人中肩袖再撕裂率高达70%,而年轻人则为45%[1~5]。撕裂不可修复的已知放射学参数包括肩峰肱骨间隔小于7mm,冈下肌Goutallier 3~4级脂肪浸润,冈上肌切线征阳性[6~9]。大约10%~40%的肩袖撕裂是十分严重的。在不可修复的情况下,人们已经提出了许多手术治疗方法[10]。

对于不可修复的肩袖撕裂有多种手术治疗选择。患者的年龄、盂肱关节的完整性、残留肩关节功能的程度、现有症状、并发症、期望的活动水平和康复要求都是重要的考虑因素。虽然肌肉移植仍然是年轻、从事体力劳动的患者的一种选择,但这种手术苛刻的技术要求、围手术期的相对较高的发病率和不可预测的功能结果,限制了它的应用,尤其是对老年患者[10~15]。

补片植入(patch interposition,PI)和上囊膜重建(superior capsular reconstruction,SCR)已成为更常用的重建方法,补片增强也开始被使用[10,16,17]。试验对象包括人、猪和合成移植物,以及使用筋膜和肱二头肌长头肌腱作为自体移植物。在缺乏晚期肩袖撕裂关节病的情况下,没有明确的迹象表明一种重建技术优于另一种重建技术,也没有标准的治疗方法来解决这一具有挑战性的临床问题[16~19]。

上关节囊重建

对肩关节外科医生来说,不可修复的肩袖撕裂的治疗仍然是一个重大挑战。从历史上看,肌腱转移或肩关节半关节成形术在治疗选择上是有限的。这一选择可能在老年患者中发挥作用;然而,在年轻活跃的患者中,可能无法提供如此好的结局,并且可能导致比老年患者更高的并发症和再手术率。一些作者认为,65 岁以上患者应提倡使用反式肩关节置换术(Reverse Shoulder Arthroplasty, RSA)[10, 20~22]。这是为什么许多新技术正在被研究的原因之一[10, 16](图 7.1 和图 7.2)。

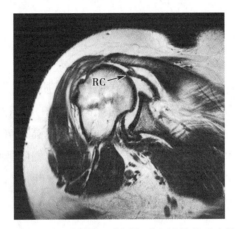

图 7.1 MRI 冠状位视图显示计划接受上关节囊重建的右肩肩袖不可修复性撕裂。RC,肩袖残端

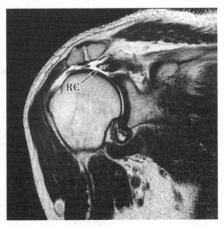

图 7.2 MRI 冠状位视图显示计划接受补片加固修复的右肩大面积肩袖撕裂。RC,肩袖

　　一些研究评估了在没有或轻微骨关节炎的情况下大量不可修复肩袖撕裂的治疗方案（图 7.3，彩图 7.3）[17,23~27]。植入补片或重建上关节囊的概念是基于恢复盂肱关节运动的支点[28]。第一个报道的方法是使用生物或人工移植物填充不可修复肩袖损伤的缺口[10,23,29]。已发表的许多关于不同补片技术的临床报告；然而，报告中还报告了较高的再撕裂率。这与我们的研究结果一致，即随访期间近 40% 的补片移植物撕裂；相反，末次随访时只有 17% 重建的上关节囊撕裂。这些结果得到 Mihata 等人的生物力学工作的支持，他们的报告指出，上囊重建使肩部的稳定性增强，而对撕裂的肌腱进行补片移植只能部分恢复这种稳定性[30,31]。

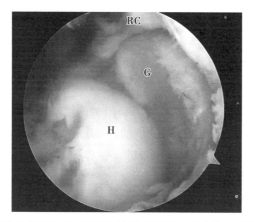

图 7.3　术中关节镜下观察右肩不可修复的袖带撕裂。镜头位于前上外侧入口。G，肩胛盂；H，肱骨头；RC，肩袖残端

　　使用补片技术和关节囊重建恢复关节肱骨生物力学的概念在人体上成功地进行了测试[25,28,30]。本文报告的已发表的临床结果支持该理论，即补片填充和上关节囊重建患者的活动范围均有显著和可比的增加，达到约 150° 的屈曲和约 40° 的外旋（external rotation, ER）[17,23,24]（图 7.4，彩图 7.4）。

　　已发表的患者报告结果表明，SCR 是一种有前景的解决方案。根据美国肩肘学会评分（American Shoulder and Elbow Society, ASES）SCR 组术后评分为 70 分，而补片插入组为 43 分[17,23~27,32~34]。尽管由于报告的结局评分和指标的异质性，队列之间的直接比较受到限制，但与 PI 方法相比，SCR 报告了更有利的活动范围和功能结果[17,23,24]。该现象的一个潜在解释是 PI 组的移植物再撕裂率高于 SCR 组[17,23,24]。诚然，随着更多的结果研究和随访时间的延长，SCR 的并发症发生率可能会更高[17,25~27]。

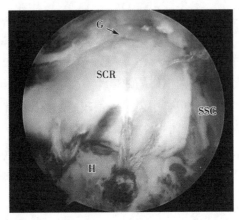

图 7.4　在右肩完成上方关节囊重建的关节镜视图。镜头定位在前上外侧入口。G,关节盂; H,肱骨头; SCR,上关节囊重建移植物; SSC,肩胛下肌腱

补片增强:细胞外基质补片

以前的文献已经证明,大多数肩袖修复失败发生在大撕裂和中等撕裂的骨－肌腱界面[35,36]。因此,成功的肌腱修复必须创造一个环境,使肌腱到骨的愈合时间超过 12 周,同时在肌腱－骨界面上产生均匀的张力,并保持血液供应[37,38]。Omae 及其同事研究了脱细胞基质补片对肩袖修复生物力学的影响。他们在尸体研究中,分别进行了使用带和不带补片的单排结构的两组实验,结果发现带补片的增强组更不容易脱位;但他们的硬度比不带补片组小[39]。Shea 等人对加入细胞外基质(ECM)及其对结构强度的影响进行了另一项尸体测试。在他们的研究中,发现 ECM 增强组可改善间隙形成以及失效负荷,并进一步得出结论,细胞外基质的加入分担了大约 35% 的天然肌腱上的负荷[40]。两年后,Shea 在实验室模式下重复了类似的研究[41](图 7.5,彩图 7.5)。

此外,系列体内研究也评估了细胞外基质对扩大的肩袖肌腱修复的影响。在对 45 名大量肩袖撕裂患者的分析中,Snyder 及其同事发现,使用人同种异体真皮移植物可改善结局指标,这对 UCLA 评分、西安大略大学肩袖评分(Western Ontario Rotator Cuff score, WORE)和 ASES[42]来说具有重要意义。这些结果是有发展前景的,Burkhart 早在几年前就确定,通过关节镜修复大量袖带撕裂并伴有肌肉脂肪变化的患者,在大多数情况下仍可获得可接受的结果[43]。其他多项研究也在试图回答使用 ECM 增强是否有益的问题。在

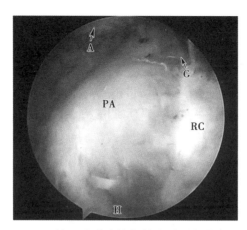

图 7.5 使用异种移植物补片增强完成大面积撕裂修复的关节镜视图。内窥镜定位在前上外侧入口。A,肩峰下表面;G,关节盂;H,肱骨头;PA,异种移植物的补片增强;RC,肩袖

Barber 等人进行的Ⅱ级研究中,将 ECM 增强组与相似大小的非增强的标准双列修复组进行了比较。结果发现,增强组除了统计学上有更好的结果评分外,术后 14.5 个月随访磁共振成像所示,增强组的愈合率为 85%,而非增强组仅为 40%[44]。在另一项比较研究中,Gilot 等人研究了增强组与非增强组的效果,并使用超声随访再撕裂率以及患者结局评分。在他们的研究中,随访的平均时间为 25 个月,报告显示增强组的结局评分有所改善,以及再撕裂率从 26% 降低到 10%[45]。

异种补片与人工补片

对于大面积肩袖撕裂,还可考虑异种移植物和合成移植物进行增强(图 7.1)。猪异种真皮移植物已被作为大面积肩袖撕裂的插入移植物。Ⅳ级研究的结果显示,在患者结局和愈合率方面,短期至中期结果与使用这种技术的人体 ECM 增强物相似[46,47]。其他促进肩袖修复方法也进行了尝试,如使用合成补片移植物进行增强(大多数使用聚 L- 乳酸生物可吸收补片)。该技术的结果可维持长达 42 个月[48]。然而,再撕裂率似乎与非增强大面积撕裂率平行,但具有良好的功能结果[49]。Ciampi 等人比较了使用聚丙烯补片的合成增强修复、使用胶原补片的增强修复、初次修复且无增强修复三者的结果。1 年后,通过超声分析发现聚丙烯的再撕裂率最低。在第 3 年

时,合成增强也优于胶原增强和初级修复,且具有统计学意义[50](图 7.5)。

补片增强：细胞增强

在肩袖修复中也进行了细胞增强相关的研究。筋膜自体移植和同种异体移植以及肱二头肌长头肌腱的自体移植。同种异体筋膜移植已被证明具有脱位率低和寿命长的优点,这可能会改善肩袖修复的结果,但需要更多的研究[51,52]。

在肌腱切开和肌腱固定术后,肱二头肌长头肌腱可作为一种用于肩袖修复增强的自体移植物。肱二头肌增强已被证明可以改善结果评分和改善肌腱愈合,与单独一次修复相比,随访 MRI 显示愈合率分别为 58% 和 26%[53]。肱二头肌的自体移植也被描述为连接肌腱间隙以增强修复的一种方式[54,55]。

结论

迄今为止,仅发表了一项针对 SCR 的结果研究[17]。在多项生物力学研究的支持下,人们对这项技术的热情最近有所增长。但需要更长时间随访更多研究结果,来证实 Mihata 的工作并检查结果的耐受性[17,30,31,56]。首先,最近已经发表了多篇技术论文来推广这种治疗方法,所以我们在不久的将来应该会有更多的临床报告[16,57,58]。其次,在补片移植和 RSA 队列中,满足严格纳入选标准的研究相对较少[23~27]。并且需要在已知骨性关节炎分类纳入标准的情况下进行最少 2 年的随访,以便在治疗方法之间进行明确的比较。最后,研究之间结局的报告方法和关节炎分类系统的异质性使得难以进行对照比较。尽管存在这些缺点,但本综述可作为这些方法在治疗不可修复的肩袖撕裂后的预期结果方面的基线比较。

严重不可修复的肩袖撕裂的治疗仍然具有挑战性。补片插入、上囊重建和反向肩关节置换术的最新进展为该疾病提供了有希望的进展。然而,就患者报告的结果而言,最初的术后 SCR 报告提供了与 RSA 并发症发生率相当的非常有前景的数据。但仍需要进行进一步研究,包括直接比较、更大的队列和更长期的随访,以确定这些治疗策略在治疗严重不可修复肩袖撕裂中的作用。

（李 静 译 张 强 审）

参考文献

1. Chung SW, et al. Arthroscopic repair of massive rotator cuff tears: outcome and analysis of factors associated with healing failure or poor postoperative function. *Am J Sports Med*. 2013;41(7):1674–1683.

2. Bartl C, et al. Long-term outcome and structural integrity following open repair of massive rotator cuff tears. *Int J Shoulder Surg*. 2012;6(1):1.

3. Zumstein MA, et al. The clinical and structural long-term results of open repair of massive tears of the rotator cuff. *JBJS*. 2008;90(11):2423–2431.

4. Kim JR, et al. Clinical and radiographic outcomes after arthroscopic repair of massive rotator cuff tears using a suture bridge technique: assessment of repair integrity on magnetic resonance imaging. *Am J Sports Med*. 2012;40(4):786–793.

5. Park J-Y, et al. Clinical and ultrasonographic outcomes of arthroscopic suture bridge repair for massive rotator cuff tear. *Arthroscopy*. 2013;29(2):280–289.

6. Kissenberth MJ, et al. A positive tangent sign predicts the repairability of rotator cuff tears. *J Shoulder Elbow Surg*. 2014;23(7):1023–1027.

7. Nové-Josserand L, et al. The acromiohumeral and coracohumeral intervals are abnormal in rotator cuff tears with muscular fatty degeneration. *Clin Orthop Relat Res*. 2005;433:90–96.

8. Warner JJP, et al. Diagnosis and treatment of anterosuperior rotator cuff tears. *J Shoulder Elbow Surg*. 2001;10(1):37–46.

9. Goutallier D, et al. Fatty muscle degeneration in cuff ruptures: pre-and postoperative evaluation by CT scan. *Clin Orthop Relat Res*. 1994;304:78–83.

10. Lädermann, Alexandre, Denard PJ, Collin P. Massive rotator cuff tears: definition and treatment. *Int Orthop*. 2015;39(12):2403–2414.

11. Liem D, et al. Arthroscopic debridement of massive irreparable rotator cuff tears. *Arthroscopy*. 2008;24(7):743–748.

12. Gartsman GM. Massive, irreparable tears of the rotator cuff. Results of operative debridement and subacromial decompression. *J Bone Joint Surg Am*. 1997;79.5:715–721.

13. Rockwood CA, Williams GR, Burkhead WZ. Debridement of degenerative, irreparable lesions of the rotator cuff. *J Bone Joint Surg Am*. 1995;77(6):857–866.

14. Lee K-T, Mun G-H. A systematic review of functional donor-site morbidity after latissimus dorsi muscle transfer. *Plast Reconstr Surg*. 2014;134(2):303–314.

15. Shin JJ, et al. Pectoralis major transfer for treatment of irreparable subscapularis tear: a systematic review. *Knee Surg Sports Traumatol Arthrosc*. 2014:1–10.

16. Tokish JM, Beicker C. Superior capsule reconstruction technique using an acellular dermal allograft. *Arthrosc Tech*. 2015;4(6):e833–e839.

17. Mihata T, et al. Clinical results of arthroscopic superior capsule reconstruction for irreparable rotator cuff tears. *Arthroscopy*. 2013;29(3):459–470.

18. Kilinc AS, Ebrahimzadeh MH, Lafosse L. Subacromial internal spacer for rotator cuff tendon repair:"the balloon technique". *Arthroscopy*. 2009;25(8):921–924.

19. Senekovic V, et al. Prospective clinical study of a novel biodegradable sub-acromial spacer in treatment of massive irreparable rotator cuff tears. *Eur J Orthop Surg Traumatol*. 2013;23(3):311–316.

20. Smith CD, Guyver P, Bunker TD. Indications for reverse shoulder replacement. *J Bone Joint Surg Br*. 2012; 94(5):577–583.

21. Samuelsen BT, et al. Primary reverse shoulder arthroplasty in patients aged 65 years or younger. *J Shoulder Elbow Surg*. 2017;26(1):e13–e17.

22. Otto RJ, Clark RE, Frankle MA. Reverse shoulder arthroplasty in patients younger than 55 years: 2-to 12-year follow-up. *J Shoulder Elbow Surg*. 2017;26(5):792–797.

23. Nada AN, et al. Treatment of massive rotator-cuff tears with a polyester ligament (Dacron) augmentation. *Bone Joint J*. 2010;92(10):1397–1402.

24. Mori D, et al. Effect of fatty degeneration of the infraspinatus on the efficacy of arthroscopic patch autograft procedure for large to massive rotator cuff tears. *Am J Sports Med*. 2015;43(5):1108–1117.

25. Hartzler RU, et al. Reverse shoulder arthroplasty for massive rotator cuff tear: risk factors for poor functional improvement. *J Shoulder Elbow Surg*. 2015;24(11):1698–1706.

26. Mulieri P, et al. Reverse shoulder arthroplasty for the treatment of irreparable rotator cuff tear without glenohumeral arthritis. *J Bone Joint Surg Am*. 2010;92(15):2544–2556.

27. Wall B, et al. Reverse total shoulder arthroplasty: a review of results according to etiology. *J Bone Joint Surg Am*. 2007;89(7):1476–1485.

28. Adams CR, et al. The arthroscopic superior capsular reconstruction. *Am J Orthop*. 2016;45(5):320–324.

29. Audenaert E, et al. Reconstruction of massive rotator cuff lesions with a synthetic interposition graft: a prospective study of 41 patients. *Knee Surg Sports Traumatol Arthrosc*. 2006;14(4):360–364.

30. Mihata T, et al. Biomechanical role of capsular continuity in superior capsule reconstruction for irreparable tears of the supraspinatus tendon. *Am J Sports Med*. 2016;44(6):1423–1430.

31. Mihata T, et al. Superior capsule reconstruction to restore superior stability in irreparable rotator cuff tears a biomechanical cadaveric study. *Am J Sports Med*. 2012;40(10):2248–2255.

32. Tashjian RZ, et al. Determining the minimal clinically important difference for the American Shoulder and Elbow Surgeons score, Simple Shoulder Test, and visual analog scale (VAS) measuring pain after shoulder arthroplasty. *J Shoulder Elbow Surg*. 2017;26(1):144–148.

33. Werner BC, et al. What change in American Shoulder and Elbow Surgeons score represents a clinically important change after shoulder arthroplasty? *Clin Orthop Relat Res*. 2016;474(12):2672–2681.

34. Tashjian RZ, et al. Minimal clinically important differences in ASES and simple shoulder test scores after nonoperative treatment of rotator cuff disease. *J Bone Joint Surg*. 2010;92(2):296–303.

35. Neyton L, et al. Arthroscopic suture-bridge repair for small to medium size supraspinatus tear: healing rate and retear pattern. *Arthroscopy*. 2013;29(1):10–17.

36. Hein J, et al. Retear rates after arthroscopic single-row, double-row, and suture bridge rotator cuff repair at a minimum of 1 year of imaging follow-up: a systematic review. *Arthroscopy*. 2015;31(11):2274–2281.

37. Rodeo SA, et al. Tendon-healing in a bone tunnel. A biomechanical and histological study in the dog. *JBJS*. 1993;75(12):1795–1803.

38. Mazzocca AD, et al. Arthroscopic single-row versus double-row suture anchor rotator cuff repair. *Am Journal Sports Med*. 2005;33(12):1861–1868.

39. Omae H, et al. Biomechanical effect of rotator cuff augmentation with an acellular dermal matrix graft on a cadaver study. *Clin Biomech*. 2012;27(8):789–792.

40. Shea KP, et al. A biomechanical analysis of gap formation and failure mechanics of a xenograft-reinforced rotator cuff repair in a cadaveric model. *J Shoulder Elbow Surg*. 2012;21(8):1072–1079.

41. Ely EE, Figueroa NM, Gilot GJ. Biomechanical analysis of rotator cuff repairs with extracellular matrix graft augmentation. *Orthopedics*. 2014;37(9):608–614.
42. Wong I, Burns J, Snyder S. Arthroscopic GraftJacket repair of rotator cuff tears. *J Shoulder Elbow Surg*. 2010;19(2):104–109.
43. Burkhart SS, et al. Arthroscopic repair of massive rotator cuff tears with stage 3 and 4 fatty degeneration. *Arthroscopy*. 2007;23(4):347–354.
44. Marsella RC, et al. Identification of adenocarcinoma in effusions: a comparison of immunoperoxidase staining for monoclonal antibody B72. 3 and carcinoembryonic antigen. *Acta Cytologica*. 1990;34(4):578–580.
45. Gilot GJ, et al. Outcome of large to massive rotator cuff tears repaired with and without extracellular matrix augmentation: a prospective comparative study. *Arthroscopy*. 2015;31(8):1459–1465.
46. Giannotti S, et al. Study of the porcine dermal collagen repair patch in morpho-functional recovery of the rotator cuff after minimum follow-up of 2.5 years. *Surg Technol Int*. 2014;24:348–352.
47. Gupta AK, et al. Massive or 2-tendon rotator cuff tears in active patients with minimal glenohumeral arthritis: clinical and radiographic outcomes of reconstruction using dermal tissue matrix xenograft. *Am J Sports Med*. 2013;41(4):872–879.
48. Proctor CS. Long-term successful arthroscopic repair of large and massive rotator cuff tears with a functional and degradable reinforcement device. *J Shoulder Elbow Surg*. 2014;23(10):1508–1513.
49. Lenart BA, et al. Treatment of massive and recurrent rotator cuff tears augmented with a poly-l-lactide graft, a preliminary study. *J Shoulder Elbow Surg*. 2015;24(6):915–921.
50. Ciampi P, et al. The benefit of synthetic versus biological patch augmentation in the repair of posterosuperior massive rotator cuff tears: a 3-year follow-up study. *Am J Sports Med*. 2014;42(5):1169–1175.
51. Baker AR, et al. Does augmentation with a reinforced fascia patch improve rotator cuff repair outcomes? *Clin Orthop Relat Res*. 2012;470(9):2513–2521.
52. McCarron JA, et al. Reinforced fascia patch limits cyclic gapping of rotator cuff repairs in a human cadaveric model. *J Shoulder Elbow Surg*. 2012;21(12):1680–1686.
53. Cho, Su N, Woong Yi J, Rhee YG. Arthroscopic biceps augmentation for avoiding undue tension in repair of massive rotator cuff tears. *Arthroscopy*. 2009;25(2):183–191.
54. Rhee YG, et al. Bridging the gap in immobile massive rotator cuff tears: augmentation using the tenotomized biceps. *Am J Sports Med*. 2008;36(8):1511–1518.
55. Obma PR. Free biceps tendon autograft to augment arthroscopic rotator cuff repair. *Arthrosc Tech*. 2013;2(4):e441–e445.
56. Schon, JM, et al. Quantitative and computed tomography anatomic analysis of glenoid fixation for superior capsule reconstruction: a cadaveric study. *Arthroscopy*. 2017;33(6):1131–1137.
57. Maximilian P, Greenspoon JA, Millett PJ. Arthroscopic superior capsule reconstruction for irreparable rotator cuff tears. *Arthrosc Tech*. 2015;4(6):e751–e755.
58. Hirahara AM, Adams CR. Arthroscopic superior capsular reconstruction for treatment of massive irreparable rotator cuff tears. *Arthrosc Tech*. 2015;4(6):e637–e641.

第 8 章

上肢骨缺损

MATTHEW T. PROVENCHER, MD, MC,
USNR · JAKE A. FOX, BS · ANTHONY SANCHEZ,
BS · COLIN P. MURPHY, BA · LIAM A. PEEBLES, BA

引言

骨缺损能严重影响身体的任何部分（包括解剖和功能），因此，必须对其进行正确的考虑和处理。当进行上肢检查时，必须普遍考虑的部位是关节盂、肱骨以及盂肱关节。Hantes 和 Raoulis 将肩关节描述为生来就不稳定且很容易受伤的球窝关节，且容易脱位[1]。事实上，据记录，美国肩关节脱位损伤的发生率为 23 人 /10 万人[2,3]。由于创伤常导致肱骨头从关节盂中滑出，因而创伤成为初次肩关节脱位的主要原因[4]。

盂肱关节脱位的影响在于这些部位损伤会复发并导致不稳定[5~7]。复发的不稳定关节造成进一步磨损而造成骨缺损。除创伤外，还有许多因素导致复发性盂肱关节不稳定，如年龄、过度松弛、关节盂骨质流失、肱骨头骨质流失和性别[8~10]。通常有多个因素会同时发生，而不是一个孤立因素会导致反复不稳定。在确定如何治疗肩关节不稳定时，应考虑以下几个因素，包括骨质缺损、外科医生的经验和患者相关因素，如参与体育运动和工作需求等[11,12]。

关节盂

关节盂的主要功能是形成限制肱骨头脱位的边缘屏障。关节盂的骨损伤常导致问题发生，这是因为损伤缩短了关节盂弧长，并减少了关节盂表面接触面积以及其凹部降低了关节的稳定性[13]（图 8.1）。Burkhart 和 Debeer

发现无明显关节盂缺损的患者的失败率为4%,而存在显著病变的患者的失败率为67%[14]。在复发性前肩不稳定的病例中,肩胛骨缺损的总体患病率高达90%[15]。在90%的病例中,50%的损伤为Bankart损伤,40%是由于慢性复发性创伤性前部不稳定引起的糜烂所致。

在明确的术前测量出现之前,对关节盂骨缺损的意义评估一直是有争议的和不确定的。目前测量关节盂缺损的两种最常用的方法是Pico法和采用损伤前直径比较法。Pico法是通过沿着未损伤的关节盂完整边缘确立的三个参考点创建一个"正常的关节盂圆"来确定骨缺损的程度。然后,将正常圆置于病理关节盂上,将正常圆的缺失部分除以下关节盂圆的面积,以确定缺损占整个圆的百分比[16]。为了得到缺损大小,将估计的损伤前关节盂直径减去受伤关节盂的前后直径,然后,该数值除以估计的损伤前直径。Lo和Burkhart描述当采用关节镜从上至下进行检查时,严重肩胛骨缺损表现为"倒梨"形[17]。

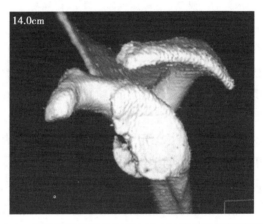

图8.1 肩胛盂骨缺损的三维(3D)计算机断层扫描视图。肱骨头图像已经采用三维数字减影进行了处理

一般认为,关节盂骨缺损指的是超过关节盂表面积25%的病变。然而,Gottschalk等人最近的一项系统性综述发现,44.7%的复发性肩关节不稳的关节盂骨丢失却在5%到20%之间[18]。这意味着过去大量可能需要进行关节盂加固手术的患者遭到了忽略。

手术管理

稳定肩关节有不同的手术方法,正确选择每个患者特定的手术方法仍然是目前文献中争论的话题。肩关节稳定手术最常见的争议是关节镜手术和开放手术的疗效比较。在 20 世纪和 21 世纪初,开放手术被认为是"金标准"[14, 19],但现在文献有证据证明关节镜有很多优点[20, 21]。

肩关节镜下 Bankart 修复术是治疗肩关节软组织损伤的一种非常成功的技术,可以使关节盂骨缺损达到极少甚至没有缺损。然而,当肩胛盂骨缺损超过肩胛盂下部直径的 20%~25% 时,则必须进行骨缺损的处理以获得成功的手术效果[20, 22, 23]。这是因为进行性的前下方骨缺损会导致平均接触压力和峰值压力的增加,如果仅通过软组织 Bankart 修复术而忽略了骨缺损,将导致骨 – 软组织修复界面必须承受额外的过载,从而加大了修复失败的可能性[23]。

Latarjet

治疗伴有骨缺损的肩关节不稳最常见和最有效的方法之一是 Latarjet 手术(图 8.2,彩图 8.2)。Latarjet 是一种非解剖手术,主要是通过将喙突水平肢体连同肌腱转移到关节盂前方[24]。传统开放手术最初于 1954 年由 Latarjet 提出,是一种成功的治疗选择并成为标准术式[25]。然而,在 2010 年,Lafosse 和 Boyle 开展了一项旨在通过关节镜下施行 Latarjet 以获得微创手术优势的研究。他们对 100 个肩关节进行了手术,结果评分显示 91% 为优秀,9% 为良好[26]。这项技术的一个局限性是它非常具有挑战性,并且会给一些神经血管结构带来危险。Dumont 等人报告了关节镜下 Latarjet 手术的首个长期(>5 年)随访结果。通过对 64 例肩关节进行平均随访 76.4 个月的研究,他们发现均没有发生完全脱位,但 1 例发生了半脱位[27]。

随着关节镜下 Latarjet 手术的问世,关于开放手术还是关节镜技术孰优孰劣一直存在争议。Zhu 及其同事开展了一项比较研究,其中包括开放组 44 例患者和关节镜组 46 例患者。末次随访时,他们发现所有临床测量结果(ASES 评分、Rowe 评分和活动度)均无显著差异[28]。Marion 等人开展的另一项包括开放组 22 例患者和关节镜下 Latarjet 手术组的 36 例患者研究也得到了相似的结果,表明随访 2 年后开放手术和关节镜手术的临床结果相当。然而,关节镜手术对患者产生的疼痛明显较轻[29]。目前,这两种手术方法都是可行的,而且都是成功的选择,具体的手术决策则取决于外科医生。

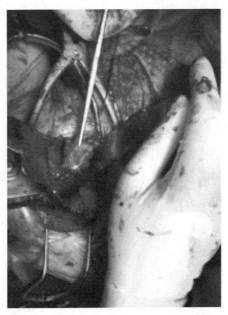

图 8.2 Latarjet 手术的一部分,固定前喙突的术后图像

Ersen 等人进行了一项对 Latarjet 手术中的肩胛下肌劈开术和肩胛下肌腱切开术比较的研究。他们发现劈开组内旋持久性显著高于肌腱切开组(*P*=0.045)[30]。因此,当采用 Latarjet 技术进行肩胛下肌操作时,劈开术是首选。

髂骨移植

Latarjet 是一种成功的技术,但其局限性与它的非解剖特性有关,包括运动丧失、关节炎和骨不连[31~33]。与 Latarjet 不同的是,髂骨移植(iliac crest bone graft, ICBG)可以进行肩胛骨缺损修复。在进行 ICBG 之前,医生必须对采用同种异体移植还是自体移植进行选择。同种异体移植物是有益的,因为它可以从自体重建中去除供体部位的发病率以及与疼痛和感觉障碍相关的并发症[31,34]。另一方面,自体移植则具有骨诱导和免疫原性的优势。髂嵴是最常见的部位,因为容易获得、发病率低,并且皮质骨和松质骨丰富[34]。Warner 等人[35]对 11 名使用同种异体髂骨移植进行关节盂前部开放手术解剖重建的患者进行了研究,发现无患者出现复发性不稳。Mascarenhas 等人进行了一项类似的研究,其中包括 10 名接受开放性骨移植重建的患者。总体而言,结果发现没有复发脱位,没有结构问题,也没有关节退行性变[36]。文献中描述的开放手术是恢复关节盂骨性解剖结构的一种非常成功的技术。

与 Latarjet 手术的进展相似,采用髂骨移植进行关节镜下重建则日益得到关注。Taverna 及其同事最近研发了一种新的关节镜技术,其未采用螺钉,而是使用髂骨移植进行关节盂解剖重建。这项技术非常重要,因为它能缩小切口并保留外旋功能,同时防止复发性不稳。该手术的局限性在于需要专家级的关节镜技术和长期的学习曲线[37]。

短期效果显示其非常有前景,因为该手术可预防不稳并能在患者体内成功愈合。存在的问题是,目前没有关于其长期结果的任何文献发表,这一问题尤其突出,因为同种异体移植可能产生长期问题。

胫骨远端同种异体移植

如果出现关节盂骨缺损,在 Latarjet 或 ICBG 存在手术禁忌或是翻修手术时,胫骨远端同种异体移植(distal tibial allograft, DTA)是一种可行的选择(图 8.3,彩图 8.3)。DTA 有利于缺损关节面的软骨修复,还能进行骨修复,避免供体部位的发病率,并且与用于重建较大骨缺损区域的喙突移植物相比,不受尺寸限制。就像 Latarjet 手术中描述的一样,DTA 也是致密的承重骨,允许进行螺钉固定,并且骨折风险较低[38]。一项尸体研究发现,在肩关节外展60 度和外旋外展(abduction with external rotation, ABER)位置时,采用 DTA 较 Latarjet 重建,其盂肱接触面积更高;并且在 ABER 位置,采用 DTA 的盂肱峰值应力显著低于 Latarjet 重建[39]。

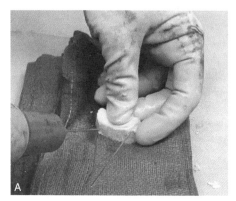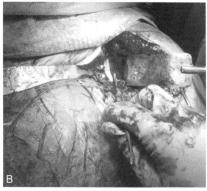

图 8.3 (A)胫骨远端同种异体移植在准备后,插入克氏针用于肩胛盂缺损的临时固定。(B)最终固定后的远端胫骨同种异体移植

在临床数据中,对包括 70 例复发性前肩关节不稳的 8 项研究进行了系统性回顾,采用同种异体骨移植,包括髂嵴、股骨头、胫骨远端、关节盂和肱骨头等,在平均随访 44.5 个月(范围:32 ~ 90)后,结果显示大部分是积极的,93.4% 的患者表示满意,平均最终 Rowe 评分为 90.6 分(平均改善 57.5 分)[40]。只有 9.8% 的患者继续表现为肩关节疼痛,7.1% 的患者继续出现不稳(脱位、半脱位或凹陷),2.9% 的患者出现盂肱关节复发性脱位。长期随访表明,肩关节实现了移植物 100% 的骨整合,没有发现任何移植物再吸收现象[40]。这些对于同种异体移植来说通常都是很好的结果,特别是 DTA 的结果更令人鼓舞。一项单独的结果研究报告称,针对 DTA 术后前关节盂增大的 27 例患者,平均随访 45 个月(范围:30 ~ 60 个月),结果显示 ASES 评分、西安大略肩关节不稳指数(Western Ontario Shoulder Instability, WOSI)、单次评估数值评价(Single Assessment Numerical Evaluation, SANE)评分均得到显著改善。受累肩关节和未受累肩关节在任何方向上的活动范围均无显著差异。末次随访时,任何患者均无痛苦迹象或复发性不稳。计算机断层扫描(computed tomography, CT)数据显示同种异体移植物愈合率为 89%(范围:80% ~ 100%),同种异体植骨平均角度为 14.9(范围:6.6 ~ 29.3),同种异体植平均骨溶解为 3%(范围:0% ~ 25%)。值得注意的是,角度较小的同种异体移植骨显示了更好的愈合,证明了最佳的同种异体植骨位置可使骨与原发性关节盂可形成良好的融合[41]。接下来,有必要进行深入研究,以证明 DTA 在更大人群和长期随访中的有效性,但初步数据表明其是有前景的。

Hill-Sachs 损伤

Hill-Sachs 损伤是肩关节前脱位时肱骨头与关节盂前缘致密皮质骨接触时发生的肱骨头后外上侧的压缩性骨折[8]。文献数据表明,Hill-Sachs 损伤在原发性肩关节前脱位中的发生率为 67% ~ 93%,在复发性肩关节不稳中的发生率高达 100%[42-45]。复发性肩关节脱位是一个重要问题,因为它们造成盂肱关节解剖磨损,并最终导致肩关节慢性不稳[8]。除韧带磨损外,脱位中关节盂前部的持续磨损,将导致肱骨头的压缩性骨折增大。较大的 Hill-Sachs 损伤将导致术后复发性不稳,这是由于关节弧形缺损导致了与关节盂前缘发生接合[46]。

Hill-Sachs 损伤的分级或定义较为复杂,需要综合考虑和评估许多不同的因素,例如长度、深度、表面积、体积和方向[47,48]。考虑大量因素是希望找到 Hill-Sachs 损伤需要手术干预的有效预测因素。Hill-Sachs 损伤常规指的是覆盖 25% 关节表面的骨缺损,这一定义在外科手术中具有重要意义[20,49]。但是,当考虑伴随损伤时,该百分比会降低,例如 Bankart 损伤或双极骨丢失。

在定位方面,如果 Hill-Sachs 损伤位于迫使其与前关节盂相互作用的位置(即 90 度外展和 90 度外旋),则应考虑手术治疗[14,23]。Burkhart 和 De Beer 首先将肱骨头与关节盂的相互作用描述为"咬合"或"非咬合"[14]。如果损伤与关节盂平行,它会咬合并将导致更高的脱位率;如果损伤呈对角,它会导致关节持续接触,最有可能与前关节盂边缘不咬合。Cho 等人指出,咬合损伤的宽度和深度均高于非咬合损伤,表明 Hill-Sachs 损伤的大小与咬合之间存在相关性[50]。

肩胛盂轨迹概念

肩胛盂轨迹的概念由 Yamamoto 等人在 2007 年首次提出[51]。他们将一例尸体的手臂举起来后,肩胛盂从肱骨头后关节面的下内侧移动到上外侧而证明这一轨迹。他们在排除任何关节面骨缺失后,通过测量发现接触区域为关节面的 84%。同时,Omori 等人也通过采用 3D 磁共振成像(MRI)发现轨迹覆盖了肩关节面的 83%,这与 Yamamoto 的发现一致[52]。如果损伤在肩胛盂内侧缘延伸过大,则脱位的风险会变得很高。肩胛盂轨迹在骨科界已有多年研究,但其功能性的临床应用目前正被文献所证实和探讨。

Gyftopoulos 等人首次将轨迹内外的方法与临床研究联系起来,并通过 MRI 测试其预测咬合的能力[53]。他们在 2D-MR 检查中确定轨迹方法预测咬合的总体准确度为 84.2%,阴性预测值为 91.1%,其准确性得到保证。这些发现对临床医生很重要,因为术前体格检查如果发现关节囊前部结构撕裂导致松弛,则可能导致误诊[54]。

Shaha 等人在 57 例接受肩关节镜手术的患者回顾性综述中将对肩胛盂轨迹的认识提到一个新的高度[55]。8 例患者(14%)为轨迹外,49 例患者(86%)为轨迹内。他们发现 75% 的轨迹外患者在术后发生复发性脱位,而只有 8% 轨迹内患者在术后发生脱位。在对 30 例双极骨缺损患者进行的一项亚组分析中,他们发现 7 例患者治疗失败,7 例患者中有 6 例(86%)为轨迹外。最后,他们发现在 89% 的预测中,肩胛盂轨迹是准确的,而使用肩胛盂骨缺损(>20%)作为预测因素仅提供了 29% 的准确率。这项研究对临床实践至关重要,因为它证实了肩胛盂轨迹是帮助做出合适术前决策以防止复发性不稳的优越方法。

肩胛盂轨迹也可以使用 De Giacomo 等人创建的表达式定义或测量,公式如下:肩胛盂轨迹宽度 =0.83D-d, D 是肩胛盂直径, d 是肩胛盂骨缺损量(后半径 - 前半径)。理论上,这种方法可以让外科医生在术前评估 Hill-Sachs 损伤是否需要手术治疗,并且最近已经采用生物力学模型进行了验证[56]。然而,就如同 Gyftopoulos 和 Shaha 的研究工作一样,肩胛盂轨迹的算法和理论可以提供临床证据,并且是临床实践所必要的。

肱骨头同种异体移植

肱骨头骨移植已被证明是修复大型 Hill-Sachs 损伤(>25%)而不伴肩胛盂骨缺损的成功手术选择[57,58]。它的成功之处在于其能够恢复肱骨头的关节面,增加了肱骨头与肩胛盂接触的面积,并限制了咬合的可能性。关于普通骨软骨同种异体移植的文献并不太多,主要是由于该领域目前主要侧重于其他形式的移植,如髂嵴、胫骨远端和距骨。Diklic 等在 2010 年介绍的一项研究报告了针对 13 例肱骨头表面缺损 25% ~ 50% 的患者结果,他们发现 9 例患者没有疼痛以及活动受限。他们通过 54 个月随访发现无患者出现复发性不稳定[59]。Riff 等人在 9 名患者的肱骨头中也进行了骨软骨同种异体移植重建,并且每名患者均对疗效结果表示满意,并将再次接受手术。他们于是得出结论,同种异体移植重建是一种可行且持久的治疗选择,尤其是对于单一肱骨头缺损的情况[60]。

在早期文献中,肱骨头同种异体移植术采用具有高侵入性的开放手术完成(图 8.4,彩图 8.4)。2013 年,Snir 及其同事通过开发一种纯粹的关节镜方法,即利用骨软骨同种异体移植物重建 Hill-Sachs 损伤,改进了这项技术[61]。如果外科医生对同种异体移植骨具有准确估计,那么可以在保持运动范围的同时恢复关节表面和关节生物力学。在一项涵盖 12 项研究和 35 例患者的系统性综述中,Saltzman 等人指出,同种异体移植实际上可改善活动范围(即前屈和外旋),同时使 ASES 改善 14 分(P = 0.02)[62]。在考虑其他手术时,如

remplissage 或复位,应考虑到该技术已被证明能够以一种更好的方式恢复关节生物力学[49,63]。

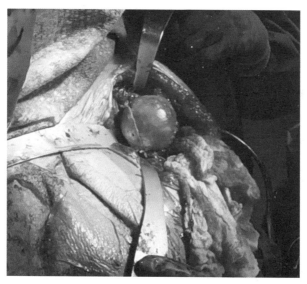

图 8.4 肱骨头同种异体移植治疗 Hill-Sachs 损伤

距骨软骨同种异体移植

尽管 Remplissage 手术是一种可行的治疗选择,但其所致的外旋功能丧失已经得到关注,尤其是在投掷运动员中[23,24]。尽管使用肱骨头同种异体移植进行重建已被描述为治疗 Hill-Sachs 损伤的有效方法,但移植物的可及性有限,且需要更精确的尺寸匹配。距骨同种异体移植的软骨表面提供了更好的关节接触(图 8.5,彩图 8.5)。软骨下骨的致密性使得移植骨更稳定地固定在肱骨头上。尺寸匹配越一致则越有利,并允许更多的患者更广泛应用。距骨同种异体移植重建反向 Hill-Sachs 损伤也具有一些缺点,如世界范围内部分地区的同种异体移植骨可用性有限。肱骨头与同种异体距骨不连的理论风险是另一个关注点;因此,富血小板血浆(platelet rich plasma, PRP)被用来增强生物因子,以促进骨愈合。未来需要进行长期研究来评估这种技术的临床疗效。

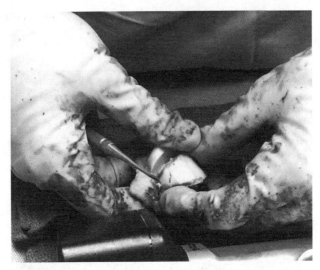

图 8.5 距骨同种异体移植物制备中

富血小板血浆的作用

富血小板血浆（platelet rich plasma，PRP），也称为自体条件血浆（autologous conditioned plasma，ACP），正在广泛被应用。作为一种血液制品，PRP 在美国食品药品监督管理局（Food and Drug Administration，FDA）生物制品评价和研究中心的优先申请范围内，并受 FDA 法规 21 CFR 1271 的监管。换句话说，由于具有 510（k）的申请认证，PRP 取得了 FDA 的传统监管途径的豁免。这"实质上等同于"当前已可在市场上销售的其他制品。FDA 510（k）许可证允许生产富血小板的制剂用于骨移植材料，以增强骨科治疗中的骨移植性能[64]。研究表明，在靶向刺激损伤细胞增殖的必要条件下，PRP 中血小板计数升高[64,65]。然而，在动物模型研究中，血小板浓度超过生理浓度并不能显著改善功能性移植物的愈合[66]。PRP 中的局部生长因子被认为可以改变炎症反应，进而影响细胞增殖和分化[67]。到目前为止，对这一项目的随机对照试验显示 PRP 在不同成功率的骨关节炎中的疗效方面几乎是唯一的[68~74]。一般来说，由于 PRP 的制备和给药缺乏标准化，导致数据采集变得复杂[67]。这给骨髓穿刺浓缩液（bone marrow aspirate concentrate，BMAC），也被称为骨髓浓缩物（bone marrow concentrate，BMC），带来了困扰。验证 PRP 治疗的其他考虑因素包括发现富含白细胞和缺乏白细胞的制剂最有效的应用，因为它们被发现能引起不同的效果[74]，以及确定血小板和/或因子浓度从抗炎转变为具有促炎效应的阈值，就像在比较单次和两次离心制备的研究中观察到的那样[68]。资深研究人员（MTP）目前在脉冲灌洗后使用白细胞贫乏的PRP浸泡，以增强移植物愈合，并最大程度降低了移植物再吸收的风险（图8.6，彩图8.6）。

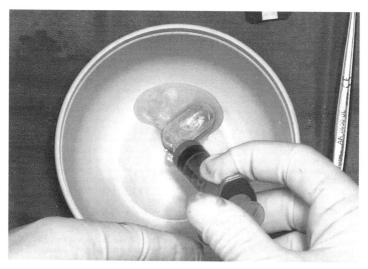

图8.6　白细胞缺乏的PRP，也称为自体条件血浆（autologous conditioned plasma，ACP），用于浸泡骨软骨同种异体移植物，以增强愈合并最大程度降低免疫排斥反应的风险

（冀全博　译　徐小洁　审）

参考文献

1. Hantes M, Raoulis V. Arthroscopic findings in anterior shoulder instability. *Open Orthop J*. 2017;11:119–132.

2. Zacchilli MA, Owens BD. Epidemiology of shoulder dislocations presenting to emergency departments in the United States. *J Bone Joint Surg Am Vol*. 2010;92(3):542–549.

3. Leroux T, Wasserstein D, Veillette C, et al. Epidemiology of primary anterior shoulder dislocation requiring closed reduction in Ontario, Canada. *Am J Sports Med*. 2014;42(2):442–450.

4. Karataglis D, Agathangelidis F. Long term outcomes of arthroscopic shoulder instability surgery. *Open Orthop J*. 2017;11:133–139.

5. Chalidis B, Sachinis N, Dimitriou C, Papadopoulos P, Samoladas E, Pournaras J. Has the management of shoulder dislocation changed over time? *Int Orthop*. 2007;31(3):385–389.

6. Chong M, Karataglis D, Learmonth D. Survey of the management of acute traumatic first-time anterior shoulder dislocation among trauma clinicians in the UK. *Ann R Coll Surg Engl*. 2006;88(5):454–458.

7. Robinson CM, Howes J, Murdoch H, Will E, Graham C. Functional outcome and risk of recurrent instability after primary traumatic anterior shoulder dislocation in young patients. *J Bone Joint Surg Am Vol*. 2006;88(11):2326–2336.

8. Provencher MT, Frank RM, Leclere LE, et al. The Hill-Sachs lesion: diagnosis, classification, and management. *J Am Acad Orthop Surg*. 2012;20(4):242–252.

9. Ramhamadany E, Modi CS. Current concepts in the management of recurrent anterior gleno-humeral joint instability with bone loss. *World J Orthop*. 2016;7(6):343–354.

10. Horst K, Von Harten R, Weber C, et al. Assessment of coincidence and defect sizes in Bankart and Hill-Sachs lesions after anterior shoulder dislocation: a radiological study. *Br J Radiol*. 2014;87(1034):20130673.

11. Gill TJ, Micheli LJ, Gebhard F, Binder C. Bankart repair for anterior instability of the shoulder. Long-term outcome. *J Bone Joint Surg Am Vol*. 1997;79(6):850–857.

12. Provencher MT, Bhatia S, Ghodadra NS, et al. Recurrent shoulder instability: current concepts for evaluation and management of glenoid bone loss. *J Bone Joint Surg Am*

Vol. 2010;92(suppl 2):133–151.

13. Bhatia S, Saigal A, Frank RM, et al. Glenoid diameter is an inaccurate method for percent glenoid bone loss quantification: analysis and techniques for improved accuracy. *Arthroscopy.* 2015;31(4):608–614.e601.

14. Burkhart SS, De Beer JF. Traumatic glenohumeral bone defects and their relationship to failure of arthroscopic Bankart repairs: significance of the inverted-pear glenoid and the humeral engaging Hill-Sachs lesion. *Arthroscopy.* 2000;16(7):677–694.

15. Sugaya H, Moriishi J, Dohi M, Kon Y, Tsuchiya A. Glenoid rim morphology in recurrent anterior glenohumeral instability. *J Bone Joint Surg Am Vol.* 2003;85-A(5):878–884.

16. Baudi P, Righi P, Bolognesi D, et al. How to identify and calculate glenoid bone deficit. *La Chir degli organi Mov.* 2005;90(2):145–152.

17. Lo IK, Parten PM, Burkhart SS. The inverted pear glenoid: an indicator of significant glenoid bone loss. *Arthroscopy.* 2004;20(2):169–174.

18. Gottschalk LJ, Bois AJ, Shelby MA, Miniaci A, Jones MH. Mean glenoid defect size and location associated with anterior shoulder instability: a systematic review. *Orthop J Sports Med.* 2017;5(1):2325967116676269.

19. Kandziora F, Jager A, Bischof F, Herresthal J, Starker M, Mittlmeier T. Arthroscopic labrum refixation for post-traumatic anterior shoulder instability: suture anchor versus transglenoid fixation technique. *Arthroscopy.* 2000;16(4):359–366.

20. Garcia GH, Liu JN, Dines DM, Dines JS. Effect of bone loss in anterior shoulder instability. *World J Orthop.* 2015;6(5):421–433.

21. Archetti Netto N, Tamaoki MJ, Lenza M, et al. Treatment of Bankart lesions in traumatic anterior instability of the shoulder: a randomized controlled trial comparing arthroscopy and open techniques. *Arthroscopy.* 2012;28(7):900–908.

22. Porcellini G, Campi F, Pegreffi F, Castagna A, Paladini P. Predisposing factors for recurrent shoulder dislocation after arthroscopic treatment. *J Bone Joint Surg Am Vol.* 2009;91(11):2537–2542.

23. Di Giacomo G, De Vita A, Costantini A, de Gasperis N, Scarso P. Management of humeral head deficiencies and glenoid track. *Curr Rev Musculoskeletal Med.* 2014;7(1):6–11.

24. Boffano M, Mortera S, Piana R. Management of the first episode of traumatic shoulder dislocation. *EFORT Open Rev.* 2017;2(2):159–40.

25. Latarjet M. Treatment of recurrent dislocation of the shoulder. *Lyon Chirurgical.* 1954;49(8):994–997.

26. Lafosse L, Boyle S. Arthroscopic latarjet procedure. *J Shoulder Elbow Surg.* 2010;19(suppl 2):2–12.

27. Dumont GD, Fogerty S, Rosso C, Lafosse L. The arthroscopic latarjet procedure for anterior shoulder instability: 5-year minimum follow-up. *Am J Sports Med.* 2014;42(11):2560–2566.

28. Zhu Y, Jiang C, Song G. Arthroscopic versus open latarjet in the treatment of recurrent anterior shoulder dislocation with marked glenoid bone loss: a prospective comparative study. *Am J Sports Med.* 2017;45(7):1645–1653.

29. Marion B, Klouche S, Deranlot J, Bauer T, Nourissat G, Hardy P. A prospective comparative study of arthroscopic versus mini-open latarjet procedure with a minimum 2-year follow-up. *Arthroscopy.* 2017;33(2):269–277.

30. Ersen A, Birisik F, Ozben H, et al. Latarjet procedure using subscapularis split approach offers better rotational endurance than partial tenotomy for anterior shoulder instability. *Knee Surg Sports Traumatol Arthrosc.* 2017.

31. Young DC, Rockwood Jr CA. Complications of a failed Bristow procedure and their management. *J Bone Joint Surg Am Vol.* 1991;73(7):969–981.

32. Hovelius L, Sandstrom B, Sundgren K, Saebo M. One hundred eighteen Bristow-Latarjet repairs for recurrent anterior dislocation of the shoulder prospectively followed for

fifteen years: study I–clinical results. *J Shoulder Elbow Surg.* 2004;13(5):509–516.

33. Nielson AB, Nielsen K. The modified Bristow procedure for recurrent anterior dislocation of the shoulder. Results and complications. *Acta Orthop Scand.* 1982;53(2):229–232.

34. Ahlmann E, Patzakis M, Roidis N, Shepherd L, Holtom P. Comparison of anterior and posterior iliac crest bone grafts in terms of harvest-site morbidity and functional outcomes. *J Bone Joint Surg Am Vol.* 2002;84-A(5):716–720.

35. Warner JJ, Gill TJ, O'Hollerhan JD, Pathare N, Millett PJ. Anatomical glenoid reconstruction for recurrent anterior glenohumeral instability with glenoid deficiency using an autogenous tricortical iliac crest bone graft. *Am J Sports Med.* 2006;34(2):205–212.

36. Mascarenhas R, Raleigh E, McRae S, Leiter J, Saltzman B, MacDonald PB. Iliac crest allograft glenoid reconstruction for recurrent anterior shoulder instability in athletes: surgical technique and results. *Int J Shoulder Surg.* 2014;8(4):127–132.

37. Taverna E, D'Ambrosi R, Perfetti C, Garavaglia G. Arthroscopic bone graft procedure for anterior inferior glenohumeral instability. *Arthrosc Tech.* 2014;3(6):e653–e660.

38. Provencher MT, Ghodadra N, LeClere L, Solomon DJ, Romeo AA. Anatomic osteochondral glenoid reconstruction for recurrent glenohumeral instability with glenoid deficiency using a distal tibia allograft. *Arthroscopy.* 2009;25(4):446–452.

39. Bhatia S, Van Thiel GS, Gupta D, et al. Comparison of glenohumeral contact pressures and contact areas after glenoid reconstruction with latarjet or distal tibial osteochondral allografts. *Am J Sports Med.* 2013;41(8):1900–1908.

40. Sayegh ET, Mascarenhas R, Chalmers PN, Cole BJ, Verma NN, Romeo AA. Allograft reconstruction for glenoid bone loss in glenohumeral instability: a systematic review. *Arthroscopy.* 2014;30(12):1642–1649.

41. Provencher MT, Frank RM, Golijanin P, et al. Distal tibia allograft glenoid reconstruction in recurrent anterior shoulder instability: clinical and radiographic outcomes. *Arthroscopy.* 2017;33(5):891–897.

42. Rowe CR, Zarins B, Ciullo JV. Recurrent anterior dislocation of the shoulder after surgical repair. Apparent causes of failure and treatment. *J Bone Joint Surg Am Vol.* 1984;66(2):159–168.

43. Widjaja AB, Tran A, Bailey M, Proper S. Correlation between Bankart and Hill-Sachs lesions in anterior shoulder dislocation. *ANZ J Surg.* 2006;76(6):436–438.

44. Yiannakopoulos CK, Mataragas E, Antonogiannakis E. A comparison of the spectrum of intra-articular lesions in acute and chronic anterior shoulder instability. *Arthroscopy.* 2007;23(9):985–990.

45. Welsh MF, Willing RT, Giles JW, Athwal GS, Johnson JA. A rigid body model for the assessment of glenohumeral joint mechanics: Influence of osseous defects on range of motion and dislocation. *J Biomech.* 2016;49(4):514–519.

46. Boileau P, Villalba M, Hery JY, Balg F, Ahrens P, Neyton L. Risk factors for recurrence of shoulder instability after arthroscopic Bankart repair. *J Bone Joint Surg Am Vol.* 2006;88(8):1755–1763.

47. Kurokawa D, Yamamoto N, Nagamoto H, et al. The prevalence of a large Hill-Sachs lesion that needs to be treated. *J Shoulder Elbow Surg.* 2013;22(9):1285–1289.

48. Kaar SG, Fening SD, Jones MH, Colbrunn RW, Miniaci A. Effect of humeral head defect size on glenohumeral stability: a cadaveric study of simulated Hill-Sachs defects. *Am J Sports Med.* 2010;38(3):594–599.

49. Sekiya JK, Wickwire AC, Stehle JH, Debski RE. Hill-Sachs defects and repair using osteoarticular allograft transplantation: biomechanical analysis using a joint compression model. *Am J Sports Med.* 2009;37(12):

2459-2466.

50. Cho SH, Cho NS, Rhee YG. Preoperative analysis of the Hill-Sachs lesion in anterior shoulder instability: how to predict engagement of the lesion. *Am J Sports Med.* 2011;39(11):2389-2395.

51. Yamamoto N, Itoi E, Abe H, et al. Contact between the glenoid and the humeral head in abduction, external rotation, and horizontal extension: a new concept of glenoid track. *J Shoulder Elbow Surg.* 2007;16(5): 649-656.

52. Omori Y, Yamamoto N, Koishi H, et al. Measurement of the glenoid track in vivo as investigated by 3-dimensional motion analysis using open MRI. *Am J Sports Med.* 2014;42(6): 1290-1295.

53. Gyftopoulos S, Beltran LS, Bookman J, Rokito A. MRI evaluation of bipolar bone loss using the on-track off-track method: a feasibility study. *AJR Am J Roentgenol.* 2015;205(4):848-852.

54. Kelkar R, Wang VM, Flatow EL, et al. Glenohumeral mechanics: a study of articular geometry, contact, and kinematics. *J Shoulder Elbow Surg.* 2001;10(1):73-84.

55. Shaha JS, Cook JB, Rowles DJ, Bottoni CR, Shaha SH, Tokish JM. Clinical validation of the glenoid track concept in anterior glenohumeral instability. *J Bone Joint Surg Am Vol.* 2016;98(22):1918-1923.

56. Arciero RA, Parrino A, Bernhardson AS, et al. The effect of a combined glenoid and Hill-Sachs defect on glenohumeral stability: a biomechanical cadaveric study using 3-dimensional modeling of 142 patients. *Am J Sports Med.* 2015;43(6):1422-1429.

57. Miniaci A, Gish M. Management of anterior glenohumeral instability associated with large Hill-Sachs defects. *Tech Shoulder Elbow Surg.* 2004;5:170-175.

58. Kropf EJ, Sekiya JK. Osteoarticular allograft transplantation for large humeral head defects in glenohumeral instability. *Arthroscopy.* 2007;23(3):322.e321-e325.

59. Diklic ID, Ganic ZD, Blagojevic ZD, Nho SJ, Romeo AA. Treatment of locked chronic posterior dislocation of the shoulder by reconstruction of the defect in the humeral head with an allograft. *J Bone Joint Surg Br Vol.* 2010;92(1):71-76.

60. Riff AJ, Yanke AB, Shin JJ, Romeo AA, Cole BJ. Midterm results of osteochondral allograft transplantation to the humeral head. *J Shoulder Elbow Surg.* 2017;26(7): e207-e215.

61. Snir N, Wolfson TS, Hamula MJ, Gyftopoulos S, Meislin RJ. Arthroscopic anatomic humeral head reconstruction with osteochondral allograft transplantation for large hill-sachs lesions. *Arthrosc Tech.* 2013;2(3):e289-e293.

62. Saltzman BM, Riboh JC, Cole BJ, Yanke AB. Humeral head reconstruction with osteochondral allograft transplantation. *Arthroscopy.* 2015;31(9):1827-1834.

63. Giles JW, Elkinson I, Ferreira LM, et al. Moderate to large

engaging Hill-Sachs defects: an in vitro biomechanical comparison of the remplissage procedure, allograft humeral head reconstruction, and partial resurfacing arthroplasty. *J Shoulder Elbow Surg.* 2012;21(9):1142-1151.

64. Beitzel K, Allen D, Apostolakos J, et al. US definitions, current use, and FDA stance on use of platelet-rich plasma in sports medicine. *J Knee Surg.* 2015;28(1):29-34.

65. Rughetti A, Giusti I, D'Ascenzo S, et al. Platelet gel-released supernatant modulates the angiogenic capability of human endothelial cells. *Blood Transfus.* 2008;6(1):12-17.

66. Fleming BC, Proffen BL, Vavken P, Shalvoy MR, Machan JT, Murray MM. Increased platelet concentration does not improve functional graft healing in bio-enhanced ACL reconstruction. *Knee Surg Sports Traumatol Arthrosc.* 2015;23(4):1161-1170.

67. LaPrade RF, Geeslin AG, Murray IR, et al. Biologic treatments for sports injuries II think tank-current concepts, future Research, and barriers to advancement, Part 1: biologics overview, ligament injury. *Tendinopathy Am J Sports Med.* 2016;44(12):3270-3283.

68. Filardo G, Kon E, Pereira Ruiz MT, et al. Platelet-rich plasma intra-articular injections for cartilage degeneration and osteoarthritis: single- versus double-spinning approach. *Knee Surg Sports Traumatol Arthrosc.* 2012;20(10):2082-2091.

69. Kon E, Mandelbaum B, Buda R, et al. Platelet-rich plasma intra-articular injection versus hyaluronic acid viscosupplementation as treatments for cartilage pathology: from early degeneration to osteoarthritis. *Arthroscopy.* 2011;27(11):1490-1501.

70. Filardo G, Di Matteo B, Di Martino A, et al. Platelet-rich plasma intra-articular knee injections show no superiority versus viscosupplementation: a randomized controlled trial. *Am J Sports Med.* 2015;43(7):1575-1582.

71. Cole BJ, Karas V, Hussey K, Pilz K, Fortier LA. Hyaluronic acid versus platelet-rich plasma: a prospective, double-blind randomized controlled trial comparing clinical outcomes and effects on intra-articular biology for the treatment of knee osteoarthritis. *Am J Sports Med.* 2017;45(2):339-346.

72. Cerza F, Carni S, Carcangiu A, et al. Comparison between hyaluronic acid and platelet-rich plasma, intra-articular infiltration in the treatment of gonarthrosis. *Am J Sports Med.* 2012;40(12):2822-2827.

73. Patel S, Dhillon MS, Aggarwal S, Marwaha N, Jain A. Treatment with platelet-rich plasma is more effective than placebo for knee osteoarthritis: a prospective, double-blind, randomized trial. *Am J Sports Med.* 2013;41(2):356-364.

74. Smith PA. Intra-articular autologous conditioned plasma injections provide safe and efficacious treatment for knee osteoarthritis: an FDA-sanctioned, randomized, double-blind, placebo-controlled clinical trial. *Am J Sports Med.* 2016;44(4):884-891.

第9章

保护膝关节面

BRYAN M. SALTZMAN, MD · DAVID R. CHRISTIAN,
BS · MICHAEL L. REDONDO, MA,
BS · BRIAN J. COLE, MD, MBA

引言

关节透明软骨在膝关节功能中起着不可或缺的作用。然而,软骨损伤原因尚不完全清楚;一旦损伤,由于自身供血不足,自发愈合的能力极低(图9.1,彩图9.1)。因此,患者疼痛、积液、机械症状、活动和生活质量下降以及进展为弥漫性骨关节炎(osteoarthritis, OA)的可能性仍然是一个令人担忧的问题[1,2]。在美国,每年进行30 000到100 000例软骨手术[3]。据报道每年发生率增长5%[4]。病变最常见于内侧间室,其次是髌股间室[5],理论上人群中的发病率约为12%[6,7]。

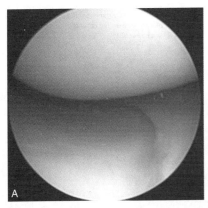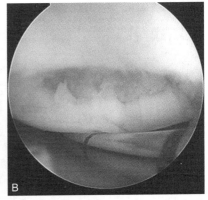

图9.1 关节软骨。(A)术中关节镜下显示健康、正常的股骨(上)和胫骨(下)膝关节软骨,以及半月板(右)。(B)国际软骨修复学会(ICRS)Ⅳ级股骨髁部局灶性软骨缺损

　　为试图保护膝关节的关节面,许多手术干预措施在过去几十年中得到了发展和改进。保守治疗方案最近更注重于可注射生物制剂,以刺激身体内自然因素,创造适合于愈合的关节内环境。修复性骨髓刺激技术(尤其是微骨折)可用于软骨缺损部位,以尝试在软骨下骨穿透后诱导纤维软骨修复组织形成[8,9]。相比之下,修复性软骨手术[镶嵌成形术、同种异体骨软骨移植/自体移植、微粒化幼年软骨移植、自体软骨细胞植入(autologous chondrocyte implantation, ACI)],用宿主或供体关节透明软骨替换原来缺陷部位。在过去的十年中,随着疼痛缓解、改变关节炎进展模式以及希望延迟或避免关节成形术等的不断努力,这些涌现出的新的选择引起了更多的关注[4]。

　　通常情况下,上述每种手术都有不同的应用标准。然而,对于软骨修复技术取得成功的长期临床结果,目前尚未达成统一的共识。本章节着重关注软骨结构的基础科学,并讨论了膝关节软骨的上述手术和非手术保守策略,并强调了表面软骨缺损治疗的未来研究方向。

软骨结构基础

　　软骨存在于人体的不同部位,分为三种不同类型:纤维软骨、弹性软骨和透明软骨。每种类型均具有独特的功能、结构和组成。透明软骨,也称为关节软骨,覆盖骨与骨之间的关节表面,提供支撑载荷的低摩擦界面。这种类型的软骨具有低细胞密度和低增殖活性,并且内部无血管,这使得其很难进行再生。

　　透明软骨主要由水、软骨细胞和细胞外基质(extracellular matrix, ECM)组成。作为透明软骨的主要成分,软骨细胞是具有低增殖活性的高分化细胞,其丰度较低,仅占软骨体积的 1%~5%;但其具有较高的代谢活性,并负责在 ECM 内维持体内平衡[10]。成熟软骨细胞缺乏细胞-细胞间的相互作用,并且其被细胞表面径向延伸的细胞外基质包围。软骨细胞的功能受周围环境的影响,包括关节内的压缩负荷等因素,这种现象称为机械传导[11]。ECM 由水和分子组成,包括胶原、蛋白聚糖和浅表区蛋白。水是关节软骨最大组成部分,占重量的 70%~80%,并通过其极性分子结构与细胞外组分相互作用,提供独特的生物力学特性[10]。

　　人体内有超过 28 种类型的胶原蛋白。Ⅱ型胶原是透明软骨内最常见的类型,约占其干重的 50%。Ⅱ型胶原也是 ECM 的主要组成部分。所有类型的胶原蛋白都有一个中央核心,主要由甘氨酸、脯氨酸和羟脯氨酸组成,并形成左手螺旋[12]。这些单独的螺旋进一步组装成右手三螺旋微纤维,通过端端融合和横向捆绑形成较大的纤维[12]。然后,这些胶原纤维根据其在透明软骨内的深度以相对于关节面的不同方向排列,并为组织提供硬度,使其承受重量。

关节软骨 ECM 还包含其他分子,其中最常见的是蛋白聚糖,由蛋白质核心和多糖[主要是糖胺聚糖(glycosaminoglycans,GAG)]垂直延伸组成。GAG 是由重复二糖单元组成的线性多糖。透明软骨中最常见的 GAG 为透明质酸、硫酸皮肤素、硫酸角质素、硫酸软骨素 6、硫酸软骨素 4[10]。透明质酸的独特之处在于它是最大的 GAG,不带负电荷,并且能够与软骨中的主要蛋白聚糖 – 聚集蛋白聚糖紧密结合。透明质酸和聚集蛋白聚糖之间的强结合形成较大的蛋白聚糖聚集体,ECM 中的固定负电荷导致软骨与滑液相互作用产生显著的渗透压[10]。最终结果是液体和肿胀的显著蓄积,称为 Donnan 效应;它与胶原结构共同作用,一起产生关节软骨的承重能力[13]。

关节液在维持关节软骨方面发挥重要作用。关节液由富含蛋白的血浆超滤液和透明质酸组成[10]。由于软骨是无血管的,在负重期间滑液负责通过简单的扩散和压缩 – 松弛循环为软骨提供营养。关节液中还含有一种称为"表浅区蛋白"的蛋白质或润滑素,存在于透明软骨表面,有助于润滑和促进关节运动[10]。此外,滑液通过增加其黏度来响应压力,从而提高承载能力。

关节软骨根据深度和组成分为 4 个结构区:浅表区、中间或过渡区、深部或径向区和钙化区[10]。软骨的最外层由光面层覆盖,该层是被认为是由滑液中蛋白蓄积产生的蛋白质层,是软骨的保护性低摩擦层[14]。紧接着深层的是软骨浅表区,它由平行于关节表面的胶原纤维和低浓度的蛋白聚糖紧密填充[10]。浅表区软骨细胞呈扁平状,并与关节面平行。它们产生的蛋白用于润滑关节表面,如润滑素等[10]。中间区占软骨厚度的 40%~60%,蛋白多糖浓度最高。这一区域细胞密度低,其最常见的 ECM 成分是Ⅱ型胶原,呈拱形排列[15]。此区域软骨细胞呈圆形,并产生大量Ⅱ型胶原和蛋白聚糖。深部区域的细胞密度低于浅表区或中间区,包含垂直于软骨下骨和关节面的Ⅱ型胶原[10]。最后,钙化区含有羟基磷灰石,是软骨和软骨下骨之间的过渡区[10]。

关节面损伤可继发于关节创伤，导致软骨破坏并造成局灶性软骨缺损。较深的软骨层，或可能是软骨下骨，暴露在外导致疼痛、僵硬和功能丧失。如果不给予治疗，由于周围软骨进一步退化，局灶性软骨缺损可能随时间进展为 OA。OA 是由软骨内的退行性变和异常重塑过程共同作用于重复性压力引起的。软骨的低增殖能力使这些过程几乎不可逆。ECM 的变化开始于浅表区，表现为侵蚀、裂隙和纤维化。胶原网络的破坏导致蛋白聚糖丢失，最终使其生物力学功能得到抑制。软骨 II 型胶原纤维的减小，而 I 型胶原比例的增加，意味着纤维软骨的形成。裂隙持续到软骨下骨暴露，这使得可以直接向骨施加作用力，最终导致重塑和增厚。在 OA 发展过程中，软骨细胞也经历了一系列变化，包括增殖和细胞外基质重塑[10]。最终，软骨细胞死亡并释放坏死因子，诱导周围软骨细胞凋亡，导致软骨结构进一步退行性病变，最终导致软骨下骨暴露。

骨科生物学注射

透明质酸

透明质酸（Hyaluronic acid, HA）虽然在人体中自然存在，但在关节软骨和滑液中却是特殊存在。随着 OA 的进展，滑液由低分子量的 HA 代替，导致其黏弹性降低。低分子量 HA 也与较高的疼痛水平密切相关。关节内注射 HA 多年来一直被用来治疗 OA，以补充 HA 的浓度和增加平均分子量。

关节腔内注射 HA 通常被认为是通过软骨保护机制来减轻 OA 症状[16]。在关节内，HA 与人类白细胞分化抗原 CD44 结合并抑制白介素（interleukin，IL）-1β 的表达，从而抑制对胶原具有分解代谢酶活性和破坏关节软骨的基质金属蛋白酶的合成。HA–CD44 结合还通过减少软骨细胞的凋亡增强软骨保护，从而促进软骨 ECM 合成并延缓退化。目前文献表明，与低分子量 HA 相比，高分子量 HA 在诱导这些软骨保护方面更有效[16]。此外，关节腔内注射 HA 可增加合成并抑制聚集蛋白聚糖的降解，从而减缓 OA 的进展。许多研究还表明，HA 除能降低 IL-1β 外，还通过降低 IL-8、IL-6、前列腺素 E2（prostaglandin-E2，PGE2）和肿瘤坏死因子 -α（tumor necrosis factor-α，TNF-α）的合成而发挥抗炎作用。一些研究表明，HA 通过增加滑膜液的黏度，增强关节表面的润滑和减震,从而形成一种机械作用机制[16]。也有极少研究报道,除了镇痛作用外,HA还能降低软骨下骨变化的程度。

目前文献表明,关节腔内注射HA呈现不同的结果。部分研究和荟萃分析报告显示,接受HA注射的OA患者疼痛和功能评分在统计学上显著改善,而其他研究表明HA治疗和安慰剂之间无差异。同样备受争议的是观察到的统计差异是否与临床相关,因为经常没有超过最小临床重要差异值(minimum clinically important difference, MCID)[17]。部分研究中讨论了高分子量HA与低分子量HA治疗OA的疗效,这些研究表明高分子量HA可改善疼痛减轻,而其他研究则未报告任何差异。虽然这些研究已经调查了短期效益,但最近的文献表明,接受低、中或高分子量HA患者接受膝关节手术或关节置换术的时间没有差异[18]。由于文献中报道的结果不一,目前美国骨科医师学会(American Academy of Orthopaedic Surgeons, AAOS)指南指出,尚不推荐使用关节腔内注射HA治疗OA。

富血小板血浆

富血小板血浆(platelet-rich plasma, PRP)是含有超生理水平血小板和血小板衍生生长因子的血浆,用作治疗症状性软骨缺损和OA的治疗方式。PRP由患者的静脉血制成,经离心以分离血小板、血浆和生长因子(图9.2,彩图9.2)。血小板产生的α颗粒含有许多生长因子,包括转化生长因子-β(transforming growth factor-β, TGF-β)、成纤维细胞生长因子(fibroblast growth factor, FGF)和血小板衍生生长因子(platelet-derived growth factor, PDGF)[19]。这些生长因子被发现与组织修复有关。因此,在理论上PRP注射能促进软骨再生。

最近的体外和体内研究表明,PRP通过诱导软骨再生和减少炎症发挥作用。在体外,用PRP处理的软骨细胞显示增殖能力增强和Ⅱ型胶原和GAG合成增加[20]。此外,体外研究显示PRP能抑制核因子-κB(nuclear factor-κB, NF-κB),后者是体内促炎和分解代谢细胞因子IL-1β和TNFα表达的转录因子[20]。在体内,PRP注射后12个月和24个月抽取的滑液样本显示有降低IL-1β和TNFα水平的趋势,尽管与用HA治疗相比差异无明显统计学意义[21]。

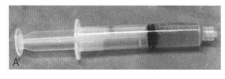
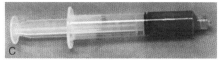
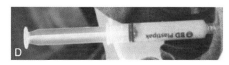
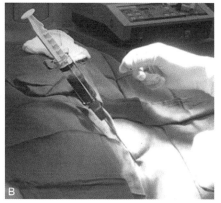

图 9.2 骨生物制剂注射。（A）10mL 注射器中含有从静脉血液样本中分离出来约 5mL 富血小板血浆（PRP）。（B）右髂嵴骨髓穿刺。（C）10mL 注射器中含有骨髓抽吸物（BMA）离心后制备的约 5mL 的骨髓抽吸浓缩物（BMAC）。（D）10mL 注射器中含有脂肪抽吸术期间采集约 8mL 的脂肪组织和脂肪来源的干细胞

现有的文献在 PRP 制备技术、血小板浓度、白细胞浓度、关节腔内注射量以及含有活化剂（如氯化钙）方面存在差异。治疗范围的血小板浓度被认为是生理水平的 2~6 倍[20]。最近对 6 项 I 级研究的系统性综述发现，与 HA 注射后 3~12 个月时相比，使用 PRP 治疗的 OA 患者临床结果和 WOMAC 评分显著改善[22]。很少有研究对过去 1 年的结果进行调查；但现有数据表明，PRP 注射后 1~2 年的临床结果有所下降[20]。然而，近年来的研究发现，理想的 PRP 制剂有助于最大化疗效的细微差别。一篇对白细胞富集和白细胞缺乏 PRP 之间差异的 9 项 I 级和 II 级研究的系统性综述发现，与 HA 或安慰剂相比，用白细胞缺乏的 PRP 治疗的 OA 患者有显著改善。这些数据支持需要对 PRP 制剂进行标准化，以最大限度地提高所有患者的疗效[23]。

骨髓来源干细胞

间充质干细胞（mesenchymal stem cells，MSC）由于其固有的再生潜能，在软骨修复中得到了广泛的应用。骨髓穿刺（bone marrow aspiration，BMA）已成为 MSC 获取的首选技术之一，但干细胞仅占骨髓中有核细胞的 0.001%~0.01%[24]。通常通过离心浓缩，产生高浓度 MSC 的骨髓穿刺浓缩液（bone marrow aspirate concentrate，BMAC）。浓缩后，将 BMAC 注射到目标关节中，作为单独治疗或外科手术的增强治疗。

除 MSC 外,骨髓中还含有高水平的生长因子和细胞因子,包括已知具有合成代谢和抗炎作用的血管内皮生长因子(vascular endothelial growth factor,VEGF)、PDGF、TGF-β 和骨形成蛋白 2 和 7(BMP-2、BMP-7)[25]。尽管 PRP 中含有这些相同的生长因子,但 BMAC 中的浓度明显更高[26]。这种生长因子的混合物在 BMAC 的软骨再生能力中起着多种作用。VEGF 和 PDGF 均能促进血管生成,增加软骨下骨和正常无血管软骨的血液供应,以促进再生[26]。TGF-β 和 BMP 均在间充质干细胞的软骨分化中起作用,进而合成 II 型胶原和 GAG[26]。总的来说,MSC 和伴随分子能均促进关节面的软骨再生。

关节腔内 BMAC 注射作为单独治疗和作为诸如骨软骨胶原支架等手术辅助增强治疗的结果都是有前景的。与髌股软骨损伤的基质诱导软骨细胞植入(matrix induced chondrocyte implantation,MACI)相比,两组均有显著改善,但 MACI 的结果在 1 至 2 年之间下降,而 BMAC 的结果则继续改善[27]。此外,BMAC 治疗的软骨损伤在 80% 的患者中显示完全覆盖[25]。当 BMAC 与胶原支架联合用于治疗软骨损伤时,修复后的病变通过磁共振成像(MRI)和组织学检查,显示出与周围透明软骨更好的组织相似性[25,28]。总的来说,现有的文献表明,用 MSC 治疗软骨损伤可以提供与单独治疗或联合治疗一样的良好结果。

脂肪间充质干细胞

脂肪组织也包含 MSC,被称为脂肪间充质干细胞(adipose-derived mesenchymal stem cells,ASC),这在 2001 年首次被描述[29]。这些细胞具有内胚层、中胚层和外胚层增殖潜能,使其成为辅助软骨修复的重要候选细胞。通过抽脂手术获得 ASC,然后纯化脂肪以分离干细胞。干细胞浓度通常明显高于 BMAC[29]。

与 PRP 和 BMAC 相似,ASC 已在体外和动物研究中证明具有抗炎和软骨保护特性[30,31]。但具体机制尚未阐明,其似乎通过炎症激活,部分通过前列腺素 E2(prostaglandin E2,PGE2)调节炎症和软骨重塑[30,31]。使用 ASC 治疗软骨缺损的初步结果在临床症状和病变表现方面都是有希望的。Jo 等人开展的第一项随机对照试验发现,OA 患者关节内 ASC 注射可提供显著的临床改善,并且通过 MRI 和二次关节镜检查观察到软骨再生[32]。随着其制备标准化,ASC 的剂量依赖性至关重要[33]。长期结局需进一步研究确定,但关节腔内 ASC 注射为症状性软骨损伤和 OA 提供了一种有前景的治疗途径。

骨髓刺激 / 微骨折

微骨折(microfracture, MFx)是治疗膝关节局灶性软骨损伤的常见外科手术(图 9.3,彩图 9.3)。该技术依赖于软骨下骨的骨髓刺激,继而招募 MSC 形成纤维软骨进行修复[34]。然而,MFx 手术疗效并不一致。无论创伤性还是退行性病变,MFx 手术的短期(<24 个月)临床效果均显示其对较小软骨损伤具有较高的有效性[35,36]。由 Mithoefer 等人进行的一项包含 3 122 例患者的系统研究表明,平均膝关节功能评分高于术前水平,MFx 手术的短期预后改善率为 75%~100%[37]。然而,作者也发现,MFx 的长期预后显示其持久性随时间推移而降低。术后 24 个月,47%~80% 的 MFx 患者相对于初期改善表现出功能下降。此外,67%~86% 的患者 24 个月后表现出长期改善率下降[37]。Steinwachs 等人的另一篇综述显示,老年患者和较大缺损(>2.5cm²)患者的长期临床预后甚至出现更早(术后 18 个月)下降[38]。

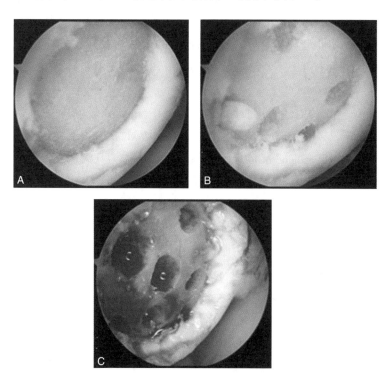

图 9.3 微骨折术。关节镜下右膝内侧股骨髁局灶性软骨缺损(A)行微创手术。(B)和(C)

高活动水平患者（如运动员）的长期结果也存在疑问。Gobbi 等人开展了一项对运动员的前瞻性研究，以测量 MFx 治疗后的改善情况[39]。结果显示，参与者术后 2 年时 Tegner 活动指数量表改善，但研究中 80% 的运动员在最终随访时均表现出体育活动逐渐减少[39]。两项接受 MFx 治疗的国家篮球协会（National Basketball Association, NBA）球员患者的研究显示，MFx 与每场比赛减少的分钟数、降低的运动员效率评价或每场比赛得分显著相关[40,41]。更重要的是，21% NBA 球员采用 MFx 治疗后未重返 NBA 赛场[40]。导致长期临床结果不佳的主要原因包括血栓稳定性不足，以及采用的纤维软骨不是治疗关节软骨缺损的理想替代物。因为相比之下，纤维软骨是柔软的，其承受剪切应力的能力较低，最终导致 MFx 技术使用寿命缩短以及临床结果不佳。

最近，在增强 MFx 策略方面有了新的创新。目前，增强 MFx 改善策略包括将胶原合成基质固定在钻取的软骨下骨上以作为外源性支架。通过 MFx 钻孔进入表面的 MSC 与胶原支架相互作用，增强了凝块稳定性和 MSC 黏附、聚集并分化为软骨细胞[42]。胶原支架作用是促进和维持软骨细胞表型和 II 型胶原合成，最终用再生的天然透明样软骨填充缺损[43]。这些 MFx 增强技术快速、单步骤、廉价，并利用潜在的自体来源进行软骨再生[44]。

与单一 MFx 相比，采用胶原支架增强 MFx 的研究显示其短期临床结局相同或更好[44~46]。作为全球范围内最广泛研究的胶原支架，自体基质诱导软骨形成（AMIC；ChondroGide）使用 III / I 型胶原作为其天然支架[42]。AMIC 随访 1 年和 2 年的短期结局证实与 MFx 同样有效[47]。Anders 等人开展了一项前瞻性随机对照研究，在这项研究中，研究人员对平均缺损尺寸为 3.4cm^2 的患者进行随机化并采用单一 MFx 或 AMIC 治疗。术后 1 年和 2 年分别对 30 例患者和 27 例患者的 48 个临床结局[改良 Cincinnati 和国际软骨修复学会（International Cartilage Restoration Society, ICRS）评分]进行了评价。对于两种技术，患者术后 1 年和 2 年时的临床结局均显著改善，显示两种技术之间无统计学差异[48]。然而，在消除 MFx 的两个主要缺陷方面（长期临床结局和成功治疗较大尺寸缺损的能力），AMIC 也表现良好。AMIC 的长期临床结局虽然证据很少，但仍有前景。一项对 47 名患者（平均缺损尺寸 3.6 ± 1.6cm^2）采用 MFx 或 AMIC 进行治疗的前瞻性随机对照研究表明，术后 2 年，所有人群临床结局均得到改善。然而，MFx 组表现出显著且进行性评分下降[49]。2年随访时，研究中仅 11%~22% 的患者膝关节功能异常；而在 5 年随访时，MFx 患者的百分比升高至 66%，而 AMIC 患者的百分比保持稳定，为 6%~7%[49]。此外，Schiavone 等人证实在较大关节软骨缺损中使用 AMIC 的未来前景良好[50]。该研究通过平均随访 7 年的平均缺损尺寸为 4.3cm²（范围：2.9~8cm²）的患者进行分析。结果表明，与术前评分与最终随访相比，平均国际膝关节评分委员会（international knee documentation committee，IKDCR）评分由 31.7（±8.9），显著改善至 80.6（±5.3）分，并且 Lysholm 检验结果提示显著改善。

使用 PRP 可进一步增强 MFx 和外源性支架性能。目前关于将 PRP 添加到胶原移植物以增强 MFx 手术疗效的结果了解甚少，但一些证据表明 PRP 可辅助从软骨下骨中募集 MSC[51]。BioCartilage（Arthrex Inc.，Naples，FL）是一种新型技术，它结合了脱水同种异体移植软骨 ECM 支架，并添加了 PRP[44]。ECM 由 II 型胶原、蛋白聚糖和软骨生长因子组成，它们是自体关节软骨的组成部分[44]。少数有关 BioCartilage 临床结果的同行评议研究是有效的，但在 Fortier 等人的一项研究中[43]，作者提出，术后 2、6 和 13 个月时通过关节镜检查，BioCartilage 治疗膝关节病变的 ICRS 修复评分显著高于单独使用 MFx 治疗的膝关节病变。此外，当进行组织学检查时，BioCartilage 修复缺损而形成的 II 型胶原明显优于对照组[43]。II 型胶原增加使得透明样软骨在缺损内再生，而这是修复的最佳选择[43]。

软骨细胞植入的适应证和预后

尽管上述技术可导致纤维软骨形成，其生物力学性能不如天然软骨，但以下软骨修复技术，无论是否用自体或供体关节软骨下骨，实际上是通过细胞植入或骨软骨移植来代替透明软骨[52]。这些技术包括一期（镶嵌成形术、骨软骨同种异体移植/自体移植、幼年软骨微粒移植）和二期（ACI）干预。也许并不意外，无论采用何种技术，那些年轻、活动更活跃、术前症状持续时间更短、既往软骨手术更少、没有韧带或半月板同时缺损，以及股骨内侧髁上较小的孤立性缺损，最有希望获得更好的结果[8]。在对这些通常较为复杂的患者进行评估时，骨科医生必须进行全面的病史和体格检查。并且有必要确定症状部位和持续时间、是否存在膝关节肿胀或不稳定以及患者的护理目标。半月板、韧带或机械轴的伴随病变必须以同步或分步方式进行处理，以便为软骨细胞植入手术提供良好的生物力学环境。

自体骨软骨移植

自体骨软骨移植,也称为骨软骨移植系统(osteoarticular transfer system, OATS),包括自体松质骨的全组织移植、正常软骨下骨和成熟透明关节软骨, 可立刻提供新的功能性软骨表面。这使得康复速度比 MFx 的纤维软骨成熟 过程或基于细胞成熟过程 ACI 更快[53]。该技术有利于治疗全层损伤。单 个、大的或多个较小的骨软骨组织(称为镶嵌成形术)从非负重区(即股骨 髁周围或股骨上外侧 / 上内侧滑车)移植到软骨缺损部位[54]。尽管自体骨 软骨移植在技术上很困难,但其持久性尤其是在高需求患者人群中的良好 预后,使其备受外科医生的欢迎[2]。总的来说,术后 17 年的临床预后结果 显示,90% 以上的软骨缺损面积在 $1 \sim 5cm^2$ 的患者有良好的效果[55]。然 而,并发症包括自体移植的供体 / 收获部位的疼痛和不适是一个值得关注的 问题[55]。

根据缺损的位置、大小、获得垂直入路的能力和外科医生的经验,病变 可以通过关节镜或开放技术进行治疗[2]。通过将采集工具垂直放置于软 骨表面,撞击 10mm 深度,然后拆除完整的插头来收集供体组织[56]。准备 受体部位,使用相应的受体核心采集器、刮匙和 / 或电动刨削器接受供体插 头,以获得稳定的垂直边距。以压配方式轻轻插入并压紧移植物,使其与 自体周围软骨齐平。采集的尺寸应限制在 $3 \sim 4cm^2$,避免供区并发症,并允 许供区表面重建[56]。自体骨软骨移植后,MRI 结果发现与临床结局相关 紧密的是缺损填充和修复组织结构,强调了重建过程的重要性[57]。虽然 $1 \sim 8cm^2$ 的骨软骨病变已经通过该技术治疗,但 $<2cm^2$ 的病变与更高的预后 相关[54]。

Hangody 和 Fules 报道了采用自体骨软骨镶嵌成形术治疗的 597 例股骨 髁和 76 例胫骨平台的结果[58]。在术后 10 年时,92% 股骨髁治疗的患者获 得了良好或极好的结果,87% 胫骨平台治疗患者获得了良好 / 极好的结果。 Solheim 等发现,在术后 $5 \sim 14$ 年之间的 73 名患者中,女性、40 岁以上、缺损 大小 $>3cm^2$ 的患者失败率较高[59]。Lynch 等人对 9 项研究(607 例患者)的 系统性综述证实症状改善显著,患者术后 6 个月时恢复运动以及病变 $<2cm^2$ 的效果更佳[60]。Pareek 等系统性综述了 10 项研究,共包括 610 例患者(平 均缺损尺寸 $2.6cm^2$),手术时平均年龄为 27 岁。在平均 10.2 年的长期随访

中, 72% 的患者显示了成功预后, 而再手术率为 19%。IKDC 和 Lysholm 评分显著改善, 尽管恢复运动率为 85%, 但 Tegner 评分在长期随访中没有改善。作者指出, 年龄增长、既往手术数量的增加以及缺损尺寸的增加与失败风险密切相关。

同种异体骨软骨移植

同种异体骨软骨移植可以用于治疗大面积($>2cm^2$)且无法使用 OATS 进行有效治疗的软骨损伤; 与 ACI 不同, 它可以进行一期手术(图 9.4, 彩图 9.4)。平片可用来确定大小以找到匹配的供体[61], 从而将尺寸匹配的软骨和软骨下骨移植到膝关节的骨软骨损伤部位。这为之前失败的软骨修复提供了一个很好的补救方案[61]。然而, 对同种异体骨软骨移植应用的担心仍然存在, 包括疾病传播的风险、移植可用性、技术难度、成本和尸体软骨细胞以及移植物吸收的长期生存性等[56, 62]。新鲜同种异体骨软骨细胞存活率最高, 理想的保存时间 <24 天[61, 63], 尽管冷冻同种异体骨显示出较低的疾病传播率, 但它们的生物学和生物力学性能却不如新鲜同种异体骨[64]。

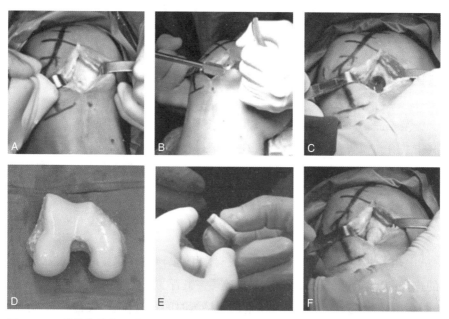

图 9.4　同种异体骨软骨移植。术中(A)右膝内侧股骨髁局灶性软骨缺损(B)扩孔切除(C)软骨缺损。然后准备(D)同种异体组织制备(E)骨软骨塞, 然后(F)植入以重建关节面

这项技术的优点包括一步式手术、可处理的大面积缺损、手术的修复能力以及对软骨下骨和表面透明软骨的修复[65]，并在年轻患者、正常或矫正对线不良、单极病变和症状持续时间 <1 年的缺损中成功率最高[66]。术前症状持续时间 <1 年的 25 岁以下患者在接受同种异体移植后恢复运动的比率高于同期患者[67]。其他缺点包括移植物与自然关节不匹配、疾病传播风险和移植物的可用性[65]。同种异体骨软骨移植结局的不良预后因素包括患者年龄 >50 岁、2 例以上既往手术、术前症状持续时间 >1 年、双极病变、肢体对线不良和患者薪酬状况[68~70]。同种异体骨软骨移植的一个主要局限性可能是髌股损伤，因为这种技术在膝关节的这个间室内没有取得很大的成功[71]。

Chahal 等[72]系统综述了 19 项包含 644 例膝关节的研究，平均随访 58个月，这些研究均进行了膝关节同种异体骨软骨移植。大部分移植物是新鲜的（61%），最常见的指征是创伤后损伤（38%）。近半数（46%）的患者同时进行手术，所有纳入研究的平均损伤尺寸为 6.3cm^2。总体失败率为 18%，但在中期随访中，结果总体良好，满意度高。研究人员也发现在患有单极病变和症状持续时间较短的年轻患者中，结局更好。De Caro 等人在他们的系统评价中发现同种异体骨软骨移植也取得了类似的成功，并得到总体良好效果，且临床评分改善，术后 5 年存活率为 89%，恢复运动的比率高[73]。尽管通常实现骨整合，但作者发现软骨整合很少或没有发生，尤其是冷冻移植骨。

Assenmacher 等人通过系统性综述长期结局的研究发现了相似的结果，其中共有 5 项研究的 291 名患者在所有临床结果得分上都有显著改善。术后 12.3 年时，平均失败率为 25%，其中 72% 的失败后选择关节置换。再次手术率为 36%，并且髌股病变与临床改善减少和再手术率增加相关。

自体软骨细胞移植

ACI 通过诱导透明样软骨的形成起作用，虽然它以前被认为是二线治疗的选择，但最近的证据表明，它作为对某些患者的主要干预措施是有必要的（图 9.5，彩图 9.5）[74]。对于手术前症状持续时间相对较短、大面积全层软骨缺损（>4cm^2）且无既往软骨手术史的年轻、活跃患者，ACI 可能是最合适选择[8,75]。对于软骨缺损面积较小或者没有累及软骨下骨的这类患者，ACI 也是理想选择。

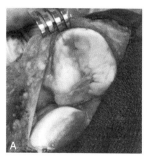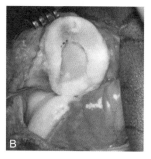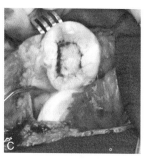

图 9.5　自体软骨细胞移植。术中（A）左侧髌骨软骨缺损，其中（B）软骨缺损清创和（C）自体软骨细胞移植治疗

ACI 自 1994 年首次应用治疗髌股部和胫股部局灶性软骨缺损以来，已取得了巨大进展[8,76]。越来越多的研究人员将骨膜覆盖、胶原膜覆盖和几种不同固定方式的三维支架结合起来，以容纳软骨细胞[8]。该手术需要两个阶段：首先，通过样本软骨活检采集自体软骨细胞，并在体外培养和扩增。软骨活检通常在股骨外侧髁的上外侧缘、股骨内侧髁的上内侧缘或髁间窝进行，并获得约 200～300mg 的组织[75]。通过标准的细胞培养方法可获得高达4 800 万个细胞[75]。其次，在 3～8 周后，将这些培养细胞植入病灶缺损部位。培养的软骨细胞通常是通过关节切开植入的，这方面的关节镜技术之前也已被描述过[77]。

第一代技术是将培养的软骨细胞植入带可吸收缝线和纤维蛋白胶的骨膜补片下进行的。第二代技术则采用 Ⅰ/Ⅲ 型胶原膜悬浮培养细胞。第三代技术是利用 ECM 软骨诱导 / 导电支架附着培养细胞，并在手术时进行植入[74]。在大约 50% 的病例研究中，用于容纳自体细胞的骨膜移植物已成为一种需要进行二次手术的来源，以更好的清除肥大组织[78]。髌股关节发生此类并发症的风险较高。该手术的不良反应包括关节僵硬和骨膜肥大，以及需要翻修[79]。与使用自体骨膜的第一代方法相比，使用 Ⅰ/Ⅲ 型可吸收胶原蛋白膜的第二代 ACI 已被证实症状性移植物肥大再手术率降低了 80%[80]。第三代 ACI 技术与前几代相比，简化了手术流程，并发症发生率低，移植质量好[81]。第二代和第三代 ACI 展示了比第一代技术更好的承重性能[82]。此外，利用基因标志物评分进行特征性的软骨细胞植入，可以更好地优化培养软骨组织的表型[83]。

尽管在短期和中期随访已证实 ACI 能够显著改善年轻、成人大面积（>4cm²）全层软骨缺损，但其长期病程的临床证据仍然匮乏。此外，

MRI 和组织学数据表明 ACI 技术几乎实现了软骨的完全修复。ACI 后与临床预后相关最强的 MRI 表现是移植物肥大和修复组织相关的信号表征[57]。

长期随访结果显示了 ACI 在术后长达 11 年的持久性[84]。针对评价 ACI 高级别证据的系统性综述指出，与 MFx 相比，ACI 有改善结局的趋势，但与自体骨软骨移植相比是否有差异尚无法得出结论。ACI 术后 24 个月活检显示结果良好[85]，但软骨修复时间及其临床相关性仍不明确。在髌股关节中，与单纯 ACI 相比，ACI 联合髌股关节截骨术在多个方面临床改善效果更为显著，但两者在总并发症率方面没有任何显著差异[86]。

Dibartola 等人[87] 对青少年膝关节 ACI 进行了系统评价，并对 115 例平均 16.2 岁、平均 5.3cm^2 的软骨缺损患者进行了 5 项研究。在术后平均 52.3 个月，所有研究报告临床预后指标均有改善，其中移植物肥大是最常见的并发症（7.0%），术前症状持续时间较短是影响预后的唯一可识别变量。Peterson 等人[88] 发表了 224 例第一代 ACI 患者术后 10～20 年的长期随访结果。报告称，92% 的患者对他们的结果感到满意，并且表示会再次进行手术。

碎软骨

碎软骨移植允许一期应用于自然软骨组织。该技术适用于治疗软骨缺损，且无明显骨丢失的情况[89]。透明软骨碎块通常与支架系统一起进行应用[62]。采用此项技术的适应证为：病变控制在 1～6cm^2 之间、BMI 低于 35kg/m^2、软骨缺损 3 级或以上和软骨下骨相对不水肿[90]。该技术治疗后最常见的副作用为关节僵硬和积液；对于再手术，最常见的则是移植物脱层和肥大[90]。

软骨自体移植系统（cartilage autograft implantation system，CAIS）包括：通过 CAIS 从膝关节非承重区域采集软骨，然后将碎软骨分散到共聚物泡沫支架上，再用纤维蛋白密封剂稳定，并用可吸收聚对二氧环己酮吻合钉缝合到缺陷部位[62]。虽然这项技术在组织学上和在大型动物研究中的成像显示出了较好的前景，但人体研究证实其有效性仍十分局限。相比之下，DeNovo NT 移植物（"天然组织移植物"，Zimmer Inc.，Warsaw，IN/ISTO Technologies Inc.，St. Louis，MO）包括来自青少年（<13 岁）供体的同种异体软骨组织，在手术时植入碎软骨，并用纤维蛋白胶粘合剂稳定[62]，不会激起任何免疫原性

反应[91],有效期约为 40 天[89]。

虽然临床资料有限,但仍有资料显示出在增加修复和增殖能力方面,其具有良好的临床和组织学结果[90]。Tompkins 等人[92]报道了使用 DeNovo 技术进行治疗的效果,这项研究针对髌骨内平均 $2.4 \pm 1.2cm^2$ 大小的缺损,平均术后随访 28 个月。结果显示,15 例移植物中 2 例因肥大需清创,MRI 显示平均填充率为 89%。Farr 等人证实,在 25 例接受新治疗的患者的免疫组化活检中,Ⅱ／Ⅰ 型胶原比例良好;在术后 2 年,该组无需再次手术[93]。然而,这项技术在软骨组织学和症状缓解方面的长期疗效仍有待观察。最后,为更好地审视这项技术和证实有希望的基础科学和动物研究发现,需要进一步开展深层次的人体研究。

手术干预的比较

与自体骨软骨移植相比,ACI 的临床反应较慢,这是在意料之中的;因为透明软骨与自体骨软骨移植相比,透明软骨的重建过程更为明显[8]。Mundi 等人[94]对 12 个随机试验进行了荟萃分析,共纳入 765 名患者,平均病变面积为 $3.9 \pm 1.3cm^2$。研究显示,在随访中期,骨髓刺激、ACI 和自体骨软骨移植在功能结局或疼痛方面没有显著差异,尽管这些技术在治疗上普遍显示具有疗效。

Harris 等人[8]对 ACI 与 MFx 或自体骨软骨移植的 Ⅰ级和 Ⅱ 级研究进行了系统性回顾。在 7 项研究中,有 3 项研究将 ACI 与 MFx 进行了比较,发现 ACI 在术后 1 ~ 3 年的临床结局更好,有 1 项研究证明了 MFx 在术后 2 年的临床结局更好,最后 3 项研究证明了这些干预在 1 ~ 5 年后没有差异。在这两种手术中,术前症状持续时间较短、术前手术次数较少的年轻患者表现出最好的结果。作者注意到术后 1.5 ~ 2 年 MFx 的临床结果开始下降。在比较 ACI 和自体骨软骨移植的研究中,虽然后者有更快的改善,但也发现了相当的短期临床结果。ACI 开放手术和所有关节镜手术的术后疗效相当,但开放手术、骨膜覆盖、第一代 ACI 后的并发症发生率较高。作者最终报告称,与 MFx 或自体骨软骨移植相比,采用 ACI 技术治疗尺寸 >4cm^2 的软骨缺损的临床疗效更好[8]。

系统综述表明,与 MFx 相比,自体骨软骨移植物具有较好的临床结果、较低的再手术率、较高的运动恢复率和运动功能维持好等优点。然而,在改善临床结局方面,与 ACI 没有差异,但后者在 10 年随访时具有较低的失败率[60]。

在一项对 44 项研究的系统性综述中,Krych 等人[53]对 2 549 名平均年龄为 35 岁的患者进行了评价,以评估运动人群软骨缺损的最佳软骨修复手术治疗方案。作者发现,在某种程度上重返体育运动的总体比例为 76%,但最大恢复率发生在自体骨软骨移植后(93%;术后平均 5.2 个月),其次是同种异体骨软骨移植(88%;平均 9.6 个月)、ACI(82%;平均 11.8 个月)和 MFx(58%;平均 9.1 个月)。然而,这些发现在患者年龄和使用自体移植治疗的缺损尺寸方面可能存在选择偏倚。

Schrock 等人[79]比较了 MFx、自体骨软骨移植和第一代和第二代 ACI 的功能结局和成本效益。他们发现这些技术都是有效的,并且在短期随访时都能改善功能结局评分,但第二代 ACI 对结局的改善在统计学上要大于其他技术。有趣的是,MFx 是最具成本效益的治疗方法,而第一代 ACI 则是成本效益最低的治疗方法。

未来方向

目前对治疗方案中的医疗成本和成本效益的关注可能会在未来的治疗方案研究和实施中发挥作用。美国食品药品监督管理局(Food and Drug Administration, FDA)在这一骨科领域施加的限制在某些方面使进一步的进展变得困难。显而易见的是,与多中心研究合作和治疗方案的标准化将进一步推动该领域的研究。此外,工程师、科学家和骨科医生之间的深入合作将继续帮助推动技术进步[95]。

为了更好地再生自体软骨和维持关节稳态,必须对上述软骨手术和其他骨科手术生物学技术的联合治疗进行更密切的评价。ACI 的其他方法,包括仍在不断发展完善的包含生长因子的基质 ACI,可以改善植入软骨细胞的生物支架并产生更接近自体软骨的 II 型胶原[75]。考虑到它们的细胞相容性和对干细胞行为的积极影响,包括软骨修复环境中的生长、分化、迁移和生存能力,研究也将不断努力,以生产三维 ECM 生物支架,如无细胞片材、分层支架、水凝胶和去细胞骨软骨移植物[96]。未来的研究还可能包括基因治疗以及利用生物因子抑制促炎细胞因子等[97]。

细胞来源(即骨髓 MSC、脐带细胞、胚胎干细胞和 ASC)的分离和上述软骨再生技术的使用将继续成为研究关注的热门[89]。在过去的十年中,羊膜制品在软骨修复中的应用越来越广泛。作为多能干细胞的来源,这项技术提供了一种高度组织化的胶原、抗纤维化和抗炎产品,当用作骨髓 MSC 的替代组织工程支架,或软骨细胞的输送,或者软骨细胞的分化或增殖时,这可能是有益的[98]。尽管如此,到目前为止还没有进行相关的人体研究。因为初步研究是在动物模型上开展的,并且都是进行的体外研究。随着这些羊膜制品的不断完善发展,其在软骨修复领域的临床应用也将越来越广泛。

结论

对骨科医生来说,膝关节孤立的、有症状的软骨或骨软骨缺损是一个具有挑战性的病理学难题。目前用于治疗这些软骨损伤的手术和非手术方法很多,这突出表明外科医生尚未得出究竟哪个优于其他同类的结论。为了更好地了解上述骨科生物学技术和外科手术的适当设置、应用机制和患者人群,有必要继续进行深入研究[99]。针对治疗方案的选择,良好的临床效果取决于适当的患者选择和适当的适应证[89]。每个患者的治疗方案应根据年龄、病变大小、患者活动和偏好以及治疗费用进行个体化制订[97]。

采用生物制剂联合注射可以减少炎症和关节黏度引起的症状。然而,疾病的治疗效果并不明显[89]。任何骨科生物学技术或软骨手术都不能完全替代真正透明软骨的固有结构和功能[89]。从手术角度来看,较小的软骨损伤($<2cm^2$)最好采用 MFx 或自体骨软骨移植进行治疗,后者在高需求患者中表现出更持久的临床结局。中等尺寸($2\sim4cm^2$)的损伤通常可通过 ACI 或自体骨软骨移植进行良好的治疗,而较大尺寸($>4cm^2$)的损伤有证据表明可使用 ACI 或同种异体骨软骨移植进行治疗[2]。

（冀全博　译　曾　晶　审）

参考文献

1. Alford JW, Cole BJ. Cartilage restoration, part 1: basic science, historical perspective, patient evaluation, and treatment options. *Am J Sports Med.* 2005;33:295–306.

2. Richter DL, Tanksley JA, Miller MD. Osteochondral autograft transplantation: a review of the surgical technique and outcomes. *Sports Med Arthrosc Rev.* 2016;24:74–78.

3. Montgomery SR, Foster BD, Ngo SS, et al. Trends in the surgical treatment of articular cartilage defects of the knee in the United States. *Knee Surg Sports Traumatol Arthrosc.* 2014;22(9):2070–2075.

4. McCormick F, Harris JD, Abrams GD, et al. Trends in the surgical treatment of articular cartilage lesions in the United States: an analysis of a large private-payer database over a period of 8 years. *Arthroscopy.* 2014;30(2):222–226.

5. Ciccotti MC, Kraeutler MJ, Austin LS, et al. The prevalence of articular cartilage changes in the knee joint in patients undergoing arthroscopy for meniscal pathology. *Arthroscopy.* 2012;28:1437–1444.

6. Aroen A, Loken S, Heir S, et al. Articular cartilage lesions in 993 consecutive knee arthroscopies. *Am J Sports Med.* 2004;32:211–215.

7. Basad E, Ishaque B, Bachmann G, Sturz H, Steinmeyer J. Matrix-induced autologous chondrocytes implantation versus microfracture in the treatment of cartilage defects of the knee: a 2-year randomized study. *Knee Surg Sports Traumatol Arthrosc.* 2010;18:519–527.

8. Harris JD, Siston RA, Pan X, Flanigan DC. Autologous chondrocyte implantation: a systematic review. *J Bone Joint Surg Am.* 2010;92:2220–2233.

9. Steadman JR, Rodkey WG, Briggs KK. Microfracture to treat full-thickness chondral defects: surgical technique, rehabilitation, and outcomes. *J Knee Surg.* 2002;15:170–176.

10. Camarero-Espinosa S, Rothen-Rutishauser B, Foster EJ, Weder C. Articular cartilage: from formation to tissue engineering. *Biomat Sci.* 2016;4:734–767.

11. Szafranski JD, Grodzinsky AJ, Burger E, Gaschen V, Hung HH, Hunziker EB. Mechanotransduction: effects of compression on deformation of intracellular organelles and relevance to cellular biosynthesis. *Osteoarthr Cartil.* 2004;12:937–946.

12. Eyre DR. Collagens and cartilage matrix homeostasis. *Clin Orthop Relat Res.* 2004;(suppl 427):S118–S122.

13. Cohen NP, Foster RJ, Mow VC. Composition and dynamics of articular cartilage: structure, function and maintaining healthy state. *J Orthop Sports Phys Ther.* 1998;28:203–215.

14. Thambyah A, Broom N. On how degeneration influences load-bearing in the cartilage–bone system: a microstructural and micromechanical study. *Osteoarthr Cartil.* 2007;15:1410–1423.

15. Hunziker EB, Michel M, Studer D. Ultrastructure of adult human articular cartilage matrix after cryotechnical processing. *Microsc Res Tech.* 1997;37(4):271–284.

16. Altman RD, Manjoo A, Fierlinger A, Niazi F, Nicholls M. The mechanism of action for hyaluronic acid treatment in the osteoarthritic knee: a systematic review. *BMC Musculoskelet Disord.* 2015;16:321–331.

17. O'Hanlon CE, Newberry SJ, Booth M, et al. Hyaluronic acid injection therapy for osteoarthritis of the knee: concordant efficacy and conflicting serious adverse events in two systematic reviews. *Syst Rev.* 2016;5:186–197.

18. Shewale AR, Barnes CL, Fischbach LA, Ounpraseuth ST, Painter JT, Martin BC. Comparison of low-, moderate-, and high-molecular-weight hyaluronic acid injec-

tions in delaying time to knee surgery. *J Arthroplasty.* 2017;32(10):2952–2957.

19. Abrams GD, Frank RM, Fortier LA, Cole BJ. Platelet-rich plasma for articular cartilage repair. *Sports Med Arthrosc Rev.* 2013;21:213–219.

20. Laver L, Marom N, Dnyanesh L, Mei-Dan O, Espregueira-Mendes J, Gobbi A. PRP for degenerative cartilage disease: a systematic review of clinical studies. *Cartilage.* 2017;8(4):341–364.

21. Cole BJ, Karas V, Hussey K, Merkow DB, Pilz KP, Fortier LA. Hyaluronic acid versus platelet-rich plasma: a prospective, double-blind randomized controlled trial comparing clinical outcomes and effects on intraarticular biology for the treatment of knee osteoarthritis. *Am J Sports Med.* 2017;45:339–346.

22. Meheux CJ, McCulloch PC, Lintner DM, Varner KE, Harris JD. Efficacy of intra-articular platelet-rich plasma injections in knee osteoarthritis: a systematic review. *Arthroscopy.* 2016;32:495–505.

23. Riboh JC, Saltzman BM, Yanke AB, Fortier L, Cole BJ. Effect of leukocyte concentration M on the efficacy of platelet-rich plasma in the treatment of knee osteoarthritis. *Am J Sports Med.* 2016;44:792–800.

24. Kasten P, Beyen I, Egermann M, et al. Instant stem cell therapy: characterization and concentration of human mesenchymal stem cells in vitro. *Eur Cells Mater.* 2008;16:47–55.

25. Chahla J, Dean CS, Moatshe G, Pascual-Garrido C, Cruz RS, LaPrade RF. Concentrated bone marrow aspirate for the treatment of chondral injuries and osteoarthritis of the knee: a systematic review of outcomes. *Ortho J Sports Med.* 2016;4:1–8.

26. Holton J, Imam M, Ward J, Snow M. The basic science of bone marrow aspirate concentrate in chondral injuries. *Orthop Rev.* 2016;8:80–84.

27. Gobbi A, Chaurasia S, Karnatzikos G, Nakamura N. Matrix-induced autologous chondrocyte implantation versus multipotent stem cells for the treatment of large patellofemoral chondral lesions: a nonrandomized prospective trial. *Cartilage.* 2015;6:82–97.

28. Krych AJ, Nawabi DH, Farshad-Amacker NA, et al. Bone marrow concentrate improves early cartilage phase maturationof a scaffold plug in the knee: a comparative magnetic resonance imaging analysis to platelet-rich plasma and control. *Am J Sports Med.* 2016;44:91–98.

29. Kasir R, Vernekar VN, Laurencin CT. Regenerative engineering of cartilage using adipose-derived stem cells. *Regen Eng Transl Med.* 2015;1:42–49.

30. ter Huurne M, Schelbergen R, Blattes R, et al. Anti-inflammatory and chondroprotective effects of intraarticular injection of adipose-derived stem cells in experimental osteoarthritis. *Arthritis Rheum.* 2012;64:3604–3613.

31. Manferdini C, Maumus M, Elena G, et al. Adipose-derived mesenchymal stem cells exert antiinflammatory effects on chondrocytes and synoviocytes from osteoarthritis patients through prostaglandin E2. *Arthritis Rheum.* 2013;65:1271–1281.

32. Jo CH, Lee YG, Shin WH, et al. Intra-articular injection of mesenchymal stem cells for the treatment of osteoarthritis of the knee: a proof-of-concept clinical trial. *Stem Cells.* 2014;32:1254–1266.

33. Pak J, Lee JH, Kartolo WA, Lee SH. Cartilage regeneration in human with adipose tissue-derived stem cells: current status in clinical implications. *BioMed Res Int.* 2016;5:192–200.

34. Case JM, Scopp JM. Treatment of articular cartilage defects of the knee with microfracture and enhanced microfracture techniques. *Sports Med Arthrosc*. 2016;24(2): 63–68. https://doi.org/10.1097/JSA.0000000000000113. PMID: 27135288.

35. Erggelet C, Vavken PJ. Microfracture for the treatment of cartilage defects in the knee joint—a golden standard?. *Clin Orthop Trauma*. 2016;7(3):145–152. https://doi.org/10.1016/j.jcot.2016.06.015. PMID: 27489408.

36. Falah M, Nierenberg G, Soudry M, Hayden M, Volpin G. Treatment of articular cartilage lesions of the knee. *Int Orthop*. 2010;34(5):621–630. https://doi.org/10.1007/s00264-010-0959-y. PMID: 20162416.

37. Mithoefer K, McAdams T, Williams RJ, Kreuz PC, Mandelbaum BR. Clinical efficacy of the microfracture technique for articular cartilage repair in the knee: an evidence-based systematic analysis. *Br Am J Sports Med*. 2009;37(10):2053–2063. https://doi.org/10.1177/0363546508328414. PMID: 19251676.

38. Steinwachs MR, Guggi T, Kreuz PC. Marrow stimulation techniques. *Injury*. April 2008;39(suppl 1):S26–S31. https://doi.org/10.1016/j.injury.2008.01.042. PMID:18313469.

39. Gobbi A, Nunag P, Malinowski K. Treatment of full thickness chondral lesions of the knee with microfracture in a group of athletes. *Knee Surg Sports Traumatol Arthrosc*. 2005;13(3):213–221. PMID:15146311.

40. Cerynik DL, Lewullis GE, Joves BC, Palmer MP, Tom JA. Outcomes of microfracture in professional basketball players. *Knee Surg Sports Traumatol Arthrosc*. 2009;17(9):1135–1139. https://doi.org/10.1007/s00167-009-0765-5. PMID:19296083.

41. Namdari S, Baldwin K, Anakwenze O, Park MJ, Huffman GR, Sennett BJ. Results and performance after microfracture in national basketball association athletes. *Am J Sports Med*. 2009;37(5):943–948. https://doi.org/10.1177/0363546508330150. PMID:19251677.

42. Lee YH, Suzer F, Thermann H. Autologous matrix-induced chondrogenesis in the knee: a review. *Cartilage*. 2014;5(3):145–153. https://doi.org/10.1177/1947603514529445. PMID: 26069694.

43. Fortier LA, Chapman HS, Pownder SL, et al. BioCartilage improves cartilage repair compared with microfracture alone in an equine model of full-thickness cartilage loss. *Am J Sports Med*. 2016;44(9):2366–2374. https://doi.org/10.1177/0363546516648644. PMID:27298478.

44. Abrams GD, Mall NA, Fortier LA, Roller BL, Cole BJ. BioCartilage: background and operative technique. *Operative Tech Sports Med*. 2013;21(2):116–124.

45. Gille J, Behrens P, Volpi P, et al. Outcome of autologous matrix induced chondrogenesis (AMIC) in cartilage knee surgery: data of the AMIC registry. *Arch Orthop Trauma Surg*. 2013;133(1):87–93. https://doi.org/10.1007/s00402-012-1621-5. PMID:23070222.

46. Kusano T, Jakob RP, Gautier E, Magnussen RA, Hoogewoud H, Jacobi M. Treatment of isolated chondral and osteochondral defects in the knee by autologous matrix-induced chondrogenesis (AMIC). *Knee Surg Sports Traumatol Arthrosc*. 2012;20(10):2109–2115. PMID: 22198419.

47. Siclari A, Mascaro G, Gentili C, Cancedda R, Boux E. A cell-free scaffold-based cartilage repair provides improved function hyaline-like repair at one year. *Clin Orthop Relat Res*. 2012;470(3):910–919. https://doi.org/10.1007/s11999-011-2107-4. PMID: 21965060.

48. Anders S, Volz M, Frick H, Gellissen J. A randomized, controlled trial comparing autologous matrix-induced chondrogenesis (AMIC®) to microfracture: analysis of 1- and 2-year follow-up data of 2 centers. *Open Orthop J*. 2013;7:133–143. https://doi.org/10.2174/187432500130 7010133. PMID: 23730377.

49. Volz M, Schaumburger J, Frick H, Grifka J, Anders S. A randomized controlled trial demonstrating sustained benefit of Autologous Matrix-Induced Chondrogenesis over microfrac-

ture at five years. *Int Orthop*. 2017;41(4):797–804. https://doi.org/10.1007/s00264-016-3391-0. PMID: 28108777.

50. Schiavone Panni A, Del Regno C, Mazzitelli G, D'Apolito R, Corona K, Vasso M. Good clinical results with autologous matrix-induced chondrogenesis (Amic) technique in large knee chondral defects. *Knee Surg Sports Traumatol Arthrosc*. 2017. https://doi.org/10.1007/s00167-017-4503-0. PMID: 28324152.

51. Patel S, Dhillon MS, Aggarwal S, Marwaha N, Jain A. Treatment with platelet-rich plasma is more effective than placebo for knee osteoarthritis: a prospective, double-blind, randomized trial. *Am J Sports Med*. 2013;41(2):356–364. https://doi.org/10.1177/0363546512471299. PMID: 23299850.

52. Bobic V, Noble J. Articular cartilage—to repair or not to repair. *J Bone Joint Surg Br*. 2000;82:165–166.

53. Krych AJ, Pareek A, King AH, Johnson NR, Stuart MJ, Williams III RJ. Return to sport after the surgical management of articular cartilage lesions in the knee: a meta-analysis. *Knee Surg Sports Traumatol Arthrosc*. 2017;25(10):3186–3196.

54. Pareek A, Reardon PJ, Maak TG, Levy BA, Stuart MJ, Krych AJ. Long-term outcomes after osteochondral autograft transfer: a systematic review at mean follow-up of 10.2 years. *Arthroscopy*. 2016;32(6):1174–1184.

55. Hangody L, Dobos J, Balo E, Panics G, Hangody LR, Berkes I. Clinical experiences with autologous osteochondral mosaicplasty in an athletic population: a 17-year prospective multicenter study. *Am J Sports Med*. 2010;38:1125–1133.

56. Brophy RH, Wojahn RD, Lamplot JD. Cartilage restoration techniques for the patellofemoral joint. *J Am Acad Orthop Surg*. 2017;25(5):321–329.

57. Blackman AJ, Smith MV, Flanigan DC, Matava MJ, Wright RW, Brophy RH. Correlation between magnetic resonance imaging and clinical outcomes after cartilage repair surgery in the knee: a systematic review and meta-analysis. *Am J Sports Med*. 2013;41(6):1426–1434.

58. Hangody L, Fules P. Autologous osteochondral mosaicplasty for the treatment of full-thickness defects of the weight-bearing joints: ten years of experimental and clinic experience. *J Bone Joint Surg Am*. 2003;85-A(suppl 2):25–32.

59. Solheim E, Hegna J, Oyen J, et al. Results at 10 to 14 years after osteochondral autografting (mosaicplasty) in articular cartilage defects in the knee. *Knee*. 2013;20:287–290.

60. Lynch TS, Patel RM, Benedick A, Amin NH, Jones MH, Miniaci A. Systematic review of autogenous osteochondral transplant outcomes. *Arthroscopy*. 2015;31(4): 746–754.

61. Zouzias IC, Bugbee WD. Osteochondral allograft transplantation in the knee. *Sports Med Arthrosc Rev*. 2016;24:79–84.

62. McCormick F, Yanke A, Provencher MT, Cole BJ. Minced articular cartilage—basic science, surgical technique, and clinical application. *Sports Med Arthrosc Rev*. 2008;16:217–220.

63. Williams SK, Amiel D, Ball ST, et al. Prolonged storage effects on the articular cartilage of fresh human osteochondral allografts. *J Bone Joint Surg Am*. 2003;85:2111–2120.

64. Allen RT, Robertson CM, Pennock AT, et al. Analysis of stored osteochondral allografts at the time of surgical implantation. *Am J Sports Med*. 2005;33:1479–1484.

65. Assenmacher AT, Pareek A, Reardon PJ, Macalena JA, Stuart MJ, Krych AJ. Long-term outcomes after osteochondral allograft: a systematic review at long-term follow-up of 12.3 years. *Arthroscopy*. 2016;32(10):2160–2168.

66. Chui K, Jeys L, Snow M. Knee salvage procedures: the indications, techniques and outcomes of large osteochondral allografts. *World J Orthop*. 2015;6(3):340–350.

67. Gudas R, Gudaite A, Pocius A, et al. Ten-year follow-up of a prospective, randomized clinical study of mo-

saic osteochondral autologous transplantation versus microfracture for the treatment of osteochondral defects in the knee joint of athletes. *Am J Sports Med.* 2012;40(11):2499–2508.

68. Gross AE, Shasha N, Aubin P. Long-term follow-up of the use of fresh osteochondral allografts for posttraumatic knee defects. *Clin Orthop Relat Res.* 2005;435:79–87.

69. Krych AJ, Robertson CM, Williams III RJ. Return to athletic activity after osteochondral allograft transplantation in the knee. *Am J Sports Med.* 2012;40:1053–1059.

70. Levy YD, Gortz S, Pulido PA, McCauley JC, Bugbee WD. Do fresh osteochondral allografts successfully treat femoral condyle lesions? *Clin Orthop Relat Res.* 2013;471:231–237.

71. Torga Spak R, Teitge RA. Fresh osteochondral allografts for patellofemoral arthritis: long-term followup. *Clin Orthop Relat Res.* 2006;444:193–200.

72. Chahal J, Gross AE, Gross C, et al. *Arthroscopy.* 2013;29(3):575–588.

73. De Caro F, Bisicchia S, Amendola A, Ding L. Large fresh osteochondral allografts of the knee: a systematic clinical and basic science review of the literature. *Arthroscopy.* 2015;31(4):757–765.

74. Welch T, Mandelbaum B, Minas T. Autologous chondrocyte implantation: past, present, and future. *Sports Med Arthrosc Rev.* 2016;24:85–91.

75. Gillogly SD, Wheeler KS. Autologous chondrocyte implantation with collagen membrane. *Sports Med Arthrosc Rev.* 2015;23:118–124.

76. Brittberg M, Lindahl A, Nilsson A, Ohlsson C, Isaksson O, Peterson L. Treatment of deep cartilage defects in the knee with autologous chondrocyte implantation. *N Engl J Med.* 1994;331:889–895.

77. Marcacci M, Kon E, Zaffagnini S, et al. Arthroscopic second-generation autologous chondrocyte implantation. *Knee Surg Sports Traumatol Arthrosc.* 2007;15:610–619.

78. Gillogly SD, Arnold R. Autologous chondrocyte implantation and anteromedialization for isolated patellar articular cartilage lesions: 5- to 11-year follow-up. *Am J Sports Med.* 2014;42:912–920.

79. Schrock JB, Kraeutler MJ, Houck DA, McQueen MB, McCarty EC. A cost-effectiveness analysis of surgical treatment modalities for chondral lesions of the knee. *Orthop J Sports Med.* 2017;5(5):2325967117704634.

80. Gomoll AH, Probst C, Farr J, et al. Use of a type I/III bilayer collagen membrane decreases reoperation rates for symptomatic hypertrophy after ACI. *Am J Sports Med.* 2009;37S:20–23.

81. Zhang C, Cai Y, Lin X. Autologous chondrocyte implantation: is it likely to become a savior of large-sized and full-thickness cartilage defect in young adult knee? *Knee Surg Sports Traumatol Arthrosc.* 2016;24:1643–1650.

82. Goyal D, Goyal A, Keyhani S, Lee EH, Hui JHP. Evidence-based status of second- and third-generation autologous chondrocyte implantation over first generation: a systematic review of level I and II studies. *Arthroscopy.* 2013;29(11):1872–1878.

83. Saris DB, Vanlauwe J, Victor J, et al. Characetrized chondrocyte implantation results in better structural repair when treating symptomatic cartilage defects of the knee in a randomized controlled trial versus microfracture. *Am J Sports Med.* 2008;36:235–246.

84. Peterson L, Brittberg M, Kiviranta I, Akerlund EL, Lindahl A. Autologous chondrocyte transplantation. Biomechanics and long-term durability. *Am J Sports Med.* 2002;30:2–12.

85. Gikas P, Morris T, Carrington R, Skinner J, Bentley G, Briggs T. A correlation between the timing of biopsy after autologous chondrocyte implantation and the histological appearance. *J Bone Joint Surg Br.* 2009;91:1172–1177.

86. Trinh TQ, Harris JD, Siston RA, Flanigan DC. Improved outcomes with combined autologous chondrocyte implantation and patellofemoral osteotomy versus isolated autologous chondrocyte implantation. *Arthroscopy.* 2013;29(3):566–574.

87. DiBartola AC, Wright BM, Magnussen RA, Flanigan DC. Clinical outcomes after autologous chondrocyte implantation in adolescents' knees: a systematic review. *Arthroscopy.* 2016;32(9):1905–1916.

88. Peterson L, Vasiliadis HS, Brittberg M, et al. Autologous chondrocyte implantation: a long-term follow-up. *Am J Sports Med.* 2010;38:1117–1124.

89. Yanke AB, Chubinskaya S. The state of cartilage regeneration: current and future technologies. *Curr Rev Musculoskelet Med.* 2015;8:1–8.

90. Riboh JC, Cole BJ, Farr J. Particulated articular cartilage for symptomatic chondral defects of the knee. *Curr Rev Musculoskelet Med.* 2015;8:429–435.

91. Adkisson HD, Martin JA, Amendola RL, et al. The potential of human allogeneic juvenile chondrocytes for restoration of articular cartilage. *Am J Sports Med.* 2010;38:1324–1333.

92. Tompkins M, Hamann JC, Diduch DR, et al. Preliminary results of a novel single-stage cartilage restoration technique: particulated juvenile articular cartilage allograft for chondral defects of the patella. *Arthroscopy.* 2013;29:1661–1670.

93. Farr J, Tabet SK, Margerrison E, Cole BJ. Clinical, radiographic, and histological outcomes after cartilage repair with particulated juvenile articular cartilage: a 2-year prospective study. *Am J Sports Med.* 2014;42(6):1417–1425.

94. Mundi R, Bedi A, Chow L, et al. Cartilage restoration of the knee: a systematic review and meta-analysis of level I studies. *Am J Sports Med.* 2015;44(7):1888–1895.

95. Zlotnicki JP, Geeslin AG, Murray IR, et al. Biologic treatments for sports injuries II think tank—current concepts, future research, and barriers to advancement, part 3: articular cartilage. *Orthop J Sports Med.* 2016;4(4):1–11.

96. Monibi FA, Cook JL. Tissue-derived extracellular matrix bioscaffolds: emerging applications in cartilage and meniscus repair. *Tissue Eng.* 2017;23(4):386–398.

97. Richter DL, Schenck RC, Wascher DC, Treme G. Knee articular cartilage repair and restoration techniques: a review of the literature. *Sports Health.* 2015;8(2):153–160.

98. Riboh JC, Saltzman BM, Yanke AB, Cole BJ. Human amniotic membrane-derived products in sports medicine: basic science, early results, and potential clinical applications. *Am J Sports Med.* 2016;44(9):2425–2434.

99. Anz AW, Hackel JG, Nilssen EC, Andrews JR. Application of biologics in the treatment of the rotator cuff, meniscus, cartilage, and osteoarthritis. *J Am Acad Orthop Surg.* 2014;22:68–79.

第10章

骨关节炎中的生物制剂

THIERRY PAUYO, MD, FRCSC · JAMES P. BRADLEY, MD

引言

骨关节炎（osteoarthritis, OA）的发展导致了一系列不可逆的退行性变化，影响了透明关节软骨。预计到 2020 年，北美和欧洲 20% 以上的成年人将受到影响[1,2]。患者群体的疾病负担不尽相同，轻则疼痛，重则会出现严重的功能限制。随着衰老人群中 OA 患病率的增加，超过三分之一的 60 岁以上成年人在影像图片中可以观察到关节炎的病症[3]。目前有一些非手术治疗方案在减轻疼痛和改善功能方面产生了好坏参半的效果，如局部或口服非甾体抗炎药（nonsteroidal anti-inflammatory drug, NSAID）、关节内类固醇注射或透明质酸注射（hyaluronic acid, HA）[1]。这些药物治疗针对的是分解代谢的细胞因子和炎症介质，它们是 OA 降解软骨、滑膜和骨骼的病理生理过程的组成部分[4]。尽管这些治疗方式在短期症状缓解中已被证明是有效的，但尚未证明它们能够阻止、预防或逆转疾病进展。当前有文献对生物制剂在 OA 中的作用进行了阐述，我们也将在下一节对这些文献进行全面评估，而这些内容将帮助医师了解如何适当利用新的治疗方案。

临床挑战

关节透明软骨由软骨细胞和细胞外基质（extracellar matrix, ECM）组成，主要包括 II 型胶原、蛋白聚糖和水。在 OA 病程进展过程中观察到了 II 型胶原的不可逆丢失，这是由于其微结构没有血管系统和神经支配导致的[5]。因此亟需新的治疗方案且能够超越目前的缓解治疗模式，并提供停止和可能逆转 OA 过程的机会。当前新的生物治疗方式已经出现,为减少炎症和细胞因子提供了替代过程,并可能逆转胶原和细胞群的丢失。这些新的生物治疗方案包括富血小板血浆(platelet-rich plasma, PRP)和干细胞,并表现出潜在再生特性和抗炎调节作用。

生物制剂

富血小板血浆

在过去的几年里,我们对 OA 病理生理学的理解已经达到顶峰,这激发了人们对生物辅助治疗疾病的兴趣。最近研究的能改变关节软骨降解的生物学因素主要集中在干细胞和 PRP 上。PRP 已被用于增强软组织的修复治疗,例如跟腱和肩袖的修复,也有用于治疗骨关节炎和软骨病理疾病[6,7]。PRP 提供了一种独特的治疗方式,因为它已被证明通过白细胞介素 1-β 和 TGF-β 等分子对炎症和愈合具有调节作用[8,9]。在过去十年中,PRP 的制备被大大简化,经常在临床环境中进行。

制备过程包括从静脉穿刺的患者身上抽取全血,然后通过离心将全血有效地浓缩出血小板。上清液含有高浓度的血小板(150 000 ~ 350 000),活化后释放出大量的生长因子。这一过程浓缩了生长因子和细胞因子调节剂,对应浓度达到生理水平以上,然后可用于注射到关节当中。理论上来说,大量的信号蛋白、生长因子和趋化因子可用于加强组织修复过程[10]。更具体地说,PRP 可调节炎症和血管病理,是细胞迁移、增殖和分化的前体[1,11]。

在成人关节中,软骨中的软骨细胞不具有分裂或增殖的能力,因此软骨细胞在损伤或死亡后无法再生[12]。软骨的再生取决于前体细胞向关节表面迁移的能力,以及在迁移之后是否能够分化为适当的 ECM 结构[1]。目前人们已经在滑膜、脂肪垫和软骨下骨等周围软组织中发现了前体细胞[13~15]。

结果

PRP 在临床治疗 OA 中的应用已被广泛研究并被证明在缓解疾病症状上是有效的。Kon 等人在一项研究中发现,115 位骨关节炎患者接受了三次关节内注射 PRP 之后的第 6 个月和第 12 个月的临床评分有所改善[16]。他们发现第 6 个月的时候症状缓解程度最大,在第 12 个月的时候症状明显改善,但有所降低。

在 Duif 等人的随机双盲试验中,58 位患者被随机分为关节内注射 PRP 组和对照组[17]。他们发现注射 PRP 组的患者在第 6 个月时疼痛和生活质量评估(SF-36)都有初步改善,但在第 12 个月时两组患者的结果相同。在中期随访中,Gobbi 等人对 119 位患者进行了前瞻性随机对照试验,这些患者要么接受一个周期的三次关节内注射 PRP,要么接受两个周期(间隔 1 年)的三次 PRP 注射[18]。他们发现在注射 PRP 后第 12 个月疼痛明显减轻、功能改善,并且通过每年重复的 PRP 治疗,他们还发现在 18 个月时症状持续改善。

此外,在 meta 分析的系统综述中,Campbell 等人证明关节内注射 PRP 治疗 OA 可缓解症状长达 12 个月[19]。此外,他们得出结论,早期膝关节 OA 患者应考虑注射 PRP[20]。虽然关节内注射 PRP 可以短期缓解症状和改善功能,但几乎没有证据表明 PRP 可以逆转骨关节炎和软骨退化。为了研究 PRP 是否具有超出炎症调节功能的其他作用,Sundman 等人对接受 PRP 或 HA 治疗的 OA 患者采集了他们膝关节的软组织进行分析,他们发现 PRP 对刺激内源性 HA 的产生和减少软骨分解代谢方面都有作用[21]。

还有一些其他证据也支持 PRP 作为关节内炎症反应的调节剂的作用。此外,最近的证据还发现,可以使用白细胞贫乏的 PRP 来降低因白细胞释放的细胞因子和蛋白酶所引起的破坏作用[22,23]。

干细胞

近些年出现了以干细胞为基础的治疗方法,旨在创造、替换、修复或改善病变组织[22]。干细胞的特征通常是未分化的细胞表现出自我更新的能力,也可以分化成特定的细胞类型;干细胞的这些特定类型使得组织可以通过修复来维持稳态[23]。诸如间充质干细胞(mesenchymal stem cell, MSC)这样的多能性干细胞,具有分化成特定细胞系的能力,被广泛应用于调节性研究[24,25]。MSC 已在自体和同种异体移植环境中被使用和植入。MSC 可从骨髓穿刺、滑膜、骨膜、脂肪组织和产后脐带中获得[26~30]。此外,MSC 是一种前体细胞,可以分化为软骨生成细胞、成骨细胞和成脂细胞,理论上可改善组织(如软骨)的内在再生和修复功能[31,32]。

MSC 被认为是通过细胞增殖、抗炎调节、抗凋亡和抗菌等特性来增强组织的修复性愈合和再生的[23]。MSC 的再生和抗炎特性促进了人们对新方法的研究,以期改变 OA 疾病的进展。

干细胞的使用作为治疗软骨损伤的方法,不论在基础科学还是在临床研究中,其应用范围都在增加[33]。基础科学研究表明,干细胞可以通过支架植入或直接关节内注射有效地输送到膝软骨。Fortier 等人的马模型中显示,将从骨髓浓缩物提取出干细胞注入关节内,其在膝关节软骨再生方面的效果比微骨折再生更要好[34]。

在临床环境中,Wong 等人研究自体骨髓来源的骨髓间 MSC 在高位胫骨截骨和微骨折膝关节 OA 中的作用。在随机对照试验中他们调查了 58 位患者,其中 28 位患者在术后 3 周接受了 MSC 的治疗。他们发现用 MSC 治疗的患者在第 2 年时的临床评分和第 1 年时的愈合成像评分均有改善[35]。在另一项评估 MSC 在 OA 中作用的研究中,Koh 等人对 30 名老年患者进行了关节内注射 MSC[36]。他们发现,在治疗后第 12 个月和第 2 年时,所有临床结果指标都有显著改善。另一项随机对照试验以对保守治疗无反应的 OA 患者为对象,研究了关节内注射同种异体干细胞的使用情况[37]。他们发现,在第 12 个月时,MSC 治疗患者的疼痛评分和功能预后评分都要优于对照组。最后,Saw 等人在一项随机对照试验中研究了自体血源性干细胞对软骨的再生特性[38]。在 2 年的随访中他们发现,关节内干细胞和 HA 联合注射可提高软骨再生的成像评分。

人们也对关节内注射干细胞的安全性进行了很好地研究。Hendrich 等人对 101 例患者进行了自体骨髓干细胞关节内注射,未发现并发症或细胞的恶性转化[39]。人们在 MSC 的长期培养中观察到了干细胞的恶性转化,但是在短期培养体系中证明是不存在肿瘤的[40,41]。Centeno 等人发现,向膝关节内注射有限代数培养的 MSC,在第 15 个月时未发现有肿瘤发生。

骨形态发生蛋白

另一个被广泛研究的生物制剂是骨形态发生蛋白 –7(bone morphogenic protein–7,BMP–7)。理论上来说,BMP–7 的合成代谢对软骨合成和 ECM 成分会产生影响,同时也会抑制白细胞介素 –1(interleukin–1,IL–1)等分解代谢分子,因此人们对其进行了科学研究[42,43]。通过与对照组的比较,Badlani 等人发现,家兔前交叉韧带(anteriror cruciate ligament,ACL)损伤的膝关节中软骨降解较少。在双盲多中心对照试验中,Hunter 等人评估了四组膝关节 OA 患者,发现疼痛有剂量依赖性改善的趋势。

结论

在治疗膝关节骨性关节炎中使用生物制剂,是应对全球日益严重的公共卫生问题的一种前所未有的方法。尽管该领域的研究尚处于起步阶段,但结果显示白细胞贫乏的 PRP 和 MSC 在短期内可缓解 OA 引起的疼痛并改善功能。由此看来,一些研究工作证实了生物制剂正产生软骨修复的早期迹象;然而,需要更多的研究来获得一个明确的答案。医生应熟悉当前的文献,以便在治疗 OA 时为患者使用生物制剂提供最佳的建议。

（冀全博　译　柴　伟　审）

参考文献

1. Andia I, Abate M. Knee osteoarthritis: hyaluronic acid, platelet-rich plasma or both in association? *Expert Opin Biol Ther*. 2014;14(5):635–649.

2. Divine JG, Zazulak BT, Hewett TE. Viscosupplementation for knee osteoarthritis: a systematic review. *Clin Orthop Relat Res*. 2007;455:113–122.

3. Dillon CF, Rasch EK, Gu Q, Hirsch R. Prevalence of knee osteoarthritis in the United States: arthritis data from the third National Health and Nutrition Examination Survey 1991-94. *J Rheumatol*. 2006;33(11):2271–2279.

4. de Rezende MU, de Campos GC, Pailo AF. Current concepts in osteoarthritis. *Acta Ortop Bras*. 2013;21(2):120–122.

5. Aigner T, Kim HA. Apoptosis and cellular vitality: issues in osteoarthritic cartilage degeneration. *Arthritis Rheum*. 2002;46(8):1986–1996.

6. Warth RJ, Dornan GJ, James EW, Horan MP, Millett PJ. Clinical and structural outcomes after arthroscopic repair of full-thickness rotator cuff tears with and without platelet-rich product supplementation: a meta-analysis and meta-regression. *Arthroscopy*. 2015;31(2):306–320.

7. Cai YZ, Zhang C, Lin XJ. Efficacy of platelet-rich plasma in arthroscopic repair of full-thickness rotator cuff tears: a meta-analysis. *J Shoulder Elbow Surg*. 2015;24(12):1852–1859.

8. Namazi H. Rotator cuff repair healing influenced by platelet-rich plasma construct augmentation: a novel molecular mechanism. *Arthroscopy*. 2011;27(11):1456; author reply 1456–1457.

9. Randelli P, Randelli F, Ragone V, et al. Regenerative medicine in rotator cuff injuries. *Biomed Res Int*. 2014;2014:129515.

10. Andia I, Abate M. Platelet-rich plasma: underlying biology and clinical correlates. *Regen Med*. 2013;8(5):645–658.

11. Andia I, Maffulli N. Platelet-rich plasma for managing pain and inflammation in osteoarthritis. *Nat Rev Rheumatol*. 2013;9(12):721–730.

12. Loeser RF. Aging and osteoarthritis: the role of chondrocyte senescence and aging changes in the cartilage matrix. *Osteoarthritis Cartilage*. 2009;17(8):971–979.

13. Karystinou A, Dell'Accio F, Kurth TB, et al. Distinct mesenchymal progenitor cell subsets in the adult human synovium. *Rheumatology (Oxford, England)*. 2009;48(9):1057–1064.

14. Manferdini C, Maumus M, Gabusi E, et al. Adipose-derived mesenchymal stem cells exert antiinflammatory effects on chondrocytes and synoviocytes from osteoarthritis patients through prostaglandin E2. *Arthritis Rheum*. 2013;65(5):1271–1281.

15. de Vries-van Melle ML, Narcisi R, Kops N, et al. Chondrogenesis of mesenchymal stem cells in an osteochondral environment is mediated by the subchondral bone. *Tissue Eng Part A*. 2014;20(1–2):23–33.

16. Kon E, Buda R, Filardo G, et al. Platelet-rich plasma: intra-articular knee injections produced favorable results on degenerative cartilage lesions. *Knee Surg Sports Traumatol Arthrosc*. 2010;18(4):472–479.

17. Duif C, Vogel T, Topcuoglu F, Spyrou G, von Schulze Pellengahr C, Lahner M. Does intraoperative application of leukocyte-poor platelet-rich plasma during arthroscopy for knee degeneration affect postoperative pain, function and quality of life? A 12-month randomized controlled double-blind trial. *Arch Orthop Trauma Surg*. 2015;135(7):971–977.

18. Gobbi A, Lad D, Karnatzikos G. The effects of repeated intra-articular PRP injections on clinical outcomes of early osteoarthritis of the knee. *Knee Surg Sports Traumatol Arthrosc*. 2015;23(8):2170–2177.

19. Campbell KA, Saltzman BM, Mascarenhas R, et al. Does intra-articular platelet-rich plasma injection provide clinically superior outcomes compared with other therapies in the treatment of knee osteoarthritis? A systematic review of overlapping meta-analyses. *Arthroscopy*. 2015;31(11):2213–2221.

20. Campbell KA, Erickson BJ, Saltzman BM, et al. Is local viscosupplementation injection clinically superior to other therapies in the treatment of osteoarthritis of the knee: a systematic review of overlapping meta-analyses. *Arthroscopy*. 2015;31(10):2036–2045.e2014.

21. Sundman EA, Cole BJ, Karas V, et al. The anti-inflammatory and matrix restorative mechanisms of platelet-rich plasma in osteoarthritis. *Am J Sports Med*. 2014;42(1):35–41.

22. Hogan MV, Walker GN, Cui LR, Fu FH, Huard J. The role of stem cells and tissue engineering in orthopaedic sports medicine: current evidence and future directions. *Arthroscopy*. 2015;31(5):1017–1021.

23. DeLong JM, Bradley J. *The Current State of Stem Cell Thera-*

pies in Sports Medicine, Operative Techniques in Orthopedic. Elsevier; 2016.

24. Fortier LA. Stem cells: classifications, controversies, and clinical applications. *Vet Surg.* 2005;34(5):415–423.

25. Wei X, Yang X, Han ZP, Qu FF, Shao L, Shi YF. Mesenchymal stem cells: a new trend for cell therapy. *Acta Pharmacol Sin.* 2013;34(6):747–754.

26. Filardo G, Madry H, Jelic M, Roffi A, Cucchiarini M, Kon E. Mesenchymal stem cells for the treatment of cartilage lesions: from preclinical findings to clinical application in orthopaedics. *Knee Surg Sports Traumatol Arthrosc.* 2013;21(8):1717–1729.

27. Veronesi F, Giavaresi G, Tschon M, Borsari V, Nicoli Aldini N, Fini M. Clinical use of bone marrow, bone marrow concentrate, and expanded bone marrow mesenchymal stem cells in cartilage disease. *Stem Cells Dev.* 2013;22(2):181–192.

28. Wolfstadt JI, Cole BJ, Ogilvie-Harris DJ, Viswanathan S, Chahal J. Current concepts: the role of mesenchymal stem cells in the management of knee osteoarthritis. *Sports Health.* 2015;7(1):38–44.

29. Pastides P, Chimutengwende-Gordon M, Maffulli N, Khan W. Stem cell therapy for human cartilage defects: a systematic review. *Osteoarthritis Cartilage.* 2013;21(5):646–654.

30. Yoshiya S, Dhawan A. Cartilage repair techniques in the knee: stem cell therapies. *Curr Rev Musculoskelet Med.* 2015;8(4):457–466.

31. Caplan AI. Adult mesenchymal stem cells: when, where, and how. *Stem Cells Int.* 2015;2015:628767.

32. De Ugarte DA, Morizono K, Elbarbary A, et al. Comparison of multi-lineage cells from human adipose tissue and bone marrow. *Cells Tissues Organs.* 2003;174(3):101–109.

33. Anderson JA, Little D, Toth AP, et al. Stem cell therapies for knee cartilage repair: the current status of preclinical and clinical studies. *Am J Sports Med.* 2014;42(9):2253–2261.

34. Fortier LA, Potter HG, Rickey EJ, et al. Concentrated bone marrow aspirate improves full-thickness cartilage repair compared with microfracture in the equine model. *J Bone Joint Surg Am.* 2010;92(10):1927–1937.

35. Wong KL, Lee KB, Tai BC, Law P, Lee EH, Hui JH. Injectable cultured bone marrow-derived mesenchymal stem cells in varus knees with cartilage defects undergoing high tibial osteotomy: a prospective, randomized controlled clinical trial with 2 years' follow-up. *Arthroscopy.* 2013;29(12):2020–2028.

36. Koh YG, Choi YJ, Kwon SK, Kim YS, Yeo JE. Clinical results and second-look arthroscopic findings after treatment with adipose-derived stem cells for knee osteoarthritis. *Knee Surg Sports Traumatol Arthrosc.* 2015;23(5):1308–1316.

37. Vega A, Martin-Ferrero MA, Del Canto F, et al. Treatment of knee osteoarthritis with allogeneic bone marrow mesenchymal stem cells: a randomized controlled trial. *Transplantation.* 2015;99(8):1681–1690.

38. Saw KY, Anz A, Siew-Yoke Jee C, et al. Articular cartilage regeneration with autologous peripheral blood stem cells versus hyaluronic acid: a randomized controlled trial. *Arthroscopy.* 2013;29(4):684–694.

39. Hendrich C, Franz E, Waertel G, Krebs R, Jager M. Safety of autologous bone marrow aspiration concentrate transplantation: initial experiences in 101 patients. *Orthop Rev.* 2009;1(2):e32.

40. Tolar J, Nauta AJ, Osborn MJ, et al. Sarcoma derived from cultured mesenchymal stem cells. *Stem Cells (Dayton, Ohio).* 2007;25(2):371–379.

41. Centeno CJ, Schultz JR, Cheever M, et al. Safety and complications reporting update on the re-implantation of culture-expanded mesenchymal stem cells using autologous platelet lysate technique. *Curr Stem Cell Res Ther.* 2011;6(4):368–378.

42. Badlani N, Oshima Y, Healey R, Coutts R, Amiel D. Use of bone morphogenic protein-7 as a treatment for osteoarthritis. *Clin Orthop Relat Res.* 2009;467(12):3221–3229.

43. Fibel KH, Hillstrom HJ, Halpern BC. State-of-the-art management of knee osteoarthritis. *World J Clin Cases.* 2015;3(2):89–101.

第11章

骨科手术中的生物制剂：膝关节韧带重建

KATHERINE COYNER, MD·JAMIE FRIEDMAN,
MD·COLIN PAVANO, BA

膝关节解剖与生物力学

膝关节是人体最大、最复杂的关节。提供关节稳定性的膝关节韧带尤其容易受伤。膝关节由两个骨关节组成，一个位于股骨和胫骨之间，形成胫股关节，另一个位于髌骨和股骨之间，形成髌股关节。膝关节韧带的主要功能是控制正常的运动，稳定膝关节，防止可能损害关节表面的异常位移和旋转。膝关节韧带是最重要的静态稳定剂，由胶原、弹性纤维和网状纤维组成。平行的胶原纤维束使韧带能够承受轴向拉伸。

韧带-骨界面分为四个区域：①韧带物质；②纤维软骨基质；③矿化纤维软骨；④骨[1]。该成分旨在通过逐渐地在骨韧带界面上分散应力来减少失败的可能性。

图 11.1 为 Cabaud 所示前交叉韧带（anterior cruciate ligament, ACL）拉伸破坏的载荷-伸长曲线[2]。如图说明了韧带抵抗拉伸载荷的能力。当更多的负荷作用于膝关节时，韧带纤维变直，韧带拉长。曲线的斜率表示韧带的刚度，而曲线下的面积表示韧带吸收的能量。图中标记为"临床试验"的初始部分表示在对膝盖进行临床检查时可能引起的僵硬程度。图的第二部分"生理负荷"是负荷与关节位移的近似线性关系，其特征是韧带的弹性变形。屈服点代表负荷点，超过这个点就会发生韧带损伤，随后载荷急剧下降，表示韧带功能的失效。

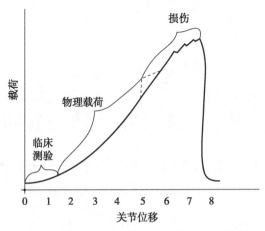

图 11.1　前交叉韧带拉伸破坏的载荷 – 伸长曲线

交叉韧带

交叉韧带由高度组织化的胶原基质组成,约占干重的四分之三。大部分胶原为Ⅰ型(90%),其余为Ⅲ型(10%)[3]。交叉韧带因其附着在胫骨上而得名,对膝关节功能至关重要[4~7]。它们起到稳定膝关节和防止股骨胫骨前后移位的作用。许多感官末梢也存在本体感觉功能。他们的大部分血液供应来自膝关节中动脉。

前交叉韧带起源于股骨后外侧髁的内表面,向前、远端和内侧延伸至胫骨止点。胫骨止点位于髁间窝胫骨内侧胫骨嵴前外侧,是一个宽的凹陷区域。韧带的平均长度为38mm,平均宽度为11mm[8]。前交叉韧带是胫骨前移的主要静态稳定器。生物力学测试表明,前交叉韧带在30度弯曲时提供了平均87.2%的前移约束力,在90度弯曲时提供了85.1%的前平移约束力[9]。前交叉韧带由两个束组成,前内侧束在屈膝时是紧的,后外侧束在伸膝时是紧的[10]。前交叉韧带抵抗内旋的作用较小。前交叉韧带的最大拉伸强度约为1 725±270N[11]。

后交叉韧带(posterior cruciate ligament, PCL)起源于股骨髁间槽口后内侧髁外侧表面,向远端延伸,在凹陷处附着于胫骨,位于胫骨关节内表面后,向远端延伸1cm。PCL的平均长度为38mm,平均宽度为13mm[8,12]。PCL被认为是膝关节的主要稳定器,因为它位于关节旋转的中心轴附近,强度几乎是前交叉韧带的两倍[7,12~15]。已证明PCL大约提供了95%的抑制作用来抑制胫骨在股骨上的后平移运动[9]。PCL由前外侧束和后内侧束组成。前外侧束是 PCL 的主要组成部分，在膝关节弯曲时拉紧，而后内侧束较小，在膝关节伸展时拉紧[16]。PCL 的损伤不如前交叉韧带的损伤常见，通常是因为过度伸展或弯曲膝关节前撞击所致。其中 90% 的病例与慢性 PCL 损伤有关[13]。

侧副韧带

内侧副韧带（MCL 或胫骨副韧带）将股骨内侧上髁与胫骨内侧相连，特别是在外翻膝关节时，可以稳定膝关节。MCL 由浅部和深部组成。如 Brantigan 和 Vossell 所述[17]，表面 MCL 由平行和倾斜部分组成。前平行纤维起源于股骨内上髁沟，由向远端延伸并插入胫骨内表面的垂直定向纤维组成。插入深度平均比胫骨关节面低 4.6cm，刚好在鹅足后。MCL 的后斜韧带和深层纤维从内侧上髁穿出，混合形成膝关节后内侧关节囊。浅层 MCL 的功能主要是抑制外翻应力，抑制胫骨外旋，以及对前交叉韧带缺损造成膝关节胫骨前移产生微弱抑制[18,19]。浅层 MCL 的平行纤维可以从完全伸展到 90° 弯曲，但在屈曲 45°~90° 时张力最大。深部 MCL 从股骨延伸至半月板和胫骨周缘的中段。在前面，深部的 MCL 与浅部的 MCL 被关节囊隔开，但在后面这些层混合在一起。深部 MCL 还起到较弱的二次稳定作用以对抗外翻应力。

外侧副韧带（LCL 或腓侧副韧带）在膝内翻应力时起到约束作用。LCL 起源于股骨外上髁，位于腓肠肌起源的正前方和远端。它在外侧支持带的下方插入腓骨头，在那里它与股二头肌的插入点融合。在生物力学研究中，LCL 在屈膝 5° 时提供 55% 的内翻约束力，在屈膝 25° 时提供 69% 的约束。当膝关节弯曲时，来自后外侧囊的内翻阻力降低，导致 LCL 对总内翻的抑制增加[20]。

其他韧带

膝关节的另一个重要韧带是内侧髌股韧带（medial patellofemoral ligament，MPFL），用于稳定髌骨。MPFL 连接髌骨内侧边界和股骨，防止髌骨的外侧移位。在前方，膝关节的横韧带（或前中间韧带）连接内侧和外侧半月板的前边缘。横韧带可防止膝关节伸展时两个半月板的前移。总的来说，后外侧角（posterolateral corner，PLC）也在膝关节稳定性中起重要作用。保持 PCL 的静态稳定的结构包括 LCL、腘肌腱和腘腓韧带[21]。PLC 的主要功能是抵抗内翻力以及胫骨后外侧旋转，特别是当交叉韧带受损时。十字韧带撕裂通常伴随着 PLC 损伤，因为二者都是膝关节的强大稳定器。

前交叉韧带重建的移植选择

随着前交叉韧带重建手术越来越普及,移植物的选择也扩大到包括传统的自体移植和同种异体移植以及合成移植和异种移植。自体移植指患者自身组织的使用,包括肌腱、髌骨和股四头肌肌腱。同种异体移植物是来自尸体的捐赠组织,除了跟腱和胫骨前 / 后肌腱外,还包括肌腱、髌骨和股四头肌肌腱。合成移植物可能由各种材料组成,如 Gore-Tex、聚丙烯等,是一种不太受欢迎的选择,但在前交叉韧带重建中是一个有发展前景的研究领域。最后,异种移植物是在不同物种(而不是人体尸体供体)中发现的可以使用的相似结构。在为患者选择合适的移植物时,应考虑了许多因素,包括患者的年龄、活动水平和并发症。

肌腱自体移植

肌腱自体移植常采用从患者胫骨端可见的同侧半腱肌腱和 / 或股薄肌腱[22]。股肌腱移植通常通过同一切口进行,外科医生通过该切口钻入胫骨髓腔进行前交叉韧带重建,从而降低供体部位的发病率并改善外观。在 Gupta 等人的一项研究中[23],接受腘绳肌移植的患者术后 6 小时内的疼痛比接受骨 – 髌腱 – 骨(bone patellar tendon bone, BPTB)自体移植治疗的患者要少。然而,术后 6~48 小时,肌腱或 BPTB 自体移植的患者在视觉模拟量表上表现出相似的疼痛。腘绳肌腱与其他自体移植物如 BPTB 自体移植物相比,术后长期疼痛较少[24-31]。一项 meta 分析显示,髌腱组有 17.4% 的跪痛,而肌腱组有 11.5% 的跪痛[4]。大量的研究比较了不同类型移植体的强度。Hamner 等人[32]在生物力学分析中解释四股腘绳肌腱移植比髌骨肌腱移植具有更大的强度和刚度(四股肌腱拉伸载荷 4 090N;刚度 776N/m)。

肌腱自体移植的缺点包括术后肌腱酸痛和膝关节弯曲减弱。在较大的弯曲角度下,膝关节弯曲受限更为显著[33]。Aune 等人[26]发现这种膝关节屈曲缺陷在 6、12 和 24 个月的随访中与髌腱移植相比有统计学意义($P<0.01$;相对于跟腱组未受影响侧,240° /s 的平均弯曲度为 80%~90%,而髌腱组接近 100%)。接受肌腱自体移植的患者通常必须坚持更长时间、更谨慎的恢复。这是因为移植物缺少与 BPTB 移植物相似的骨成分,需要更多的时间整合到原生股骨和胫骨[34]。Rodeo 等人[35]报告称,软组织骨移植,如肌腱移

植,在 8~12 周内即可融入受试者的骨骼中,这比含骨移植长约 2~6 周[11,36]。此外,Brophy 等人[37]分析了 2002—2005 年多中心骨科成果网络(Multicenter Orthopaedic Outcome Network, MOON)的数据。结果显示,与 BPTB 自体移植相比,自体肌腱移植术后感染风险增加[比值比(OR)=4.6; 95% 置信区间 (CI)1.2~17.9; P=0.026]。

骨 – 髌腱 – 骨自体移植

BPTB 自体移植包括从髌骨和胫骨获取患者同侧三分之一的髌腱和部分相邻骨。在自体骨移植中加入骨屑可以提供骨到骨的愈合,并且被认为比其他软组织移植类型具有更快的融合速度[24,26]。因此,一些人认为使用 BPTB 自体移植进行前交叉韧带重建更适合希望快速恢复到高强度运动的年轻、高度活跃的患者[24]。

由于术后股四头肌无力,严重的膝关节疼痛和膝关节伸展度下降是 BPTB 自体移植术的两个缺点。Corry 等人[38]表示,术后 1 年,55% 接受 BPTB 自体移植的患者出现跪痛,而接受肌腱自体移植的患者只有 6%。术后 2 年,膝关节疼痛的 BPTB 自体移植患者数量下降到 31%,而肌腱自体移植患者的数量仍保持在 6%。一项[21]研究的 meta 分析显示,髌腱组有 17.4% 的跪痛,而肌腱组有 11.5% 的跪痛[25]。一些人认为通过实施更严格的康复计划可以减少跪痛。研究人员发现,加速康复可以减少髌股疼痛,这归因于早期运动范围的改善和股四头肌的强化[39]。Corry 等人[38]表示患者的大腿萎缩程度与使用 BPTB 移植的对侧腿相比有显著性差异,这表明术后 1 年的伸肌机制有所降低。然而,这一差异在 2 年随访时不再显著。采用 BPTB 移植也会增加胫骨和髌骨近端骨折的风险。其他并发症包括髌骨关节软骨损伤、髌骨肌腱断裂以及髌骨下隐神经的损伤[24,34,40]。尽管采用 BPTB 自体移植可以更快地恢复高强度活动,但使用 BPTB 自体移植时必须考虑跪痛、股四头肌无力这些并发症。

目前,在两种最流行的前交叉韧带重建自体移植中,BPTB 移植与肌腱移植之间的选择仍存在争议。Poehling Monaghan 等人[41]对 12 篇有关选择何种移植物进行前交叉韧带修复的文献进行了系统回顾,发现 BPTB 和肌腱自体移植物在人工松弛或移植物失败率方面没有统计学意义的差异。通过拉赫曼和轴移试验测量手动松弛度,用 KT–1000 关节仪测量机械松弛度。他们确实发现 BPTB 移植与 5 年后增加的跪痛以及增加的骨关节炎发生率有关。国际膝关节文献委员会(International Knee Documentation Committee, IKDC)、

Lysolm 和 Tegner 评分测量的临床结果显示,肌腱和 BPTB 自体移植之间没有显著差异。在另一个 meta 分析中,Samuelsen 等人[42]发现,与 BPTB 移植相比,肌腱移植术后移植物破裂风险稍有增加（2.84% 与 BPTB 移植的 2.80%）,其中有 235 例需要治疗。

股四头肌自体移植

尽管不常见,但股四头肌自体移植已被证明是另一种可行的前交叉韧带重建方法,近年来,这种方法越来越流行。Slone 等[43]人对 14 项研究进行了系统的文献回顾,发现股四头肌肌腱自体移植在前交叉韧带重建方面是一种安全、可重复的移植物。股四头肌肌腱是从患者的同侧膝关节通过靠近髌骨的前入路获得的。在 Lee 等[44]人的研究中采用肌腱自体移植与股四头肌自体移植治疗的患者,术后膝关节稳定性和功能结果相似。股四头肌肌腱自体移植在膝关节屈伸方面优于肌腱移植。陈等人[45]发现,接受股四头肌自体移植的患者在 18 个月的随访中仅 12 名患者发现了轻微的移植部位压痛。Fulkerson 等人的研究发现[46]在其 28 名患者的研究中没有发现股四头肌发病率。

因为骨密度大、弯曲、靠近髌上囊。所以股四头肌腱移植可能很难进行[24]。由于缺乏对股四头肌肌腱的长期研究,与其他自体移植的选择相比,这种选择并不那么受欢迎,尽管它在研究和使用上都越来越受欢迎[43,47~50]。很明显,需要更多的研究,包括直接比较 BPTB、肌腱和自体股四头肌肌腱重建前交叉韧带的效果,以更好地了解结果。

同种异体移植物

另一种移植方法为同种异体移植,即从尸体上获取移植物。经典的同种异体移植包括来自尸体捐献的髌骨、肌腱、股四头肌、跟腱或胫骨前/后肌腱[51]。同种异体移植用于前交叉韧带重建的好处是发病率低和术后疼痛轻,因为组织不是从患者身上获取的,所以术后可获得较好的外观[34]。同种异体移植的手术时间更短、切口更小、术后疼痛更轻,因此,患者可以更快地恢复日常生活活动[52]。Shino 等人[53]对接受跟腱或腓骨肌腱同种异体移植的患者进行了 3 年时间的随访,结果发现 94% 的患者愈后良好。Inderico 等人[54]报告 93% 的拉赫曼评分为一级或以下,78% 的患者在 27 个月的随访中接受了 BPTB 同种异体移植。Harner 等人[55]对接受同种异体移植和自体 BPTB 移植来重建前交叉韧带的患者进行了 3~5 年的随访,发现了相似的结果。同种异体移植物更常用于前交叉韧带的修复，为自体移植提供了一个有用的选择。然而，更长的随访研究表明，使用同种异体移植重建前交叉韧带仍有一些缺点。例如，Kaeding 等人的 MOON 数据分析表明[56]同种异体移植重建的再移植风险是自体 BPTB 移植的 5.2 倍（OR=5.20；95%CI 2.60~10.44；P<0.01）。此外，其他 MOON 数据分析表明，在 2 497 名患者队列中，年轻患者使用同种异体移植物可发生再次撕裂的风险[57]。

由于不同的公司有不同的加工标准，同种异体移植物的质量也是不同的。同种异体移植物从尸体供体中采集，并使用各种技术进行处理，包括冷冻保存和 γ 射线灭菌[24]。灭菌过程可能影响组织的结构稳定性。例如，>3 毫拉德（millirad, mrad）可导致移植组织变弱，这限制了灭菌技术只能使用 <3mrad[58]。同种异体移植组织的另一个问题是感染风险。已有 3 例报告了 ACL–BPTB 同种异体移植物疾病传播的病例，包括 HIV 和丙型肝炎病毒（HCV）[58,59]。同种异体移植组织的愈合速度也比自体移植组织慢，并且可能与免疫反应有关[60]。Kaeding 等人[61]表明，在儿童群体中，同种异体移植物的前交叉韧带重建失败率是自体移植物的 4 倍（年龄范围为 10~19 岁），这使其疗效受到年轻患者的质疑。尽管存在这些缺点，同种异体移植仍然是现代矫形手术中选择前交叉韧带重建的一个可行选择，尤其是 40 岁以上的患者，需要进行多韧带重建和修正手术。Kuechle 等人[62]报道 40 岁以上接受同种异体 ACL 移植（冷冻阔筋膜或跟腱）的 28 名患者中，96% 接受了0-1 拉赫曼试验，KT-1000 关节测量仪读数在对侧膝关节 5.5mm 范围内，55% 的患者达到了 IKDC 分级测量的相同或更好的术前活动水平。

目前已有大量的研究对前交叉韧带重建的最佳移植选择进行了评估。Freedman 等人对包括 1 348 名患者在内的 21 项研究进行了 meta 分析[25]，显示 BPTB 自体移植的总失败率为 1.9%，而跟腱自体移植组为 4.9%。BPTB 自体移植物仍然是目前应用最广泛的移植物类型[63]。髌骨肌腱移植适用于年轻患者以及从事竞技运动的运动员以获得更快的恢复效果。在年轻、运动量大的患者中，BPTB 的骨对骨愈合可能比其他移植类型更具优势。包括肌腱在内的软组织移植也很成功，并且由于其具有较高的抗张强度、较低的供体部位发病率和持续的患者满意度，因此受到广泛欢迎[24,26~29,64]。同种异体移植物的使用频率较低，但已证明在特定患者中是成功的。一项研究检查了接受前交叉韧带同种异体移植的患者，并报告 84 名患者中有 79 名在术后恢复到预期的活动水平[65]。同种异体移植在年龄较大、活动性较低的患者中具有更好的疗效,因为同种异体移植发病率低、容易康复以及较长的愈合时间更被这一人群所接受[24,66]。

大型多中心数据集(如 MOON 队列)对近年来各种 ACL 移植选择的表现和结果提供了有价值的见解。MOON 队列分析[37]表明,与肌腱移植(1.3%)和所有类型的同种异体移植(1.0%)相比,自体 BPTB 感染的风险较低(0.3%)。与 BPTB 自体移植相比,同种异体移植的再移植风险显著增加[56]。一项对 2 683 名患者进行的 MOON 研究发现,在 2 年的随访过程中,3.2% 的 BPTB 自体移植物、4.6% 的肌腱自体移植物和 6.9% 的同种异体移植物可发生再撕裂的风险。尽管与 BPTB 自体移植相比,肌腱移植中有较高比例的人发生再撕裂的风险,但这并没有达到统计学意义(P=0.12)[56]。最终,大型数据库研究,如使用 MOON 队列的研究,提供了客观的数据,外科医生可以使用这些数据来决定患者选择哪种 ACL 移植最佳。

合成和异种移植

迄今为止,人工移植和异种移植重建还没有取得太大的成功,但是,它们仍然是 ACL 移植技术的进一步研究领域。Legnani 等人[67]提供了 2010 年人工移植物文献的回顾,其中他们承认碳移植物是第一种人工移植物形式。由于严重的后遗症,包括早期破裂、炎症性滑膜炎和肝脏沉积,最终放弃了碳移植物。随后进行了聚四氟乙烯(polytetrafluorethylene, PTFE)移植,并在临床试验中实施。Paulos 等人[68]显示 PTFE 的并发症发生率为 76%。最终在 1993 年,因 PTFE 移植物而发生包括腹股沟淋巴结受累在内的并发症后从市场上撤下[69]。1989 年引进的涤纶移植物也进行了临床试验,但由于各种并发症包括再破裂、发生膝关节骨关节炎和滑膜炎,因此被从市场上移除[67,70]。其他合成物,如肯尼迪韧带增强装置,并发症发生率高达 63%,包括感染风险增加[71,72]。

韧带高级强化系统(Ligament Advanced Reinforcement System, LARS)韧带是一种有发展前景的合成移植体[67]。LARS 韧带由聚对苯二甲酸乙二醇酯组成,并含有允许在关节间隙内生长的缝线[67]。Lavoie 等人[73]对 47 例进行膝关节前交叉韧带重建术的患者进行随访发现,术后效果良好。患者对日常生活活动、娱乐能力和术后疼痛水平的满意度较高;然而,患者平均未达到损伤前活动水平。Jia 等人[74]开展了 LARS 韧带前交叉韧带移植的 7 年随访,发现患者总并发症发生率为 2.2%。他们发现用 KT-1000 测得的膝关节松弛度降低,Lysholm 评分提高,87% 的人运动恢复。鉴于这些结果,他们认为 LARS 韧带用于前交叉韧带重建移植具有良好的预后效果。在另一项比较 LARS 韧带等人工韧带结果的研究中，Jia 等人[75]发现人工移植的临床结果和并发症发生率与 BPTB 和肌腱自体移植重建前交叉韧带效果相似。

异种移植物，或其他用于人体植入的移植物，目前正在研究中。Zaffagnini 等人的研究[76]试图找到一种方法来减少与异种移植相关的免疫反应。他们已经证明，用 α- 半乳糖苷酶治疗可以降低猪韧带中与非自身抗原 α- 半乳糖苷酶相关的免疫反应。在对三名接受"Z-Lig 装置"的患者进行 2 年的随访后，他们观察到特格纳评分主观改善。术后单腿跳跃试验表明，与 12 个月和 24 个月未手术的膝关节相比，功能恢复到较高水平。最重要的是，3 名患者的血液测试均显示没有主要的抗半乳糖苷酶和抗非半乳糖苷酶的抗体，证明对异体韧带的生物免疫反应已成功减弱。在被认为是可靠的移植选择之前，有必要进一步研究生产和测试一种用于前交叉韧带重建的合成或异种韧带。

前交叉韧带重建后的愈合生物学

一个成功的前交叉韧带重建不仅依赖于外科医生适当的移植物选择、技术和执行，而且还依赖于移植物的生物愈合特性。根据所使用的移植物类型，在已知的愈合过程，即患者的身体结合了新的移植物。含有骨头的移植，如 BPTB 和股四头肌肌腱，依赖于骨到骨的愈合，特别是将新的骨头合并到股骨和胫骨形成的骨隧道中。其他移植，如肌腱、软组织移植，依靠肌腱到骨的愈合，不同的生物愈合过程。这两种方法在前交叉韧带重建中都被证明是有效的，对于外科医生来说，认识到各种各样的愈合过程是很重要的，这样它们可以帮助患者康复。

肌腱到骨骼的愈合

当自体或同种异体移植完全由软组织构成时，肌腱骨愈合对于重建是否成功至关重要。例如，肌腱移植经历肌腱到骨骼的愈合过程，需要新引入的肌腱结构愈合到股骨和胫骨隧道上。Cole 等人[77,78]将肌腱到骨的愈合描述为压缩或悬浮固定。加压固定在肌腱的骨插入点处固定肌腱，悬吊固定使用远离插入点的固定，如皮质骨膜或内表面、松质骨或皮质骨。许多研究人员表明，天然的前交叉韧带插入骨可以分为四个区域：①韧带；②非矿化纤维软骨；③矿化纤维软骨；④骨[79~81]。Genin 等人[82]描述了这种转变，其特征是胶原纤维排列的硬度增加,矿化度增加。在前交叉韧带重建中,肌腱移植直接固定在骨隧道中,为 BPTB 和股四头肌移植创造直接的肌腱 – 骨界面或骨 – 骨界面。

前交叉韧带移植软组织整合分为三个阶段:①早期;②增生;③韧带化[83,84]。Cuti 等人[84]描述了最初的"早期"阶段,以动物模型中的移植物坏死、低细胞和血管形成为特征。这一阶段通常在术后持续 1~4 周。坏死移植物通过释放肿瘤坏死因子 –α、白细胞介素 1–b 和白细胞介素 6,刺激细胞因子和细胞反应,吸引中性粒细胞和巨噬细胞[65,85~89]。这些细胞能够消除废物,并继续释放细胞因子以促进炎症反应[79,90]。肉芽组织的形成填补了骨与移植物之间的间隙,血管内皮生长因子(vascular endothelial growth factor,VEGF)和成纤维细胞生长因子,分别促进血管再生和成纤维细胞的募集[91]。

愈合的"增生"阶段的特点是在 4~12 周时细胞数量增加,包括有助于促进移植物重塑的间充质干细胞[65,89]。Scheffler 等人[89]描述了一种发生在增殖末期的肌成纤维细胞的侵袭现象。成纤维细胞取代肉芽组织,对细胞和细胞外基质施加张力,在愈合过程中恢复"韧带样"张力[92]。随着愈合过程的继续,巨噬细胞释放转化生长因子 β(TGF–β),有助于形成纤维血管瘢痕,将移植物连接到原生骨。这些垂直的 Ⅲ 型胶原纤维被称为"Sharpey 样纤维"[79,91,93]。这些纤维束的功能是抵抗移植体在康复早期受到的剪切应力[79]。在兔子模型研究的第 4 周,Liu 等人[93]发现一个致密的结缔组织基质将骨与长肌腱移植物连接起来,6 周时,发现了具有纵向胶原组织的成纤维细胞。在兔模型术后 8 周,Kanazawa 等人[91]发现 Ⅲ 型胶原沉积在向愈合的半腱肌腱中心移动的成纤维细胞样细胞的周围。在整个增殖阶段,骨隧道重建也发生了,其特点是成骨细胞产生新的骨来填补隧道的空隙。

许多研究已经检查了前交叉韧带移植术后的机械稳定性。几项研究表明移植物在术后 6~8 周处于其最薄弱的机械点。一些人认为,这种机械稳定性的降低可能是由于愈合过程中胶原网络的紊乱造成的。当移植体开始变得像人体固有的前交叉韧带时,这些胶原蛋白网络在愈合过程的后期开始变得有组织[94,95]。此时,在康复过程中,必须小心移植物受到损伤和异常外力,以保证移植物的完整性[94,96~98]。

前交叉韧带移植愈合的最后阶段包括肌腱的"韧带化"。大约在 12 周后,移植物开始在强度上类似于人体固有的前交叉韧带[84]。然而,需要注意的是,新的前交叉韧带移植物从来没有真正复制人体固有的前交叉韧带,因为它们具有不同的组织学和形态学外观。在动物模型中,增殖期的细胞增生和血管化在 6~12 个月后下降到与人体固有 ACL 相似的水平[35,94,99~101]。在 Marumo 等人[102]的生化研究中，术后 4~6 个月可观察到纵向定向的胶原纤维和梭形细胞。他们认为纤维化过程可以持续 1 年。Cole 等人[77]注意到，整个愈合过程在术后约 6 个月达到高峰。肌腱和骨骼之间连接胶原或矿化的小边缘空隙甚至可以保留[103]。悬浮固定法甚至可以显示肉芽组织和不规则骨（即移植骨和原生骨之间没有胶原进入）长达 6~14 个月[77,104]。

骨对骨愈合

与软组织移植相比，含骨的前交叉韧带移植具有不同的愈合机制，与骨折愈合相似。接受这种愈合类型的移植物包括 BPTB 和股四头肌，因为它们是用骨塞收获的。胫骨 / 股骨内的骨隧道与前交叉韧带移植骨塞直接接触，为骨对骨愈合提供了场所。一旦骨塞和原生骨接触，新骨的形成就开始了。炎性细胞、间充质干细胞（MSC）和趋化因子在骨 - 骨界面大量存在[105]。随着破骨细胞继续吸收骨，肉芽组织开始形成、巨噬细胞开始吞噬细胞碎片[105]。成骨细胞最终沉积成骨样，然后矿化形成新骨。这个过程可能需要 6~12 个月[105~107]。

Tomita 等[108]进行了一项随机试验，观察在犬前交叉韧带重建中，双趾浅屈肌和 BPTB 移植物之间的骨内移植物愈合情况。术后 3 周，他们在 BPTB 自体移植体上观察到骨塞的前部隧道界面充满了肉芽组织，而后部的骨塞则直接与骨隧道壁接触[108]。在高倍放大下，他们发现部分骨内肌腱的周围胶原纤维很少，整个骨塞（不包括表层）的骨细胞坏死，以及移植物本身的肌腱到骨连接处的变化也很有限[108]。在 6 周时，前间隙的肉芽组织仍然存在，后间隙显示新骨形成，Sharpey 纤维开始桥接骨壁和移植骨内肌腱之间的间隙。此外，BPTB 移植体的骨塞显示出新的骨形成并锚定在骨隧道壁上。还可发现的是骨 - 肌腱界面的软骨细胞也在减少[108]。在 12 周时，后间隙可见更多的骨整合，垂直胶原纤维数量增加，前间隙的肉芽组织保持在与软组织前交叉韧带移植物相似的水平[108]。术后 3 个月和 6 个月，BPTB 移植物表现出比屈肌肌腱移植物更高的最终失效的负荷，显示其潜在的更快的愈合能力和早期强度。

ACL 重建中的生物学强化

生物增强技术在 ACL 重建中的应用在骨科手术中是一个尚有争议的话

题。最常研究的生物制剂是富血小板血浆（PRP），这是一种自体血液产品，与全血相比，其血小板浓度更高。由于已知的内在生长因子可以刺激组织愈合，因此血小板作为一种价值的生物制剂已被分离出来。另一种正在进行骨科研究的新型生物制剂是干细胞，主要是从骨髓脂肪中获得的 MSCS。有许多体外和动物实验都在研究这一课题，但临床证据仍然相对较缺乏，因此是一个相对较新的概念。

大多数关于前交叉韧带重建中 PRP 的临床研究都集中在临床结果、骨隧道扩大、移植物骨界面和前交叉韧带移植物的成熟上[109,110]。功能评分主要通过体检、KT-1000/2000 测试、Lysholm 量表、西安大略和麦克马斯特大学骨关节炎指数（WOMAC）硬度量表等进行评估。计算机断层扫描（CT）和磁共振成像（MRI）技术已被用于评估骨隧道、移植物骨界面和前交叉韧带移植物的成熟度。

临床结果已经用各种方法进行了测量，包括功能评分、客观检查结果。Del Torto 等人[111]注意到在自体肌腱移植中加入富含血小板的纤维蛋白基质的这一组与对照组相比，在客观 IKDC 评分上没有显著差异。然而，他们确实发现主观 IKDC 分数有显著差异。因为没有对患者采用盲法，所以这可能是由于患者报告偏见造成的。Valenti 等人[112]也注意到，当使用不含白细胞的单旋法、有白细胞的 PRP 自旋法和对照组比较富含血小板的生长因子（platelet-rich growth factor，PRGF）也没有发现客观的 IKDC 评分差异。他们的研究还发现，包括膝关节活动范围、肌肉扭矩和 KT-1000 在内的客观功能测试没有差异。然而，PRGF 组在减少术后积液方面有显著差异，其他研究也证实了这一点[113]。有趣的是，Darabos 等人[114]在 ACL 手术当天（第 0 天）、术后第 1 天、第 6 天和第 10 天使用由细胞因子和生长因子组成的自体血清进行关节内注射，发现 1 年后与安慰剂组相比，试验组术后渗出减少、WOMAC 硬度亚评分降低。作者将其归因于已知的细胞因子和生长因子的抗炎作用，这些细胞因子和生长因子可在 PRP 中被发现。这项研究还发现，ASC 注射患者术后第 10 天滑膜白细胞介素 -1b（炎症的标志物）浓度低于安慰剂组，进一步支持使用血小板辅助剂的抗炎作用。一项使用血小板 - 白细胞凝胶用于自体肌腱移植的研究表明，在第 6 个月用 KT-2000 关节镜进行评估时观察到更好的前后稳定性[115]。相反，其他研究否定了这一发现，声称通过拉赫曼试验或 KT-1000 测量的稳定性没有差异[116~118]。目前，仅存在 2 年或更短时间的短期随访数据。因此，需要更多的研究来了解使用 PRP 是否能为前交叉韧带重建提供长期的临床结果差异。

我们能改善骨移植愈合吗？

前交叉韧带重建成功的一个重要方面是在愈合过程中将移植物植入人体本身的膝关节中。手术过程中是通过将移植物放置在股骨和胫骨隧道上。若移植骨愈合不良可导致术后早期重建失败。

骨隧道加宽

骨隧道扩大是前交叉韧带重建后出现的一种现象。尽管这在临床结果上可能并不重要，但加宽的骨隧道增加了翻修手术的复杂性，有时需要进行阶段性手术。一些人认为，由于机械原因，这种情况更多发生在肌腱而不是髌骨自体移植物和皮质外固定[119,120]。还有人认为，这是由于钻穿骨在创建用于植骨的隧道时激活的生物因素引起的[121]。因此，生物制剂被认为是减少术后骨隧道扩大的一种手段。Mirzatoloogie 等人[122]发现在股骨和胫骨隧道同时应用 PRP 的肌腱自体移植术后 3 个月，骨隧道加宽方面没有差异。Vadala 等人[116]使用类似的手术和生物技术进行研究，结果与前者的发现一致，即发现在隧道加宽方面没有差异。然而，少数研究确实发现，在术后 1 年左右，对应用 PRP 的患者进行 CT 测量，发现隧道扩大程度有所降低[109,123]。有人认为，改良的移植物骨整合可以减少骨隧道扩大。因此，术后骨隧道的大小可能是植骨融合良好的预后标志。目前还没有研究表明骨隧道扩大与更差的结果有直接关系，但考虑 ACL 翻修以治疗移植失败时，这是一个重要因素。

Orrego 等人[124]进行了一项随机对照研究，比较了将浓缩血小板放置在自体移植肌腱上、将从胫骨隧道中获得的骨塞放置在股骨隧道中，以及两者结合对骨隧道扩大和移植骨界面的影响。他们证明了使用骨塞在减少骨隧道扩大方面有显著差异，但使用血小板浓缩物或两者结合没有发现差异。目前尚不清楚这是否由于引起骨溶解的细胞因子数量减少还是因为骨隧道增宽所致机械运动减少所致。也可用 MRI 来检测移植体周围的信号强度，这是肌腱整合的特征。他们发现 6 个月时任何组之间都没有差异。这与其他研究一致，这些研究发现使用血小板增强术与不使用血小板增强术重建前交叉韧带的术后 MRI 没有差异[117,125,126]。

血管性

移植物 – 骨整合的另一个主要因素是愈合阶段的血运重建。Vogrin 等[127]

做了一项研究,重点研究移植骨界面的血运重建,以及使用血小板凝胶的关节内移植材料与腘绳肌自体移植。他指出,与对照组相比,在接受血小板增强的 ACL 移植 4~6 周时,骨膜交界处的血管化显著增加,但在术后 10~12 周,血管化相对减少。他将这一变化归因于移植骨和骨通道之间的血管组织被替换为低血管性胶原性瘢痕组织,这表明移植骨愈合正常。对照组在第二个随访点的血管化略高于第一个随访点,因此他们得出的结论是对照组的愈合过程比增强组慢。移植物关节内段的愈合无差异。Rupreht 等人的另一项研究[128]支持类似的发现,即在愈合过程中胫骨通道中血管化增加。他们发现在进行自体腘绳肌腱移植时局部应用 PRP 可在 MRI 上观察到肌腱 – 骨界面水肿程度降低(术后 1 个月)。他们还发现,在术后的前几个月,胫骨通道的血管密度和微血管通透性增加。这些发现支持在前交叉韧带重建中使用 PRP 来帮助移植融合。

干细胞

从骨髓中提取的干细胞是另一种具有治愈潜力的生物制剂,这是一个较新的概念,对干细胞的研究比 PRP 要少得多。间充质干细胞是多功能细胞,能够分化成软骨、骨、肌肉、肌腱和韧带等几种不同的肌肉骨骼结构。因此,正在研究其在前交叉韧带重建中的愈合潜力。到目前为止,有许多体外和动物研究发表了各种有希望的结果;然而,关于这一研究的临床数据还很少。

已经有几项动物研究集中于将干细胞用于前交叉韧带重建[129]。Lim 等人[130]在家兔前交叉韧带重建过程中,用骨髓干细胞(bone marrow stem cells,BMSC)覆盖肌腱自体移植物,发现在肌腱 – 骨连接处与随后的软骨成熟区的软骨细胞数量比仅具有成熟瘢痕组织的对照组要多。其他的动物研究也显示了类似的效果,随着骨髓间充质干细胞的应用,ACL 重建后胶原蛋白表达增加,分解代谢蛋白减少,这也意味着 BMSC 可以促进肌腱 – 骨愈合[117,118]。除了这些组织学发现,还有一些动物研究表明,与对照组相比,通过测试含 BMSC 移植物的失效负荷,可以对预估适宜的机械强度产生积极影响[130,131]。这些动物研究可能代表了含 BMSC 的 ACL 移植物良好的愈合潜力,但需要临床试验进一步验证这些结果。

Silva 等人[132]试图在同种异体腘绳肌腱移植 ACL 时使用成人非培养骨髓干细胞来改善股骨隧道中肌腱 – 骨界面处的愈合时间。他们在手术过程中对患者进行了髂前上棘穿刺,并在一种商业上可获得的试剂盒中分离干细胞。一半的浓缩物注入移植物中，另一半注入股骨隧道。在 3 个月时进行核磁共振成像，测量移植骨界面的信号强度。他们发现，与对照组相比，移植物的融合没有差异。虽然 BMSC 在动物模型中被证明可以加速移植物 – 骨交界处的愈合，但迄今为止的临床研究还不能重现这些结果。

我们能改善移植物的生物学特性吗？

改善前交叉韧带移植物的生物学特性是一个值得关注的话题，特别是在移植物的重塑和成熟方面。使用生物增强技术来加速移植物的成熟，将加速愈合和改善临床结果的潜在能力，同时降低早期失败的风险。Orrego 等人[124]不仅研究了前面提到的骨隧道加宽，而且通过评估移植物内的信号强度来研究移植物是否成熟（低强度信号表明移植物成熟）。随访 6 个月时，浓缩血小板组的成熟度与对照组比较有显著性差异。另一项研究是在手术切口关闭后注射 PRP，并将 MRI 成像与未注射的患者进行比较。他们 MRI 信号强度显示在 4、6 个月时逐渐成熟度，但 12 个月时没有出现有统计学意义的结果[133]。Radice 等人[134]将 PRP 凝胶应用于 BPTB 自体移植，并通过 MRI 异质性测量成熟度。这项研究报告称，与对照组（369 天）相比，移植物成熟时间缩短了 48%（179 天）。我们可以推断，这意味着在 PRP 作为辅助工具的情况下，几乎只需要一半的时间来完成移植骨的愈合。虽然磁共振成像是获取移植体成熟度客观数据的一种实用方法，但可能存在一些观察者间的误差。此外，有几项研究声称，通过 MRI 评估移植体成熟度没有统计学意义[118, 120, 135]。Sanchez 等人[136]发表了一项关于术后 6~24 个月进行第二次关节镜检查的研究，对使用和不使用 PRGF 的前交叉韧带移植物进行了直接评估和组织学分析。他们比较了由第三方（盲法）观察到的移植物厚度和表观张力，发现接受生物增强治疗的前交叉韧带移植物的评分更高，但没有达到统计学意义。使用 Murray 等[137]的韧带组织成熟度指数评估组织学。发现具有 PRGF 的移植物具有更成熟的组织。有趣的是，他们注意到在移植物周围形成了一种新的结缔组织，这种结缔组织在 PRGF 增强的移植物中更常见。随着时间的推移，这一高度血管化的包膜变得更加致密，直到几乎无法与原始移植体区分。所有这些患者都需要再次进行关节内病理检查，这不是标准前交叉韧带重建术后护理的一部分。因此，本研究的患者数量有限，可能无法推广到没有术后病理的 ACL 患者。二次关节镜手术确实提供了最直接和客观的分析，因此这一信息是重要的。然而，在这些研究中，移植物成熟度与临床结果没有直接关系,因此可能在临床上并不重要。

毫无疑问,在生物制剂增强前交叉韧带重建的问题上仍然存在着重大争议。目前,临床结果、移植物－骨愈合和前交叉韧带移植物生物学的结果尚不确定。然而,使用这些生物制剂并未显示出会造成伤害;因此,有必要进行更多的研究,以更好地确定生物制剂在 ACL 重建中的价值。

我们能改善局部撕裂的愈合吗?

部分前交叉韧带撕裂仅占前交叉韧带撕裂患者的 10%~28%[138],但骨科界仍在就不完全撕裂的治疗进行讨论。与其他膝关节韧带相比,前交叉韧带的初级愈合能力较差,通常需要干预以促进完全恢复[139]。如 Dallo 等人所述[139],膝关节的滑液具有抑制性,可防止纤维蛋白血小板凝块形成和成纤维细胞募集,从而导致初级愈合潜能差[139~142]。为了克服部分前交叉韧带撕裂的不良愈合潜力,生物增强的有效性和可行性是一个越来越受到关注的话题。虽然现在还不流行,生物制剂可能为将来治疗不完全性前交叉韧带撕裂提供一个潜在的选择。增加的选择包括注射 PRP,生物支架和干细胞治疗。

富血小板血浆

富血小板血浆(PRP)的使用在其他外科手术中很常见,尽管有一些关于结合重建手术使用 PRP 的研究,但关于其在部分前交叉韧带修复中的唯一疗效的文献有限。众所周知,PRP 含有多种有助于促进愈合和血凝块形成过程的生长因子,包括 TGF-β1、血小板衍生生长因子(PDGF)、血管内皮生长因子和碱性成纤维细胞生长因子。PDGF 和 TGF-β1 可促进成纤维细胞的募集和胶原的生长[139],可增强受损结缔组织的愈合。Seijas 等[143]描述了一项涉及 19 例前交叉韧带部分撕裂患者的研究。患者残余前交叉韧带束是否完整性需要通过诊断性关节镜检查,和一位有韧带成形术经验的资深外科医生的评估。所有 19 例患者均显示前内侧束完全破裂,后外侧束完整,因此纳入研究。在完整束的近端和中部以及关节间隙注射 4mL 的 PRGF。他们发现,接受注射的 16 名国家和国际足球运动员术后恢复到先前的运动水平(10 名患者的平均运动时间为 12.33 周,9 名患者的平均运动时间为 16.2 周)。在 1 年的磁共振随访中,所有病例都能看到完全的韧带固定,在 2 年的随访中,所有患者均无不稳定迹象。在 Bozynski 等人[144]的一个犬类模型中,与仅用非甾体抗炎药(NSAID)治疗的组相比,用 PRP 治疗的部分前交叉韧带撕裂的受试者在疼痛、渗出、功能和运动范围方面有更好的术后结局。然而，这些差异没有统计学意义。在 Cook 等人的一项类似研究中[145]，对 ACL 部分横断和半月板损伤的犬进行减白的 PRP 注射治疗，并与注射生理盐水的对照组一起观察。1 周内，PRP 组疼痛减轻，运动范围增加，5 周内，受试者跛行、动力学和功能改善。然而，在 6 个月期间，与对照组相比，结果差异无统计学意义。由于研究有限，缺乏统计学意义，没有足够的证据来推荐仅用 PRP 注射治疗不完全性前交叉韧带撕裂。

Murray 等人[146]进行了一项基于猪的实验，其中动物的 ACL 被完全横切，并用 PRP 注射治疗。假设形成的血块溶解在关节间隙，阻止愈合部位的活动，他们没有观察到 PRP 注射的任何疗效。这可能是由于关节内存在尿激酶纤溶酶原激活剂，它增加了纤溶酶，导致纤维蛋白脱失[141, 142, 147]。最终，这一发现引导着该领域探索将 PRP 与生物支架结合起来用以将 PRP 材料固定在预期的愈合部位附近。

PRP+ 胶原支架

使用 PRP 注射剂和生物支架将注射剂固定在愈合部位，在初期显示了一些有希望的结果。Dunn 等人[148]最初描述了一种用于前交叉韧带重建过程的胶原纤维支架，它能使成纤维细胞更好地附着和增殖，并增加胶原合成。这种支架为成纤维细胞在损伤部位增殖和胶原纤维的沉积提供了一个位置，从而改善损伤前交叉韧带部位的愈合。结合靶向愈合和增强的再生潜能的 PRP 注射已显示改善不完全撕裂的愈合潜能。Vavken 等[142]描述了胶原支架与 PRP 的结合。他们证明成纤维细胞对浓缩血小板有反应，导致增殖和胶原生成增加。在犬模型中，Murray 等人[149]发现，与无治疗组相比，用胶原支架和血小板治疗的部分中央前交叉韧带缺损可改善愈合后的生物力学性能。有趣的是，他们观察到在组织学水平上，用胶原血小板支架治疗的部分前交叉韧带撕裂愈合和髌腱移植之间具有相似性[142]。这项研究表明，当 PRP 和生物支架串联使用时，更有利于部分前交叉韧带撕裂的愈合，而不是单独使用[139]。2016 年，Murray 等人[150]描述了网桥增强型前交叉韧带修复技术（BEAR 技术）。这项技术包括结合生物活性支架峰和修复韧带，填充撕裂韧带碎片之间的间隙。BEAR 支架由细胞外基质蛋白（包括牛组织中的胶原蛋白）组成，牛组织经过处理后，DNA 含量降至每毫克支架 50ng 以下。它是一种高度亲水的材料，在液体中可吸收其重量的 5 倍。他们预测，将移植物植入关节间隙不会导致明显的炎症或感染,并且与使用自体肌腱移植重建前交叉韧带相比,它将导致类似的术后早期结果。BEAR 支架与其他生物支架没有交叉连接。Murray 等人[151]认为这将使细胞更容易渗透并植入支架。反过来,渗透性的增加会导致材料的再吸收,从而减少炎症免疫反应。BEAR 支架也经过高度处理,以去除任何残留的牛 DNA,这些 DNA 可作为潜在的免疫触发物,这在临床前测试中已证实[150,151]。在他们的非随机研究中,10 名患者接受了 BEAR 治疗,10 名患者接受了带肌腱自体移植的标准前交叉韧带重建。结果显示,两组患者在积液、疼痛、拉赫曼试验和韧带连续性的 MRI 分析等测量结果相似。3 个月时,BEAR 组的肌腱强度优于自体肌腱重建组(平均值 ± 标准差:77.9 ± 14.6%,对侧 55.9 ± 7.8%;$P<0.001$)。BEAR 技术在初始测试中的成功可以证明它已准备好在更大的患者队列中进行进一步的测试。Murray 等人的实验的潜在缺点是该研究仅包括胫骨前交叉韧带残留超过 50% 的患者。这使得很难将成功的结果推广到更严重的组织吸收或胫骨前交叉韧带残留完整性低于 50% 的患者。

Murray 等人[152]进一步考虑在 PRP 胶原支架上添加凝血酶进行进一步测试。在体内,凝血酶通过增加成纤维细胞生长和胶原合成来改善愈合过程。他们发现,低浓度凝血酶添加到 PRP 胶原支架可以帮助炎症细胞的募集,但在高浓度时无益。需要进一步研究,以确定添加低浓度凝血酶到 PRP 胶原支架的益处,以帮助修复部分前交叉韧带撕裂。

尽管在犬模型中,研究表明使用 PRP 和胶原支架可以改善部分前交叉韧带撕裂的愈合,但仍需进一步研究前交叉韧带的强度、长期结果以及在人类试验中的可行性 / 适用性。

干细胞治疗

MSC 在骨科手术中的应用也激发了人们对该领域的兴趣。间充质干细胞来源多种多样,如脂肪、骨髓、软骨、骨膜和肌肉[153]。它们分化成各种细胞类型的能力使它们成为治疗用途的良好候选,特别是改善愈合。间充质干细胞能够自我再生,也能发育成软骨细胞和成骨细胞等细胞,对骨愈合过程有益[139]。Kanaya 等人[154]进行了一项啮齿动物研究,将来自同一啮齿动物物种的荧光标记的 MSC 注射到部分撕裂的前交叉韧带周围的关节间隙中。结果与对照组比较(对照组只注射缓冲盐水)。他们发现,注射后 2 周和 4 周,接受 MSC 治疗的组在部分撕裂的前交叉韧带表面显示出荧光标记细胞。组织学上，接受 MSC 的组得分较高，4 周时，失败率高于非 MSC 组。在一项类似的大鼠研究中，Oe 等人[155]建立了三个部分横断的大鼠 ACL 试验组。一组接受生理盐水注射，一组接受培养的骨髓间充质干细胞，第三组接受新鲜骨髓细胞（BMC）。他们发现，在 4 周时，两个治疗组都显示细胞迁移到愈合部位，并且两个治疗组的组织学都正常。与生理盐水组相比，BMC 组有更多的梭形细胞形成、更高的拉伸强度和更多的 TGF-β[140]。这些发现表明，在动物模型中使用新鲜的 BMC 可以改善部分前交叉韧带撕裂的愈合。

据我们所知，Centeno 等人在 2015 年进行了目前唯一一项针对部分前交叉韧带撕裂的 BMSC 注射研究[156]。他们评估了韧带收缩小于 1cm 的 1~3 级前交叉韧带撕裂（1 级和 2 级表示部分撕裂）。10 例患者接受荧光引导的骨髓浓缩物 PRP 注射治疗，并通过 MRI 进行评估。比较每名受试者注射前后的磁共振图像，他们能够使用特定的计算机软件和 5 个 MRI 客观结果评估韧带完整性。根据五分之四的 MRI 测量结果，有十分之七的患者改善了结果。8 例患者在注射后主观报告至少有 70% 的改善，平均改善率为 86.7%。根据这项研究的结果，尽管有必要进行额外的人体受试者试验，但 BMC 可能有利于韧带收缩小于 1cm 的部分前交叉韧带撕裂的治疗。

未来

生物增强技术在韧带重建中的应用前景广阔。目前有一些动物研究（但很少有人体试验）涉及将生物增强用于前交叉韧带重建。对生物治疗方案、这些治疗的长期效果以及与传统治疗方法的并行比较，将为 ACL 重建的未来提供重要的见解。为了更好地理解这项新技术的好处，需要开展更多的临床试验。

（冀全博　译　陈继营　审）

参考文献

1. Cooper RR, Misol S. Tendon and ligament insertion. A light and electron microscopic study. *J Bone Jt Surg Am.* 1970;52(1):1–20.
2. Cabaud HE. Biomechanics of the anterior cruciate ligament. *Clin Orthop Relat Res.* 1983;172:26–31.
3. Dodds JA, Arnoczky SP. Anatomy of the anterior cruciate ligament: a blueprint for repair and reconstruction. *Arthroscopy.* 1994;10(2):132–139.
4. Hey Groves E. Operation for repair of the crucial ligaments. *Clin Orthop Relat Res.* 1980;147:4–6.
5. Kennedy JC, Weinberg HW, Wilson AS. The anatomy

and function of the anterior cruciate ligament. As determined by clinical and morphological studies. *J Bone Jt Surg Am.* 1974;56(2):223–235.
6. Last RJ. Some anatomical details of the knee joint. *J Bone Jt Surg Br.* 1948;30B(4):683–688.
7. Welsh RP. Knee joint structure and function. *Clin Orthop Relat Res.* 1980;147:7–14.
8. Girgis FG, Marshall JL, Monajem A. The cruciate ligaments of the knee joint. Anatomical, functional and experimental analysis. *Clin Orthop Relat Res.* 1975;106:216–231.
9. Butler DL, Noyes FR, Grood ES. Ligamentous restraints to

anterior-posterior drawer in the human knee. A biomechanical study. *J Bone Jt Surg Am.* 1980;62(2):259–270.

10. Petersen W, Zantop T. Anatomy of the anterior cruciate ligament with regard to its two bundles. *Clin Orthop Relat Res.* 2007;454:35–47. https://doi.org/10.1097/BLO.0b013e31802b4a59.

11. Noyes FR, Butler DL, Grood ES, Zernicke RF, Hefzy MS. Biomechanical analysis of human ligament grafts used in knee-ligament repairs and reconstructions. *J Bone Jt Surg Am.* 1984;66(3):344–352.

12. Van Dommelen BA, Fowler PJ. Anatomy of the posterior cruciate ligament. A review. *Am J Sports Med.* 1989;17(1):24–29. https://doi.org/10.1177/036354658901700104.

13. Clancy WG, Shelbourne KD, Zoellner GB, Keene JS, Reider B, Rosenberg TD. Treatment of knee joint instability secondary to rupture of the posterior cruciate ligament. Report of a new procedure. *J Bone Jt Surg Am.* 1983;65(3):310–322.

14. Hughston JC, Andrews JR, Cross MJ, Moschi A. Classification of knee ligament instabilities. Part I. The medial compartment and cruciate ligaments. *J Bone Jt Surg Am.* 1976;58(2):159–172.

15. Kennedy JC, Hawkins RJ, Willis RB, Danylchuck KD. Tension studies of human knee ligaments. Yield point, ultimate failure, and disruption of the cruciate and tibial collateral ligaments. *J Bone Jt Surg Am.* 1976;58(3):350–355.

16. Hosseini Nasab SH, List R, Oberhofer K, Fucentese SF, Snedeker JG, Taylor WR. Loading patterns of the posterior cruciate ligament in the healthy knee: a systematic review. *PLoS One.* 2016;11(11):e0167106. https://doi.org/10.1371/journal.pone.0167106.

17. Brantigan OC, Voshell AF. The tibial collateral ligament: its function, its Bursae, and its relation to the medial meniscus. *J Bone Jt Surg.* 1943;25:121.

18. Sullivan D, Levy IM, Sheskier S, Torzilli PA, Warren RF. Medial restraints to anterior-posterior motion of the knee. *J Bone Jt Surg Am.* 1984;66(6):930–936.

19. Warren LA, Marshall JL, Girgis F. The prime static stabilizer of the medial side of the knee. *J Bone Jt Surg Am.* 1974;56(4):665–674.

20. Grood ES, Noyes FR, Butler DL, Suntay WJ. Ligamentous and capsular restraints preventing straight medial and lateral laxity in intact human cadaver knees. *J Bone Jt Surg Am.* 1981;63(8):1257–1269.

21. Chahla J, Moatshe G, Dean CS, Laprade RF. Posterolateral corner of the knee: current concepts. *Arch Bone Jt Surg.* 2016;97(9):97–103.

22. Chambat P, Guier C, Sonnery-Cottet B, Fayard JM, Thaunat M. The evolution of ACL reconstruction over the last fifty years. *Int Orthop.* 2013;37(2):181–186. https://doi.org/10.1007/s00264-012-1759-3.

23. Gupta R, Kapoor D, Kapoor L, et al. Immediate postoperative pain in anterior cruciate ligament reconstruction surgery with bone patellar tendon bone graft versus hamstring graft. *J Orthop Surg Res.* 2016;11(1):67. https://doi.org/10.1186/s13018-016-0399-5.

24. West RV, Harner CD. Graft selection in anterior cruciate ligament reconstruction. *J Am Acad Orthop Surg.* 2005;13(3):197–207.

25. Freedman KB, D'Amato MJ, Nedeff DD, Kaz A, Bach BR. Arthroscopic anterior cruciate ligament reconstruction: a metaanalysis comparing patellar tendon and hamstring tendon autografts. *Am J Sports Med.* 2003;31(1):2–11. https://doi.org/10.1177/03635465030310011501.

26. Aune AK, Holm I, Risberg MA, Jensen HK, Steen H. Four-strand hamstring tendon autograft compared with patellar tendon-bone autograft for anterior cruciate ligament reconstruction. A randomized study with two-year follow-up. *Am J Sports Med.* 2001;29(6):722–728. https://doi.org/10.1177/03635465010290060901.

27. Ejerhed L, Kartus J, Sernert N, Köhler K, Karlsson J. Patellar tendon or semitendinosus tendon autografts for anterior cruciate ligament reconstruction? A prospective randomized study with a two-year follow-up. *Am J Sports Med.* 2003;31(1):19–25. https://doi.org/10.1177/03635465030310011401.

28. Shaieb MD, Kan DM, Chang SK, Marumoto JM, Richardson AB. A prospective randomized comparison of patellar tendon versus semitendinosus and gracilis tendon autografts for anterior cruciate ligament reconstruction. *Am J Sports Med.* 2002;30(2):214–220. https://doi.org/10.1177/03635465020300021201.

29. Jansson KA, Linko E, Sandelin J, Harilainen A. A prospective randomized study of patellar versus hamstring tendon autografts for anterior cruciate ligament reconstruction. *Am J Sports Med.* 2003;31(1):12–18. https://doi.org/10.1177/03635465030310010501.

30. Beynnon BD, Johnson RJ, Fleming BC, et al. Anterior cruciate ligament replacement: comparison of bone-patellar tendon-bone grafts with two-strand hamstring grafts. A prospective, randomized study. *J Bone Jt Surg Am.* 2002;84-A(9):1503–1513.

31. Aglietti P, Buzzi R, D'Andria S, Zaccherotti G. Patellofemoral problems after intraarticular anterior cruciate ligament reconstruction. *Clin Orthop Relat Res.* 1993;288:195–204.

32. Hamner DL, Brown CH, Steiner ME, Hecker AT, Hayes WC. Hamstring tendon grafts for reconstruction of the anterior cruciate ligament: biomechanical evaluation of the use of multiple strands and tensioning techniques. *J Bone Jt Surg Am.* 1999;81(4):549–557.

33. Nakamura N, Horibe S, Sasaki S, et al. Evaluation of active knee flexion and hamstring strength after anterior cruciate ligament reconstruction using hamstring tendons. *Arthroscopy.* 2002;18(6):598–602.

34. Cerulli G, Placella G, Sebastiani E. ACL reconstruction: choosing the graft. *Joints.* 2013;1(1):18–24.

35. Rodeo SA, Arnoczky SP, Torzilli PA, Hidaka C, Warren RF. Tendon-healing in a bone tunnel. A biomechanical and histological study in the dog. *J Bone Jt Surg Am.* 1993;75(12):1795–1803.

36. Woo SL, Hollis JM, Adams DJ, Lyon RM, Takai S. Tensile properties of the human femur-anterior cruciate ligament-tibia complex. The effects of specimen age and orientation. *Am J Sports Med.* 1991;19(3):217–225. https://doi.org/10.1177/036354659101900303.

37. Brophy RH, Wright RW, Huston LJ, Nwosu SK. MOON Knee Group, Spindler KP. Factors associated with infection following anterior cruciate ligament reconstruction. *J Bone Jt Surg Am.* 2015;97(6):450–454. https://doi.org/10.2106/JBJS.N.00694.

38. Corry IS, Webb JM, Clingeleffer AJ, Pinczewski LA. Arthroscopic reconstruction of the anterior cruciate ligament. A comparison of patellar tendon autograft and four-strand hamstring tendon autograft. *Am J Sports Med.* 1999;27(4):444–454. https://doi.org/10.1177/03635465990270040701.

39. Shelbourne KD, Nitz P. Accelerated rehabilitation after anterior cruciate ligament reconstruction. *Am J Sports Med.* 1990;18(3):292–299. https://doi.org/10.1177/036354659001800313.

40. Marumoto JM, Mitsunaga MM, Richardson AB, Medoff RJ, Mayfield GW. Late patellar tendon ruptures after removal of the central third for anterior cruciate ligament reconstruction. A report of two cases. *Am J Sports Med.* 1996;24(5):698–701. https://doi.org/10.1177/036354659602400524.

41. Poehling-Monaghan KL, Salem H, Ross KE, et al. Long-term outcomes in anterior cruciate ligament reconstruction: a systematic review of patellar tendon versus hamstring autografts. *Orthop J Sport Med.* 2017;5(6):2325967117770973. https://doi.org/10.1177/2325967117770735.

42. Samuelsen BT, Webster KE, Johnson NR, Hewett TE, Krych AJ. Hamstring autograft versus patellar tendon autograft for ACL reconstruction: is there a difference in graft failure rate? A meta-analysis of 47,613 patients. *Clin*

Orthop Relat Res. 2017:1-10. https://doi.org/10.1007/s11999-017-5278-9.

43. Slone HS, Romine SE, Premkumar A, Xerogeanes JW. Quadriceps tendon autograft for anterior cruciate ligament reconstruction: a comprehensive review of current literature and systematic review of clinical results. Arthroscopy. 2015;31(3):541-554. https://doi.org/10.1016/j.arthro.2014.11.010.

44. Lee JK, Lee S, Lee MC. Outcomes of anatomic anterior cruciate ligament reconstruction: bone-quadriceps tendon graft versus double-bundle hamstring tendon graft. Am J Sports Med. 2016;44(9):2323-2329. https://doi.org/10.1177/0363546516650666.

45. Chen CH, Chen WJ, Shih CH. Arthroscopic anterior cruciate ligament reconstruction with quadriceps tendon-patellar bone autograft. J Trauma. 1999;46(4):678-682.

46. Fulkerson JP, Langeland R. An alternative cruciate reconstruction graft: the central quadriceps tendon. Arthroscopy. 1995;11(2):252-254.

47. Riaz O, Aqil A, Mannan A, et al. Quadriceps tendon-bone or patellar tendon-bone autografts when reconstructing the anterior cruciate ligament: a meta-analysis. Clin J Sport Med. June 2017. https://doi.org/10.1097/JSM.0000000000000451.

48. Lubowitz JH. Editorial commentary: quadriceps tendon autograft use for anterior cruciate ligament reconstruction predicted to increase. Arthroscopy. 2016;32(1):76-77. https://doi.org/10.1016/j.arthro.2015.11.004.

49. Geib TM, Shelton WR, Phelps RA, Clark L. Anterior cruciate ligament reconstruction using quadriceps tendon autograft: intermediate-term outcome. Arthroscopy. 2009;25(12):1408-1414. https://doi.org/10.1016/j.arthro.2009.06.004.

50. Shani RH, Umpierez E, Nasert M, Hiza EA, Xerogeanes J. Biomechanical comparison of quadriceps and patellar tendon grafts in anterior cruciate ligament reconstruction. Arthroscopy. 2016;32(1):71-75. https://doi.org/10.1016/j.arthro.2015.06.051.

51. Duchman KR, Lynch TS, Spindler KP. Graft selection in anterior cruciate ligament surgery: who gets what and why? Clin Sports Med. 2017;36(1):25-33. https://doi.org/10.1016/j.csm.2016.08.013.

52. Shelton WR, Treacy SH, Dukes AD, Bomboy AL. Use of allografts in knee reconstruction: II. Surgical considerations. J Am Acad Orthop Surg. 1998;6(3):169-175.

53. Shino K, Inoue M, Horibe S, Hamada M, Ono K. Reconstruction of the anterior cruciate ligament using allogeneic tendon. Long-term followup. Am J Sports Med. 1990;18(5):457-465. https://doi.org/10.1177/036354659001800502.

54. Indelicato PA, Linton RC, Huegel M. The results of fresh-frozen patellar tendon allografts for chronic anterior cruciate ligament deficiency of the knee. Am J Sports Med. 1992;20(2):118-121. https://doi.org/10.1177/036354659202000204.

55. Harner CD, Olson E, Irrgang JJ, Silverstein S, Fu FH, Silbey M. Allograft versus autograft anterior cruciate ligament reconstruction: 3- to 5-year outcome. Clin Orthop Relat Res. 1996;324:134-144.

56. Kaeding CC, Pedroza AD, Reinke EK, Huston LJ, MOON Consortium, Spindler KP. Risk factors and predictors of subsequent ACL injury in either knee after ACL reconstruction: prospective analysis of 2488 primary ACL reconstructions from the MOON cohort. Am J Sports Med. 2015;43(7):1583-1590. https://doi.org/10.1177/0363546515578836.

57. Kaeding CC, Pedroza AD, Reinke EK, et al. Change in anterior cruciate ligament graft choice and outcomes over time. Arthroscopy. 2017;33(11):2007-2014. https://doi.org/10.1016/j.arthro.2017.06.019.

58. Shelton WR, Treacy SH, Dukes AD, Bomboy AL. Use of allografts in knee reconstruction: I. Basic science aspects and current status. J Am Acad Orthop Surg.

1998;6(3):165-168.

59. Simonds RJ, Holmberg SD, Hurwitz RL, et al. Transmission of human immunodeficiency virus type 1 from a seronegative organ and tissue donor. N Engl J Med. 1992;326(11):726-732. https://doi.org/10.1056/NEJM199203123261102.

60. Paschos NK, Howell SM. Anterior cruciate ligament reconstruction: principles of treatment. EFORT Open Rev. 2016;1(11):398-408. https://doi.org/10.1302/2058-5241.1.160032.

61. Kaeding CC, Aros B, Pedroza A, et al. Allograft versus autograft anterior cruciate ligament reconstruction: predictors of failure from a MOON prospective longitudinal cohort. Sports Health. 2011;3(1):73-81. https://doi.org/10.1177/1941738110386185.

62. Kuechle DK, Pearson SE, Beach WR, et al. Allograft anterior cruciate ligament reconstruction in patients over 40 years of age. Arthroscopy. 2002;18(8):845-853.

63. Miller SL, Gladstone JN. Graft selection in anterior cruciate ligament reconstruction. Orthop Clin North Am. 2002;33(4):675-683.

64. Colombet P, Allard M, Bousquet V, de Lavigne C, Flurin P-H, Lachaud C. Anterior cruciate ligament reconstruction using four-strand semitendinosus and gracilis tendon grafts and metal interference screw fixation. Arthroscopy. 2002;18(3):232-237.

65. Shino K, Kawasaki T, Hirose H, Gotoh I, Inoue M, Ono K. Replacement of the anterior cruciate ligament by an allogeneic tendon graft. An experimental study in the dog. J Bone Jt Surg Br. 1984;66(5):672-681.

66. Jackson DW, Grood ES, Goldstein JD, et al. A comparison of patellar tendon autograft and allograft used for anterior cruciate ligament reconstruction in the goat model. Am J Sports Med. 1993;21(2):176-185. https://doi.org/10.1177/036354659302100203.

67. Legnani C, Ventura A, Terzaghi C, Borgo E, Albisetti W. Anterior cruciate ligament reconstruction with synthetic grafts. A review of literature. Int Orthop. 2010;34(4):465-471. https://doi.org/10.1007/s00264-010-0963-2.

68. Paulos LE, Rosenberg TD, Grewe SR, Tearse DS, Beck CL. The GORE-TEX anterior cruciate ligament prosthesis. A long-term followup. Am J Sports Med. 1992;20(3):246-252. https://doi.org/10.1177/036354659202000302.

69. Wilson WJ, Scranton Jr PE. Combined reconstruction of the anterior cruciate ligament in competitive athletes. J Bone Jt Surg Am. 1990;72(5):742-748.

70. Barrett GR, Line LL, Shelton WR, Manning JO, Phelps R. The Dacron ligament prosthesis in anterior cruciate ligament reconstruction. A four-year review. Am J Sports Med. 1993;21(3):367-373. https://doi.org/10.1177/036354659302100307.

71. Zoltan DJ, Reinecke C, Indelicato PA. Synthetic and allograft anterior cruciate ligament reconstruction. Clin Sports Med. 1988;7(4):773-784.

72. Kumar K, Maffulli N. The ligament augmentation device: an historical perspective. Arthroscopy. 1999;15(4):422-432.

73. Lavoie P, Fletcher J, Duval N. Patient satisfaction needs as related to knee stability and objective findings after ACL reconstruction using the LARS artificial ligament. Knee. 2000;7(3):157-163. https://doi.org/10.1016/S0968-0160(00)00039-9.

74. Jia Z, Xue C, Wang W, Liu T, Huang X, Xu W. Clinical outcomes of anterior cruciate ligament reconstruction using LARS artificial graft with an at least 7-year follow-up. Med Baltim. 2017;96(14):e6568. https://doi.org/10.1097/MD.0000000000006568.

75. Jia Z-Y, Zhang C, Cao S-Q, et al. Comparison of artificial graft versus autograft in anterior cruciate ligament reconstruction: a meta-analysis. BMC Musculoskelet Disord. 2017;18(1):309. https://doi.org/10.1186/s12891-017-1672-4.

76. Zaffagnini S, Grassi A, Marcheggiani Muccioli GM, et al. Anterior cruciate ligament reconstruction with a novel porcine xenograft: the initial Italian experience. *Joints*. 2015;3(2):85–90. https://doi.org/10.11138/jts/2015.3.2.085.

77. Cole BJ, Sayegh ET, Yanke AB, Chalmers PN, Frank RM. Fixation of soft tissue to bone: techniques and fundamentals. *J Am Acad Orthop Surg*. 2016;24(2):83–95. https://doi.org/10.5435/JAAOS-D-14-00081.

78. Chalmers P, Mall N, Yanke A, Bach BJ. Contemporary anterior cruciate ligament reconstruction: does technique really matter? *Oper Tech Sports Med*. 2013:55–63.

79. Muller B, Bowman KF, Bedi A. ACL graft healing and biologics. *Clin Sports Med*. 2013;32(1):93–109. https://doi.org/10.1016/j.csm.2012.08.010.

80. Sagarriga Visconti C, Kavalkovich K, Wu J, Niyibizi C. Biochemical analysis of collagens at the ligament-bone interface reveals presence of cartilage-specific collagens. *Arch Biochem Biophys*. 1996;328(1):135–142. https://doi.org/10.1006/abbi.1996.0153.

81. Lui P, Zhang P, Chan K, Qin L. Biology and augmentation of tendon-bone insertion repair. *J Orthop Surg Res*. 2010;5:59. https://doi.org/10.1186/1749-799X-5-59.

82. Genin GM, Kent A, Birman V, et al. Functional grading of mineral and collagen in the attachment of tendon to bone. *Biophys J*. 2009;97(4):976–985. https://doi.org/10.1016/j.bpj.2009.05.043.

83. Amiel D, Frank C, Harwood F, Fronek J, Akeson W. Tendons and ligaments: a morphological and biochemical comparison. *J Orthop Res*. 1984;1(3):257–265. https://doi.org/10.1002/jor.1100010305.

84. Ćuti T, Antunović M, Marijanović I, et al. Capacity of muscle derived stem cells and pericytes to promote tendon graft integration and ligamentization following anterior cruciate ligament reconstruction. *Int Orthop*. 2017;41(6):1189–1198. https://doi.org/10.1007/s00264-017-3437-y.

85. Jackson JR, Minton JA, Ho ML, Wei N, Winkler JD. Expression of vascular endothelial growth factor in synovial fibroblasts is induced by hypoxia and interleukin 1beta. *J Rheumatol*. 1997;24(7):1253–1259.

86. Kawamura S, Ying L, Kim H-J, Dynybil C, Rodeo SA. Macrophages accumulate in the early phase of tendon-bone healing. *J Orthop Res*. 2005;23(6):1425–1432. https://doi.org/10.1016/j.orthres.2005.01.014.1100230627.

87. Kuroda R, Kurosaka M, Yoshiya S, Mizuno K. Localization of growth factors in the reconstructed anterior cruciate ligament: immunohistological study in dogs. *Knee Surg Sports Traumatol Arthrosc*. 2000;8(2):120–126. https://doi.org/10.1007/s001670050198.

88. Yoshikawa T, Tohyama H, Katsura T, et al. Effects of local administration of vascular endothelial growth factor on mechanical characteristics of the semitendinosus tendon graft after anterior cruciate ligament reconstruction in sheep. *Am J Sports Med*. 2006;34(12):1918–1925. https://doi.org/10.1177/0363546506294469.

89. Scheffler SU, Unterhauser FN, Weiler A. Graft remodeling and ligamentization after cruciate ligament reconstruction. *Knee Surg Sports Traumatol Arthrosc*. 2008;16(9):834–842. https://doi.org/10.1007/s00167-008-0560-8.

90. Florida SE, VanDusen KW, Mahalingam VD, et al. In vivo structural and cellular remodeling of engineered bone-ligament-bone constructs used for anterior cruciate ligament reconstruction in sheep. *Connect Tissue Res*. 2016;57(6):526–538. https://doi.org/10.1080/03008207.2016.1187141.

91. Kanazawa T, Soejima T, Murakami H, Inoue T, Katouda M, Nagata K. An immunohistological study of the integration at the bone-tendon interface after reconstruction of the anterior cruciate ligament in rabbits. *J Bone Jt Surg Br*. 2006;88(5):682–687. https://doi.org/10.1302/0301-620X.88B5.17198.

92. Lee BI, Kim BM, Kho DH, Kwon SW, Kim HJ, Hwang HR. Does the tibial remnant of the anterior cruciate ligament promote ligamentization? *Knee*. 2016;23(6):1133–1142. https://doi.org/10.1016/j.knee.2016.09.008.

93. Liu SH, Panossian V, Al-Shaikh R, et al. Morphology and matrix composition during early tendon to bone healing. *Clin Orthop Relat Res*. 1997;339:253–260.

94. Janssen RPA, Scheffler SU. Intra-articular remodelling of hamstring tendon grafts after anterior cruciate ligament reconstruction. *Knee Surg Sports Traumatol Arthrosc*. 2014;22(9):2102–2108. https://doi.org/10.1007/s00167-013-2634-5.

95. Amiel D, Kleiner JB, Roux RD, Harwood FL, Akeson WH. The phenomenon of "ligamentization": anterior cruciate ligament reconstruction with autogenous patellar tendon. *J Orthop Res*. 1986;4(2):162–172. https://doi.org/10.1002/jor.1100040204.

96. Rougraff BT, Shelbourne KD. Early histologic appearance of human patellar tendon autografts used for anterior cruciate ligament reconstruction. *Knee Surg Sports Traumatol Arthrosc*. 1999;7(1):9–14. https://doi.org/10.1007/s001670050113.

97. Zaffagnini S, De Pasquale V, Marchesini Reggiani L, et al. Neoligamentization process of BTPB used for ACL graft: histological evaluation from 6 months to 10 years. *Knee*. 2007;14(2):87–93. https://doi.org/10.1016/j.knee.2006.11.006.

98. Zaffagnini S, De Pasquale V, Marchesini Reggiani L, et al. Electron microscopy of the remodelling process in hamstring tendon used as ACL graft. *Knee Surg Sports Traumatol Arthrosc*. 2010;18(8):1052–1058. https://doi.org/10.1007/s00167-009-0925-7.

99. Clancy WG, Narechania RG, Rosenberg TD, Gmeiner JG, Wisnefske DD, Lange TA. Anterior and posterior cruciate ligament reconstruction in rhesus monkeys. *J Bone Jt Surg Am*. 1981;63(8):1270–1284.

100. Unterhauser FN, Bail HJ, Höher J, Haas NP, Weiler A. Endoligamentous revascularization of an anterior cruciate ligament graft. *Clin Orthop Relat Res*. 2003;414:276–288. https://doi.org/10.1097/01.blo.0000079442.64912.51.

101. Yoshikawa T, Tohyama H, Enomoto H, Matsumoto H, Toyama Y, Yasuda K. Expression of vascular endothelial growth factor and angiogenesis in patellar tendon grafts in the early phase after anterior cruciate ligament reconstruction. *Knee Surg Sports Traumatol Arthrosc*. 2006;14(9):804–810. https://doi.org/10.1007/s00167-006-0051-8.

102. Marumo K, Saito M, Yamagishi T, Fujii K. The "ligamentization" process in human anterior cruciate ligament reconstruction with autogenous patellar and hamstring tendons: a biochemical study. *Am J Sports Med*. 2005;33(8):1166–1173. https://doi.org/10.1177/0363546504271973.

103. Thomopoulos S, Williams GR, Soslowsky LJ. Tendon to bone healing: differences in biomechanical, structural, and compositional properties due to a range of activity levels. *J Biomech Eng*. 2003;125(1):106–113.

104. Nebelung W, Becker R, Urbach D, Röpke M, Roessner A. Histological findings of tendon-bone healing following anterior cruciate ligament reconstruction with hamstring grafts. *Arch Orthop Trauma Surg*. 2003;123(4):158–163. https://doi.org/10.1007/s00402-002-0463-y.

105. Roberts TT, Rosenbaum AJ. Bone grafts, bone substitutes and orthobiologics: the bridge between basic science and clinical advancements in fracture healing. *Organogenesis*. 2012;8(4):114–124. https://doi.org/10.4161/org.23306.

106. Oakes DA, Cabanela ME. Impaction bone grafting for revision hip arthroplasty: biology and clinical applications. *J Am Acad Orthop Surg*. 2006;14(11):620–628.

107. Khan SN, Cammisa FP, Sandhu HS, Diwan AD, Girardi FP, Lane JM. The biology of bone grafting. *J Am Acad Orthop Surg*. 2005;13(1):77–86.

108. Tomita F, Yasuda K, Mikami S, Sakai T, Yamazaki S, Tohyama H. Comparisons of intraosseous graft healing between the doubled flexor tendon graft and the bone-patellar tendon-bone graft in anterior cruciate ligament reconstruction. *Arthroscopy.* 2001;17(5):461–476. https://doi.org/10.1053/jars.2001.24059.

109. Di Matteo B, Loibl M, Andriolo L, et al. Biologic agents for anterior cruciate ligament healing: a systematic review. *World J Orthop.* 2016;7(9):592. https://doi.org/10.5312/wjo.v7.i9.592.

110. Vavken P, Sadoghi P, Murray MM. The effect of platelet concentrates on graft maturation and graft-bone interface healing in anterior cruciate ligament reconstruction in human patients: a systematic review of controlled trials. *Arthroscopy.* 2011;27(11):1573–1583. https://doi.org/10.1016/j.arthro.2011.06.003.

111. Del Torto M, Enea D, Panfoli N, Filardo G, Pace N, Chiusaroli M. Hamstrings anterior cruciate ligament reconstruction with and without platelet rich fibrin matrix. *Knee Surg Sports Traumatol Arthrosc.* 2015;23(12):3614–3622. https://doi.org/10.1007/s00167-014-3260-6.

112. Valentí Azcárate A, Lamo-Espinosa J, Aquerreta Beola JD, Hernandez Gonzalez M, Mora Gasque G, Valentí Nin JR. Comparison between two different platelet-rich plasma preparations and control applied during anterior cruciate ligament reconstruction. Is there any evidence to support their use? *Injury.* 2014;45(suppl 4):S36–S41. https://doi.org/10.1016/S0020-1383(14)70008-7.

113. Magnussen RA, Flanigan DC, Pedroza AD, Heinlein KA, Kaeding CC. Platelet rich plasma use in allograft ACL reconstructions: two-year clinical results of a MOON cohort study. *Knee.* 2013;20(4):277–280. https://doi.org/10.1016/j.knee.2012.12.001.

114. Darabos N, Haspl M, Moser C, Darabos A, Bartolek D, Groenemeyer D. Intraarticular application of autologous conditioned serum (ACS) reduces bone tunnel widening after ACL reconstructive surgery in a randomized controlled trial. *Knee Surg Sports Traumatol Arthrosc.* 2011;19(suppl 1):S36–S46. https://doi.org/10.1007/s00167-011-1458-4.

115. Vogrin M, Rupreht M, Crnjac A, Dinevski D, Krajnc Z, Recnik G. The effect of platelet-derived growth factors on knee stability after anterior cruciate ligament reconstruction: a prospective randomized clinical study. *Wien Klin Wochenschr.* 2010;122(suppl):91–95. https://doi.org/10.1007/s00508-010-1340-2.

116. Vadalà A, Iorio R, De Carli A, et al. Platelet-rich plasma: does it help reduce tunnel widening after ACL reconstruction? *Knee Surg Sports Traumatol Arthrosc.* 2013;21(4):824–829. https://doi.org/10.1007/s00167-012-1980-z.

117. Li F, Jia H, Yu C. ACL reconstruction in a rabbit model using irradiated Achilles allograft seeded with mesenchymal stem cells or PDGF-B gene-transfected mesenchymal stem cells. *Knee Surg Sports Traumatol Arthrosc.* 2007;15(10):1219–1227. https://doi.org/10.1007/s00167-007-0385-x.

118. CH C, Whu S, Chang C, Su C. Gene and protein expressions of bone marrow mesenchymal stem cells in a bone tunnel for tendon-bone healing. *Formos J Musculoskelet Disord.* 2011;2(3):85–93.

119. Webster KE, Feller JA, Elliott J, Hutchison A, Payne R. A comparison of bone tunnel measurements made using computed tomography and digital plain radiography after anterior cruciate ligament reconstruction. *Arthroscopy.* 2004;20(9):946–950. https://doi.org/10.1016/j.arthro.2004.06.037.

120. Fauno P, Kaalund S. Tunnel widening after hamstring anterior cruciate ligament reconstruction is influenced by the type of graft fixation used: a prospective randomized study. *Arthroscopy.* 2005;21(11):1337–1341. https://doi.org/10.1016/j.arthro.2005.08.023.

121. Silva A, Sampaio R, Pinto E. Femoral tunnel enlargement after anatomic ACL reconstruction: a biological problem? *Knee Surg Sports Traumatol Arthrosc.* 2010;18(9):1189–1194. https://doi.org/10.1007/s00167-010-1046-z.

122. Mirzatolooei F, Alamdari MT, Khalkhali HR. The impact of platelet-rich plasma on the prevention of tunnel widening in anterior cruciate ligament reconstruction using quadrupled autologous hamstring tendon: a randomised clinical trial. *Bone Jt J.* 2013;95-B(1):65–69. https://doi.org/10.1302/0301-620X.95B1.30487.

123. Starantzis KA, Mastrokalos D, Koulalis D, Papakonstantinou O, Soucacos PN, Papagelopoulos PJ. The potentially positive role of PRPs in preventing femoral tunnel widening in ACL reconstruction surgery using hamstrings: a clinical study in 51 patients. *J Sport Med (Hindawi Publ Corp).* 2014;2014:789317. https://doi.org/10.1155/2014/789317.

124. Orrego M, Larrain C, Rosales J, et al. Effects of platelet concentrate and a bone plug on the healing of hamstring tendons in a bone tunnel. *Arthroscopy.* 2008;24(12):1373–1380. https://doi.org/10.1016/j.arthro.2008.07.016.

125. Silva A, Sampaio R. Anatomic ACL reconstruction: does the platelet-rich plasma accelerate tendon healing? *Knee Surg Sports Traumatol Arthrosc.* 2009;17(6):676–682. https://doi.org/10.1007/s00167-009-0762-8.

126. Figueroa D, Melean P, Calvo R, et al. Magnetic resonance imaging evaluation of the integration and maturation of semitendinosus-gracilis graft in anterior cruciate ligament reconstruction using autologous platelet concentrate. *Arthroscopy.* 2010;26(10):1318–1325. https://doi.org/10.1016/j.arthro.2010.02.010.

127. Vogrin M, Rupreht M, Dinevski D, et al. Effects of a platelet gel on early graft revascularization after anterior cruciate ligament reconstruction: a prospective, randomized, double-blind, clinical trial. *Eur Surg Res.* 2010;45(2):77–85. https://doi.org/10.1159/000318597.

128. Rupreht M, Jevtič V, Serša I, Vogrin M, Jevšek M. Evaluation of the tibial tunnel after intraoperatively administered platelet-rich plasma gel during anterior cruciate ligament reconstruction using diffusion weighted and dynamic contrast-enhanced MRI. *J Magn Reson Imaging.* 2013;37(4):928–935. https://doi.org/10.1002/jmri.23886.

129. Guo R, Gao L, Xu B. Current evidence of adult stem cells to enhance anterior cruciate ligament treatment: a systematic review of animal trials. *Arthroscopy.* September 2017. https://doi.org/10.1016/j.arthro.2017.07.010.

130. Lim J-K, Hui J, Li L, Thambyah A, Goh J, Lee E-H. Enhancement of tendon graft osteointegration using mesenchymal stem cells in a rabbit model of anterior cruciate ligament reconstruction. *Arthroscopy.* 2004;20(9):899–910. https://doi.org/10.1016/j.arthro.2004.06.035.

131. Soon MYH, Hassan A, Hui JHP, Goh JCH, Lee EH. An analysis of soft tissue allograft anterior cruciate ligament reconstruction in a rabbit model: a short-term study of the use of mesenchymal stem cells to enhance tendon osteointegration. *Am J Sports Med.* 2007;35(6):962–971. https://doi.org/10.1177/0363546507300057.

132. Silva A, Sampaio R, Fernandes R, Pinto E. Is there a role for adult non-cultivated bone marrow stem cells in ACL reconstruction? *Knee Surg Sports Traumatol Arthrosc.* 2014;22(1):66–71. https://doi.org/10.1007/s00167-012-2279-9.

133. Seijas R, Ares O, Catala J, Alvarez-Diaz P, Cusco X, Cugat R. Magnetic resonance imaging evaluation of patellar tendon graft remodelling after anterior cruciate ligament reconstruction with or without platelet-rich plasma. *J Orthop Surg (Hong Kong).* 2013;21(1):10–14. https://doi.org/10.1177/230949901302100105.

134. Radice F, Yánez R, Gutiérrez V, Rosales J, Pinedo M, Coda S. Comparison of magnetic resonance imaging findings in anterior cruciate ligament grafts with and without autologous platelet-derived growth factors. *Arthroscopy.* 2010;26(1):50–57. https://doi.org/10.1016/j.arthro.2009.06.030.

135. Nin JRV, Gasque GM, Azcárate AV, Beola JDA, Gonzalez MH. Has platelet-rich plasma any role in anterior cruciate ligament allograft healing? *Arthroscopy.* 2009;25(11):1206–1213. https://doi.org/10.1016/j.arthro.2009.06.002.

136. Sánchez M, Anitua E, Azofra J, Prado R, Muruzabal F, Andia I. Ligamentization of tendon grafts treated with an endogenous preparation rich in growth factors: gross morphology and histology. *Arthroscopy.* 2010;26(4):470–480. https://doi.org/10.1016/j.arthro.2009.08.019.

137. Murray MM, Spindler KP, Ballard P, Welch TP, Zurakowski D, Nanney LB. Enhanced histologic repair in a central wound in the anterior cruciate ligament with a collagen-platelet-rich plasma scaffold. *J Orthop Res.* 2007;25(8):1007–1017. https://doi.org/10.1002/jor.20367.

138. Tjoumakaris FP, Donegan DJ, Sekiya JK. Partial tears of the anterior cruciate ligament: diagnosis and treatment. *Am J Orthop (Belle Mead NJ).* 2011;40(2):92–97.

139. Dallo I, Chahla J, Mitchell JJ, Pascual-Garrido C, Feagin JA, LaPrade RF. Biologic approaches for the treatment of partial tears of the anterior cruciate ligament: a current concepts review. *Orthop J Sport Med.* 2017;5(1):2325967116681724. https://doi.org/10.1177/2325967116681724.

140. Vavken P, Fleming BC, Mastrangelo AN, Machan JT, Murray MM. Biomechanical outcomes after bioenhanced anterior cruciate ligament repair and anterior cruciate ligament reconstruction are equal in a porcine model. *Arthroscopy.* 2012;28(5):672–680. https://doi.org/10.1016/j.arthro.2011.10.008.

141. Rość D, Powierza W, Zastawna E, Drewniak W, Michalski A, Kotschy M. Post-traumatic plasminogenesis in intraarticular exudate in the knee joint. *Med Sci Monit.* 2002;8(5):CR371–CR378.

142. Vavken P, Murray MM. The potential for primary repair of the ACL. *Sports Med Arthrosc.* 2011;19(1):44–49. https://doi.org/10.1097/JSA.0b013e3182095e5d.

143. Seijas R, Ares O, Cuscó X, Alvarez P, Steinbacher G, Cugat R. Partial anterior cruciate ligament tears treated with intraligamentary plasma rich in growth factors. *World J Orthop.* 2014;5(3):373–378. https://doi.org/10.5312/wjo.v5.i3.373.

144. Bozynski CC, Stannard JP, Smith P, et al. Acute management of anterior cruciate ligament injuries using novel canine models. *J Knee Surg.* 2016;29(7):594–603. https://doi.org/10.1055/s-0035-1570115.

145. Cook JL, Smith PA, Bozynski CC, et al. Multiple injections of leukoreduced platelet rich plasma reduce pain and functional impairment in a canine model of ACL and meniscal deficiency. *J Orthop Res.* 2016;34(4):607–615. https://doi.org/10.1002/jor.23054.

146. Murray MM, Palmer M, Abreu E, Spindler KP, Zurakowski

D, Fleming BC. Platelet-rich plasma alone is not sufficient to enhance suture repair of the ACL in skeletally immature animals: an in vivo study. *J Orthop Res.* 2009;27(5):639–645. https://doi.org/10.1002/jor.20796.

147. Brommer EJ, Dooijewaard G, Dijkmans BA, Breedveld FC. Depression of tissue-type plasminogen activator and enhancement of urokinase-type plasminogen activator as an expression of local inflammation. *Thromb Haemost.* 1992;68(2):180–184.

148. Dunn MG, Liesch JB, Tiku ML, Zawadsky JP. Development of fibroblast-seeded ligament analogs for ACL reconstruction. *J Biomed Mater Res.* 1995;29(11):1363–1371. https://doi.org/10.1002/jbm.820291107.

149. Murray MM, Spindler KP, Devin C, et al. Use of a collagen-platelet rich plasma scaffold to stimulate healing of a central defect in the canine ACL. *J Orthop Res.* 2006;24(4):820–830. https://doi.org/10.1002/jor.20073.

150. Murray MM, Flutie BM, Kalish LA, et al. The bridge-enhanced anterior cruciate ligament repair (BEAR) procedure. *Orthop J Sport Med.* 2016;4(11):2325967116672217. https://doi.org/10.1177/2325967116672176.

151. Magarian EM, Vavken P, Connolly S, Mastrangelo AN, Murray MM. Safety of intra-articular use of atelocollagen for enhanced tissue repair. *Open Orthop J.* 2012;6:231–238. https://doi.org/10.2174/1874325001206010231.

152. Murray MM, Forsythe B, Chen F, et al. The effect of thrombin on ACL fibroblast interactions with collagen hydrogels. *J Orthop Res.* 2006;24(3):508–515. https://doi.org/10.1002/jor.20054.

153. Fellows CR, Matta C, Zakany R, Khan IM, Mobasheri A. Adipose, bone marrow and synovial joint-derived mesenchymal stem cells for cartilage repair. *Front Genet.* 2016;7:1–20. https://doi.org/10.3389/fgene.2016.00213.

154. Kanaya A, Deie M, Adachi N, Nishimori M, Yanada S, Ochi M. Intra-articular injection of mesenchymal stromal cells in partially torn anterior cruciate ligaments in a rat model. *Arthroscopy.* 2007;23(6):610–617. https://doi.org/10.1016/j.arthro.2007.01.013.

155. Oe K, Kushida T, Okamoto N, et al. New strategies for anterior cruciate ligament partial rupture using bone marrow transplantation in rats. *Stem Cells Dev.* 2011;20(4):671–679. https://doi.org/10.1089/scd.2010.0182.

156. Centeno CJ, Pitts J, Al-Sayegh H, Freeman MD. Anterior cruciate ligament tears treated with percutaneous injection of autologous bone marrow nucleated cells: a case series. *J Pain Res.* 2015;8:437–447. https://doi.org/10.2147/JPR.S86244.

拓展阅读

1. Amiel D, Kleiner JB, Akeson WH. The natural history of the anterior cruciate ligament autograft of patellar tendon origin. *Am J Sports Med.* 1986;14(6):449–462. https://doi.org/10.1177/036354658601400603.

2. Janssen RPA, van der Wijk J, Fiedler A, Schmidt T, Sala HAGM, Scheffler SU. Remodelling of human hamstring autografts after anterior cruciate ligament reconstruction. *Knee Surg Sports Traumatol Arthrosc.* 2011;19(8):1299–1306.

https://doi.org/10.1007/s00167-011-1419-y.

3. Kleiner JB, Amiel D, Harwood FL, Akeson WH. Early histologic, metabolic, and vascular assessment of anterior cruciate ligament autografts. *J Orthop Res.* 1989;7(2):235–242. https://doi.org/10.1002/jor.1100070211.

4. Murray MM, Martin SD, Martin TL, Spector M. Histological changes in the human anterior cruciate ligament after rupture. *J Bone Jt Surg Am.* 2000;82-A(10):1387–1397.

第 12 章

软骨下环境和缺血性坏死的治疗

JORGE CHAHLA, MD, PHD · ANDREAS H. GOMOLL,
MD · BERT R. MANDELBAUM, MD, DHL

引言

尽管软骨的相关研究呈指数增长,但针对软骨下骨的基础科学和临床研究却尚未得到相同的关注[1]。软骨下骨为其上覆盖的关节软骨提供机械和生物支持,并不断适应关节生物力学环境的变化[1]。软骨下骨涉及多种软骨有关的疾病,如剥脱性骨软骨炎、骨关节炎和局灶性软骨缺损。

因此,软骨下骨损伤与软骨损伤密切相关。为了更好地了解软骨下骨的病理学,需要对软骨下骨的解剖结构、形态和生理学及其功能进行全面了解。关节软骨由 5 个不同的区域组成,可以根据胶原纤维的形态和方向来区分[2]。在浅层,胶原纤维切向排列成紧密的平行层,并从钙化区垂直放射。第 2 区或中间区,胶原纤维随机定向排列。第 3 区也被称为放射区,是蛋白质多糖和水含量最高的且最厚的一层。潮标是钙化和未钙化软骨基质之间的连接部位(4 区)。最后,钙化区(5 区)则是胶原纤维复杂网络的锚定区域(图 12.1,彩图 12.1)。

软骨下骨的定义仍然是一个争论的话题。最公认的定义是软骨下骨板,即将关节软骨与骨髓腔分开的区域。它由两部分组成:①关节软骨的钙化区;②一层板层骨[3]。软骨下骨位于钙化层的深处,包括一个动脉丛,该动脉丛的分支指向钙化层(图 12.2,彩图 12.2)。该区域的血流量是松质骨的 3~10 倍[4]。同样,静脉系统包含一个血管丛,这些血管易受压力和剪切力的影响。皮质终板包含形成通道的穿孔,并允许与基底软骨进行沟通。这些通道是动态的,并随着作用于软骨和软骨下骨的压力而变化[5]。

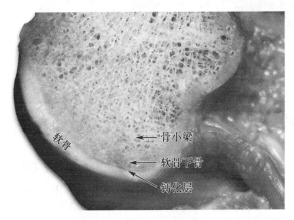

图 12.1 从髁间切口观察的半髁状突尸体解剖图像（表层和内层的矢状视图），显示了软骨、钙化层以及软骨下骨和粗面骨之间的差异

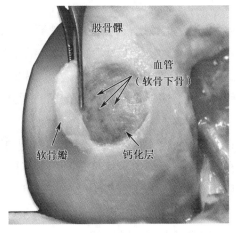

图 12.2 解剖下的股骨外侧髁（右膝）显示钙化层和软骨下骨血管。软骨瓣被掀起以显示软骨深层

本章的目的是回顾来源于软骨下骨的不同疾病形态，明确特点；讨论不同方法治疗软骨下骨疾病的适应证、结局和并发症。

骨坏死

1968 年 Ahlback 首次报道了 40 例重度突发性疼痛患者的膝关节自发性骨坏死（spontaneous osteonecrosis of the knee, SPONK）[6]。SPONK 是软骨下骨的一种疾病，它会导致局部缺血，随后坏死；如果处理不当，可能会出现结构塌陷。虽然病因并不总是明确（大多数病例为特发性），但患者的特征以及潜在风险因素可帮助对骨坏死(osteonecrosis, ON)类型进行分类,从而指导治疗。在这方面,膝关节 ON 可分为三类:①初次或 SPONK;②二次 ON(SON);③关节镜术后 ON。不管是何种类型的 ON,这种疾病的治疗目标是阻止进一步的进展和延迟膝关节终末期关节炎的发病。一旦发生严重的关节表面塌陷或晚期骨关节炎,关节置换通常是最适当的治疗选择。

膝关节自发性骨坏死

SPONK 通常发生在老年人群中,55 岁以上患者的发病率为 9.4%[7,8]。女性的发病率是男性的 3~5 倍[9],并通常出现在股骨内侧髁。股骨内侧髁在 94% 的时间内受到的影响比较典型[10]。这可能是因为股骨内侧髁的骨外和骨内血液供应相对减少所致,并且明显的骨外与骨内分水岭区域使其更容易受到血管损伤[11]。尽管血供不同,但外侧髁、胫骨髁和髌骨也可能受到影响。虽然真正的发病率还不确定[12],但可能比 SON 更普遍。

虽然自发性 ON 的确切病因仍不明确,但已有多种病因被提出。在髋关节 ON 中,人们普遍认为血管损伤会导致骨死亡。然而,到目前为止尚未在膝关节中证实这一点。一些作者报告称,创伤会导致软骨下骨(骨质疏松症)发生微骨折,进而引起软骨下微骨折形成的空间内积聚液体[13~15]。液体积聚导致关节内压力增加和骨髓水肿、血液灌注减少,最终导致局灶性骨缺血[13,14]。尽管涉及创伤性病因,但只有少数患者可以明确回忆其具体损伤类型[7,16]。然而,考虑到受影响患者的人口统计学特征和绝经后女性中不完全性骨折的高发生率,将潜在的诱发事件与膝关节疼痛的发生联系起来可能是一个挑战(图 12.3,彩图 12.3)[16]。

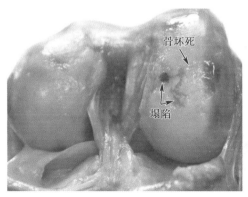

图 12.3 股骨内侧髁骨坏死的右膝尸体解剖。黑点代表软骨坏死的无血管区。此外,股骨髁多处可见软骨表面塌陷

累及内侧半月板的撕裂,尤其是后半月板根部,已被认为是 SPONK 的潜在病因。Robertson 等人对 30 例股骨内侧髁上自发性 ON 的患者进行研究,并对 X 线平片和磁共振成像(MRI)进行了分析,发现 80% 的患者存在内侧半月板根部撕裂[17]。作者认为,环向应力丢失导致间室负荷增加(类似于整个半月板切除状态)[18],进而导致软骨下不全骨折[17,19,20]。此外,早期检测这些病变至关重要,因为如果对病变进行及时诊断和治疗,膝关节生物力学可以恢复到接近自然状态,并且发生骨关节炎以及最终进展到骨关节炎的概率可以显著降低[21,22]。这一理论得到了一项研究的支持,该研究表明,60 岁以上女性的低骨密度与 SPONK 发病率之间存在正相关的关系[23]。

临床表现和诊断

SPONK 患者通常会突然出现膝关节疼痛,而创伤则不会出现此症状。SPONK 患者会出现夜间疼痛加重,而且有负重感[9]。运动范围可能会因疼痛或积液而受到一定程度的限制,但通常不是由于机械原因。股骨内侧髁上的局部压痛是体格检查中最常见的表现[24]。这些患者的韧带检查通常是正常的。与 SPONK 急性期相关的剧烈疼痛可持续 6 周[16,25]。6 周后病情好转的患者通常有较小的病变(小于股骨髁宽度的 40%)[26],并且通常有令人满意的结果,尽管轻度症状可以持续长达一年[25]。即使在 6 周后,仍有持续症状的患者很有可能症状仍然存在。在这些病例中,影像学通常会表现出快速进展,并伴随塌陷和退行性改变[27]。

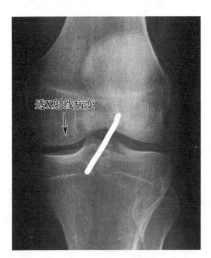

透X射线病变

图 12.4 左膝正位片显示股骨内侧髁上有轻微的透 X 射线病变

影像学对 SPONK 的诊断是至关重要,通常包括 X 线和 MRI。SPONK 患者的初步影像学评价包括负重前后位、屈曲后前位(Rosenberg)、侧位和轮廓线或轴位片。SPONK 患者的影像学表现可能因疾病的不同阶段而不同[9]。在这一过程的早期阶段,尽管有明显的症状,但 X 片可能是正常的。因此,有必要引起高度的重视[28]。晚期阶段可见周围有硬化晕的透 X 射线病变[28]。如果处理不当,X 片上可能会显示受累股骨髁轻微扁平化,从而导致严重的软骨下塌陷和继发性退行性变(图 12.4)[29]。

　　由于灵敏度较高,MRI 成为检测疾病早期变化的"金标准"[16,30]。T1 加权成像表现为一个离散的低信号区域,通常被一个中等信号强度的区域包围(结构变化可以以更详细的方式看到)。病变边缘常有一条细锯齿状低信号线,从邻近的骨髓水肿区划定坏死区[16,28,31]。受 SPONK 影响的区域在 T2 成像中显示骨髓水肿区域具有高信号强度(比 T1 更敏感)(图 12.5)[28,31,32]。

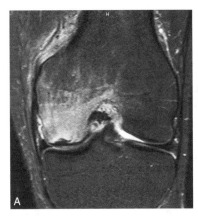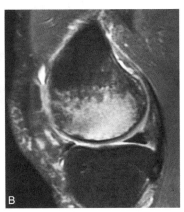

图 12.5　冠状面(A)和矢状面(B)T2 加权 MRI,病变边缘有一条锯齿状低信号线(A),描绘了从骨髓水肿的邻近区域坏死区域

分类和预后

　　疾病的分期是决定在每个具体病例中采用哪种治疗方法的主要因素。此外,还应考虑病变大小和关节的总体状态。这些因素也有助于预测患者的临床病程和预后[10]。Koshino 分期系统考虑了临床和影像学参数[33]。X 片检查结果正常的有症状患者被归类为 I 期。II 期表现为负重区周围有扁平的和软骨下的放射性骨硬化。III 期表现为受累区域周围的放射透射率延长和软骨下塌陷。最后,IV 期为退行性病变阶段,表现为伴有骨硬化和髁周围骨赘形成。

　　Lotke 等人开发了一种在前后位(AP)X 片上使用受累股骨髁百分比进而确定骨坏死病变尺寸的方法[24],即将病变宽度与股骨髁总宽度的比值计算为百分比。他们报告称,在病变累及 32% 股骨内侧髁的患者中,23 例膝关节中仅 6 例需要手术治疗。如果病变累及超过股骨内侧髁的 50%,则所有病变均需要进行假体关节置换术(图 12.6)[24]。

非手术治疗

　　大多数小病变(通常 <3.5cm^2)可以通过非手术治疗,而大面积病变(>5cm^2)应该通过手术治疗来防止发生塌陷。而中等大小的病变(3.5~5.0cm^2)可能具有不可预测的病程,则应根据具体情况进行评价[9,34]。

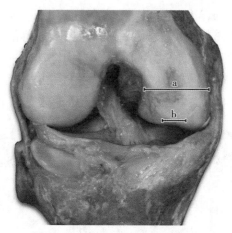

图 12.6 尸体解剖展示了如何以股骨内侧
髁直径的百分比来确定骨坏死病变的大小
[（b/a）×100% = 股骨内侧髁受累百分比]

对于小病变,4~6 周的负重保护是避免塌陷的最重要措施,并且应根据
所需提供镇痛剂[32,35]。Lotke 等人报告,88.9% 的 I 期患者在保守治疗后症
状完全缓解[24]。双膦酸盐能够减轻疼痛和预防与髋关节 ON 相关的软骨下
塌陷。它主要通过抑制坏死骨的破骨细胞吸收,并与骨结合,随后被破骨细
胞吸收而发挥作用。一旦被破骨细胞内化,双膦酸盐就会干扰细胞代谢,导
致细胞凋亡,最终抑制骨吸收。Jureus 等人对 17 例使用双膦酸盐至少 6 个
月的 SPONK 患者进行了评估。尽管 3 例患者进展为软骨下塌陷,但他们注
意到 3 例治疗失败的患者中有 2 例过早结束了他们的药物治疗方案[36]。相
反,Meier 等人在早期 SPONK 中,发现在疼痛评分和影像学结果测量方面,双
膦酸盐组与安慰剂组没有差异[35,37]。文献中描述的另一种非手术方法是脉
冲电磁场治疗（pulsed electromagnetic field therapy, PEMF）。据报道,PEMF 治
疗可通过减少自由基产生和刺激成骨细胞发挥抗炎和骨愈合作用[38~40]。最
近一项研究报告称,28 例患者在随访 6 个月时疼痛、坏死病变大小以及股骨
骨髓病灶的平均面积等都有显著改善[41]。

手术治疗

对于影像学上显示有大的初始病变或进展迅速病变的患者,或保守治疗
失败至少 3 个月的患者,采用保留关节手术或关节置换术获益可能更大。保
留关节手术,如核心减压、同种异体骨软骨移植和截骨术,可潜在避免或延
缓关节置换[42]。由于无法改变疾病的自然史,采用关节镜下清理在 SPONK

的治疗中作用有限。 然而,对于因软骨碎片或游离体不稳定而出现可识别症状的患者,采用关节镜下清理可能会出现症状缓解[43]。一项最新的系统性回顾研究指出,核心减压术以 10.4% 的失败率延缓了对塌陷前膝关节的额外手术治疗,骨软骨移植则减少了对塌陷前和塌陷后膝关节额外手术的需要(图 12.7)[44]。

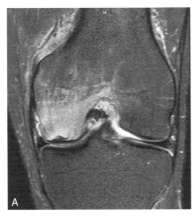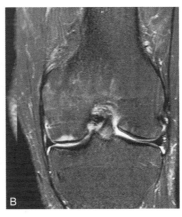

图 12.7 冠状面(A)和矢状面(B)T2 MRI 分别显示了采用核心减压和骨髓穿刺浓缩液治疗 SPONK 的初始和进展(3 个月)影像

Jacobs 等人于 1989 年首次提出膝骨坏死性病变的核心减压术[45],其主要是通过关节外钻孔来缓解骨内压力升高和刺激病变内的血管分布发挥作用。部分研究报道了这种技术在膝关节的成功应用[45~47]。核心减压能减缓缺血性坏死症状进展的速度,并能延长某些患者的无症状间隔,延缓更广泛的手术治疗时间[47]。一项研究显示,16 例患者(15 例 I 型和 1 例 II 型病变)在 3 年随访时骨髓信号恢复正常,并在髓芯减压术后症状得到缓解[46]。Deie等人采用核心减压术和羟基磷灰石人工骨移植治疗了 12 例 Koshino II 期或 III 期疾病患者。在平均随访 25 个月时,该组所有患者均报告膝关节疼痛得到改善,并避免了全膝关节置换(TKA)[48]。

自体骨软骨移植在软骨表面修复软骨下塌陷的患者中显示出良好的效果[35,42,49]。Duany 等人对 9 例接受自体骨软骨移植治疗 SPONK 患者的良好结局进行了报道[42]。同样,Tanaka 等人报告了 6 例接受了自体骨软骨移植的患者,在平均随访 28 个月后,所有患者的疼痛均得到了很好的缓解[35,59]。

胫骨高位截骨术(High tibial osteotomy, HTO)是一种可靠的手术,可以降低受累间室病变内的有效骨内压,以减缓或阻止进展[16,35,50,51];它也可以同时进行促进愈合的手术,如核心减压和补充骨替代物或生物制剂[48,52]。当HTO 与伴随的钻孔和植骨结合解剖轴矫正到至少 10 度解剖外翻对齐时,效果改善。Koshino 等人证明,HTO 结合钻孔减压和骨移植在治疗至少 10 度的外翻膝中具有良好效果[53]。

最后,不适合接受保留关节手术或上述治疗失败的患者可选择单髁置换术(unicompartmental arthroplasty, UKA)或标准的 TKA 进行治疗。鉴于SPONK 中单间室受累的频率较高,UKA 可能是一种比较有吸引力的选择。因为与 TKA 相比,UKA 保留了骨量和功能正常的交叉韧带。与 TKA 相比,UKA 患者的恢复时间更短,术后疼痛更少,未来翻修选择难度更小[54]。对5 项关于 SPONK 的 UKA 荟萃分析称,在平均 5 年随访期内,有 92% 的患者结局良好,6% 的患者结局较差,64 例膝关节中有 3% 的患者进行了翻修[55]。然而,Ritter 等人的报告显示,与接受 UKA 治疗骨关节炎的患者相比,SPONK患者进行 UKA 术后疼痛缓解程度较低(82% vs 90%),并且翻修手术的发生率较高(17% vs 0%)[56]。在患有多个间室受累的患者中,TKA 可能是唯一的替代治疗方案。Bergman 和 Rand 对接受标准 TKA 治疗 SPONK 的患者进行了评估,发现随访 4 年时,87% 的患者结果为良好至优秀。他们以翻修手术为终点,报告了随访 5 年时假体生存率为 85%。然而,当采用中度或重度疼痛作为终点时,存活率仅为 68%。他们认为持续的疼痛可能是由于支持假体的坏死骨病灶引起的[57]。

继发性骨坏死

SON 通常出现在 55 岁以下的患者当中。与 SPONK 不同的是,SON 表现出多个骨髓受累病灶,并可延伸至干骺端和骨干。SON 通常累及双髁,80% 以上的病例会累及对侧关节[9,35,55]。SON 也可累及其他关节,如髋关节或肱骨近端。因此,无论症状如何,临床医生都应该有一个怀疑指数。Mont等人证明 67% 的膝关节 SON 患者会同时累及单侧或双侧髋关节[58]。

与 SPONK 相比,许多情况和风险因素都与膝关节 SON 发病有关。在高达 90% 被诊断为 SON 的患者中,皮质类固醇使用和酗酒是两个最常见的相关危险因素[9,58]。它们都会增加骨内脂肪细胞的大小和增殖,导致骨髓移位[4,9]。非扩张性腔室内压力的增加导致血管塌陷和缺血[59,60]。SON 的其他已知风险因素包括减压病(又称沉箱病, caisson decompression sickness)、镰状细胞病、戈谢病、白血病、骨髓增生性疾病、血栓性疾病和低纤溶血质。这些疾病中的共同特点是潜在的血管闭塞性。戈谢病、白血病和骨髓增生性疾病可通过骨髓移位增加骨内压力。研究表明,遗传性凝血功能障碍患者也有较高的 SON 发病风险。因此,建议那些早期得到诊断的患者尽早接受药物治疗[61,62]。Liu 等人则发现,SON 携带者家系中存在 Ⅱ 型胶原的常染色体显性基因突变[63]。

与自发性 ON 疼痛突然发作不同,SON 患者通常会表现为患处逐渐开始疼痛。疼痛通常位于股骨髁上方,但在约 20% 的病例中,胫骨髁也可能会累及[35]。因此,完整的病史采集以评估相关风险因素显得至关重要。最初的评估从负重平片开始,以寻找关节间隙变窄和软骨下塌陷的任何证据。MRI 在骨髓水肿检测中具有高度敏感性,尤其是在疾病早期阶段。因此,可选择 MRI 用于 SPONK 的研究。许多反应性过程也可引起骨髓水肿,所以 MRI 检测结果可能是非特异性的。SON 典型变现为蛇形病变,边界清晰且有多个病灶受累[9]。由于骨扫描的有效性低于 MRI,因而不建议将骨扫描用于 SON。Mont 等人报告称,在 58 例患者中,骨扫描仅发现 37 例(64%)有病变,而 MRI 检查则能发现所有组织病理学确诊的病变[64]。

分类、手术和非手术治疗

两种用于膝关节 SON 的分期分类系统包括 Koshino 分期系统(最初用于 SPONK)和改良 Ficat 和 Arlet 分期系统。膝关节的改良 Ficat 系统是根据股骨头 ON 的分期系统演变而来。在 X 线平片上,根据关节间隙狭窄、软骨下塌陷和骨小梁分布,采用四个阶段对疾病进展进行分期。Ⅰ 期和 Ⅱ 期具有正常的关节间隙,没有软骨下塌陷。Ⅱ 期表现为软骨下骨区域骨小梁硬化。Ⅲ 期通常表现为轻微的关节间隙不平整,伴有软骨下塌陷和新月征。Ⅳ 期同时存在关节间隙狭窄和软骨下塌陷,并伴有继发性退行性改变[35,65]。

对于有症状的 SON 患者,不幸的是,他们经常需要手术治疗,这是由于非手术治疗通常仅适用于无症状的患者[58]。为了限制对受累关节的压力,非手术治疗通常需要一段受保护的负重期和必要的止痛药[66]。然而,这种治疗方法的有效性非常有限。Mont 等人报告称,仅有 19%(8/41)的症状性病变患者在平均随访 8 年时的结局令人满意[58]。

之前描述过许多 SPONK 与 SON 重叠的保留关节技术;但是,它们的适应证、有效性和结局却各不相同。核心减压术已证明可成功治疗没有软骨下塌陷的 SON。在没有软骨下塌陷的病例中,核心减压术治疗 SON 是成功

的。Woehnl 和 Naziri 以及 Lee 和 Goodman 描述了在透视引导下使用小直径
（3.2mm）经皮钻孔多次通过的技术[67]。考虑到 SON 的弥漫性受累,经皮穿
刺技术可通过减少骨的结构损伤和允许术后即刻活动来降低发病率和改善
预后。Marulanda 等人报告称,经皮穿刺技术结合有限负重,治疗 4~6 周后成
功率可达 92%[68]。

　　颗粒骨打压植骨也可用于恢复 SON 患者关节面的结构完整性和软骨持
续性。切除坏死区域,然后通过颗粒骨打压植骨或新鲜冷冻的同种异体骨重
建缺损,以重建股骨髁表面曲度。然而,在累及双髁的多发性骨坏死病变患
者中,这种替代方法却并不实用[69]。一些研究报告了采用这种技术的前景
结果;然而,许多研究仅限于回顾性的小患者队列[67,69,70]。尽管如此,对于
一个年轻的、精心选择的关节软骨完整的患者来说,移植可能是一种有用的
治疗方法[7]。

　　标准 TKA 是保守治疗失败且存在软骨下骨塌陷（Ficat Ⅲ期和Ⅳ期）患者
最合适的手术选择。由于多个髁的频繁受累,单髁置换术不适用于 SON[9,35]。
Mont 等人报告,在因 SON 而接受 TKA 的患者中,随访 9 年的平均生存率为
97%。Parratte 等人证明,随访 7 年时的生存率为 96.7%[71]。一项荟萃分析调
查了因 SON 而接受 TKA 的患者的预后结果,发现在平均随访 8 年时,150 名
患者中 74% 预后良好,20% 进行了翻修[72]。然而,当排除 1985 年前进行的
手术时,97% 的病例的结局为良好。这可能是由于手术技术、现代植入物、改
良植入物固定技术和更好的围手术期医疗管理的结果[7,72]。最后,Görtz 等
人报告称[72],同种异体骨软骨移植是股骨髁 ON 的合理补救选择。在末次随
访时,28 例膝中有 27 例避免了 TKA。

关节镜术后 ON

　　关节镜术后 ON 是在关节镜下半月板切除术、刨削辅助软骨成形术、前
交叉韧带重建和激光或放射辅助清创后发生的。尽管是一种罕见情况,但
由于每年都要进行大量的关节镜手术,所以还是要引起重视。据报道,关节
镜术后 ON 的发生率为 4%[73]。关节镜手术后会影响股骨内侧髁（82% 的病
例）[74],而股骨外侧髁是第二常见的受累部位[75,76]。在极少数情况下,胫骨
内侧和外侧平台以及髌骨可能会受到影响。手术膝关节的骨骺区涉及的单
个髁通常受到影响。据报告,症状平均发生在术后约 24 周[9]。

　　这些手术后的 ON 病理生理学尚不完全清楚。然而,关于关节镜术后

ON 的各种病因方面存在几种理论。Pape 等人提出，半月板切除术后的生物力学和环向应力改变导致接触压力增加和潜在的功能不全骨折，从而导致发展为 ON[8,75,77]。膝关节 ON 还与热能量或光声冲击有关。一些报告称激光或射频辅助关节镜手术可能通过直接的热损伤或光声冲击导致 ON。热损伤会诱发炎症反应，引起骨水肿、缺血，并最终导致坏死。在光声冲击中，细胞内容物和细胞内水的快速汽化产生膨胀气体。膨胀气体导致冲击波穿透并损伤软骨下骨，引发炎症反应，导致坏死[7,78]。患者通常在恢复早期出现疼痛，而这通常被误认为是正常的术后愈合反应。因此，建议对疑似关节镜术后 ON 的患者进行 MRI 以及 A-P 位和侧位 X 片检查。在 T1 加权磁共振成像上，这些病变的外观与膝关节自发性 ON 非常相似，表现为邻近被切除的间隙出现线性低信号病灶，周围有弥漫性骨髓水肿[7]。根据需要，采用有保护的负重和镇痛药对术后进行初步治疗。但很少有报告使用保留关节手术对关节镜术后 ON 进行治疗。

对于非手术治疗失败的患者，保留关节手术可能是一种合理的方法。然而，关于其预后则大多数是根据 SPONK 和 SON 治疗进行推测的。对于非手术治疗失败并进展为塌陷的终末期骨关节炎患者，建议选择 TKA 和 UKA 进行治疗。

结论

总之，软骨下骨病变较为普遍。尽管大多数病例为特发性，但对其他病因也进行深入研究。由于 X 片可能无法早期识别软骨下病变，因此临床上需要对软骨下骨病变的识别保持高度警惕。MRI 是诊断缺血性坏死的高灵敏度和特异性方法。尽管在早期或小病变中提倡保守治疗（有保护的负重和镇痛药），但可采用单一核心减压术或其他生物学方法加固、骨软骨移植或减载手术（如截骨术）进行手术治疗。同时，对于年轻患者的局灶性缺损应探索生物方法进行治疗，涉及更严重的单间室则可采用单间室膝关节置换术。而一旦多个间室受到影响并且存在关节间隙狭窄，则需要进行全膝关节置换术。

（冀全博　译　邱海霞　审）

参考文献

1. Madry H, van Dijk CN, Mueller-Gerbl M. The basic science of the subchondral bone. *Knee Surg Sports Traumatol Arthrosc.* 2010;18:419–433.
2. Lyons TJ, McClure SF, Stoddart RW, McClure J. The normal human chondro-osseous junctional region: evidence for contact of uncalcified cartilage with subchondral bone and marrow spaces. *BMC Musculoskelet Disord.* 2006;7:52.
3. Duncan H, Jundt J, Riddle JM, Pitchford W, Christopherson T. The tibial subchondral plate. A scanning electron microscopic study. *J Bone Joint Surg Am.* 1987;69:1212–1220.
4. Imhof H, Sulzbacher I, Grampp S, Czerny C, Youssefzadeh S, Kainberger F. Subchondral bone and cartilage disease. *Invest Radiol.* 2000;35:581–588.
5. Imhof H, Breitenseher M, Kainberger F, Rand T, Trattnig S. Importance of subchondral bone to articular cartilage in health and disease. *Top Magn Reson Imaging.* 1999;10:180–192.
6. Ahlbäck S. Osteonecrosis of the knee - radiographic observations. *Calcif Tissue Res.* 1968;2:36.
7. Zywiel MG, McGrath MS, Seyler TM, Marker DR, Bonutti PM, Mont MA. Osteonecrosis of the knee: a review of three disorders. *Orthop Clin North Am.* 2009;40:193–211.
8. Pape D, Seil R, Anagnostakos K, Kohn D. Postarthroscopic osteonecrosis of the knee. *Arthroscopy.* 2007;23:428–438.
9. Mont MA, Marker DR, Zywiel MG, Carrino JA. Osteonecrosis of the knee and related conditions. *J Am Acad Orthop Surg.* 2011;19:482–494.
10. al-Rowaih A, Björkengren A, Egund N, Lindstrand A, Wingstrand H, Thorngren KG. Size of osteonecrosis of the knee. *Clin Orthop Relat Res.* 1993;(287):68–75.
11. Reddy a S, Frederick RW. Evaluation of the intraosseous and extraosseous blood supply to the distal femoral condyles. *Am J Sports Med.* 1998;26:415–419.
12. Ohdera T, Miyagi S, Tokunaga M, Yoshimoto E, Matsuda S, Ikari H. Spontaneous osteonecrosis of the lateral femoral condyle of the knee: a report of 11 cases. *Arch Orthop Trauma Surg.* 2008;128:825–831.
13. Arnoldi CC, Lemperg K, Linderholm H. Intraosseous hypertension and pain in the knee. *J Bone Joint Surg Br.* 1975;57:360–363.
14. Kantor H. Bone marrow pressure in osteonecrosis of the femoral condyle (Ahlbäck's disease). *Arch Orthop Trauma Surg.* 1987;106:349–352.
15. Mears SC, McCarthy EF, Jones LC, Hungerford DS, Mont MA. Characterization and pathological characteristics of spontaneous osteonecrosis of the knee. *Iowa Orthop J.* 2009;29:38–42.
16. Strauss EJ, Kang R, Bush-Joseph C, Bach BR. The diagnosis and management of spontaneous and post-arthroscopy osteonecrosis of the knee. *Bull NYU Hosp Jt Dis.* 2011;69:320–330.
17. Robertson DD, Armfield DR, Towers JD, Irrgang JJ, Maloney WJ, Harner CD. Meniscal root injury and spontaneous osteonecrosis of the knee: an observation. *J Bone Joint Surg Br.* 2009;91:190–195.
18. Allaire R, Muriuki M, Gilbertson L, Harner CD. Biomechanical consequences of a tear of the posterior root of the medial meniscus. *J Bone Joint Surg Am.* 2008;90:1922–1931.
19. Muscolo DL, Costa-Paz M, Ayerza M, Makino A. Medial meniscal tears and spontaneous osteonecrosis of the knee. *Arthroscopy.* 2006;22:457–460.
20. Norman A, Baker ND. Spontaneous osteonecrosis of the knee and medial meniscal tears. *Radiology.* 1978;129:653–656.
21. Padalecki JR, Armfield DR, Towers JD, Irrgang JJ, Maloney WJ, Harner CD. Biomechanical consequences of a complete radial tear adjacent to the medial meniscus posterior root attachment site: in situ pull-out repair restores derangement of joint mechanics. *Am J Sport Med.* 2014;42:699–707.
22. Feucht MJ, Kühle J, Bode G, et al. Arthroscopic transtibial pullout repair for posterior medial meniscus root tears: a systematic review of clinical, radiographic, and second-look arthroscopic results. *Arthroscopy.* 2015;31:1808–1816.
23. Akamatsu Y, Mitsugi N, Hayashi T, Kobayashi H, Saito T. Low bone mineral density is associated with the onset of spontaneous osteonecrosis of the knee. *Acta Orthop.* 2012;83:249–255.
24. Lotke PA, Abend JA, Ecker ML. The treatment of osteonecrosis of the medial femoral condyle. *Clin Orthop Relat Res.* 1982; 109–116.
25. Lotke P, Lonner J. Spontaneous and secondary osteonecrosis of the knee. *Insa Scott.* 2006.
26. al-Rowaih A, Lindstrand A, Björkengren A, Wingstrand H, Thorngren KG. Osteonecrosis of the knee. Diagnosis and outcome in 40 patients. *Acta Orthop Scand.* 1991;62:19–23.
27. Juréus J, Lindstrand A, Geijer M, Robertsson O, Tägil M. The natural course of spontaneous osteonecrosis of the knee (SPONK): a 1- to 27-year follow-up of 40 patients. *Acta Orthop.* 2013;84:410–414.
28. Pape D, Seil R, Kohn D, Schneider G. Imaging of early stages of osteonecrosis of the knee. *Orthop Clin North Am.* 2004;35:293–303, viii.
29. Soucacos PN, Johnson EO, Soultanis K, Vekris MD, Theodorou SJ, Beris AE. Diagnosis and management of the osteonecrotic triad of the knee. *Orthop Clin North Am.* 2004;35:371–381, x.
30. Fotiadou A, Karantanas A. Acute nontraumatic adult knee pain: the role of MR imaging. *Radiol Med.* 2009;114:437–447.
31. Pollack MS, Dalinka MK, Kressel HY, Lotke PA, Spritzer CE. Magnetic resonance imaging in the evaluation of suspected osteonecrosis of the knee. *Skeletal Radiol.* 1987;16:121–127.
32. Yates PJ, Calder JD, Stranks GJ, Conn KS, Peppercorn D, Thomas NP. Early MRI diagnosis and non-surgical management of spontaneous osteonecrosis of the knee. *Knee.* 2007;14:112–116.
33. Koshino T, Okamoto R, Takamura K, Tsuchiya K. Arthroscopy in spontaneous osteonecrosis of the knee. *Orthop Clin North Am.* 1979;10(3):609–618.
34. Aglietti P, Insall JN, Buzzi R, Deschamps G. Idiopathic osteonecrosis of the knee. Aetiology, prognosis and treatment. *J Bone Joint Surg Br.* 1983;65:588–597.
35. Karim AR, Cherian JJ, Jauregui JJ, Pierce T, Mont MA. *Osteonecrosis of the Knee: Review.* Vol 3. 2015:1–11.
36. Jureus J, Lindstrand A, Geijer M, Roberts D, Tägil M. Treatment of spontaneous osteonecrosis of the knee (SPONK) by a bisphosphonate. *Acta Orthop.* 2012;83:511–514.
37. Meier C, Kraenzlin C, Friederich NF, et al. Effect of ibandronate on spontaneous osteonecrosis of the knee: a randomized, double-blind, placebo-controlled trial. *Osteoporos Int.* 2014;25:359–366.
38. Bassett CA, Pilla AA, Pawluk RJ. A non-operative salvage of surgically-resistant pseudarthroses and non-unions by pulsing electromagnetic fields. A preliminary report. *Clin*

Orthop Relat Res. 1977:128-143.

39. De Mattei M, Caruso A, Traina GC, Pezzetti F, Baroni T, Sollazzo V. Correlation between pulsed electromagnetic fields exposure time and cell proliferation increase in human osteosarcoma cell lines and human normal osteoblast cells in vitro. *Bioelectromagnetics.* 1999;20:177-182.

40. Varani K, De Mattei M, Vincenzi F, et al. Characterization of adenosine receptors in bovine chondrocytes and fibroblast-like synoviocytes exposed to low frequency low energy pulsed electromagnetic fields. *Osteoarthritis Cartilage.* 2008;16:292-304.

41. Marcheggiani Muccioli GM, Grassi A, Setti S, et al. Conservative treatment of spontaneous osteonecrosis of the knee in the early stage: pulsed electromagnetic fields therapy. *Eur J Radiol.* 2013;82:530-537.

42. Duany NG, Zywiel MG, McGrath MS, et al. Joint-preserving surgical treatment of spontaneous osteonecrosis of the knee. *Arch Orthop Trauma Surg.* 2010;130:11-16.

43. Bedi A, Warren RF, Oh YK, et al. Restriction in hip internal rotation is associated with an increased risk of ACL injury in NFL combine athletes: a clinical and biomechanical study. *Orthop J Sport Med.* 2013;1:2325967113S00062.

44. Lieberman JR, Varthi AG, Polkowski GG. Osteonecrosis of the knee - which joint preservation procedures work? *J Arthroplasty.* 2014;29:52-56.

45. Jacobs MA, Loeb PE, Hungerford DS. Core decompression of the distal femur for avascular necrosis of the knee. *J Bone Joint Surg Br.* 1989;71:583-587.

46. Forst J, Forst R, Heller KD, Adam G. Spontaneous osteonecrosis of the femoral condyle: causal treatment by early core decompression. *Arch Orthop Trauma Surg.* 1998;117:18-22.

47. Mont MA, Tomek IM, Hungerford DS. Core decompression for avascular necrosis of the distal femur: long term followup. *Clin Orthop Relat Res.* 1997:124-130.

48. Deie M, Ochi M, Adachi N, Nishimori M, Yokota K. Artificial bone grafting [calcium hydroxyapatite ceramic with an interconnected porous structure (IP-CHA)] and core decompression for spontaneous osteonecrosis of the femoral condyle in the knee. *Knee Surg Sports Traumatol Arthrosc.* 2008;16:753-758.

49. Tanaka Y, Mima H, Yonetani Y, Shiozaki Y, Nakamura N, Horibe S. Histological evaluation of spontaneous osteonecrosis of the medial femoral condyle and short-term clinical results of osteochondral autografting: a case series. *Knee.* 2009;16:130-135.

50. Saito T, Kumagai K, Akamatsu Y, Kobayashi H, Kusayama Y. Five- to ten-year outcome following medial opening-wedge high tibial osteotomy with rigid plate fixation in combination with an artificial bone substitute. *Bone Joint J.* 2014;96-B:339-344.

51. Takeuchi R, Aratake M, Bito H, et al. Clinical results and radiographical evaluation of opening wedge high tibial osteotomy for spontaneous osteonecrosis of the knee. *Knee Surg Sports Traumatol Arthrosc.* 2009;17:361-368.

52. Hernigou P, Beaujean F. Treatment of osteonecrosis with autologous bone marrow grafting. *Clin Orthop Relat Res.* 2002:14-23. https://doi.org/10.1097/01.blo.0000038472.05771.79.

53. Koshino T. The treatment of spontaneous osteonecrosis of the knee by high tibial osteotomy with and without bone-grafting or drilling of the lesion. *J Bone Joint Surg Am.* 1982;64:47-58.

54. Springer BD, Scott RD, Thornhill TS. Conversion of failed unicompartmental knee arthroplasty to TKA. *Clin Orthop Relat Res.* 2006;446:214-220.

55. Myers TG, Cui Q, Kuskowski M, Mihalko WM, Saleh KJ. Outcomes of total and unicompartmental knee arthroplasty for secondary and spontaneous osteonecrosis of the knee. *J Bone Joint Surg Am.* 2006;88(suppl 3):76-82.

56. Ritter MA, Eizember LE, Keating EM, Faris PM. The survival of total knee arthroplasty in patients with osteonecrosis of

the medial condyle. *Clin Orthop Relat Res.* 1991:108-114. https://doi.org/10.1097/00003086-199106000-00015.

57. Bergman NR, Rand JA. Total knee arthroplasty in osteonecrosis. *Clin Orthop Relat Res.* 1991:77-82.

58. Mont MA, Baumgarten KM, Rifai A, Bluemke DA, Jones LC, Hungerford DS. Atraumatic osteonecrosis of the knee. *J Bone Joint Surg Am.* 2000;82:1279-1290.

59. Lee MS, Hsieh PH, Chang YH, Chan YS, Agrawal S, Ueng SW. Elevated intraosseous pressure in the intertrochanteric region is associated with poorer results in osteonecrosis of the femoral head treated by multiple drilling. *J Bone Joint Surg Br.* 2008;90:852-857.

60. Miyanishi K, Yamamoto T, Irisa T, et al. Bone marrow fat cell enlargement and a rise in intraosseous pressure in steroid-treated rabbits with osteonecrosis. *Bone.* 2002;30:185-190.

61. Jones LC, Mont MA, Le TB, et al. Procoagulants and osteonecrosis. *J Rheumatol.* 2003;30:783-791.

62. Korompilias AV, Ortel TL, Urbaniak JR. Coagulation abnormalities in patients with hip osteonecrosis. *Orthop Clin North Am.* 2004;35:265-271, vii.

63. Liu Y-F, Chen WM, Lin YF, et al. Type II collagen gene variants and inherited osteonecrosis of the femoral head. *N Engl J Med.* 2005;352:2294-2301.

64. Mont MA, Ulrich SD, Seyler TM, et al. Bone scanning of limited value for diagnosis of symptomatic oligofocal and multifocal osteonecrosis. *J Rheumatol.* 2008;35:1629-1634.

65. Ficat RP. Idiopathic bone necrosis of the femoral head. Early diagnosis and treatment. *J Bone Joint Surg Br.* 1985;67:3-9.

66. Strauss EJ, Nho SJ, Kelly BT. Greater trochanteric pain syndrome. *Sports Med Arthrosc.* 2010;18:113-119.

67. Lee K, Goodman SB. Cell therapy for secondary osteonecrosis of the femoral condyles using the Cellect DBM system. A preliminary report. *J Arthroplasty.* 2009;24:43-48.

68. Marulanda G, Seyler TM, Sheikh NH, Mont MA. Percutaneous drilling for the treatment of secondary osteonecrosis of the knee. *J Bone Joint Surg Br.* 2006;88:740-746.

69. Rijnen WHC, Luttjeboer JS, Schreurs BW, Gardeniers JWM. Bone impaction grafting for corticosteroid-associated osteonecrosis of the knee. *J Bone Joint Surg Am.* 2006;88(suppl 3).

70. Woehnl A, Naziri QCC. Osteonecrosis of the knee. *Orthop Knowl Online J.* 2012;10.

71. Parratte S, Argenson J-NA, Dumas J, Aubaniac J-M. Unicompartmental knee arthroplasty for avascular necrosis. *Clin Orthop Relat Res.* 2007;464:37-42.

72. Levine WN, Ozuna RM, Scott RD, Thornhill TS. Conversion of failed modern unicompartmental arthroplasty to total knee arthroplasty. *J Arthroplasty.* 1996;11:797-801.

72a. Görtz S, De Young AJ, Bugbee WD. Fresh osteochondral allografting for steroid-associated osteonecrosis of the femoral condyles. *Clin Orthop Relat Res.* 2010;468(5): 1269-1278. https://doi.org/10.1007/s11999-010-1250-7. Epub 2010 Feb 9.

73. Cetik O, Cift H, Comert B, Cirpar M. Risk of osteonecrosis of the femoral condyle after arthroscopic chondroplasty using radiofrequency: a prospective clinical series. *Knee Surg Sports Traumatol Arthrosc.* 2009;17:24-29.

74. Faletti C, Robba T, De Petro P. Postmeniscectomy osteonecrosis. *Arthroscopy.* 2002;18:91-94.

75. Karim AR, Cherian JJ, Jauregui JJ, Pierce T, Mont MA. Osteonecrosis of the knee: review. *Ann Transl Med.* 2015;3:6.

76. MacDessi SJ, Brophy RH, Bullough PG, Windsor RE, Sculco TP. Subchondral fracture following arthroscopic knee surgery. A Series Eight Cases. *J Bone Joint Surg Am.* 2008;90:1007-1012.

77. Mont MA, Rifai A, Baumgarten KM, Sheldon M, Hungerford DS. Total knee arthroplasty for osteonecrosis. *J Bone Joint Surg Am.* 2002;84-A:599-603.

78. Kelly BT, Warren RF. Complications of thermal energy in knee surgery - Part I. *Clin Sports Med.* 2002;21:737-751.

第 13 章

手外科生物制剂

RYU YOSHIDA, MD · SAMUEL BARON,
BS · CRAIG RODNER, MD · JOEL FERREIRA, MD

骨移植和替代品

复杂的骨折、骨不连或肿瘤切除会导致骨缺损。自体骨移植是一种有效的填充物，可同时具有骨诱导和骨传导性。然而，自体骨移植需要采集，这势必会导致手术时间的增加以及供体部位的病态。而且，可用的自体移植量可能不够。因此，对可以很容易进行应用的骨移植替代品的需求呼之欲出。

移植物

骨同种异体移植物广泛用于手外科手术。从尸体收获的骨通常是冷冻干燥的，并且有时进行进一步处理，例如环氧乙烷处理或 γ- 辐射，并进一步消毒。同种异体移植物也可以新鲜或冷冻制备，但这种制剂很少用于手外科手术。虽然成骨细胞和前体在冷冻干燥期间会丢失，但同种异体移植物仍提供有利的骨传导性。

同种异体移植物可以有几种不同的形式，如皮质骨、松质骨和皮质松质骨。皮质同种异体移植物通过膜内骨化蠕动取代而结合，而松质骨同种异体移植物通过软骨内骨化而结合[1]。

脱矿骨基质（demineralized bone matrix, DBM）是已经脱钙的同种异体移植物留下的有机基质。胶原的小梁网络用作骨形成的支架。维持生长因子和骨形态发生蛋白（bone morphogenic proteins，BMP）并且可以帮助诱导细胞形成骨[2]。DBM 不提供机械强度。然而，DBM 柔软的一致性使其可以置于小骨缺损或甚至可以进行经皮注射[3]。

矿物替代品

大多数骨骼 60%~70% 的成分是矿物质，按干重计算，羟基磷灰石是其主要成分[4]。因为羟基磷灰石具有不稳定的晶体结构，且羟基磷灰石晶体与磷酸三钙（tricalcium phosphate，TCP）在体内发生快速交换[5,6]。羟基磷灰石和 TCP 都被用作骨移植的替代物。

一项来自德国的前瞻性研究显示，羟基磷灰石陶瓷在桡骨远端骨折固定中可以实现良好的骨长入和骨整合[7]。陶瓷是通过"烧结"制备的，矿物盐一般加热到 700℃~1 300℃。烧结虽然提高了机械强度，但减缓了再吸收[8]。

珊瑚羟基磷灰石来源于海洋珊瑚，其多孔性与松质骨相似。在 21 例患者中，以珊瑚羟基磷灰石作为自体骨移植的替代物，通过外固定和 K 线维持关节表面。作者报道了所有患者关节复位的情况，平均 DASH 评分为 90.3 分[9]。

TCP 有不同的形式，如块、颗粒和粉末等。它最初是在 80 年代在牙科领域使用的，但从那时起它的应用已经得到了扩展[10]。它可以单独用作骨空隙填充剂，也可以与其他移植物或骨髓抽吸物混合作为复合移植物[11,12,13]。在手部手术中，据报道有一系列的 TCP 可单独作为髂骨移植替代。4 例类风湿性关节炎患者腕关节融合术中均有愈合[14]。在 17 例接受桡骨远端矫正性截骨术的患者中，只有 1 例骨不连[15]。

硫酸钙（$CaSO_4$）也被称为熟石膏，已经存在了几个世纪。它提供了比松质骨更好的抗压强度的结构支撑。它还具有骨传导性[6]。硫酸钙的吸收很快，大约 13~14 周完全吸收[16,17]。对于某些应用，如使用抗生素珠，快速吸收是一个优势；可以避免第二次手术去除。然而，作为骨移植的替代品，硫酸钙只能提供暂时的结构强度。Jepegnanam 等人报告两名老年患者在桡骨远端矫正截骨术中使用硫酸钙作为骨移植替代物的手术失败案例。作者假设失败是由于新骨形成的速度不足以取代硫酸钙的吸收造成的[18]。

骨水泥

为了提高磷酸钙的可塑性,并更好地填充缺损,骨水泥应运而生。这些骨水泥可作为注射液体或通过等温热反应凝固的油灰而使用[6]。在奥地利,研究人员对绝经后骨质疏松妇女采用经皮钉扎或经皮钉扎治疗关节内桡骨远端骨折不稳定进行了研究[19],其中前一组固定6周,后一组固定3周。在术后2年时,骨水泥组在运动恢复和握力方面都具有更好的功能结果,且骨水泥组的减少损失也较少。Cassidy等人对323例桡骨远端骨折患者进行了一项前瞻性随机多中心研究[20]。患者接受闭合复位和固定治疗,以及有或没有磷酸钙骨水泥注射。根据外科医生的偏好,固定方法可以是有或没有辅助K线或外固定。结果显示,应用骨水泥增强的一组在6~8周时具有更好的握力、运动、手的使用以及社交和情绪功能。但随访1年后,两组没有看到明显的差异。

在去除肿瘤后,骨水泥也被用来填充空隙。软骨瘤是常见的良性骨肿瘤,常见于手部。一些研究报道了在掌骨软骨瘤刮除术后成功使用磷酸钙骨水泥[21~23]或羟基磷灰石水泥[24]来填补缺损的情况。尸体软骨瘤模型的生物力学研究表明,磷酸钙骨水泥显著提高了力量[25]。Rajeh等人还报道了一组8名患者的研究,他们在手部切除软骨膜后注射了磷酸钙骨水泥[26]。在平均最终随访16个月时,69.3%的骨水泥留在骨骼中,平均疼痛评分从4.1分改善为1.6分。应该指出的是,其中有2例发生骨外水泥渗漏,1例患者则需要翻修手术(图13.1和图13.2,彩图13.1)。

生长因子

生长因子是细胞间通讯中重要的信号分子。虽然生长因子自然存在于体内,但外源性生长因子在促进骨愈合方面的应用却备受关注。

目前可获得多种生长因子的重组形式,包括BMP-2、BMP-7、TGF-β和血小板衍生生长因子。BMP-2和BMP-7属于骨形态发生蛋白家族,已被证明能促进骨愈合。在一项前瞻性随机对照试验中,450例胫骨开放性骨折患者接受了髓内针治疗。应用可吸收胶原海绵中承载BMP-2治疗组比未接受BMP-2治疗的对照组明显降低了失败的风险,并有更快的骨折愈合速度[27]。

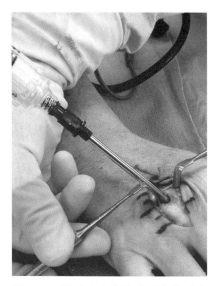

图 13.1　掌骨内生软骨瘤刮除术后注射磷酸钙骨水泥（感谢 Craig Rodner 博士供图）

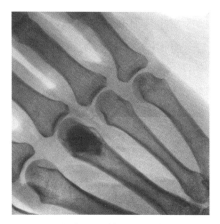

图 13.2　骨水泥注射后掌骨的荧光图像（感谢 Craig Rodner 博士供图）

重组人 BMP-7，也被称为成骨蛋白 1，已被用于治疗胫骨骨不连。在一项包含 122 例接受髓内针治疗的患者的多中心前瞻性随机对照实验中，BMP-7 治疗组和自体骨移植组的临床结果无明显差异。随访 9 个月时，81% 的 BMP-7 组和 85% 的自体骨移植组均表现出良好的临床结局[28]。

BMP 在手部手术中用于治疗骨不连也有报道。Ablove 等人报道了 4 例接受采用含骨形态发生蛋白 -2 的螺钉置换治疗舟状骨不连的患者。这 4 个患者均表现出骨愈合[29]。他们还报道了用单 K 线固定联合 BMP 治疗慢性舟状骨不连的成功经验[30]。

尽管这些研究令人鼓舞，但应注意的是，其他研究报告的成功率却较低。Rice 等报道了 27 例不同骨不连部位的患者，包括指骨、腕骨、桡骨远端和尺骨远端。用 BMP-2 治疗可获得 89% 的结合率。通过将他们的结果与公布的不愈合率进行比较，他们得出的结论是 BMP-2 不能提高愈合率[31]。另一项回顾性病例研究显示其具有高并发症发生率。Brannan 等报道了 6 例带骨移植联合 BMP-2 的 ORIF 翻修术。手术的目的是治疗骨不连。结果显示，6 个患者中只有 1 例没有并发症。有 2 名患者在翻修手术后持续不愈合。4 例患者有明显的异位骨化，1 例患者需要进行翻修手术[32]。

富血小板血浆

富小板血浆（platelet-rich plasma, PRP）是从自体血液制备的生物制剂。与全血相比，它含有增加的血小板和生长因子浓度。PRP 因其在各种骨科应用中的潜在益处而备受关注。在手外科手术中 PRP 应用最广泛研究领域是肱骨外上髁炎。

肱骨外上髁炎是肘部疼痛的一种状态，与桡侧腕伸肌的方向变化有关[33]。传统上使用皮质类固醇注射，但最近的研究和分析显示类固醇注射的益处十分有限[34,35]。荷兰的一项双盲随机对照试验显示，类固醇注射随访 1 年和 2 年，VAS 和 DASH 评分均得到改善，PRP 因此得到广泛关注[36,37]。随后，研究人员有接二连三开展了系列其他试验。最近的荟萃分析研究证明了通过 PRP 注射可以改善长期预后[38,39]。荟萃分析显示，使用自体全血注射具有更高的 DASH 评分，但与 PRP 相比，其具有更多的副作用[38]。

胶原酶治疗掌腱膜挛缩症

组织溶解性梭菌胶原酶（clostridium histolyticum collagenases, CHC）是梭菌科细菌 C. 组织溶解性梭菌自然形成的一组酶。2010 年，CHC 被美国食品药品监督管理局（FDA）批准为首个非手术治疗掌腱膜挛缩症的品牌，并病名为 Xiaflex。

Xiaflex 是七种不同酶（α、β、γ、δ、ε、ζ 和 η）的混合物，其分为两种类型，即 I 型和 II 型[40]。这两种类型都有助于胶原蛋白酶解的整体效果。I 型酶识别三个螺旋的末端区域，而 II 型酶识别内部肽键。这两种类型的作用协同分解原胶原分子[41]。

CHC 分解胶原蛋白在 20 世纪 40 年代末首次被发现[42]。1982 年，CHC 被首次用于结缔组织疾病 Peyronie 病（佩罗尼病 / 纤维性海绵体炎）的医疗管理[43]。1996 年，CHC 作为一种辅助筋膜切开的酶，被应用于治疗掌腱膜挛缩症。许多纯化的具有不同强度和特异性的 CHC 被用于治疗结缔组织疾病的人体临床试验[44]。为了生产标准化的制剂，BioSpecifics Technologies Corp. 开发了名为 Xiaflex 的 CHC 制剂，该制剂中 CHC 的 I 型和 II 型比例为 1:1[45]。从那起，FDA 和欧洲药品管理局都批准了 Xiaflex 专门用于治疗成人掌腱膜挛缩症。Xiaflex 也成为第一个被批准治疗掌腱膜挛缩症的非手术治疗药物[46]。

　　Xiaflex 适用于可触及的相关挛缩的患者。Xiaflex 注射到挛缩部位后,患者可在 1~3 天后进行操作,使手指伸直。在一项双盲随机对照试验中,308 名掌指关节(metacarpophalangeal, MCP)或近端指间关节(proximal interphalangeal, PIP)挛缩 20 度或以上的患者接受了最多三次 Xiaflex 注射。64% 的患者挛缩度降低到 0°~5°[47]。胶原酶治疗的常见副作用包括肿胀、疼痛、淤伤和瘙痒。更严重的并发症较为罕见,包括肌腱断裂、皮肤萎缩和复杂的局部疼痛综合征等,其发生率为 1% 或更低[47,48]。PIP(5 年时为 66%)较 MCP(5 年时为 39%)更常见,但也更容易发生挛缩复发[48]。

(任 杰 译　冀全博　审)

参考文献

1. De Long WG, McKee M, Watson T, et al. Bone grafts and bone graft substitutes in orthopaedic trauma surgery. *J Bone Joint Surg Am.* 2007;89(3):649–658.
2. Urist MR, Silverman BF, Büring K, Dubuc FL, Rosenberg JM. The bone induction principle. *Clin Orthop Relat Res.* 1967;53:243–283.
3. Finkemeier CG. Bone-grafting and bone-graft substitutes. *J Bone Joint Surg Am.* 2002;84-A(3):454–464.
4. Boskey AL. Bone composition: relationship to bone fragility and antiosteoporotic drug effects. *Bonekey Rep.* 2013;2:447.
5. Ladd AL, Pliam NB. Bone graft substitutes in the radius and upper limb Original research article. *J Am Soc Surg Hand.* 2003;3(4):227–245.
6. Bhatt RA, Rozental TD. Bone graft substitutes. *Hand Clin.* 2012;28(4):457–468.
7. Werber KD, Brauer RB, Weiss W, Becker K. Osseous integration of bovine hydroxyapatite ceramic in metaphyseal bone defects of the distal radius. *J Hand Surg Am.* 2000;25(5):833–841.
8. Moore WR, Graves SE, Bain GI. Synthetic bone graft substitutes. *ANZ J Surg.* 2001;71(6):354–361.
9. Wolfe SW, Pike L, Slade 3rd JF, Katz LD. Augmentation of distal radius fracture fixation with coralline hydroxyapatite bone graft substitute. *J Hand Surg Am.* 1999;24(4):816–827.
10. Yao J, Ho AM. Bone graft substitutes in the treatment of distal radius and upper limb injuries. *Oper Tech Orthop.* 2009;19:77–87.
11. Szpalski M, Gunzburg R. Applications of calcium phosphate-based cancellous bone void fillers in trauma surgery. *Orthopedics.* 2002;25(suppl 5):s601–s609.
12. Erbe EM, Marx JG, Clineff TD, Bellincampi LD. Potential of an ultraporous beta-tricalcium phosphate synthetic cancellous bone void filler and bone marrow aspirate composite graft. *Eur Spine J.* 2001;10(suppl 2):S141–S146.
13. Meadows GR. Adjunctive use of ultraporous beta-tricalcium phosphate bone void filler in spinal arthrodesis. *Orthopedics.* 2002;25(suppl 5):s579–s584.
14. Nakagawa N, Saegusa Y, Abe S, et al. The effectiveness of RA wrist fusion using Beta-TCP without autogenous iliac bone grafting: a report of four cases. *Hand Surg.* 2006;11:71–75.
15. Scheer JH, Adolfsson LE. Tricalcium phosphate bone substitute in corrective osteotomy of the distal radius. *Injury.* 2009;40(3):262–267.
16. Peltier LF. The use of plaster of Paris to fill large defects in bone. A preliminary report. *Am J Surg.* 1959;97(3):311–315.
17. Kumar CY, Nalini KB, Menon J, Patro DK, Banerji BH. Calcium sulfate as bone graft substitute in the treatment of osseous bone defects, a prospective study. *J Clin Diagn Res JCDR.* 2013;7(12):2926–2928.
18. Jepegnanam TS, von Schroeder HP. Rapid resorption of calcium sulfate and hardware failure following corrective radius osteotomy: 2 case reports. *J Hand Surg Am.* 2012;37(3):477–480.
19. Zimmermann R, Gschwentner M, Pechlaner S, et al. Injectable calcium phosphate bone cement Norian SRS for the treatment of intra-articular compression fractures of the distal radius in osteoporotic women. *Arch Orthop Trauma Surg.* 2003;123:22–27.
20. Cassidy C, Jupiter JB, Cohen M, et al. Norian SRS cement compared with conventional fixation in distal radial fractures. A randomized study. *J Bone Joint Surg Am.* 2003;85-A(11):2127–2137.
21. Yasuda M, Masada K, Takeuchi E. Treatment of enchondroma of the hand with injectable calcium phosphate bone cement. *J Hand Surg Am.* 2006;31(1):98–102.
22. Kim JK, Kim NK. Curettage and calcium phosphate bone cement injection for the treatment of enchondroma of the finger. *Hand Surg.* 2012;17(1):65–70.
23. Bickels J, Wittig JC, Kollender Y, et al. Enchondromas of the hand: treatment with curettage and cemented internal fixation. *J Hand Surg Am.* 2002;27(5):870–875.
24. Joosten U, Joist A, Frebel T, Walter M, Langer M. The use of an in situ curing hydroxyapatite cement as an alternative to bone graft following removal of enchondroma of the hand. *J Hand Surg Br.* 2000;25(3):288–291.
25. Pianta TJ, Baldwin PS, Obopilwe E, Mazzocca AD, Rodner CM, Silverstein EA. A biomechanical analysis of treatment options for enchondromas of the hand. *Hand.*

2013;8(1):86–91.

26. Rajeh MA, Diaz JJ, Facca S, Matheron AS, Gouzou S, Liverneaux P. Treatment of hand enchondroma with injectable calcium phosphate cement: a series of eight cases. *Eur J Orthop Surg Traumatol.* 2017;27(2):251–254.

27. Govender S, Csimma C, Genant HK, et al. Recombinant human bone morphogenetic protein-2 for treatment of open tibial fractures: a prospective, controlled, randomized study of four hundred and fifty patients. *J Bone Joint Surg Am.* 2002;84-A(12):2123–2134.

28. Friedlaender GE1, Perry CR, Cole JD, et al. Osteogenic protein-1 (bone morphogenetic protein-7) in the treatment of tibial nonunions. *J Bone Joint Surg Am.* 2001;83-A(suppl 1(Pt 2)):S151–S158.

29. Ablove RH, Abrams SS. The use of BMP-2 and screw exchange in the treatment of scaphoid fracture non-union. *Hand Surg.* 2015;20(1):167–171.

30. Jones NF, Brown EE, Mostofi A, Vogelin E, Urist MR. Healing of a scaphoid nonunion using human bone morphogenetic protein. *J Hand Surg Am.* 2005;30(3):528–533.

31. Rice I, Lubahn JD. Use of bone morphogenetic protein-2 (rh-BMP-2) in treatment of wrist and hand nonunion with comparison to historical control groups. *J Surg Orthop Adv.* 2013;22(4):256–262.

32. Brannan PS, Gaston RG, Loeffler BJ, Lewis DR. Complications with the use of BMP-2 in scaphoid nonunion surgery. *J Hand Surg Am.* 2016;41(5):602–608.

33. Altan L, Kanat E. Conservative treatment of lateral epicondylitis: comparison of two different orthotic devices. *Clin Rheumatol.* 2008;27(8):1015–1019.

34. Olaussen M, Holmedal O, Lindbaek M, Brage S, Solvang H. Treating lateral epicondylitis with corticosteroid injections or non-electrotherapeutical physiotherapy: a systematic review. *BMJ Open.* 2013;3(10).

35. Fujihara Y, Huetteman HE, Chung TT, Shauver MJ, Chung KC. The effect of impactful papers on clinical practice in the US: corticosteroid injection for patients with lateral epicondylitis. *Plast Reconstr Surg.* 2018;141.

36. Peerbooms JC, Sluimer J, Bruijn DJ, Gosens T. Positive effect of an autologous platelet concentrate in lateral epicondylitis in a double-blind randomized controlled trial: platelet-rich plasma versus corticosteroid injection with a 1-year follow-up. *Am J Sports Med.* 2010;38(2):255–262.

37. Gosens T, Peerbooms JC, van Laar W, den Oudsten BL. Ongoing positive effect of platelet-rich plasma versus corticosteroid injection in lateral epicondylitis: a double-blind randomized controlled trial with 2-year follow-up.

38. Arirachakaran A, Sukthuayat A, Sisayanarane T, Laoratanavoraphong S, Kanchanatawan W, Kongtharvonskul J. Platelet-rich plasma versus autologous blood versus steroid injection in lateral epicondylitis: systematic review and network meta-analysis. *J Orthop Traumatol.* 2016;17(2):101–112.

39. Chen X, Jones IA, Park C, Vangsness Jr CT. The efficacy of platelet-rich plasma on tendon and ligament healing: a systematic review and meta-analysis with bias assessment. *Am J Sports Med.* 2017.

40. Mookhtiar KA, van Wart HE. Clostridium histolyticum collagenases: a new look at some old enzymes. *Matrix Suppl.* 1992;1:116–126.

41. French MF, Mookhtiar KA, van Wart HE. Limited proteolysis of type I collagen at hyperreactive sites by Class I and Class II Clostridium histolyticum collagenases: complementary digestion patterns. *Biochemistry.* 1987;26:681–687.

42. MacLennan JD, Mandl I, Howes EL. Bacterial digestion of collagen. *J Clin Invest.* 1953;32(12):1317–1322.

43. Gelbard MK, Walsh R, Kaufman JJ. Collagenase for Peyronie's disease experimental studies. *Urol Res.* 1982;10(3):135–140.

44. Starkweather KD, Lattuga S, Hurst LC, et al. Collagenase in the treatment of Dupuytren's disease: an in vitro study. *J Hand Surg Am.* 1996;21(3):490–495.

45. Sabatino GL, Del Tito JRBJ, Bassett PJ, Tharia HA, Hitchcock AG. *Compositions and Methods for Treating Collagen-mediated Diseases.* 20070224183 US Patent; January 29, 2007.

46. FDA. XIAFLEX™ (Collagenase clostridium Histolyticum) for Injection, for Intralesional Use Initial U.S. Approval. US Food and Drug Administration; 2010. https://www.accessdata.fda.gov/drugsatfda_docs/label/2010/125338lbl.pdf.

47. Hurst LC, Badalamente MA, Hentz VR, et al. CORD I study group. injectable collagenase clostridium histolyticum for Dupuytren's contracture. *N Engl J Med.* 2009;361(10):968–979.

48. Peimer CA, Blazar P, Coleman S, Kaplan FT, Smith T, Lindau T. Dupuytren contracture recurrence following treatment with collagenase Clostridium histolyticum (CORDLESS [collagenase option for reduction of dupuytren long-term evaluation of safety study]): 5-year data. *J Hand Surg Am.* 2015;40(8):1597–1605. Epub 2015 Jun 18.

拓展阅读

1. Geissler WB. Bone graft substitutes in the upper extremity. *Hand Clin.* 2006;22(3):329–339.

第14章

周围神经修复的生物增强

WINNIE A. PALISPIS，MD·RANJAN GUPTA，MD

引言

周围神经损伤仍然是高并发症发生率和致残的主要原因。对那些在期盼康复却同时经历着治愈不确定性的患者而言，周围神经损伤有着改变生命轨迹的影响[1,2]。患者可能会留下破坏性的感觉和运动缺陷，例如肢体麻木、感觉迟钝、麻痹和神经性疼痛，从而使他们丧失一些能力。

神经损伤的处理方式受到许多因素的影响，包括损伤位置、损伤类型、节段性神经损伤的大小、损伤出现的时间以及伴随的软组织损伤。神经损伤会引起神经及其周围软组织的生理和组织病理方面的变化，包括脱髓鞘、变性、再髓鞘化和再生。尽管周围神经系统（peripheral nervous system，PNS）的生长环境允许自发恢复的可能性存在，但严重神经损伤自发恢复的可能性是非常有限。尽管在神经损伤的分子生物学领域已经进行了大量的研究，并在这些研究中取得了许多关于周围神经修复的外科进展，但受伤的肢体仍然无法恢复正常的功能。不幸的是，随着再生率、再生的特异性、节段性神经损伤和靶端器官退化等问题的出现，如果仅通过手术操作，治疗效果的优化已是趋于稳定[3]。对于没有间隙的周围神经损伤而言，无张力初级修复是治疗的"金标准"，而有间隙的神经损伤对重建外科医生来说是一个更大的挑战。面对这一困境，外科医生们一直在寻找替代技术来弥补间隙，同时也在进行无张力神经修复。为了解决这个问题，人们在动物模型和人体中就生物增强在周围神经损伤修复中的作用进行了长期的研究。因此，我们必须了解这些治疗方式的合适应用和局限性，以此来了解如何为受损神经的有效再生提供相应的环境。根据我们最近的综述[3]，我们就显微解剖、损伤的神经反应以及周围神经再生的局限性等方面进行了讨论,这些讨论主题为进一步了解生物增强在周围神经修复和重建中的作用提供了宝贵的信息。

显微解剖学

周围神经是由神经元、施万细胞(Schwann Cells, SC)、巨噬细胞和成纤维细胞组成的异质复合结构。神经元是形成神经基础的极化细胞,由树突、细胞体和单个轴突组成。轴突向其神经支配部位突出,与靶端器官形成突触。如果轴突直径大于或等于 1μm,每个 SC 将把其质膜包裹在轴突的一个区域,形成髓鞘。SC 产生髓鞘来包裹轴突,并协助动作电位的传递,髓鞘允许动作电位沿着轴突快速有效地传导。为神经提供血液的地方是一个复杂的血管丛,由外神经、神经束和内神经丛的一起形成[4],以及由许多营养动脉产生的节段性血液供应。显然,神经的血液供应是脆弱的。因此,在神经修复的过程中,由于创伤或张力的影响,可能会破坏血液供应。此外,周围神经的结缔组织层可以为神经提供强度和保护,组织层包括神经外膜、神经束和神经内膜。重要的一点是,所有的手术干预都是严格针对这些结缔组织层,而轴突和 SC 必须通过其固有的生物学机制对损伤做出反应并再生。

神经对损伤的反应

与 SC 驱动的慢性神经损伤不同,急性神经损伤是由轴突介导并伴随着沃勒变性(Wallerian degeneration)的,这个过程是由轴突细胞骨架的颗粒解体所引发的。在神经损伤后 48 小时内,SC 分解髓鞘并从远端残端的轴突上吞噬碎片。巨噬细胞随后被招募到该区域,并开始释放生长因子,进而促进 SC 和成纤维细胞的增殖。SC 通过形成纵向细胞带(即 Bungner 带)开始修复,而这些纵向带是再生轴突的生长至关重要。在损伤的神经附近注射预分化的 SC 有助于再生轴突的再髓鞘化,减少髓鞘碎片的占比,提高啮齿类动物的功能恢复[5]。再生轴突顶端是由细胞基质组成的生长锥,在细胞基质中神经细胞伸出被称为"丝状伪足"的手指状突起,探索周围微环境。蛋白酶从生长锥中释放出来,以清理通向靶器官的路径,此时的靶器官早已受到不同因素的严重影响。损伤后,SC 上调神经营养因子神经生长因子(nerve growth factor, NGF)和脑源性生长因子(brain-derived growth factor, BDNF),同时也上调它们在远端残端上相应的受体[6,7]。NGF 及其低密度受体的表达增加被认为是促进了 SC 的广泛增殖和迁移[8]，并主要影响感觉神经元的特性。BDNF 水平也会增加，并被假定在 NGF 的影响下充当了顺行的营养信使。纤毛神经营养因子（ciliary neuronotrophic factor, CNTF）是一种神经营养因子，被认为会影响运动神经元的生存和再生，并且在远端残端的 SC 中被发现是显著减少的，这种减少一直延伸到神经肌肉连接处[9]。此外，神经损伤后 CNTF 的逆行轴突转运会增加[10]。诸如层粘连蛋白和纤维连接蛋白这样的神经递质促进因子，以及诸如纤维蛋白原等基质形成前体，都是针对神经损伤而合成的[4]。

除了释放营养因子之外，小管蛋白脱乙酰化是导致微管蛋白稳定性下降的重要因素，这是轴突完整性和再生过程所必需的。组蛋白脱乙酰化酶 HDAC5 和 HDAC6 的钙依赖性激活，导致了小管蛋白变性，这可能在周围神经损伤后抑制轴突再生中起作用[11,12]。轴突和 SC 之间的相互作用也已成为 PNS 发育和再生的重要调节器。Fleming 等人确定了受体酪氨酸激酶 *Ret* 与 *Er81* 基因之间的相互作用可控制 *Nrg1–Ig* 在促进环层小体（又称帕奇尼小体，Pacinian corpuscles）的形成过程[13]。综上所述，这些因素有可能促进再生，并为细胞存活、神经元分化和增殖提供信号，以及影响突触功能[14]。

神经损伤后，PNS 神经元上调许多可能直接影响神经突外生长的再生相关基因[15]。例如，激活转录因子 3（activating transcription factor 3, ATF–3）的过表达可促进周围神经损伤后的轴突生长[16]。Bomze 等人通过动物研究得出结论：生长相关蛋白 43 和细胞骨架相关蛋白 23 在神经损伤后表达，并且能够协同诱导再生轴突数量的显著增加[17]。与神经损伤后增加再生相关的途径也被发现。ERK 通路被证明能调节轴突延长，其中细胞外信号调节激酶（extracellular signal regulated kinase, ERK）和 Akt 可促进轴突损伤后的再生[18]。神经损伤后，细胞因子白细胞介素 –6 通过 JAK–STAT3 通路抵抗抑制性分子的作用并促进轴突再生[19]。除了参与轴突再生的通路之外，还有一些与抑制轴突再生有关的通路。例如，Rho–GTPase 信号通路在细胞骨架重组和细胞运动中起作用。研究表明，Rho 的激活导致生长锥的塌陷，抑制 Rho 通路则允许收缩并促进轴突的生长[20,21]。

周围神经再生的局限性

尽管现有技术有改善功能恢复的希望，但正如这些研究中指出的一样，这些技术产生的疗效是有限的。创伤性损伤后神经修复的结果通常受外科医生无法控制的因素影响,如患者的年龄、损伤的位置、损伤出现的时间和神经修复的时间。正如 Sunderland 最初的报道以及随后许多其他人所报道的那样,年轻患者、早期修复、单功能神经修复、远端损伤和短神经移植的神经重建结果要更好[22]。神经修复面临着许多挑战,仅通过手术操作能实现的优化效果已达到瓶颈,手术对于实现真正的功能神经再生能力有限。最终的修复和再生是一个复杂的生物学过程,我们也只是刚刚开始通过临床经验和动物实验研究来了解这个过程。再生速率、再生的特异性、节段性神经的损伤和靶端器官的退化是实现有意义的功能恢复所必须要克服的挑战(图 14.1,彩图 14.1)。

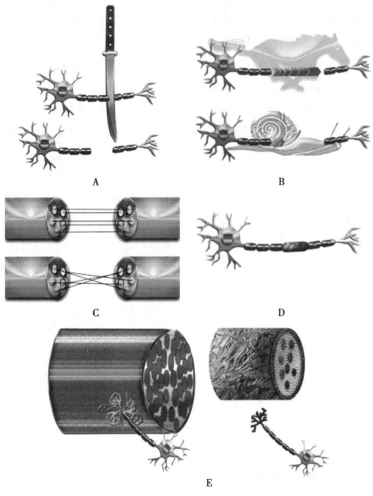

图 14.1　神经损伤后恢复的障碍包括:节段性神经缺损的存在(A)、再生速率的变化(B)、再生特异性的需要(C)、胶质瘢痕的形成(D)、靶端器官的退化(E)

再生速率

成人体内神经再生的速度很慢,每天大约再生 1mm[23]。神经再生速率可以通过进展过程中的 Tinel 信号来进行监测,因为这个信号是从神经近段向远端移动[7]。当神经受伤时,该神经必须在相当长的距离内生长,并穿过周围的疤痕和纤维变化,以达到其作用目标。例如,臂丛神经损伤的距离可达 1m,再生轴突到达手部肌肉可能需要 3 年。

许多因素可以限制和影响神经再生速率。神经损伤的类型会影响成功再生的可能性。例如,挤压神经损伤具有连续的基底层结构,该结构指导神经再生。轴突切除后,神经鞘的不连续性会阻碍神经再生过程,并可导致神经瘤的形成。动物研究还表明,神经末梢部分的神经营养因子的产生逐渐减少到不足以支持神经生长的程度,进而会阻止神经的快速再生[24~27]。此外,这种非生长状态促进了轴突收缩和 "游走轴突" 的发生,而这种情况被认为可以防止神经肌肉连接处的再生[28,29]。

再生的特异性

在严重神经损伤之后,轴突错向对功能恢复不良有重要影响[30]。神经损伤引起轴突快速萌芽,从而促进顺行和靶向轴突再生。此外,退行性的远端神经节段具有促进生长的潜力,并可能增强再生的特异性[31]。定量逆行标记技术也被用于确定再生运动神经元的数量和它们周围连接的特异性[32]。已有研究表明,运动神经倾向于重新支配运动通路。即使在受伤的混合感觉运动神经中,也能观察到运动轴突优先重新神经化运动路径[33]。这涉及 L2/ 人类自然杀伤 –1 (human natural killer–1, HNK–1) 家族的识别分子,这些分子在腹侧脊髓根和运动轴突中可检测到,但在背根或感觉皮肤神经中是检测不到的[34]。当神经试图再生时,可以发现运动轴突通过发出侧枝来探索不同的路径。路径再生的特异性随后通过 "剪除" 那些已长成不合适神经分支的络脉来获得[33]。损伤后,先前属于特定运动单元的肌肉纤维很可能会受到不同运动轴突的支配。运动神经元的中枢指令与这些运动神经元所支配的肌肉纤维的实际分布不匹配,这就导致了神经功能恢复的失败并引发感觉运动障碍[35]。此外,在损伤之后,一些轴突向不同方向生长并竞争神经支配,这将导致神经支配前选择性的丧失[36]。在一项观察再生轴突的研究报告中,发现轴突分布在多达 150 种不同的潜在远端通路中[37]。尽管在动物身上已经详细描述了优先运动再神经化,但是目前这种情况发生在人体中程度尚不清楚。

节段性神经损伤

从直观上讲,在节段性间隙上的再生是非常具有挑战性的。动物研究已经发现,与有间隙的神经再生相比,无间隙的神经再生表现出更好的神经再生。神经损伤后的功能恢复,是需要轴突在损伤部位和作用靶标之间跨距离生长。损伤之后,纤维化和水肿导致神经纤维失去弹性和延展性,也失去了一定程度的回缩能力。如果神经组织被破坏,近端和远端残余部分的束状结构可能因损伤的长度的差异而出现不同[38]。节段性间隙损伤妨碍了无张力、端对端的连接修复。关于是否存在一种允许神经再生并实现功能恢复的理想神经损伤,这个问题一直存在着一些分歧。对于0.5~5.0mm的神经损伤修复,目前已经产生了不同的结果[39~42]。节段性神经损伤的研究显示,在体内存在有一个关键的神经间隙长度,一旦超过了这个长度阈值,导管的效能就会开始出现下降。对于在长度不到3cm的神经间隙中发生的神经再生,不同类型的神经导管参与其中;然而,在动物模型当中,检测≥3cm的神经间隙中的神经再生,并没有观察到有希望的结果[43,44]。Mackinnon和Dellon详述到,在适当的引导下,灵长类动物中跨越3cm神经间隙的周围神经可以再生。他们将研究发现推广到神经间隙≤3cm的人类身上,33%的患者显示出很好的恢复能力[45]。

其他实验表明,当轴突通过导管生长时,轴突能够对神经营养因子的反应产生自我调节。这一发现表明,与标准的端到端修复相比,导管修复可能会改善功能结果[46~48]。目前不同的生长因子和不同的导管支架已得到应用,例如胶原和层粘连蛋白。然而,相对于使用自体移植治疗所带来的实质性好处,这些方法带来的好处并不能与之相比[49];因此,目前研究尚在继续,以期寻找到支架、细胞和信号因子的有效组合,从而能够产生更好的神经再生效果。

靶端器官变性

靶组织的去神经性萎缩是与周围神经修复和再生相关的另一个重要挑战。除了神经需要穿过长距离才能到达靶器官之外,长时间的目标剥夺降低了运动神经元的再生能力,并导致SC失去生长支持表型[50,51]。沃勒变性发生在损伤部位的远端,神经和神经支配的肌肉之间的通讯也发生了中断。人们在动物模型中发现,在失去神经支配之后,位于肌膜上的乙酰胆碱受体的密度降低而且形状改变,即出现了退化现象。此外,长期去神经化导致了运动终板的解体,引起了乙酰胆碱受体在整个肌肉纤维中的重新分布[52~54]。运动终板的解体导致了神经即使到达了靶器官也无法完成再生过程。有研究表明,在受伤之后,神经向肌肉表现出了成功的再生。然而即使再生成功,却仍然无法重建运动功能,这提示神经肌肉连接可能起到关键作用。最近的一项研究证实,再生纤维可以使远端肌肉重新神经化,甚至在数周去神经支配后,也可以重建结构上改造的神经肌肉连接(neuromuscular junction,NMJ)[55]。

如果重建过程在较短的距离、较短的退化时间内完成,神经移植手术可以部分解决靶端器官萎缩的问题;然而,即使神经移植手术成功完成,也只能恢复部分的肌肉功能,而损伤前的肌肉强度是没法完全恢复的[56]。因此,研究确定 NMJ 是否有可能减少神经损伤后靶端器官的萎缩是非常有意义的。Chao 等人的研究为此提供了第一项证据,他们发现在创伤性神经损伤之后,保留 NMJ 可以改善术后的功能恢复[57]。在失去神经支配的肌肉中,终末 SC 会分泌产生一种聚集蛋白,而基质金属蛋白酶 3(matrix metalloproteinase 3,MMP3)则是一种负责降解该聚集蛋白的主要酶。MMP3 的遗传缺失导致去神经肌肉终板中的聚集蛋白保持在稳定水平,从而在神经退化后至少能保持运动终板 2 个月的完整性[57]。这些数据详细说明了有可能延长运动终板失稳的最佳窗口,而运动终板的失稳会限制再神经化的过程。在神经损伤之后,使用药物抑制 MMP3 并局部增强神经聚集蛋白是稳定 NMJ 和减少末端器官萎缩的创新性方法。此外,典型 Wnt/β– 连环蛋白通路被认为是长期失神经支配后运动终板不稳定的潜在来源[58]。因此,靶向 Wnt/β– 连环蛋白通路可为更有效的终板再神经化提供治疗机会,而且也可能改善后续的功能恢复过程。

周围神经修复中的生物增强

受伤的神经不会主动愈合和修复,神经的连续性需要通过重建过程才能恢复功能。神经修复的主要目标是正确排列和连接切断的神经节段,从而使靶器官重新神经化,以期实现功能恢复的目的。在过去,人们认为最好在神经修复前等待 3 周的时间,使神经完成沃勒变性的过程。然而,Fu[51]和 Mackinnon[59]的研究则认为立即修复能产生更好的结果。

　　神经修复的主要先决条件包括:伤口清洁、血液供应充足、损伤神经无挤压成分、足够的软组织覆盖、骨骼稳定性和神经修复的最小张力。目前神经修复成功的原则是神经组织的无张力连接,该原则也被一致认为是周围神经修复中最重要的技术因素[60,61]。

　　早期的研究描述了许多修复术后功能不佳的例子,神经损伤的治疗在当前仍然是一个挑战。但是随着对神经解剖和生理学的了解不断加深以及显微外科技术的进步,包括生物增强技术的应用和外科技术的改进,神经修复的治疗又燃起了新的希望。如今,外科医生进行重建面临的挑战是修复和重建长神经间隙。本章后续的部分介绍了用于改善和增强周围神经再生的不同工具。

自体生物导管

　　自体神经移植提供了一个由椎板支架和 SC 组成的引导路径用于神经再生过程。自体神经移植的缺点主要包括相应患者的发病情况和不良的功能疗效,已报道的术后强度通常仅能达到 3 级[62]。此外,自体供体通常口径较小、长度较短、数量较少。1891 年,Bügner 通过使用人类动脉移植来桥接犬坐骨神经间隙,成功实现了神经再生过程[63]。不过目前临床上还没有将动脉作为导管来使用,这很可能是由于缺乏合适的供体血管。

　　与动脉不同,静脉自体移植可行性更好,而且更容易采集到。在 1909 年,Wrede 首次使用静脉移植修复神经损伤。在他的研究中,他使用 45mm 长的静脉管成功修复人类正中神经[64]。多项动物研究也报道了使用静脉移植成功修复神经损伤的案例。Chui 等人报道了大鼠中 1cm 坐骨神经间隙神经再生的组织学和电生理学证据[65]。Rice 等人使用股静脉移植修复大鼠坐骨神经损伤,结果发现轴突穿透到坐骨神经远端,并得出结论,认为静脉移植是神经修复的合适导管[66]。Seumatsu 等人在 1cm 的大鼠坐骨神经损伤中进行了静脉移植和神经移植,神经修复结果表明两组大鼠在第 6 个月时的肌电反应无明显差异[67]。在临床当中也对静脉移植进行了相应的研究。Chiu 和 Strauch 在一项前瞻性研究报告中对两组症状性神经瘤患者进行了评估,一组患者接受自体静脉移植治疗,另一组患者接受神经移植治疗,结果发现尽管神经移植组的患者表现出色,但静脉移植组的患者成功地恢复了两点辨别觉[68]。1989年,Walton等人回顾了22例使用自体静脉移植治疗指神经修复的结果,其中急性指神经修复取得了良好的结果,但延迟指神经修复的效果则不佳[69]。近年Rinker和Liau发现,以自体静脉移植修复胶原导管的方式进行指端神经修复(平均神经间隙为10mm)后显示出相同的感觉恢复,而且静脉移植的并发症少[70]。总的来说,静脉移植的使用显示了神经修复的潜力。

静脉移植术的主要问题是可能引起管腔塌陷,而管腔塌陷则会阻碍神经再生,尽管Tseng等人在其研究成果中阐述,静脉移植仍可以保持着良好的神经再生效果[71]。限制静脉塌陷风险的尝试导致了肌肉或神经组织填充移植静脉。这些管腔内添加剂有利于提供细胞外基质和神经营养因子,而这些物质通过促进SC增殖、迁移和轴突生长锥引导,促进了神经再生过程[72~74]。

对2.5~4.5cm大小的尺骨损伤、中位损伤、浅表放射状损伤和指端损伤,插入神经组织的静脉可以为病情提供有功能作用的恢复[75,76]。

早期观察到骨骼肌纤维具有一个纵向方向的基底层,类似于退化神经的神经内管,基于此骨骼肌被用于神经修复过程中[72,77]。潜在的骨骼肌纤维供体位置有很多,但是在神经再生过程中,神经纤维有可能从肌肉组织中生长出来[78]。已有的文献报道了采用新鲜肌肉和退化肌肉对骨骼肌在神经修复中的情况进行的研究。Glasby等人使用退化肌肉移植修复成年绒猴30mm的神经间隙,显示神经再生成功[79];Pereira等人使用变性肌肉移植重建15~28mm的指端神经损伤,发现其结果优于神经移植[80]。然而,并非所有研究都报告了好的结果。Raganovic等人报告称,与神经移植修复相比,接受变性肌肉移植修复的桡神经损伤患者恢复结果更差[81]。

另一个被研究应用于神经修复的生物管道是自体肌腱移植,因为它含有胶原蛋白和ECM成分。基于大鼠模型的结果,Brandt等人认为肌腱移植可以作为神经导管用于修复10mm和15mm间隙的缺陷[82,83]。尽管上述研究表明肌腱是一种可行的神经间隙导管,但由于缺乏临床研究,目前尚无法确定肌腱移植是否有助于人体的神经修复。

非自体生物导管

同种异体神经移植作为一种潜在的神经修复方法为神经重建提供了一个现成的组织来源。早在1885年,使用同种异体神经移植的第一个临床实验就报告了不良的临床疗效[84]。对同种异体神经移植的多个早期研究表明,临床失败的可能原因是免疫排斥,排斥反应可能会导致瘢痕和纤维化,并最终成为再生纤维过程的机械性屏障[85,86]。于是,宿主免疫抑制的出现使得神经移植成为神经修复的一种可能方法,已有多种技术被应用在解决免疫原性的问题上,包括抑制过程同时使用免疫抑制剂[87]、放射预处理移植物和冻干等[88]。同种异体移植物被认为是再生宿主神经纤维的临时支架。随着再生过程的进行,移植物内的供体重要成分被宿主成分缓慢替代[89]。Mackinnon 等人在临床上应用免疫抑制同种异体移植治疗周围神经间隙较大的患者,结果观察到患者运动和感觉功能出现恢复,而只有一名患者经历了免疫抑制引起的排斥反应[90]。

脱细胞同种异体神经移植(decellularized nerve allograft, DCA)旨在完全避免使用免疫抑制方法,因为免疫抑制过程会产生有害的副作用。在 DCA 中,将人的神经组织加工成不具有免疫原性的移植物,因而在治疗过程中不需要免疫调节,但同时又保留了促进神经再生的物理宏观结构[91]。在 DCA 中,宿主 SC 被认为是一种驱动力,它们从邻近的神经残端中迁移过来,在损伤处创造神经支持环境以促进轴突再生[92]。虽然处理过的同种异体神经移植物是非细胞的,但它们能够与宿主细胞进行血运重建和再生过程,从而提供有利于再生的环境[93]。神经脱细胞处理包括冷冻解冻、辐照、清洁剂处理、酶消化和冷藏。AxoGen 是目前市面上唯一一种经美国食品药品监督管理局(FDA)批准用于临床的同种异体移植物。AxoGen 移植物的制备是通过一系列过程来完成的,包括清洁剂处理、酶消化去除硫酸软骨素蛋白聚糖对轴突生长的抑制、γ 射线辐射[92,94]。脱细胞过程改变了神经的分子和结构特性,制备脱细胞神经移植物的具体方法实际上会影响再生的整体质量。Moore 及其同事们对大鼠神经进行了实验,他们用不同的脱细胞方法桥接14mm 的神经损伤,他们发现用洗涤剂处理的同种异体移植与自体移植具有相似的性能;但是同自体移植相比,通过冷藏或 AxoGen 制备的同种异体移植物对应的神经再生能力较差[94]。理论上,清洁剂处理可以保留从 ECM 释放的生长因子。Whitlock 等人通过大鼠坐骨模型发现,使用 AxoGen 移植物治疗 14mm 和 28mm 间隙的再生能力不如自体移植效果好[95]。Guisti 等人使用自体移植、DCA 和胶原导管治疗大鼠 10mm 坐骨神经损伤,并对大鼠的运动功能恢复情况进行了评估,结果发现经处理的同种异体移植基本都不如自体移植好,但却比胶原导管治疗的效果要更好[96]。

也有一些研究关注于神经移植在人体中的疗效。在 2009 年，Karabekmez 及其同事报道了这方面的第一项研究，患者接受了 AxoGen 神经移植物进行神经修复，该研究观察了术后的短期临床神经功能恢复情况，通过研究他们得出结论，在不感染或排斥反应的情况下，DCA 可以在长达 30mm 的神经损伤中进行充分的感觉修复[91]。Brooks 等人发表了第一个关于 Avance（AxoGen）处理同种异体移植的多中心试验的结果，该研究是基于 76 例周围神经损伤（5~50mm）的病例，其中包括 49 例感觉神经损伤、18 例混合神经损伤和 9 例运动神经损伤。根据 Mackinnon 评分系统，他们发现了 87% 的患者出现了有意义的感觉和运动恢复[97]。Guo 等人在 5 位平均损伤 23mm 的患者中，评估了 DCA 对指端神经修复的效果，他们发现所有患者都有 S3+ 或更好的感觉，在第 13 个月随访时两点辨别觉平均为 6mm[98]。在 2015 年，Rinker 及其同事发现，在 37 位患者中使用 DCA 进行短间隙感觉修复治疗之后，92% 的患者体内产生了有意义的恢复[99]。Cho 等人在 75% 的正中神经修复和 66% 的尺神经修复中，证实了存在 M3 或更好的运动功能恢复[93]。还有文献对 DCA 在长神经间隙修复中的应用进行了记录。Fleming 等人报道了一位 70mm 神经损伤患者，这位患者在接受 DCA 尺神经修复之后，运动和感觉功能出现了恢复[13]。多项研究表明，脱细胞化的同种异体神经移植似乎提供了有前景的疗效，但并不是所有的研究结果都如此乐观。Chao 等人的报告称，在其研究对象中就有 2 位患者没有出现功能恢复，其中一例患者已经历 491 天的正中神经损伤，另一例则是尺神经的高能冲击损伤[93]。Berrocal 及其同事报道了一个在远端尺神经高能骨折后 DCA 修复失败的病例，强调了神经直径和损伤长度在成功修复过程中的重要性[100]。

一直以来，人们试图在大于 30mm 的大神经间隙上进行功能恢复，但这却是较为难以实现的。2013 年，一项基于动物模型的研究观察了修复中同种异体脱细胞神经移植物的 SC 老化。有趣的是，对于那些大于 60mm 的间隙损伤，他们观察到了明显的细胞衰老[101]。在临床应用中，DCA 的应用长度限制在之前已经讨论了。Avance（AxoGen）对应的有效损伤长度是 15~70mm、内径是 1~5mm。

对先前数据的进行仔细分析，结果发现最好的临床结果发生在指神经修复当中，即间隙有限的纯感觉神经。尽管有一些作者认为，加工后的同种异体神经移植可以有效地应用于 5~50mm 长的神经间隙[93]，但这种说法在临床实践中尚未得到广泛接受。临床上使用 DCA 的上限长度尚未完全确定，但是党神经损伤程度超过了供体自体移植能治疗的范围时，DCA 是目前最常被使用的方法。

合成导管

合成导管的工作原理是将神经的远端和近端包裹在一根管子中，这样可以对神经进行宏观定位。纤维蛋白基质随后在神经端之间形成，支持神经端之间的细胞迁移。当细胞开始侵入合成导管时，Büngner 带则在无序的基质当中形成，从而允许轴突的生长。这种机制取决于神经残端的容积输出[102]。早在 1898 年，Merle 等人就观察到人工导管的早期成功，他用硅聚合物神经导管连接了神经损伤[103]。Lundborg 及其同事随后发表了几份研究报告，阐述了硅胶管用于神经修复和重建的可行性[104~106]。此外，Braga-Silva 研究发现，硅胶管在间隙达 30mm 的周围神经损伤中，具有有效的后期修复作用[107]。尽管在先前已经有了效果不错的结果，但是硅胶管的不可吸收性引起植入物永久性纤维化包裹，随后出现慢性神经压迫。事实上，许多研究人员使用这些导管在动物模型中都产生了慢性神经压迫（chronic nerve compression，CNC）损伤。这一制约性因素促进了可吸收合成导管的发展，可吸收导管允许氧气和微量营养素从材料外部向基质扩散。目前有三种经 FDA 批准的合成导管，每种导管由不同的生物材料制成：聚乙醇酸（polyglycolic acid，PGA）、I 型胶原、己内酯。这些导管的使用目前仅限于小于或等于 3cm 的损伤，但是随着生物工程的出现，这些导管有可能用于更大的神经损伤治疗。在 FDA 批准的神经导管中，基于胶原的 NeuraGen 导管和基于 PGA 的 NeuroTube 导管具有迄今为止最令人鼓舞的临床效果[108]。

聚乙醇酸

PGA 是一种常用的缝合材料，之前当人们发现硅胶管的局限性时，PGA 是第一种用于制造神经导管的材料。PGA 具有优良的机械性能，能迅速降解为乳酸。PGA 导管在节段性神经损伤的感觉和运动恢复方面均取得了积极的效果。动物研究显示，早期支持 PGA 管作为神经移植的良好替代品。Dellon 等人对猴子 30mm 尺神经间隙进行 PGA 导管修复后，通过观察组织学和电生理证据，可以发现神经再生过程已经产生，并在和腓肠神经移植修复相比之后得出结论，两种治疗方案的效果没有显著差异[109]。Matsumoto

等人在犬模型当中,用 PGA 导管成功地在腓神经 80mm 的神经间隙内实现再生[110]。

PGA 导管也被用于人体神经重建。Mackinnon 和 Dellon 在 15 例的指神经损伤(长度≤30mm)二次重建的病例中,发现了 86% 的病例出现了恢复迹象[45]。作为第一个商用 PGA 导管,NeuroTube 在 1999 年经美国 FDA 批准供人体使用。Weber 和同事对其在指神经修复中的作用进行了第一次随机前瞻性多中心评估,研究发现在小于 40mm 的神经损伤中,相对比直接缝合修复,NeuroTube 提供了更好的感觉功能恢复效果[48]。Rosson 等人努力将 PGA 应用于更大的神经损伤和运动神经中,他们在修复正中神经损伤(15~40mm)之后发现所有患者都出现了有意义的恢复[111]。随后的研究将 PGA 与其他神经修复方法进行了比较,发现 PGA 即使没有更好的效果,但至少和其他方法的效果相同。例如,Battison 及其同事比较了两种神经修复方法的效果,即 PGA 神经修复和肌肉填充自体静脉移植的神经修复。在这项包含 19 例神经损伤的 17 例患者中,采用 NeuroTube 对 10~40mm 神经间隙进行修复,结果均显示良好,且两组患者的功能恢复没有差异[112]。针对短(<10mm)和长(>10mm)两种指神经损伤,在 2011 年,Rinker 等人比较了 PGA 导管和自体静脉移植对两种损伤的治疗效果,发现两种技术在实现有意义恢复方面不存在差异[70]。

有文献记载 NeuroTube 的缺点是导管的挤压,即使在健康的组织中也是如此。Weber 等人报道了 46 例 PGA 导管植入术,其中 3 例出现了挤压[48]。Duncan 及其同事报道了 1 例经 PGA 导管桥接桡侧指神经的患者,发现在术后第 4 周时导管挤压穿过伤口。他们提到说引起这种并发症的原因并不十分清楚,但 PGA 导管的特性和患者自身的免疫特性是在治疗时需要考虑的因素[113]。

胶原导管

胶原导管是由牛屈肌腱的纯化 I 型胶原制成。胶原是细胞外基质的主要组成部分,被认为有助于黏附和促进细胞增殖[114]。动物和人类身上的研究已证实胶原导管在神经重建中的应用。Archibald 等人在非人灵长类动物中,证明了胶原神经导管在 5mm 神经间隙再生中的可行性[115]。Keilhoff 等人在大鼠模型当中检测了 I/Ⅲ型胶原管作为潜在神经导管的性状,并认为胶原可作为模板以确保神经再生[116]。

Neuragen 于 2001 年上市,并已被许多研究人员测试过。评价疗效的临床研究表明,该胶原导管在小于或等于 20mm 的神经损伤种有良好的疗效。Ashley 等人采用 Neuragen 作为移植材料在 5 例产科臂丛神经麻痹患者进行了治疗,胶原导管被用来修复小于 20mm 的神经间隙,治疗结果显示其中有4 例患者的功能恢复良好,并且能够在 2 年随访中自己穿衣进食[117]。在一项回顾性研究中,Bushnell 等人对 12 位使用 NeuroGen 修复指端损伤的患者进行随访,结果发现指神经功能在术后早期得到了有效恢复[118]。Lohmeyer 及其同事发现胶原导管在小于 15mm 的神经间隙中提供了一致的功能恢复效果,而在大于 15mm 的间隙中未发现功能恢复[119]。Wangensteen 等人在回顾性研究中报告,2.5~20mm 神经损伤的定量神经功能恢复率为 35%,进行翻修手术的患者占 31%[120]。在 2011 年,Taras 等人发现,用 NeuroGen 修复5~15mm 指端神经裂伤的患者中,有 73% 的患者产生了有意义的恢复[121]。

几位研究者对胶原导管修复与其他神经修复方法进行了比较。研究者在大鼠模型中比较了 NeuraGen 与 Avance(AxoGen 同种异体移植物)。结果发现,NeuraGen 在 14~28mm 神经间隙修复的效果并不理想[95]。针对混合感觉运动神经急性撕裂伤,Boeckstyns 等人评估并比较 43 例使用胶原管与传统神经修复术修复的疗效。该研究得出结论,使用胶原导管可使感觉和运动功能恢复,其效果相当于在小于或等于 6mm 的神经间隙中直接缝合[122]。

有文献表明,胶原导管在混合神经修复和指神经修复中并没有效果[43,123]。Liodaki 及其同事报道了 4 例 NeuraGen 导管植入后再生能力不好的病例,导管和周围组织层可见瘢痕和纤维化迹象,组织学评估甚至还发现了神经瘤和异物反应的迹象[123]。市场上还有其他胶原导管;但是对于 NeuroWrap、NeuroFlex、NeuroMatrix 和 NeuroMend 来说,当前的临床或临床前数据非常有限。因此,很难得出有关这些导管临床效用的任何结论。

PCL 神经导管

聚 D, L- 丙交酯 – 己内酯共聚物导管(poly D, L lactide–co–epsilon–caprolactone Conduits, PCL)是 FDA 最新批准的合成导管。这些导管是透明的,可以很好地显示其中的神经残端。PCL 材料可以在一段时间内降解成小颗粒,直到被身体完全吸收。与 PGA 和胶原导管相比,PCL 晶体结构对液体有着更长时间的不渗透性[124]。PCL 材料本身非常坚硬,这使得 PCL 导管在临床应用中要更难处理。

关于 PCL 导管在神经修复中的应用效果,在不同研究中的结论是不尽相同的。在临床中不鼓励使用 NeuroLac。在 10mm 坐骨神经损伤大鼠模型中使用 NeuroLac 的临床前数据表明,其运动恢复效果要比自体移植更好[125]。Bertleff 等人在 21 例神经病变间隙小于或等于 20mm 的患者中进行了指神经修复,并进行了相应的术后评估,结果发现 PCL 组的恢复效果与端到端修复后获得的结果相当[126]。Meek 等人[127]关于足部指端神经修复的研究和 Hernandez Cortez 等人[128]关于拇指指端神经间隙的研究表明,在使用 PCL 导管进行治疗时,不会产生有意义的恢复。Hernandez Cortez 研究结果还阐述到,植入物的失败还会伴随生物材料碎片和异物反应[128]。此外,Chiriac 等人在 2012 年分析了 28 例用 PCL 导管修复上肢神经的病例,结果发现只有25% 的病例产生了有意义的恢复,这些病例同时伴有神经瘤形成、导管瘘入关节等并发症[129]。综上所述,当前各项研究的结果是与之前提出的结果相矛盾的,临床中使用 PCL 导管的疗效仍不清楚。

外生因素

近年来,在周围神经损伤中加入外源性神经营养因子的方法引起了人们的注意[130]。目前在临床上还没有可用于治疗神经损伤的药物,但是有一些小分子、肽、激素和生长因子已经被研究证明有助于改善神经再生。在神经修复导管中添加 NGF、BDNF 和人睫状神经营养因子(ciliary neurotrophic factor, CTNF)等,可以加强轴突生长、促进髓鞘再生、加速轴突再生[131, 132]。Derby 等人发现,在硅腔中加入 NGF 会对 10mm 和 15mm 大鼠坐骨神经损伤的再生过程产生积极影响[131]。1999 年 Ho 及其同事在其研究中,评估了胶原小管中加入 BNDF 和 CNTF 能否在大鼠坐骨神经损伤模型中成功地实现功能恢复,结果发现,BNDF 和 CNTF 可与胶原小管共价连接从而产生神经再生,而且同时使用 BNDF 和 CNTF 可在其模型中产生最佳的功能恢复[132]。而另一个动物模型中,在胶导管内用成纤维细胞生长因子(fibroblast growth factor, FGF)重建大鼠胫骨神经(8mm 间隙),结果产生的再生轴突比自体移植产生的要多 30%[133]。Walter 等人研究了重组 FGF 对 15mm 神经间隙导管桥接的影响,通过与对照组相比,成纤维细生长因子组的功能性运动恢复且肌肉动作电位增加[134]。Wang 等人还对大鼠坐骨神经模型进行了实验,当使用含有 FGF 的 PCL 管修复 15mm 神经间隙时,结果发现周围神经再生增强[135]。GDNF 是 SC 在神经损伤后分泌的另一种神经营养因子,已知可提高神经元的存活率和生长率。Fine 及其同事利用 15mm 的合成神经管(含有 NGF 和 GDNF)处理大鼠模型,结果在模型中发现了运动的增强和感觉神经元的再生[136]。Lee 等人通过使用含肝素的传递系统,减缓了大鼠纤维蛋白基质中 NGF 在导管(用于桥接 13mm 间隙)中的扩散,结果发现 NGF 对神经再生具有剂量依赖性,并且神经纤维总数与同种移植体相似[137]。Marquardt 等人在研究中使用了含有 GDNF 和四环素诱导的 GDNF 的支架,该支架同时过度表达 SC,将该支架用于修复大鼠模型中的 30mm 损伤。在该研究中,GDNF 在空间和时间上均以良好的控制方式进行传递,结果显示模型中的轴突再生增强,进而导致腓肠肌和胫骨前肌质量增加[138]。胶质生长因子是 SC 特有的营养因子,在 SC 和神经元之间的相互作用中起着重要作用,理论上可以增加 SC 的运动性和增殖[139]。Mohanna 等人使用家兔腓总神经横断模型进行研究,当神经胶质生长因子加入到多羟基丁酸盐导管用于桥接 20~40mm 神经间隙时,SC 的数量和轴突再生均逐渐增加[140]。其他的一些神经营养因子包括血管内皮生长因子(vascular endothelial growth factor, VEGF)[141]、白血病抑制因子(leukemia inhibitory factor, LIF)[142]和 PDGF[143]等。在已有研究中也证明了它们在周围神经修复中的重要性,但是却被较少使用。

为了改善周围神经修复的效果,人们也研究了一些其他药物。在大鼠模型中,有研究观察了在坐骨神经切断后倍他米松对周围神经再生修复和功能恢复的影响,以及倍他米松对 10mm 损伤修复的影响。功能研究证实,倍他米松组的再生轴突恢复更快[144]。甲状腺激素(thyroid hormone, T3)也被认为是促进再生的可能因素[144]。Papakostas 及其同事将 T3 激素注射到硅胶管中以弥合大鼠的神经间隙。结果发现,大鼠的感觉功能出现了加速恢复,但是对运动神经的恢复并没有显著影响[145]。还有研究使用了大鼠坐骨神经切段模型,对维生素 E 和吡咯喹啉(pyrroloquinoline, PQQ)进行了研究,发现两种药物结合使用要比各自单独使用会产生更好的神经再生功能恢复[146]。

最近有研究人员在大鼠坐骨神经 15mm 损伤模型中对局部西罗莫司的作用进行了研究,结果发现西罗莫司能减轻继发性神经损伤,还可以促进周围神经再生[147]。同年左右,Shahraki 等人在大鼠坐骨神经模型中,就他克莫司(tacrolimus, FK506)对神经再生的影响进行了研究。结论认为,FK506 可以加速神经移植后坐骨神经的功能恢复[148]。尽管在动物研究中这些药物产生了积极的神经修复结果,但由于这些药物对人体的混合和有限的有效性以及可能的副作用,它们尚未被广泛使用。

不过,一些人体研究将他克莫司作为免疫抑制方案的重要组成部分。据报道,FK506 是一种用于人体上肢移植免疫抑制的药物。在 2005 年 Martine 等人的研究中,证实了一项近端手臂成功自体移植的案例,受试者在术后接受了为期一年的口服他克莫司治疗[149]。还有研究者报道了 FK506 在尺骨和正中神经分布肌电图改善当中的作用。在 Schuind 等人的研究中,患者在进行手部移植时,使用他克莫司作为免疫抑制方案的一部分,术后结果显示,患者固有肌肉功能恢复,而且拇指和食指的两点辨别觉为 6mm[150]。在 2011 年,有研究者报道称,在手部移植 9 年之后,患者已经能够恢复工作[151]。还有一些研究更关注于 FK506 在神经修复中的作用,Phan 和 Schuind 研究了 FK506 对神经缝合或自体修复后轴突再生的影响,通过研究 5 名神经横断患者的情况。他们得出结论认为,FK506 无法促进神经再生,说明他克莫司治疗的时间以及持续的时间可能不是最佳的[152]。上述人体研究没有提到他克莫司在治疗期间的主要副作用。

一般来说,上述提及的因子要么直接注入神经导管中,要么嵌入水凝胶中;既可以被单独使用,也可以多种因子相互结合使用。在未来的研究中,研究者应该集中于神经营养因子剂量反应的重要性上,并了解如何组合这些因子从而能够创造神经再生的最佳环境。

SC 移植

如前所述,SC 在调节神经再生中起着重要作用,因此 SC 似乎在神经修复方面最有希望。在神经修复和重建过程中,SC 被植入到合成导管中,用于丰富再生环境、提高再生能力。在迄今为止发表的大多数实验研究中,可以观察到 SC 移植使得神经修复的形态和功能恢复得到了显著改善。Strauch 及其同事在他们的动物模型中报道称,植入自体 SC 使得 60mm 静脉神经导管出现了非常好的神经再生[153]。此外,Hoben 等人在另一项动物研究中报道,在非细胞神经同种异体移植物中添加 SC,可改善 20mm 神经损伤的周围神经再生[154]。使用 SC 进行神经修复的最初问题之一是,培养 SC 的过程可能需要很长的时间。不过现在有新的技术可以解决这一问题,实现在较短的时间内(约 2 周)培养产生 SC[155]。

Dai 等人在 15mm 神经损伤的动物模型中,对 SC 干细胞共培养系统进行了研究。研究认为,当SC干细胞共培养体系与神经导管结合对坐骨神经进行修复时,基于行走轨迹、功能步态、神经传导速度(nerve conduction velocity, NCV)和组织学的分析结果发现,神经损伤模型的功能实现了恢复[156]。最近,Xu及其同事还描述了在他们动物模型中的SC干细胞共培养系统,该系统用于为大鼠桥接10mm神经损伤而植入支架。结果发现该系统产生了与自体神经移植相同的再生结果,但优于用普通神经支架修复的结果[157]。

尽管有许多研究报名了SC在动物模型中的好处,但是目前还没有人体临床试验报告。虽然斯坦福大学研究了培养的SC在短间隙和长间隙周围神经损伤中的应用,但是研究结果中却没有记载该研究的临床数据[158]。

最近,Levi等人发表了人体内第一次使用自体SC的经验,这些SC是从坐骨神经和腓肠神经移植物中生长出的。将SC植入到腓肠神经移植物当中,移植物用于修复坐骨神经7.5cm损伤。在修复之后,患者在修复处远端出现了知觉而且运动恢复[159]。这项开创性工作支持细胞疗法改善功能神经恢复的可能性。我们预测干细胞生物学的最新进展将继续为临床应用富含SC导管提供支持,因为有强有力的证据表明SC可以从干细胞中获得[160]。

干细胞移植

最近干细胞的可及性促使人们研究将干细胞植入到合成导管中,然后将导管用于神经再生中。再生的成功需要神经元和非神经元支持细胞之间紧密的相互作用。目前的研究集中在干细胞上,因为它们有可能分化成支持细胞,从而能够引导周围神经再生。干细胞已被证明可分化为胶质纤维酸性蛋白阳性SC以支持髓鞘形成[161],也可分化为能够产生神经营养因子的成纤维细胞[162]。目前已有多种类型的干细胞被应用,包括胚胎干细胞、间充质干细胞、体细胞干细胞、神经嵴干细胞和脂肪干细胞(adipose-derived stem cell, ADSC)。

胚胎干细胞是可以进行自我复制的全能性干细胞,来源于人类胚胎早期的阶段。不幸的是,胚胎干细胞的可获取性受到了限制,而且这些细胞还受到监管限制。胚胎干细胞被证明有分化成类施万细胞的潜力,这些细胞表现出SC的表型。这些类施万细胞也会包裹轴突,提示了髓鞘形成过程[163]。

Cui 等人将胚胎干细胞注入导管中,该导管应用于大鼠坐骨神经 10mm 间隙中,结果显示该大鼠中产生了 64% 的有髓轴突,而在自体移植仅有 7% 的有髓轴突[164]。胚胎干细胞移植改善了大鼠严重坐骨神经切断后的神经修复和功能恢复[164]。关于胚胎干细胞使用的伦理问题,以及它们形成畸胎瘤和免疫排斥的倾向,很可能限制它们在神经修复中的临床应用[165]。

诱导性多能干细胞(induced pluripotent stem cell, iPSC)是通过基因调控表达某种表型和行为的体细胞[166]。iPSC 可以由小鼠或是人的皮肤成纤维细胞形成[167]。在一项动物研究中发现,将多能干细胞包裹的神经导管与 FGF 结合使用,可改善再生效果,但是效果却不如自体移植[168]。2014 年, Uemura 及其同事在聚乳酸导管中使用了小鼠 iPSC 来桥接小鼠坐骨神经的 5mm 间隙。基于组织学和功能数据,他们认为添加 iPSC 可显著增强轴突再生和髓鞘形成,并增强所有时间点的直觉和运动再生[169]。当体细胞转化为多能状态时,逆转录病毒沉默的过程发生,使得他们能够停止表达病毒转基因。此时便可产生完全重编程的 iPSC,这些细胞认为是高级 iPS 细胞。逆转录病毒沉默的时间会影响 iPS 细胞的稳定性;反过来,这也会被视为其在神经修复中的不利作用[170]。

ADSC 于 2001 年首次被发现,是从经过处理的脂肪抽吸液中分离出的间充质干细胞[171]。ADSC 被认为具有神经营养特性,具有分化为多个谱系的能力,并被证明可以形成许多类似于成人 PNS 的结构[172]。ADSC 可以通过抽脂技术轻易获得,并且可以快速培养且无明显的发病率,这些特性使其成为周围神经修复中最具使用价值的细胞之一[173]。Wei 及其同事发现,在 10mm 间隙大鼠坐骨神经模型中,外源性 ADSC 与导管中加入外源性 SC 相比,二者具有相似的再生结果[174]。最近, Klein 等人也使用了 10mm 间隙坐骨神经大鼠模型,证明了用 ADSC 植入 NeuraGen 导管进行神经修复可显著改善运动和感觉神经再生,而且与单独使用 NeuraGen 导管相比,ADSC 植入导管的轴突排列更为有序[175]。ADSC 还可与纤维蛋白胶(fibrin glue, FG)搭配使用,用于修复大鼠的神经损伤。研究者通过研究得出结论,在纤维蛋白基质中使用 ADSC 可以增强初级接合后的再生过程和血管生成过程[176]。一些研究者认为,ADSC 可以通过分化成 SC 以及分泌神经营养因子、血管生成因子来促进修复过程[177]。另一方面,一些研究者认为 ADSC 无法分化成 SC 或类 SC 细胞,但却仍然可以促进周围神经再生,其促进再生效果与 SC 相当[178]。未分化的 ADSC 能够分泌神经营养因子,如 NGF、BDNF 和 GDNF,从而在髓鞘再生轴突中发挥作用；但是未分化 ADSC 的数量却少于分化为 SC 的 ADSC[179]。无论 ADSC 是否分化为 SC，我们至少可以得出这样的结论：在周围神经再生方面，ADSC 提供的有益效果并不完全依赖于其分化为 SC 的能力，而是通过 SC 分化而增强。值得注意的是，在没有刺激介质影响的情况下，分化的 ADSC 会迅速退分化为类干细胞的状态[180]。

神经嵴细胞在早期脊椎动物发育时是从神经管的背面出现。这些细胞之所以引起人们的兴趣，是因为它具有多潜能和产生大量分化细胞类型的能力。周围神经、黑素细胞、胸腺、肾上腺和 SC 是神经嵴细胞的衍生物[181]。神经嵴细胞可以从皮肤中采集到，也可以从人类成纤维细胞、胚胎干细胞和多能干细胞中获得[182~184]。Lin 等人以大鼠毛囊神经嵴干细胞诱导出了神经元细胞和 SC，然后通过人工移植的方式将细胞植入到大鼠模型当中，用以修复 10mm 长的神经损伤；研究结果显示，神经嵴干细胞诱导分化形成的神经元在移植后能存活达 52 周。此外，与未经处理的移植相比，处理组有更多的再生轴突[185]。同年，Amoh 及其同事证明，人头皮的多能干毛囊可分化为胶质纤维酸性蛋白阳性 SC。据作者介绍，这些干细胞在其大鼠模型中能够导致更大程度的轴突生长和肌肉收缩[161]。在 2012 年，Liard 等人尝试在静脉移植物内移植成人神经干细胞，以弥合猪模型中 30mm 股神经间隙，结果发现移植物内存活的细胞均表现出神经元表型，且沿切断神经分布，还能够激活内在 SC 活性[186]。Ni 等人在导管中使用了异种小鼠未分化的神经嵴干细胞，导管用以桥接大鼠 15mm 坐骨神经间隙，结果发现大鼠中出现了显著的功能和组织学改善[187]。2015 年，Grimoldi 及其同事报道了神经嵴干细胞在周围神经修复中的临床应用，这可能是该领域唯一的一项研究。在该研究中，作者在一名年轻患者发生刀刺伤事故后，将其自体皮肤来源干细胞（其中包括神经嵴细胞）植入到胶原到导管中用于治疗。他们在该研究中得出这样的结论：使用这些干细胞能够证明跨间隙的再生，但是在 3 年随访时，发现患者的运动功能恢复仍然很差[188]。

骨髓干细胞（bone marrow stem cell，BMSC）可以分化为神经谱系，包括神经元和类 SC 细胞[189]。当它们分化为类 SC 细胞时，它们会表达诸如 NGF、BDNF、GDNF 和髓鞘碱性蛋白（myelin basic protein，MBP）这样的营养因子，从而改善神经再生[162]；然而，MBSC 对神经再生的有益作用并不完全依赖于其向 SC 的分化。举个例子，在 Ceuvas 等人的研究中，尽管只有 5% 的 BMSC 表达类 SC 表型，但是用 BMSC 治疗的大鼠出现了功能恢复。在另一项大鼠研究中，Chen 和同事使用硅树脂导管和间质细胞修复 15mm 的神经间隙，尽管在导管中没有检测 SC，但是结果依旧显示这些 BMSC 对轴突数量、肌肉质量、功能恢复产生了有益影响[162]。Mohammadi 等人将未分化的 BMSC 植入内—外静脉移植物中，用以修复 10mm 大鼠坐骨神经损伤。结果发现，与仅在静脉移植中发现的轴突相比，含有未分化 BMSC 植入产生的再生轴突的数量和直径都有所增加[190]。2014 年，Sakar 等人还将未分化的 BMSC 植入应用到 10mm 间隙大鼠坐骨神经模型中。该研究将 BMSC 植入到聚（3- 羟基丁酸酯 – 共 –3- 羟基己酸酯)［poly（3-hydroxybutyrate-co-3-hyroxyhexanoate），PHBHHx］导管中。他们得出结论，与单独使用 PHBHHx 相比，将 BMSC 和 PHBHHx 结合使用形成的神经再生效果更好；与自体移植相比，BMSC 和 PHBHHx 结合使用产生的功能结果达到相同的统计水平[191]。分化为 SC 或类 SC 样细胞的 BMSC 被证明在神经修复和调节中具有积极的效果。Wakao 等人观察到用于修复猴正中神经损伤的胶原导管中，BMSC 分化为类 SC 细胞，在这项研究中显示组织学、行为学和电生理学的改善效果长达 1 年[192]。Ladak 等人研究了共培养体系中的分化 BMSC 和胶原神经导管中的分化 BMSC，他们发现分化为类 SC 细胞的 BMSC 对神经突的生长有积极作用，但是通过肌电图和肌肉质量测量发现，这种作用并没有转化为显著的功能性再神经化[193]。当与非细胞神经移植一起使用时，分化成类 SC 细胞的 BMSC 比未分化 BMSC 在大鼠坐骨神经再生方面有更好的改善，而且其效果与自体修复相当[194]。此外，BMSC 在神经再生中的作用可能是剂量依赖性的，高剂量的细胞比低剂量细胞能更好地改善神经损伤[195]。从现有的文献来看，BMSC 的再生效果最多与自体修复效果相相似。

羊水间充质干细胞（amniotic fluid mesenchymal stem cells, AF-MSC）具有分化成神经元细胞的潜力，而神经元细胞又可以发育成类 SC 细胞[196]。AF-MSC 是一种很有前景的神经修复工具，因为从用于产前诊断的废弃羊水中很容易采集到，也可以通过较少侵入性的方法采集到。AF-MSC 被认为是 BMSC 的一种令人鼓舞的替代物，因为 AF-MSC 具有更强的增殖能力，并且能够在培养基中比 BMSC 分泌更高水平的 BDGF 和 NGF[197]。有研究调查了人 AF-MSC 对兔胫骨骨折愈合[198]和肌腱愈合[199]的影响。在动物研究中已经研究了 AF-MSC 在神经修复中的应用，并且取得了成功的结果。在用外神经缝线修复的大鼠坐骨神经横断模型中，在修复部位周围注射人羊水，在与生理盐水的修复效果比较之后，发现注射人类羊水会导致瘢痕形成更少、功能恢复更快[200]。在动物挤压模型中发现,辅助使用 AF-MSC 对周围神经再生也显示出了有益的效果[201]。为了充分了解 AF-MSC 的全部功能及其在人类神经修复重建中的潜在效益,未来还需要进行更多的研究。

纤维蛋白

FG 是神经修复和重建的另一个重要工具,已在临床上用于周围神经修复长达数十年,其主要作用是最大限度地提高外科修复的能力[202]。FG 已被用作神经修复过程的导管、管腔填充物和支架[202, 203]。据报道,使用 FG 进行神经修复可减少纤维化、神经瘢痕和炎症的出现,因为 FG 修复引入了最少量的转导因子[203]。

尽管已有研究显示 FG 有可能会抑制神经再生,但仍有研究显示 FG 在神经修复中取得了良好的效果。Nishimura 等人在大鼠动物模型中,分别观察了术后使用 FG 和使用常规缝合线进行神经修复的机械阻力,结果发现术后在第 2 周和第 4 周时,两种类型修复的机械阻力是相等的[204]。Ornelas 及其同事在大鼠神经横断模型中,对 FG 修复与传统神经外膜缝合修复进行了比较,结果显示 FG 组 NCV 恢复更快,其恢复到基线功能也更快[205]。在随后的研究中,研究还发现了 FG 神经修复手术产生的炎症反应会更少,纤维排列组织学也比用微切口技术进行神经修复要更好[206]。FG 也被用作神经损伤修复的辅助手段。Rafijah 等人使用了 4 种不同方法(含 FB 的胶原导管、不含 FB 的胶原导管、自体移植和带 FB 的自体移植)修复 10mm 神经损伤大鼠,结果发现这些方法产生地轴突再生和功能恢复并无显著性差异。该研究表明 FB 不会阻碍神经再生,而且还表明 FB 是节段性神经修复的可用辅助手段[207]。最近,Childe 等人通过尸体研究观察了 FG 在指端神经修复中的作用。他们发现加入 FG 增加了导管辅助指端神经修复的抗张强度,而且 FG 的使用可以减少缝合部位的范围。Sameem 等人在对用于周围神经修复的 FG 进行系统回顾时,提及一项人体研究,该研究报道了在神经接合过程中 FG 修复与标准缝合修复的比较结果,FG 修复具有更快的手术时间的优势[203]。

即使先前的研究结果是积极的,但仍建议进一步的研究 FG 在改善临床神经再生方面的充分性。

神经组织工程与结构调控

近年来,纳米技术和组织工程在再生医学、神经损伤修复方面得到了广泛的应用。神经组织工程指的是对生物相容性结构的开发和设计,该相容性结构允许并支持组织再生[208]。在设计支架时需要考虑的理想性能包括了:生物相容性、生物降解性、多孔性、与 ECM 密切相似的机械性能。

在成功应用于人类和动物神经修复的研究中,有两种生物工程移植物,即神经 – 静脉结合移植物和肌肉 – 静脉结合移植物。在人体研究中,对于 20~45mm 之间的神经损伤而言,神经 – 静脉移植物的使用被确定为一种可行的替代修复机制[76]。肌肉 – 静脉结合导管也有着优越的后功能恢复和组织学结果,其修复间隙限制在 2cm 或者更小[73]。2003 年,Geuna 等人在 10mm 神经损伤大鼠模型中,研究了肌肉 – 静脉结合导管中 SC 的活性。结果表明,细胞在支持生长的移植物环境中会继续增殖[209]。最近,Mohammadi 等人用肌肉 – 静脉移植物修复大鼠 10mm 神经损伤,结果发现其功能恢复和神经再生效果均优于仅使用肌肉移植。在临床领域,Manoli 等人进行了一项回顾性研究,比较了三种不同方法(神经自体移植、直接缝合或肌肉 – 静脉导管)重建指神经后的再生结果。结果发现,在 53 例 1~6cm 指神经损伤病例中,三组病例之间不存在统计学上的显著差异[210]。

如果使用得当,纳米纤维内支架和表面缩微可以模拟 ECM 的结构,从而帮助细胞信号传导、细胞间相互作用以及营养支持[211]。2004 年,Yang 等人发现神经干细胞可以附着在纳米纤维聚乳酸支架上并在其上进行分化,这种支架可以支持神经突的生长[212]。而且还发现间充质干细胞能够在纳米纤维支架上分化为神经细胞[213]。一些关于纳米纤维支架的动物研究以及纳米纤维支架在神经再生中作用的研究,均得到了积极的结果。Jin 及其同事使用了聚乳酸纳米纤维导管对 10mm 大鼠坐骨神经间隙进行神经再生,结果实现了与自体移植组相当的功能恢复[214]。Zhan 等人使用由血管制成的纳米纤维导管修复 10mm 神经损伤,结果发现,纳米纤维支架能够促进坐骨神经损伤模型的再生[215]。

静电纺丝是一种用于在基质上制造和印记微缩的技术,目的是为支架创造更大的表面积 / 体积比。反过来,该技术也允许最大限度地吸附分子和高级 SC 附属物[216, 217]。

3D 打印技术的出现是另一个值得关注的领域,因为理论上来说,它有助于促进周围神经损伤后的组织再生。3D 打印允许创建一个具有内部作用和因子空间梯度的支架,从而允许混合感觉和运动神经的引导和靶向再生[218,219]。3D 打印还与计算机显微断层扫描结合使用,以演示和复制非细胞神经同种异体移植物的内部结构[220]。

展望未来

外周神经修复的最终目标是恢复正常功能,实现富有成效的生活方式。尽管已有了大量的研究,而且神经修复技术也在进步,我们对复杂的再生生物学的完全理解仍旧有许多的不足。根据我们的文献回顾,我们很清楚当前的再生效果仍有很大的改进空间。无张力的端端修复仍然是神经修复的"金标准",神经导管和同种异体移植物是可以帮助骨科医生避免自体移植相关疾病的替代品。尽管已有一些临床前数据支持使用各种神经导管、同种异体移植物、细胞和生长因子添加剂,但因为缺乏精心设计的随机对照试验,使得我们很难将这些技术相互比较,也难以将这些技术与标准修复方法进行比较。临床数据表明,生物导管对于简单的、短的神经损伤是有效的。诸如巨大缺陷的损伤和涉及混合感觉神经与运动神经的损伤这样的复杂损伤,则是对外科医生重建提出了挑战。尽管有许多人研究了生长因子和神经营养素在导管内的使用,但是这些研究还没有被引入到临床环境中。在动物模型和一些人体研究中,干细胞和 SC 移植在神经修复方面显示出了很有前景的结果。至于这些因子、未分化、分化和去分化细胞所带来长期影响,在这篇综述中仍有待确定。更多的研究也应该集中在理解生长锥和不同分子之间的复杂相互作用上,以便能够确定合理的分子浓度,以及确定神经导管和引导因子的最有效组合,从而使神经再生过程可以更快、更准确。随着技术的进步,人们提出了更多的技术来帮助神经再生对其靶器官的特异性。组织工程能够改变合成导管的性能,如多孔性、结构、生物相容性和材料的机械强度。有证据表明,制造的导管、同种异体移植物、纳米纤维内部支架,都是可以明确纳入神经再生操作的工具。此外,还应考虑通过结合上述方法对神经再生的协同作用,因为这可能进一步改善周围神经损伤后的功能恢复。尽管有许多研究已使用动物模型收集数据并得出结论,但应谨慎解释这些结果,因为我们已经知道,动物可以实现人类无法达到的组织学和功能恢复。例如,啮齿类动物的神经可以在 5cm 神经损伤自发再生,而人体中切断的神经必须要通过手术修复才能恢复[95]。对所有的神经修复都一样,损伤可能是简单的或复杂的,可能有自体移植或同种异体移植,而当我们在考虑神经重建方案的时候,诸如损伤的慢性、清创的充分性、伤口床的特征、受伤的部位、张力的程度和患者的整体健康状况等因素,都是需要仔细考虑在内的。毫无疑问,实验室和转化研究的进展将继续丰富我们当前的临床实践,这些进展也将促使外科医生改革和完善神经修复和重建方法。

(郑宇轩 译 冀全博 审)

参考文献

1. Grinsell D, Keating CP. Peripheral nerve reconstruction after injury: a review of clinical and experimental therapies. *Biomed Res Int.* 2014;2014:1–13. https://doi.org/10.1155/2014/698256.

2. Kang JR, Zamorano DP, Gupta R. Limb salvage with major nerve injury: current management and future directions. *J Am Acad Orthop Surg.* 2011;19(suppl 1):S28–S34.

3. Palispis WA, Gupta R. Surgical repair in humans after traumatic nerve injury provides limited functional neural regeneration in adults. *Exp Neurol.* 2017;290:106–114. https://doi.org/10.1016/j.expneurol.2017.01.009.

4. Yegiyants S, Dayicioglu D, Kardashian G, et al. Traumatic peripheral nerve injury: a wartime review. *J Craniofac Surg.* 2010;21(4):998–1001. https://doi.org/10.1097/SCS.0b013e3181e17aef.

5. Khuong HT, Kumar R, Senjaya F, et al. Skin derived precursor Schwann cells improve behavioral recovery for acute and delayed nerve repair. *Exp Neurol.* 2014;254:168–179. https://doi.org/10.1016/j.expneurol.2014.01.002.

6. Stoll G, Müller HW. Nerve injury, axonal degeneration and neural regeneration: basic insights. *Brain Pathol.* 1999;9(2):313–325. https://doi.org/10.1111/j.1750-3639.1999.tb00229.x.

7. Flores AJ, Lavernia CJ, Owens PW. Anatomy and physiology of peripheral nerve injury and repair. *Am J Orthop (Belle Mead NJ).* 2000;29(3):167–173.

8. Anton ES, Weskamp G, Reichardt LF, et al. Nerve growth factor and its low-affinity receptor promote Schwann cell migration. *Proc Natl Acad Sci USA.* 1994;91(7):2795–2799. https://doi.org/10.1073/pnas.91.7.2795.

9. Hiruma S, Shimizu T, Huruta T, et al. Ciliary neurotrophic factor immunoreactivity in rat intramuscular nerve during reinnervation through a silicone tube after severing of the rat sciatic nerve. *Exp Mol Pathol.* 1997;64(1):23–30. https://doi.org/10.1006/exmp.1997.2206.

10. Curtis R, Adryan KM, Zhu Y, et al. Retrograde axonal transport of ciliary neurotrophic factor is increased by peripheral nerve injury. *Nature.* 1993;365(6443):253–255. https://doi.org/10.1038/365253a0.

11. Cho Y, Cavalli V. HDAC5 is a novel injury-regulated tubulin deacetylase controlling axon regeneration. *EMBO J.* 2012;31(14):3063–3078. https://doi.org/10.1038/emboj.2012.160.

12. Rivieccio M a, Brochier C, Willis DE, et al. HDAC6 is a target for protection and regeneration following injury in the nervous system. *Proc Natl Acad Sci USA.* 2009;106(46):19599–19604. https://doi.org/10.1073/pnas.0907935106.

13. Fleming ME, Bharmal H, Valerio I. Regenerative medicine applications in combat casualty care. *Regen Med.* 2014;9(2):179–190. https://doi.org/10.2217/rme.13.96.

14. Rummler LS, Gupta R. Peripheral nerve repair: a review. *Curr Opin Orthop.* 2004;15(4):215–219.

15. Chandran V, Coppola G, Nawabi H, et al. A systems-level analysis of the peripheral nerve intrinsic axonal growth program. *Neuron.* 2016;89(5):956–970. https://doi.org/10.1016/j.neuron.2016.01.034.

16. Seijffers R, Allchorne AJ, Woolf CJ. The transcription factor ATF-3 promotes neurite outgrowth. *Mol Cell Neurosci.* 2006;32(1–2):143–154. https://doi.org/10.1016/j.mcn.2006.03.005.

17. Bomze HM, Bulsara KR, Iskandar BJ, et al. Spinal axon regeneration evoked by replacing two growth cone proteins in adult neurons. *Nat Neurosci.* 2001;4(1):38–43. https://doi.org/10.1038/82881.

18. Chierzi S, Ratto GM, Verma P, et al. The ability of axons to regenerate their growth cones depends on axonal type and age, and is regulated by calcium, cAMP and ERK. *Eur J Neurosci.* 2005;21(8):2051–2062. https://doi.org/10.1111/j.1460-9568.2005.04066.x.

19. Cao Z, Gao Y, Bryson JB, et al. The cytokine interleukin-6 is sufficient but not necessary to mimic the peripheral conditioning lesion effect on axonal growth. *J Neurosci.* 2006;26(20):5565–5573. https://doi.org/10.1523/JNEUROSCI.0815-06.2006.

20. Jalink K, Van Corven EJ, Hengeveld T, et al. Inhibition of lysophosphatidate- and thrombin-induced neurite retraction and neuronal cell rounding by ADP ribosylation of the small GTP-binding protein Rho. *J Cell Biol.* 1994;126(3):801–810. https://doi.org/10.1083/jcb.126.3.801.

21. Wahl S, Barth H, Ciossek T, et al. Ephrin-A5 induces collapse of growth cones by activating Rho and Rho kinase. *J Cell Biol.* 2000;149(2):263–270. https://doi.org/10.1083/jcb.149.2.263.

22. Lee SK, Wolfe SW. Peripheral nerve injury and repair. *J Am Acad Orthop Surg.* 2000;8:243–252. https://doi.org/10.1097/00006534-198804000-00086.

23. Sulaiman W, Gordon T. Neurobiology of peripheral nerve injury, regeneration, and functional recovery: from

bench top research to bedside application. *Ochsner J.* 2013;13(1):100–108. https://doi.org/10.1043/1524-5012-13.1.100.

24. Eggers R, Tannemaat MR, Ehlert EM, et al. A spatio-temporal analysis of motoneuron survival, axonal regeneration and neurotrophic factor expression after lumbar ventral root avulsion and implantation. *Exp Neurol.* 2010;223(1):207–220. https://doi.org/10.1016/j.expneurol.2009.07.021.

25. Fu SY, Gordon T. The cellular and molecular basis of peripheral nerve regeneration. *Mol Neurobiol.* 1997;14(1–2):67–116. https://doi.org/10.1007/BF02740621.

26. Höke A, Redett R, Hameed H, et al. Schwann cells express motor and sensory phenotypes that regulate axon regeneration. *J Neurosci.* 2006;26(38):9646–9655. https://doi.org/10.1523/JNEUROSCI.1620-06.2006.

27. Höke A, Gordon T, Zochodne DW, et al. A decline in glial cell-line-derived neurotrophic factor expression is associated with impaired regeneration after long-term Schwann cell denervation. *Exp Neurol.* 2002;173(1):77–85. https://doi.org/10.1006/exnr.2001.7826.

28. Gordon T, Chan KM, Sulaiman OAR, et al. Accelerating axon growth to overcome limitations in functional recovery after peripheral nerve injury. *Neurosurgery.* 2009; 65(suppl 4):A132–A144. https://doi.org/10.1227/01. NEU.0000335650.09473.D3.

29. Luo L, O'Leary DDM. Axon retraction and degeneration in development and disease. *Annu Rev Neurosci.* 2005;28:127–156. https://doi.org/10.1146/annurev.neuro.28.061604.135632.

30. de Alant JDV, Senjaya F, Ivanovic A, et al. The impact of motor axon misdirection and attrition on behavioral deficit following experimental nerve injuries. *PLoS One.* 2013;8(11):e82546. https://doi.org/10.1371/journal.pone.0082546.

31. Brushart TM, Gerber J, Kessens P, et al. Contributions of pathway and neuron to preferential motor reinnervation. *J Neurosci.* 1998;18(21):8674–8681.

32. O'Daly A, Rohde C, Brushart T. The topographic specificity of muscle reinnervation predicts function. *Eur J Neurosci.* 2016;43(3):443–450. https://doi.org/10.1111/ejn.13058.

33. Brushart TM. Motor axons preferentially reinnervate motor pathways. *J Neurosci.* 1993;13(6):2730–2738.

34. Martini R, Schachner M, Brushart TM. The L2/HNK-1 carbohydrate is preferentially expressed by previously motor axon-associated Schwann cells in reinnervated peripheral nerves. *J Neurosci.* 1994;14(11 Pt 2):7180–7191.

35. Monti RJ, Roy RR, Reggie Edgerton V. Role of motor unit structure in defining function. *Muscle Nerve.* 2001;24(7):848–866. https://doi.org/10.1002/mus.1083.

36. Valls-Sole J, Castillo CD, Casanova-Molla J, et al. Clinical consequences of reinnervation disorders after focal peripheral nerve lesions. *Clin Neurophysiol.* 2011;122(2):219–228. https://doi.org/10.1016/j.clinph.2010.06.024.

37. Witzel C, Rohde C, Brushart TM. Pathway sampling by regenerating peripheral axons. *J Comp Neurol.* 2005;485(3):183–190. https://doi.org/10.1002/cne.20436.

38. Millesi H. The nerve gap. Theory and clinical practice. *Hand Clin.* 1986;2(4):651–663.

39. Brushart TM. Preferential motor reinnervation: a sequential double-labeling study. *Restor Neurol Neurosci.* 1990;1(3):281–297. https://doi.org/B344361407737614 [pii]\r10.3233/RNN-1990-13416.

40. Hasegawa J, Shibata M, Takahashi H. Nerve coaptation studies with and without a gap in rabbits. *J Hand Surg Am.* 1996;21(2):259–265.

41. Heijke GC, Klopper PJ, Dutrieux RP. Vein graft conduits versus conventional suturing in peripheral nerve recon-

structions. *Microsurgery.* 1993;14(9):584–588.

42. Scherman P, Lundborg G, Kanje M, et al. Sutures alone are sufficient to support regeneration across a gap in the continuity of the sciatic nerve in rats. *Scand J Plast Reconstr Surg Hand Surg.* 2000;34(1):1–8.

43. Moore AM, Kasukurthi R, Magill CK, et al. Limitations of conduits in peripheral nerve repairs. *Hand.* 2009;4(2):180–186. https://doi.org/10.1007/s11552-008-9158-3.

44. Kim PD, Hayes A, Amin F, et al. Collagen nerve protector in rat sciatic nerve repair: a morphometric and histological analysis. *Microsurgery.* 2010;30:392–396. https://doi.org/10.1002/micr.

45. Mackinnon S, Dellon A. Clinical nerve reconstruction with a bioabsorbable polyglycolic acid tube. *Plast Reconstr Surg.* 1990:419–424. https://doi.org/10.1097/00006534-199003000-00015.

46. Brushart TME, Seiler IVWA. Selective reinnervation of distal motor stumps by peripheral motor axons. *Exp Neurol.* 1987;97(2):289–300. https://doi.org/10.1016/0014-4886(87)90090-2.

47. Seckel BR, Ryan SE, Gagne RG, et al. Target-specific nerve regeneration through a nerve guide in the rat. *Plast Reconstr Surg.* 1986;78(6):793–800.

48. Weber RA, Breidenbach WC, Brown RE, et al. A randomized prospective study of polyglycolic acid conduits for digital nerve reconstruction in humans. *Plast Reconstr Surg.* 2000;106(5):1036–1038. https://doi.org/10.1097/00006534-200109150-00056.

49. Pfister BJ, Gordon T, Loverde JR, et al. Biomedical engineering strategies for peripheral nerve repair: surgical applications, state of the art, and future challenges. *Crit Rev Biomed Eng.* 2011;39(2):81–124. https://doi.org/2809b9b432c80c2c, https://doi.org/0fb500fc3eef5342[pii].

50. Furey MJ, Midha R, Xu Q-G, et al. Prolonged target deprivation reduces the capacity of injured motoneurons to regenerate. *Neurosurgery.* 2007;60(4):723–732-3. https://doi.org/10.1227/01.NEU.0000255412.63184.CC.

51. Fu SY, Gordon T. Contributing factors to poor functional recovery after delayed nerve repair: prolonged denervation. *J Neurosci.* 1995;15(5 Pt 2):3886–3895.

52. Frank E, Gautvik K, Sommerschild H. Cholinergic receptors at denervated mammalian motor end-plates. *Acta Physiol Scand.* 1975;95(1):66–76. https://doi.org/10.1111/j.1748-1716.1975.tb10026.x.

53. Hartzell HC, Fambrough DM. Acetylcholine receptors. Distribution and extrajunctional density in rat diaphragm after denervation correlated with acetylcholine sensitivity. *J Gen Physiol.* 1972;60(3):248–262. https://doi.org/10.1085/jgp.60.3.248.

54. Steinbach JH. Neuromuscular junctions and alpha-bungarotoxin-binding sites in denervated and contralateral cat skeletal muscles. *J Physiol.* 1981;313:513–528.

55. Sakuma M, Gorski G, Sheu S-H, et al. Lack of motor recovery after prolonged denervation of the neuromuscular junction is not due to regenerative failure. *Eur J Neurosci.* 2016;43(3):451–462. https://doi.org/10.1111/ejn.13059.

56. Noaman HH, Shiha AE, Bahm J. Oberlin's ulnar nerve transfer to the biceps motor nerve in obstetric brachial plexus palsy: indications, and good and bad results. *Microsurgery.* 2004;24(3):182–187. https://doi.org/10.1002/micr.20037.

57. Chao T, Frump D, Lin M, et al. Matrix metalloproteinase 3 deletion preserves denervated motor endplates after traumatic nerve injury. *Ann Neurol.* 2013;73(2):210–223. https://doi.org/10.1002/ana.23781.

58. Kurimoto S, Jung J, Tapadia M, et al. Activation of the Wnt/β-catenin signaling cascade after traumatic nerve injury. *Neuroscience.* 2015;294:101–108. https://doi.org/10.1016/j.neuroscience.2015.02.049.

59. Mackinnon S. New directions in peripheral nerve surgery. *Ann Plast Surg.* 1989;22(3):257–273.

60. Millesi H. Peripheral nerve repair: terminology, questions, and facts. *J Reconstr Microsurg.* 1985;2:21–31. https://doi.org/10.1055/s-2007-1007042.

61. McDonald DS, Bell MS. Peripheral nerve gap repair facilitated by a dynamic tension device. *Can J Plast Surg.* 2010;18(1):e17–e19.

62. Kim DH, Han K, Tiel RL, et al. Surgical outcomes of 654 ulnar nerve lesions. *J Neurosurg.* 2003;98(5):993–1004. https://doi.org/10.3171/jns.2003.98.5.0993.

63. Bügner O. Degenerations-und regeneration-vorgange am nerven nach verletzungen. *Beitr Pathol Anat.* 1891;10:312–393.

64. Wrede L. Uberbruckung eines nervendefektes mittels seidennhat und lebenden venenstuckes. *Dtsch Med Wochenschr.* 1909;35:1125.

65. Chiu DT, Janecka I, Krizek TJ, et al. Autogenous vein graft as a conduit for nerve regeneration. *Surgery.* 1982;91(2):226–233.

66. Rice DH, Berstein FD. The Use Autogenous Vein Nerve Grafting. *Otolaryngol Head Neck Surg.* 1984;92(5):410–412.

67. Suematsu N, Atsuta Y, Hirayama T. Vein graft for repair of peripheral nerve gap. *J Reconstr Microsurg.* 1988;4(4):313–318. https://doi.org/10.1055/s-2007-1006937.

68. Chiu DT, Strauch B. A prospective clinical evaluation of autogenous vein grafts used as a nerve conduit for distal sensory nerve defects of 3 cm or less. *Plast Reconstr Surg.* 1990;86(5):928–934.

69. Walton RL, Brown RE, Matory WE, et al. Autogenous vein graft repair of digital nerve defects in the finger: a retrospective clinical study. *Plast Reconstr Surg.* 1989;84(6):944–949-2.

70. Rinker B, Liau JY. A prospective randomized study comparing woven polyglycolic acid and autogenous vein conduits for reconstruction of digital nerve gaps. *J Hand Surg Am.* 2011;36(5):775–781. https://doi.org/10.1016/j.jhsa.2011.01.030.

71. Tseng CY, Hu G, Ambron RT, et al. Histologic analysis of Schwann cell migration and peripheral nerve regeneration in the autogenous venous nerve conduit (AVNC). *J Reconstr Microsurg.* 2003;19(5):331–339. https://doi.org/10.1055/s-2003-42502.

72. Lundborg G, Dahlin L, Danielsen N, et al. Trophism, tropism, and specificity in nerve regeneration. *J Reconstr Microsurg.* 1994;10(5):345–354. https://doi.org/10.1055/s-2007-1006604.

73. Brunelli GA, Battiston B, Vigasio A, et al. Bridging nerve defects with combined skeletal muscle and vein conduits. *Microsurgery.* 1993;14(4):247–251. https://doi.org/10.1002/micr.1920140407.

74. Fawcett JW, Keynes RJ. Muscle basal lamina: a new graft material for peripheral nerve repair. *J Neurosurg.* 1986;65(3):354–363. https://doi.org/10.3171/jns.1986.65.3.0354.

75. Tang JB. Group fascicular vein grafts with interposition of nerve slices for long ulnar nerve defects: report of three cases. *Microsurgery.* 1993;14(6):404–408. https://doi.org/10.1002/micr.1920140611.

76. Tang JB. Vein conduits with interposition of nerve tissue for peripheral nerve defects. *J Reconstr Microsurg.* 1995;11(1):21–26. https://doi.org/10.1055/s-2007-1006506.

77. Edgar D, Timpl R, Thoenen H. The heparin-binding domain of laminin is responsible for its effects on neurite outgrowth and neuronal survival. *EMBO J.* 1984;3(7):1463–1468.

78. Meek MF, Varejao AS, Geuna S. Use of skeletal muscle tissue in peripheral nerve repair: review of the literature. *Tissue Eng.* 2004;10(7–8):1027–1036. https://doi.org/10.1089/1076327041887655.

79. Glasby MA, Gschmeissner SE, Huang CLH, et al. Degenerated muscle grafts used for peripheral nerve repair in primates. *J Hand Surg Am.* 1986;11(3):347–351. https://doi.org/10.1016/0266-7681(86)90155-5.

80. Pereira JH, Bowden REM, Gattuso JM, et al. Comparison of results of repair of digital nerves by denatured muscle grafts and end-to-end sutures. *J Hand Surg Am.* 1991;16(5):519–523. https://doi.org/10.1016/0266-7681(91)90107-Y.

81. Roganovic Z, Ilic S, Savic M. Radial nerve repair using an autologous denatured muscle graft: comparison with outcomes of nerve graft repair. *Acta Neurochir (Wien).* 2007;149(10):1033–1038. https://doi.org/10.1007/s00701-007-1269-z.

82. Brandt J, Dahlin LB, Lundborg G. Autologous tendons used as grafts for bridging peripheral nerve defects. *J Hand Surg Br.* 1999;24(3):284–290. https://doi.org/10.1054/jhsb.1999.0074.

83. Brandt J, Dahlin LB, Kanje M, et al. Functional recovery in a tendon autograft used to bridge a peripheral nerve defect. *Scand J Plast Reconstr Surg Hand Surg.* 2002;36(1):2–8. https://doi.org/10.1080/028443102753478309.

84. Rinker B, Vyas KS. Clinical applications of autografts, conduits, and allografts in repair of nerve defects in the hand: current guidelines. *Clin Plast Surg.* 2014;41(3):533–550. https://doi.org/10.1016/j.cps.2014.03.006.

85. Zalewski AA, Silvers WK. An evaluation of nerve repair with nerve allografts in normal and immunologically tolerant rats. *J Neurosurg.* 1980;52(4):557–563. https://doi.org/10.3171/jns.1980.52.4.0557.

86. Levinthal R, Brown WJ, Rand RW. Fascicular nerve allograft evaluation. Part 2: comparison with whole-nerve allograft by light microscopy. *J Neurosurg.* 1978;48(3):428–433. https://doi.org/10.3171/jns.1978.48.3.0428.

87. Sosa I, Reyes O, Kuffler DP. Immunosuppressants: neuroprotection and promoting neurological recovery following peripheral nerve and spinal cord lesions. *Exp Neurol.* 2005;195(1):7–15. https://doi.org/10.1016/j.expneurol.2005.04.016.

88. Myckatyn TM, Mackinnon SE. A review of research endeavors to optimize peripheral nerve reconstruction. *Neurol Res.* 2004;26(2):124–138. https://doi.org/10.1179/016164104225013743.

89. Midha R, Mackinnon SE, Becker LE. The fate of Schwann cells in peripheral nerve allografts. *J Neuropathol Exp Neurol.* 1994;53(3):316–322.

90. Mackinnon SE, Doolabh VB, Novak CB, et al. Clinical outcome following nerve allograft transplantation. *Plast Reconstr Surg.* 2001;107(6):1419–1429. https://doi.org/10.1097/00006534-200105000-00016.

91. Karabekmez FE, Duymaz A, Moran SL. Early clinical outcomes with the use of decellularized nerve allograft for repair of sensory defects within the hand. *Hand.* 2009;4(3):245–249. https://doi.org/10.1007/s11552-009-9195-6.

92. Tang P, Chauhan A. Decellular nerve allografts. *J Am Acad Orthop Surg.* 2015;23(11):641–647. https://doi.org/10.5435/JAAOS-D-14-00373.

93. Cho MS, Rinker BD, Weber RV, et al. Functional outcome following nerve repair in the upper extremity using processed nerve allograft. *J Hand Surg Am.* 2012;37(11):2340–2349. https://doi.org/10.1016/j.jhsa.2012.08.028.

94. Moore AM, MacEwan M, Santosa KB, et al. Acellular nerve allografts in peripheral nerve regeneration: a comparative study. *Muscle Nerve.* 2011;44(2):221–234. https://doi.org/10.1002/mus.22033.

95. Whitlock EL, Tuffaha SH, Luciano JP, et al. Processed allografts and type I collagen conduits for repair of peripheral nerve gaps. *Muscle Nerve.* 2009;39(6):787–799. https://doi.org/10.1002/mus.21220.

96. Giusti G, Willems WF, Kremer T, et al. Return of motor function after segmental nerve loss in a rat model: comparison of autogenous nerve graft, collagen conduit, and processed allograft (AxoGen). *J Bone Jt Surg Am.* 2012;94(5):410–417. https://doi.org/10.2106/JBJS.K.00253.

97. Brooks DN, Weber RV, Chao JD, et al. Processed nerve allografts for peripheral nerve reconstruction: a multicenter study of utilization and outcomes in sensory, mixed, and motor nerve reconstructions. *Microsurgery.* 2012;32(1):1–14. https://doi.org/10.1002/micr.20975.

98. Guo Y, Chen G, Tian G, et al. Sensory recovery following decellularized nerve allograft transplantation for digital nerve repair. *J Plast Surg Hand Surg.* 2013:1–3. https://doi.org/10.3109/2000656X.2013.778862.

99. Rinker BD, Ingari JV, Greenberg JA, et al. Outcomes of short-gap sensory nerve injuries reconstructed with processed nerve allografts from a multicenter registry study. *J Reconstr Microsurg.* 2015;31(5):384–390. https://doi.org/10.1055/s-0035-1549160.

100. Berrocal YA, Almeida VW, Levi AD. Limitations of nerve repair of segmental defects using acellular conduits. *J Neurosurg.* 2013;119(3):733–738. https://doi.org/10.3171/2013.4.JNS121938.

101. Saheb-Al-Zamani M, Yan Y, Farber SJ, et al. Limited regeneration in long acellular nerve allografts is associated with increased Schwann cell senescence. *Exp Neurol.* 2013;247:165–177. https://doi.org/10.1016/j.expneurol.2013.04.011.

102. Dahlin LB, Lundborg G. Use of tubes in peripheral nerve repair. *Neurosurg Clin N Am.* 2001;12(2):341–352.

103. Merle M, Lee Dellon A, Campbell JN, et al. Complications from silicon-polymer intubation of nerves. *Microsurgery.* 1989;10(2):130–133. https://doi.org/10.1002/micr.1920100213.

104. Lundborg G, Rosén B, Dahlin L, et al. Tubular repair of the median or ulnar nerve in the human forearm: a 5-year follow - up. *J Hand Surg Am.* 2004;29 B(2):100–107. https://doi.org/10.1016/j.jhsb.2003.09.018.

105. Lundborg G, Rosen B, Dahlin L, et al. Tubular versus conventional repair of median and ulnar nerves in the human forearm: early results from a prospective, randomized, clinical study. *J Hand Surg Am.* 1997;22(1):99–106. https://doi.org/10.1016/S0363-5023(05)80188-1.

106. Lundborg G, Dahlin L, Danielsen N. Ulnar nerve repair by the silicone chamber technique. Case report. *Scand J Plast Reconstr Surg Hand Surg.* 1991;25(1):79–82. https://doi.org/10.3109/02844319109034927.

107. Braga-Silva J. The use of silicone tubing in the late repair of the median and ulnar nerves in the forearm. *J Hand Surg J Br Soc Surg Hand.* 1999;24(6):703–706. https://doi.org/10.1054/jhsb.1999.0276.

108. Jones S, Eisenberg HM, Jia X. Advances and future applications of augmented peripheral nerve regeneration. *Int J Mol Sci.* 2016;17(9). https://doi.org/10.3390/ijms17091494.

109. Dellon AL, Mackinnon SE. An alternative to the classical nerve graft for the management of the short nerve gap. *Plast Reconstr Surg.* 1988;82(5):849–856.

110. Matsumoto K, Ohnishi K, Kiyotani T, et al. Peripheral nerve regeneration across an 80-mm gap bridged by a polyglycolic acid (PGA)-collagen tube filled with laminin-coated collagen fibers: a histological and electrophysiological evaluation of regenerated nerves. *Brain Res.* 2000;868(2):315–328. https://doi.org/10.1016/S0006-8993(00)02207-1.

111. Rosson GD, Williams EH, Dellon AL. Motor nerve regeneration across a conduit. *Microsurgery.* 2009;29(2):107–114. https://doi.org/10.1002/micr.20580.

112. Battiston B, Geuna S, Ferrero M, et al. Nerve repair by means of tubulization: literature review and personal clinical experience comparing biological and synthetic conduits for sensory nerve repair. *Microsurgery.* 2005;25(4):258–267. https://doi.org/10.1002/micr.20127.

113. Duncan SFM, Kakinoki R, Rizzo M, et al. Extrusion of a NeuroTube: a case report. *Ochsner J.* 2015;15(2):191–192.

114. Kitahara AK, Suzuki Y, Qi P, et al. Facial nerve repair using a collagen conduit in cats. *Scand J Plast Reconstr Surg Hand Surg.* 1999;33(2):187–193. https://doi.org/10.1080/02844319950159442.

115. Archibald SJ, Shefner J, Krarup C, et al. Monkey median nerve repaired by nerve graft or collagen nerve guide tube. *J Neurosci.* 1995;15(5 Pt 2):4109–4123.

116. Keilhoff G, Stang F, Wolf G, et al. Bio-compatibility of type I/III collagen matrix for peripheral nerve reconstruction. *Biomaterials.* 2003;24(16):2779–2787. https://doi.org/10.1016/S0142-9612(03)00084-X.

117. Ashley WW, Weatherly T, Park TS. Collagen nerve guides for surgical repair of brachial plexus birth injury. *J Neurosurg.* 2006;105(suppl 6):452–456. https://doi.org/10.3171/ped.2006.105.6.452.

118. Bushnell BD, McWilliams AD, Whitener GB, et al. Early clinical experience with collagen nerve tubes in digital nerve repair. *J Hand Surg Am.* 2008;33(7):1081–1087. https://doi.org/10.1016/j.jhsa.2008.03.015.

119. Lohmeyer JA, Sommer B, Siemers F, et al. Nerve injuries of the upper extremity-expected outcome and clinical examination. *Plast Surg Nurs.* 2009;29(2):85–88. https://doi.org/10.1097/01.PSN.0000356867.18220.73.

120. Wangensteen KJ, Kalliainen LK. Collagen tube conduits in peripheral nerve repair: a retrospective analysis. *Hand (NY).* 2010;5(3):273–277. https://doi.org/10.1007/s11552-009-9245-0.

121. Taras JS, Jacoby SM, Lincoski CJ. Reconstruction of digital nerves with collagen conduits. *J Hand Surg Am.* 2011;36(9):1441–1446. https://doi.org/10.1016/j.jhsa.2011.06.009.

122. Boeckstyns MEH, Sørensen AI, Viñeta JF, et al. Collagen conduit versus microsurgical neurorrhaphy: 2-year follow-up of a prospective, blinded clinical and electrophysiological multicenter randomized, controlled trial. *J Hand Surg Am.* 2013;38(12):2405–2411. https://doi.org/10.1016/j.jhsa.2013.09.038.

123. Liodaki E, Bos I, Lohmeyer JA, et al. Removal of collagen nerve conduits (NeuraGen) after unsuccessful implantation: focus on histological findings. *J Reconstr Microsurg.* 2013;29(8):517–521. https://doi.org/10.1055/s-0033-1348033.

124. Siemionow M, Bozkurt M, Zor F. Regeneration and repair of peripheral nerves with different biomaterials: review. *Microsurgery.* 2010;30(7):574–588. https://doi.org/10.1002/micr.20799.

125. Shin RH, Friedrich PF, Crum BA, et al. Treatment of a segmental nerve defect in the rat with use of bioabsorbable synthetic nerve conduits: a comparison of commercially available conduits. *J Bone Jt Surg Am.* 2009;91(9):2194–2204. https://doi.org/10.2106/JBJS.H.01301.

126. Bertleff MJOE, Meek MF, Nicolai JPA. A prospective clinical evaluation of biodegradable Neurolac nerve guides for sensory nerve repair in the hand. *J Hand Surg Am.* 2005;30(3):513–518. https://doi.org/10.1016/j.jhsa.2004.12.009.

127. Meek MF, Nicolai JPA, Robinson PH. Secondary digital nerve repair in the foot with resorbable p(DLLA-??-CL) nerve conduits. *J Reconstr Microsurg.* 2006;22(3):149–151. https://doi.org/10.1055/s-2006-939959.

128. Hernández-Cortés P, Juan G, Cámara M, et al. Failed digital nerve reconstruction by foreign body reaction to Neurolac nerve conduit. *Microsurgery.* 2010;30(5):414–416. https://doi.org/10.1002/micr.20730.

129. Chiriac S, Facca S, Diaconu M, et al. Experience of using the bioresorbable copolyester poly(DL-lactide-e-caprolactone) nerve conduit guide NeurolacTM for nerve repair in peripheral nerve defects: report on a series of 28 lesions. *J Hand Surg Eur.* 2011;37(4):342–349. https://doi.org/10.1177/17531934114226.

130. Faroni A, Mobasseri SA, Kingham PJ, et al. Peripheral

nerve regeneration: experimental strategies and future perspectives. *Adv Drug Deliv Rev.* 2015;82:160–167. https://doi.org/10.1016/j.addr.2014.11.010.

131. Derby A, Engleman VW, Frierdich GE, et al. Nerve growth factor facilitates regeneration across nerve gaps: morphological and behavioral studies in rat sciatic nerve. *Exp Neurol.* 1993;119(2):176–191. https://doi.org/10.1006/exnr.1993.1019.

132. Ho PR, Coan GM, Cheng ET, et al. Repair with collagen tubules linked with brain-derived neurotrophic factor and ciliary neurotrophic factor in a rat sciatic nerve injury model. *Arch Otolaryngol Head Neck Surg.* 1998;124(7):761–766.

133. Hirakawa CK, Grecco MAS, dos Santos oão BG, et al. Estudo comparativo da ação do fator de crescimento de fibroblastos e fragmentos de nervo na regeneração de nervo tibial em ratos. *Acta Ortopédica Bras.* 2007;15(2):114–117. https://doi.org/10.1590/S1413-78522007000200012.

134. Walter MA, Kurouglu R, Caulfield JB, et al. Enhanced peripheral nerve regeneration by acidic fibroblast growth factor. *Lymphokine Cytokine Res.* 1993;12(3):135–141.

135. Wang S, Cai Q, Hou J, et al. Acceleration effect of basic fibroblast growth factor on the regeneration of peripheral nerve through a 15-mm gap. *J Biomed Mater Res A.* 2003;66(3):522–531. https://doi.org/10.1002/jbm.a.10008.

136. Fine EG, Decosterd I, Papaloïzos M, et al. GDNF and NGF released by synthetic guidance channels support sciatic nerve regeneration across a long gap. *Eur J Neurosci.* 2002;15(4):589–601. https://doi.org/10.1046/j.1460-9568.2002.01892.x.

137. Lee AC, Yu VM, Lowe JB, et al. Controlled release of nerve growth factor enhances sciatic nerve regeneration. *Exp Neurol.* 2003;184(1):295–303. https://doi.org/10.1016/S0014-4886(03)00258-9.

138. Marquardt LM, Ee X, Iyer N, et al. Finely tuned temporal and spatial delivery of GDNF promotes enhanced nerve regeneration in a long nerve defect model. *Tissue Eng A.* 2015;21(23–24):2852–2864. https://doi.org/10.1089/ten.tea.2015.0311.

139. Mahanthappa NK, Anton ES, Matthew WD. Glial growth factor 2, a soluble neuregulin, directly increases Schwann cell motility and indirectly promotes neurite outgrowth. *J Neurosci.* 1996;16(15):4673–4683.

140. Mohanna PN, Young RC, Wiberg M, et al. A composite pol-hydroxybutyrate-glial growth factor conduit for long nerve gap repairs. *J Anat.* 2003;203(6):553–565. https://doi.org/10.1046/j.1469-7580.2003.00243.x.

141. Hobson MI, Green CJ, Terenghi G. VEGF enhances intraneural angiogenesis and improves nerve regeneration after axotomy. *J Anat.* 2000;197(Pt 4):591–605. https://doi.org/10.1046/j.1469-7580.2000.19740591.x.

142. Hart AM, Wiberg M, Terenghi G. Exogenous leukaemia inhibitory factor enhances nerve regeneration after late secondary repair using a bioartificial nerve conduit. *Br J Plast Surg.* 2003;56(5):444–450. https://doi.org/10.1016/S0007-1226(03)00134-6.

143. Wells MR, Kraus K, Batter DK, et al. Gel matrix vehicles for growth factor application in nerve gap injuries repaired with tubes: a comparison of biomatrix, collagen, and methylcellulose. *Exp Neurol.* 1997;146(2):395–402. https://doi.org/10.1006/exnr.1997.6543.

144. Mohammadi R, Amini K, Eskafian H. Betamethasone-enhanced vein graft conduit accelerates functional recovery in the rat sciatic nerve gap. *J Oral Maxillofac Surg.* 2013;71(4):786–792. https://doi.org/10.1016/j.joms.2012.08.009.

145. Papakostas I, Mourouzis I, Mourouzis K, et al. Functional effects of local thyroid hormone administration after sciatic nerve injury in rats. *Microsurgery.* 2009;29(1):35–41. https://doi.org/10.1002/micr.20546.

146. Azizi A, Azizi S, Heshmatian B, et al. Improvement of functional recovery of transected peripheral nerve by means of chitosan grafts filled with vitamin E, pyrroloquinoline quinone and their combination. *Int J Surg.* 2014;12(1):76–82. https://doi.org/10.1016/j.ijsu.2013.10.002.

147. Ding T, Zhu C, Yin JB, et al. Slow-releasing rapamycin-coated bionic peripheral nerve scaffold promotes the regeneration of rat sciatic nerve after injury. *Life Sci.* 2014;122:92–99. https://doi.org/10.1016/j.lfs.2014.12.005.

148. Shahraki M, Mohammadi R, Najafpour A. Influence of tacrolimus (FK506) on nerve regeneration using allografts: a rat sciatic nerve model. *J Oral Maxillofac Surg.* 2015;73(7):1438.e1–e9. https://doi.org/10.1016/j.joms.2015.03.032.

149. Martin D, Pinsolle V, Merville P, et al. First case in the world of autoreplantation of a limb associated with oral administration of an immunosupressant agent (FK 506-Tacrolimus). *Ann Chir Plast Esthet.* 2005;50(4):257–263. https://doi.org/10.1016/j.anplas.2005.02.001.

150. Schuind F, Van Holder C, Mouraux D, et al. The first Belgian hand transplantation-37 month term results. *J Hand Surg Am.* 2006;31(4):371–376. https://doi.org/10.1016/j.jhsb.2006.01.003.

151. Schuind F, Van Holder C, Mouraux D, et al. The first Belgian hand transplantation case. Nine years follow-up. *Rev Med Brux.* 2011;32(suppl 6):S66–S70.

152. Phan DQD, Schuind F. Tolerance and effects of FK506 (tacrolimus) on nerve regeneration: a pilot study. *J Hand Surg Eur.* 2012;37:537–543. https://doi.org/10.1177/1753193411427826.

153. Strauch B, Rodriguez DM, Diaz J, et al. Autologous Schwann cells drive regeneration through a 6-cm autogenous venous nerve conduit. *J Reconstr Microsurg.* 2001;17(8):589–595. https://doi.org/10.1055/s-2001-18812.

154. Hoben G, Yan Y, Iyer N, et al. Comparison of acellular nerve allograft modification with schwann cells or VEGF. *Hand.* 2015;10(3):396–402. https://doi.org/10.1007/s11552-014-9720-0.

155. Dilwali S, Patel PB, Roberts DS, et al. Primary culture of human Schwann and schwannoma cells: improved and simplified protocol. *Hear Res.* 2014;315:25–33. https://doi.org/10.1016/j.heares.2014.05.006.

156. Dai LG, Huang GS, Hsu SH. Sciatic nerve regeneration by cocultured schwann cells and stem cells on microporous nerve conduits. *Cell Transpl.* 2013;22(11):2029–2039. https://doi.org/10.3727/096368912X658953.

157. Xu Y, Zhang Z, Chen X, et al. A silk fibroin/collagen nerve scaffold seeded with a co-culture of schwann cells and adipose-derived stem cells for sciatic nerve regeneration. *PLoS One.* 2016;11(1). https://doi.org/10.1371/journal.pone.0147184.

158. Sullivan R, Dailey T, Duncan K, et al. Peripheral nerve injury: stem cell therapy and peripheral nerve transfer. *Int J Mol Sci.* 2016;17(12). https://doi.org/10.3390/ijms17122101.

159. Levi AD, Burks SS, Anderson KD, et al. The use of autologous Schwann cells to supplement sciatic nerve repair with a large gap - first in human experience. *Cell Transpl.* 2015;305:1–26. https://doi.org/10.3727/096368915X690198.

160. Dezawa M, Takahashi I, Esaki M, et al. Sciatic nerve regeneration in rats induced by transplantation of in vitro differentiated bone-marrow stromal cells. *Eur J Neurosci.* 2001;14(11):1771–1776. https://doi.org/10.1046/j.0953-816X.2001.01814.x.

161. Amoh Y, Kanoh M, Niiyama S, et al. Human hair follicle pluripotent stem (hfPS) cells promote regeneration of peripheral-nerve injury: an advantageous alternative to

ES and iPS cells. *J Cell Biochem*. 2009;107(5):1016–1020. https://doi.org/10.1002/jcb.22204.

162. Chen CJ, Ou YC, Liao SL, et al. Transplantation of bone marrow stromal cells for peripheral nerve repair. *Exp Neurol*. 2007;204(1):443–453. https://doi.org/10.1016/j.expneurol.2006.12.004.

163. Ziegler L, Grigoryan S, Yang IH, et al. Efficient generation of schwann cells from human embryonic stem cell-derived neurospheres. *Stem Cell Rev*. 2011;7(2):394–403. https://doi.org/10.1007/s12015-010-9198-2.

164. Cui L, Jiang J, Wei L, et al. Transplantation of embryonic stem cells improves nerve repair and functional recovery after severe sciatic nerve axotomy in rats. *Stem Cells*. 2008;26(5):1356–1365. https://doi.org/10.1634/stemcells.2007-0333.

165. Nelakanti RV, Kooreman NG, Wu JC. Teratoma formation: a tool for monitoring pluripotency in stem cell research. *Curr Protoc Stem Cell Biol*. 2015;2015:4a.8.1–4a.8.17. https://doi.org/10.1002/9780470151808.sc04a08s32.

166. Papp B, Plath K. Epigenetics of reprogramming to induced pluripotency. *Cell*. 2013;152(6):1324–1343. https://doi.org/10.1016/j.cell.2013.02.043.

167. Nakagawa M, Koyanagi M, Tanabe K, et al. Generation of induced pluripotent stem cells without Myc from mouse and human fibroblasts. *Nat Biotechnol*. 2008;26(1):101–106. https://doi.org/10.1038/nbt1374.

168. Ikeda M, Uemura T, Takamatsu K, et al. Acceleration of peripheral nerve regeneration using nerve conduits in combination with induced pluripotent stem cell technology and a basic fibroblast growth factor drug delivery system. *J Biomed Mater Res A*. 2014;102(5):1370–1378. https://doi.org/10.1002/jbm.a.34816.

169. Uemura T, Ikeda M, Takamatsu K, et al. Long-term efficacy and safety outcomes of transplantation of induced pluripotent stem cell-derived neurospheres with bioabsorbable nerve conduits for peripheral nerve regeneration in mice. *Cells Tissues Organs*. 2014;200(1):78–91. https://doi.org/10.1159/000370322.

170. Okada M, Yoneda Y. The timing of retroviral silencing correlates with the quality of induced pluripotent stem cell lines. *Biochim Biophys Acta Gen Subj*. 2011;1810(2):226–235. https://doi.org/10.1016/j.bbagen.2010.10.004.

171. Zuk PA, Zhu M, Mizuno H, et al. Multilineage cells from human adipose tissue: implications for cell-based therapies. *Tissue Eng*. 2001;7(2):211–228. https://doi.org/10.1089/107632701300062859.

172. Zack-Williams SD, Butler PE, Kalaskar DM. Current progress in use of adipose derived stem cells in peripheral nerve regeneration. *World J Stem Cells*. 2015;7(1):51–64. https://doi.org/10.4252/wjsc.v7.i1.51.

173. He X, Ao Q, Wei Y, et al. Transplantation of miRNA-34a overexpressing adipose-derived stem cell enhances rat nerve regeneration. *Wound Repair Regen*. 2016;24(3):542–550. https://doi.org/10.1111/wrr.12427.

174. Wei Y, Gong K, Zheng Z, et al. Chitosan/silk fibroin-based tissue-engineered graft seeded with adipose-derived stem cells enhances nerve regeneration in a rat model. *J Mater Sci Mater Med*. 2011;22(8):1947–1964. https://doi.org/10.1007/s10856-011-4370-z.

175. Klein SM, Vykoukal J, Li D-P, et al. Peripheral motor and sensory nerve conduction following transplantation of undifferentiated autologous adipose tissue-derived stem cells in a biodegradable U.S. Food and drug administration-approved nerve conduit. *Plast Reconstr Surg*. 2016;138(1):132–139. https://doi.org/10.1097/PRS.0000000000002291.

176. Reichenberger MA, Mueller W, Hartmann J, et al. ADSCs in a fibrin matrix enhance nerve regeneration after epineural suturing in a rat model. *Microsurgery*. 2016;36(6):491–500. https://doi.org/10.1002/micr.30018.

177. Kingham PJ, Kalbermatten DF, Mahay D, et al. Adipose-derived stem cells differentiate into a Schwann cell phenotype and promote neurite outgrowth in vitro. *Exp Neurol*. 2007;207(2):267–274. https://doi.org/10.S0014-4886(07)00257-9[pii]\r10.1016/j.expneurol.2007.06.029.

178. Sowa Y, Kishida T, Imura T, et al. Adipose-derived stem cells promote peripheral nerve regeneration in vivo without differentiation into schwann-like lineage. *Plast Reconstr Surg*. 2016;137(2):318e–330e. https://doi.org/10.1097/01.prs.0000475762.86580.36.

179. Tomita K, Madura T, Sakai Y, et al. Glial differentiation of human adipose-derived stem cells: implications for cell-based transplantation therapy. *Neuroscience*. 2013;236:55–65. https://doi.org/10.1016/j.neuroscience.2012.12.066.

180. Faroni A, Smith RJP, Lu L, et al. Human Schwann-like cells derived from adipose-derived mesenchymal stem cells rapidly de-differentiate in the absence of stimulating medium. *Eur J Neurosci*. 2016;43(3):417–430. https://doi.org/10.1111/ejn.13055.

181. Shyamala K, Yanduri S, Girish H, et al. Neural crest: the fourth germ layer. *J Oral Maxillofac Pathol*. 2015;19(2):221. https://doi.org/10.4103/0973-029X.164536.

182. Lee G, Chambers SM, Tomishima MJ, et al. Derivation of neural crest cells from human pluripotent stem cells. *Nat Protoc*. 2010;5(4):688–701. https://doi.org/10.1038/nprot.2010.35.

183. Kim YJ, Lim H, Li Z, et al. Generation of multipotent induced neural crest by direct reprogramming of human postnatal fibroblasts with a single transcription factor. *Cell Stem Cell*. 2014;15(4):497–506. https://doi.org/10.1016/j.stem.2014.07.013.

184. Lee G, Kim H, Elkabetz Y, et al. Isolation and directed differentiation of neural crest stem cells derived from human embryonic stem cells. *Nat Biotechnol*. 2007;25(12). https://doi.org/10.1038/nbt1365.

185. Lin H, Liu F, Zhang C, et al. Pluripotent hair follicle neural crest stem-cell-derived neurons and schwann cells functionally repair sciatic nerves in rats. *Mol Neurobiol*. 2009;40(3):216–223. https://doi.org/10.1007/s12035-009-8082-z.

186. Liard O, Segura S, Sagui E, et al. Adult-brain-derived neural stem cells grafting into a vein bridge increases postlesional recovery and regeneration in a peripheral nerve of adult pig. *Stem Cells Int*. 2012. https://doi.org/10.1155/2012/128732.

187. Ni H-C, Tseng T-C, Chen J-R, et al. Fabrication of bioactive conduits containing the fibroblast growth factor 1 and neural stem cells for peripheral nerve regeneration across a 15 mm critical gap. *Biofabrication*. 2013;5(3):35010. https://doi.org/10.1088/1758-5082/5/3/035010.

188. Grimoldi N, Colleoni F, Tiberio F, et al. Stem cell salvage of injured peripheral nerve. *Cell Transpl*. 2015;24(2):213–222. https://doi.org/10.3727/096368913X675700.

189. Lin W, Chen X, Wang X, et al. Adult rat bone marrow stromal cells differentiate into Schwann cell-like cells in vitro. *In Vitro Cell Dev Biol Anim*. 2008;44(1–2):31–40. https://doi.org/10.1007/s11626-007-9064-y.

190. Mohammadi R, Azizi S, Delirezh N, et al. The use of undifferentiated bone marrow stromal cells for sciatic nerve regeneration in rats. *Int J Oral Maxillofac Surg*. 2012;41(5):650–656. https://doi.org/10.1016/j.ijom.2011.10.028.

191. Sakar M, Korkusuz P, Demirbilek M, et al. The effect of poly(3-hydroxybutyrate-co-3-hydroxyhexanoate) (PHB-HHx) and human mesenchymal stem cell (hMSC) on axonal regeneration in experimental sciatic nerve damage. *Int J Neurosci*. 2014;124(9). https://doi.org/10.3109/00207454.2013.876636.

192. Wakao S, Hayashi T, Kitada M, et al. Long-term observation of auto-cell transplantation in non-human primate reveals safety and efficiency of bone marrow stromal cell-derived Schwann cells in peripheral nerve regen-

eration. *Exp Neurol.* 2010;223(2):537–547. https://doi.org/10.1016/j.expneurol.2010.01.022.

193. Ladak A, Olson J, Tredget EEE, et al. Differentiation of mesenchymal stem cells to support peripheral nerve regeneration in a rat model. *Exp Neurol.* 2011;228(2):242–252. https://doi.org/10.1016/j.expneurol.2011.01.013.

194. Fan L, Yu Z, Li J, et al. Schwann-like cells seeded in acellular nerve grafts improve nerve regeneration. *BMC Musculoskelet Disord.* 2014;15(1):165. https://doi.org/10.1186/1471-2474-15-165.

195. Raheja A, Suri V, Suri A, et al. Dose-dependent facilitation of peripheral nerve regeneration by bone marrow-derived mononuclear cells: a randomized controlled study. Laboratory investigation. *J Neurosurg.* 2012;117(6):1170–1181. https://doi.org/10.3171/2012.8.JNS111446.

196. Tsai MS, Lee JL, Chang YJ, et al. Isolation of human multipotent mesenchymal stem cells from second-trimester amniotic fluid using a novel two-stage culture protocol. *Hum Reprod.* 2004;19(6):1450–1456. https://doi.org/10.1093/humrep/deh279.

197. Yan Z-J, Hu Y-Q, Zhang H-T, et al. Comparison of the neural differentiation potential of human mesenchymal stem cells from amniotic fluid and adult bone marrow. *Cell Mol Neurobiol.* 2013;33:465–475. https://doi.org/10.1007/s10571-013-9922-y.

198. Kerimoğlu S, Livaoğlu M, Sönmez B, et al. Effects of human amniotic fluid on fracture healing in rat tibia. *J Surg Res.* 2009;152(2):281–287. https://doi.org/10.1016/j.jss.2008.02.028.

199. Özgenel GY, Şamli B, Özcan M. Effects of human amniotic fluid on peritendinous adhesion formation and tendon healing after flexor tendon surgery in rabbits. *J Hand Surg Am.* 2001;26(2):332–339. https://doi.org/10.1053/jhsu.2001.22524.

200. Ozgenel GY, Filiz G. Effects of human amniotic fluid on peripheral nerve scarring and regeneration in rats. *J Neurosurg.* 2003;98(2):371–377. https://doi.org/10.3171/jns.2003.98.2.0371.

201. Pan H-C, Chen C-J, Cheng F-C, et al. Combination of G-CSF administration and human amniotic fluid mesenchymal stem cell transplantation promotes peripheral nerve regeneration. *Neurochem Res.* 2008;34(3):518–527. https://doi.org/10.1007/s11064-008-9815-5.

202. Bhatnagar D, Bushman JS, Sanjeeva Murthy N, et al. Fibrin glue as a stabilization strategy in peripheral nerve repair when using porous nerve guidance conduits. *J Mater Sci Mater Med.* 2017;28. https://doi.org/10.1007/s10856-017-5889-4.

203. Sameem M, Wood TJ, Bain JR. A systematic review on the use of fibrin glue for peripheral nerve repair. *Plast Reconstr Surg.* 2011;127(6):2381–2390. https://doi.org/10.1097/PRS.0b013e3182131cf5.

204. Nishimura MT, Mazzer N, Barbieri CH, et al. Mechanical resistance of peripheral nerve repair with biological glue and with conventional suture at different postoperative times. *J Reconstr Microsurg.* 2008;24(5):327–332. https://doi.org/10.1055/s-2008-1080535.

205. Ornelas L, Padilla L, Di Silvio M, et al. Fibrin glue: an alternative technique for nerve coaptation - Part I. Wave amplitude, conduction velocity, and plantar-length factors. *J Reconstr Microsurg.* 2006;22(2):119–122. https://doi.org/10.1055/s-2006-932506.

206. Ornelas L, Padilla L, Di Silvio M, et al. Fibrin glue: an alternative technique for nerve coaptation - Part II. Nerve regeneration and histomorphometric assessment. *J Re-*

constr Microsurg. 2006;22(2):123–128. https://doi.org/10.1055/s-2006-932507.

207. Rafijah G, Bowen AJ, Dolores C, et al. The effects of adjuvant fibrin sealant on the surgical repair of segmental nerve defects in an animal model. *J Hand Surg Am.* 2013;38(5):847–855. https://doi.org/10.1016/j.jhsa.2013.01.044.

208. Subramanian A, Krishnan U, Sethuraman S. Development of biomaterial scaffold for nerve tissue engineering: biomaterial mediated neural regeneration. *J Biomed Sci.* 2009;16(1):108. https://doi.org/10.1186/1423-0127-16-108.

209. Geuna S, Raimondo S, Nicolino S, et al. Schwann-cell proliferatin in muscle-vein combined conduits for bridging rat sciatic nerve defects. *J Reconstr Microsurg.* 2003;19(2):119–123. https://doi.org/10.1055/s-2003-37818.

210. Manoli T, Schulz L, Stahl S, et al. Evaluation of sensory recovery after reconstruction of digital nerves of the hand using muscle-in-vein conduits in comparison to nerve suture or nerve autografting. *Microsurgery.* 2014;34(8):608–615. https://doi.org/10.1002/micr.22302.

211. Xie J, Li X, Xia Y. Putting electrospun nanofibers to work for biomedical research. *Macromol Rapid Commun.* 2008;29(22):1775–1792. https://doi.org/10.1002/marc.200800381.

212. Yang F, Murugan R, Ramakrishna S, et al. Fabrication of nano-structured porous PLLA scaffold intended for nerve tissue engineering. *Biomaterials.* 2004;25(10):1891–1900. https://doi.org/10.1016/j.biomaterials.2003.08.062.

213. Prabhakaran MP, Venugopal JR, Ramakrishna S. Mesenchymal stem cell differentiation to neuronal cells on electrospun nanofibrous substrates for nerve tissue engineering. *Biomaterials.* 2009;30(28):4996–5003. https://doi.org/10.1016/j.biomaterials.2009.05.057.

214. Jin J, Park M, Rengarajan A, et al. Functional motor recovery after peripheral nerve repair with an aligned nanofiber tubular conduit in a rat model. *Regen Med.* 2012;7(6):799–806. https://doi.org/10.2217/rme.12.87.

215. Zhan X, Gao M, Jiang Y, et al. Nanofiber scaffolds facilitate functional regeneration of peripheral nerve injury. *Nanomed Nanotechnol Biol Med.* 2013;9(3):305–315. https://doi.org/10.1016/j.nano.2012.08.009.

216. Chew SY, Mi R, Hoke A, et al. Aligned protein-polymer composite fibers enhance nerve regeneration: a potential tissue-engineering platform. *Adv Funct Mater.* 2007;17(8):1288–1296. https://doi.org/10.1002/adfm.200600441.

217. Beachley V, Wen X. Polymer nanofibrous structures: fabrication, biofunctionalization, and cell interactions. *Prog Polym Sci.* 2010;35(7):868–892. https://doi.org/10.1016/j.progpolymsci.2010.03.003.

218. Johnson BN, Lancaster KZ, Zhen G, et al. 3D printed anatomical nerve regeneration pathways. *Adv Funct Mater.* 2015;25(39):6205–6217. https://doi.org/10.1002/adfm.201501760.

219. Johnson BN, Mcalpine MC. From print to patient: 3D-printed personalized nerve regeneration. *Beyond Cell.* August 2016:28–31.

220. Zhu S, Zhu Q, Liu X, et al. Three-dimensional reconstruction of the microstructure of human acellular nerve allograft. *Sci Rep.* 2016;6:30694. https://doi.org/10.1038/srep30694.

第15章

脊柱融合中的生物制剂

HARDEEP SINGH, MD · ISAAC L. MOSS, MD

引言

随着医学界对组织愈合所需关键步骤的深入了解,天然和合成的生物制剂已成为许多骨科手术的重要辅助手段。设计生物策略用来修复或预防脊柱疾病的系列研究也如火如荼地进行。然而,目前生物制剂在脊柱手术中应用最广泛的是提高了脊柱融合的成功率。脊柱融合术的实施有多种原因,包括退行性疾病、畸形、创伤和肿瘤[1~3]。据估计,美国每年进行的脊柱融合术多达 20 万次[3]。根据一项回顾性队列研究,1990—2001 年,仅腰椎融合的比率就加了 220%[4]。脊柱融合手术的目标是通过在两个或多个椎体运动节段之间实现牢固的骨结合来增强或恢复脊柱的稳定性。融合手术通常为植入物提供临时的机械支持,并启动骨生长所需的生物过程,最终达到长期的稳定性[2]。这一过程的失败将引发假性关节病,可导致持续疼痛、畸形矫正失败,最终导致融合结构的机械故障[2]。

脊柱融合生物学是一个复杂的过程,其步骤与自然骨折愈合过程相似。然而,就融合而言,我们的目标是在椎间隙或横突间隙中等多处实现骨生长。因此,生物微环境的改变是促进骨生长的必要条件。这种增强通常是通过结合使用金属或聚合物植入物来增强机械稳定性,以及通过骨传导、骨诱导和 / 或成骨机制起作用的移植材料和生物制剂来实现的[5](图 15.1)。这三个基本机制对于植入材料和宿主骨的整合是必要的[6]。具有骨传导特性的生物制剂提供有利于细胞生长和组织形成的结构支架或框架。骨诱导促进未成熟细胞的募集,并刺激其转化为可影响新生骨形成的成骨细胞。最后,成骨材料含有可植入骨再生的活骨形成细胞。此外,充足的血管供应以使干细胞和营养物质向融合部位迁移对于成功融合至关重要[7]。此外,所需的环境必须是具有机械稳定性的低应变环境,以防止过度应变以及对骨形成过程产生不利的影响。成骨信号,例如生长因子,是干细胞在有利于新骨形成的微环境中增殖,募集和分化所必需的[7]。最终产物是用一种新的骨基质替代移植骨,这种基质可以承受日常生活正常活动时施加在脊柱上的生理负荷[2]。

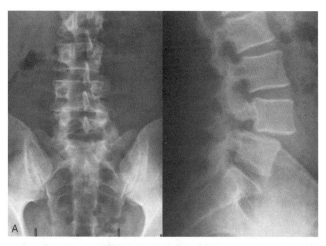

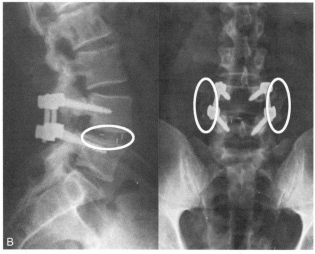

图 15.1　使用金属(椎弓根螺钉和聚合物(椎体间装置)植入物以及局部自体植入物和同种异体植入物)进行 L4 ~ 5 椎体融合的患者的腰椎术前(A)和术后(B)X 射线照片,以减少腰椎滑脱和获得成功的骨融合(椭圆圈出)

尽管我们对骨愈合机制和现代外科技术有了更深入的了解,但脊柱融合失败并不少见,成人初次融合手术的失败率高达 17%[8]。生物制剂的出现提供了另外一种策略来限制假性关节病的发生率,就是通过改变环境使其更有利于成骨[1]。

植骨

使用骨移植来促进愈合是许多骨科手术中最常见的辅助手段之一,在美国每年进行超过 50 万例移植手术[6]。使用骨移植的基本原理是通过骨传导刺激骨愈合,并且根据所用的移植类型,可能提供成骨和 / 或骨诱导特性[6]。骨移植可分为自体移植、同种异体移植和合成移植。有多种移植类型和材料可供选择;然而,理想的移植体应具有低免疫原性、理想的生物活性、生物可吸收性和生物导电性,并且具有成本效益[9]。

自体骨移植

自体骨移植被认为是“金标准”,因为它提供了新骨形成所需的三个基本特性(成骨性、骨传导性和骨诱导性),并且很容易整合到宿主骨中。自体移植分为三种类型:松质、皮质和带血管的皮质移植。松质移植物为骨再生提供了大量的细胞,而皮质移植物提供了增强的机械和结构完整性。髂嵴是最常用和最受欢迎的骨移植物之一[1]。髂嵴容易获得,并能提供优异的骨质量和数量的移植物。髂嵴骨移植具有骨再生所需的三个基本特性。研究表明,使用髂嵴骨移植的融合率高达 93%[1]。然而,供体部位并发症的发生率为 10% ~ 39%,这些并发症包括感染、慢性疼痛、瘢痕形成和获取部位骨折的加重[1,9~11]。为了避免供体部位出现并发症,植入物可以从通常在融合手术中椎管减压时移除的多个部位获得,如棘突、椎板和小关节。获得局部骨移植避免了另一个部位手术的并发症,并减少了手术时间,因为不需要额外的手术暴露时间[12]。使用局部骨移植的融合率高达 80%,在一些研究中已被引用的次数相当于髂骨移植[10,13]。

松质骨是最常用的自体移植物,并能提供良好的骨传导性,可促进骨生长。获取皮质和 / 或皮质突状骨会因所需的手术暴露时间增加而导致更高的发病率;然而,这些移植物提供了由于其结构完整性而能立即分担负荷的优势[7]。如 Enneking 等人所示,皮质骨移植物在 6 周左右会失去显著的强度。但是,他们大约可以在一年后恢复[14]。使用带血管的皮质骨移植可以抵消由于血管重建而导致的强度损失。椎弓根在融合处与移植物吻合,从而提供骨融合所需的血管供应。使用带血管的皮质移植物有利于弥合巨大的骨缺损;然而,手术时间明显增加,手术技术要求更加严苛,需要更大的手术暴露,并可能增加供体部位的发病率。因此,这不是脊柱手术中常用的技术[7,15]。

同种异体骨移植

同种异体移植骨是另一种脊柱融合术常见的生物制剂。使用同种异体移植骨是有利的,因为它避免了供体部位发病的并发症,易于获得,并且能够提供各种形式大量的骨移植物[1]。尽管所有同种异体移植物都具有骨传导性,但不同移植物的骨诱导性高度依赖于制备和灭菌技术[7]。然而,与自体移植相比同种异体移植物有一个固有的缺点,即成本昂贵,且往往具有较低的骨融合率、较高的再吸收率和感染风险[7,16]。同种异体移植物可大致分为新鲜的或加工的,新鲜的同种异体移植物在取样后立即进行移植,加工的同种异体移植物一般进行处理,然后储存起来,以便以后移植。所用同种异体移植物的形式取决于移植物预期的功能或用途[16]。当将同种异体移植物作为细胞表面抗原存在于同种异体移植物上时,免疫原性是一个令人担忧的问题,它能诱发不良的免疫反应并导致排斥反应。移植物的免疫原性可以通过免疫抑制、组织相容性匹配、冷冻干燥或新鲜冷冻在同种异体移植物加工过程中进行调整。冻干同种异体移植物的免疫原性最低,新鲜血管化复合移植物的免疫原性最高[16]。

移植骨添加剂是一种用作可行替代物的同种异体骨,最常见的是脱钙骨基质(demineralized bone matrix, DBM)[3,16~18]。DBM 是通过一个复杂的过程制备的,该过程包括采集和清洁皮质骨,随后将其磨碎和脱钙,通过酸提取生成一种具有不同水平骨诱导细胞因子的非胶原蛋白质[16]。这些细胞因子在脱钙过程中得以释放,并作用于各种细胞级联反应,以促进骨修复和再生[16]。DBM 可根据其应用与不同的载体结合和修饰,并且能以粉末、颗粒、油灰、凝胶或碎片等形式获得。DBM 是免疫原性最低的同种异体移植物之一,研究表明在动物融合模型中可诱导新骨形成[16~19]。

细胞同种异体骨移植

近年来,为提高同种异体骨的疗效,已加工的细胞化同种异体骨已经上市。这些产品被加工以去除免疫原性细胞,同时将间质干细胞保留在脱钙基质中,设计用于模拟人自体骨,促进骨再生,同时避免相关并发症[20]。在收获自体移植物的情况下,细胞同种异体移植物具有骨再生所需的三个基本特性(成骨性、骨传导性和骨诱导性),因为它们含有间质干细胞、DBM 和松质骨。Osteocel Plus(Nuvasive, San Diego, CA)是一种修饰程度最低的人类同种异体移植物,是这一类别中研究最充分的产品之一,并已被证明含有活细胞能够自我更新和多潜能分化[20~22]。Tomeh 等人对使用 Osteocel Plus 进行了外侧椎体间融合的患者进行了放射学和临床结果研究,结果显示 90.2% 的椎体间融合完全,其余 9.8% 的椎体间部分融合,并向融合方向发展[21]。Ammerman 等人回顾性地分析了使用 Osteocel Plus 进行微创腰椎椎间融合的患者,结果显示 91.3% 的患者在 12 个月内能够完成骨关节融合[20]。

Trinity Evolution(Orthfix, Lewisville, TX)是另一种细胞同种异体移植物,可替代自体移植。它包含松质骨基质中的间质干细胞的超生理浓度和脱钙骨成分。目前已有对 Trinity Evolution 的研究,并在足踝关节外科手术中取得积极结果[23]。Bio4(Stryker, Mahwah, NJ)是另一种细胞同种异体移植物,除了具有骨传导性、骨诱导性和成骨性外,还具有血管生成性。它包含间质干细胞、骨祖细胞、成骨细胞和骨诱导和血管生成生长因子,这使得它在理论上成为同种异体移植的一个有吸引力的选择[24];然而,它的临床疗效尚未在文献中得到证实。

合成移植物

陶瓷

陶瓷化合物是常用的自体和异体骨移植的替代品,具有促进成骨的多种特性。这些产品分为三种类型:烧结型、置换型和胶原网型[7]。烧结陶瓷是由羟基磷灰石制成的合成多孔化合物。虽然能够批量生产合成烧结陶瓷的能力是有利的,但这些化合物没有小梁骨中看到的互连性。相反,由海洋珊瑚制成的替代陶瓷与骨骼结构更为相似[7]。所有陶瓷都具有骨诱导作用,促进骨修复和再生[25]。它们不会产生炎症反应;但是,陶瓷可能导致继发于非免疫炎症反应的血肿[26]。Yuan 等人研究了多孔陶瓷材料的成骨潜能,并在绵羊身上证明,多孔陶瓷材料导致了与自体骨移植同样有效的骨修复[25]。

生物活性玻璃

生物活性玻璃是近年来引起人们极大兴趣的自体移植物的另一种替代

品。特别是，目前市面上正在出售，被称为 Perioglas（Novabone，Alachua，FL）的生物活性玻璃 45S5 和生物玻璃。它们是由 46.1mol% SiO_2、24.4mol% Na_2O、26.9mol% CaO 和 2.6mol% P_2O_5 组成[27,28]。与其他类型的移植物相比，它有良好骨传导性，并具有明显的初始机械强度[6]。最初由 Hench 制造时，发现它能与骨形成牢固地结合[28]。lharreborde 等人在髂嵴骨作为移植骨治疗特发性脊柱侧凸的对比研究中，发明了生物活性玻璃。研究表明，生物活性玻璃在融合和维持矫正方面确实与髂骨植骨一样有效，因此，生物活性玻璃是脊椎融合的一种可行的植骨替代品[9]。生物活性玻璃还可与陶瓷结合使用以利用两种材料的优良性能，例如 Vitoss BA（Stryker，Mawah，NJ）等产品。

生长因子

生长因子是脊柱手术中研究最广泛的生物制剂之一，可促进成功融合和假性关节病的预防。特别值得关注的是，由于骨形态发生蛋白（bone morphogenetic proteins，BMP）具有显著的骨诱导特性，因此在脊柱融合过程中对其进行了详细的研究[7]。Marshall Urist 于 1965 年首次发现了 BMP。BMP 属于转化生长因子 β（TGF-β）超家族，在产后骨发育中起重要作用。骨髓基质细胞在募集间质干细胞和刺激其向成骨细胞分化中起重要作用。BMP 作用于细胞膜受体激活各种细胞内信号级联反应，导致靶基因表达，最终形成骨基质[2,29,30]。

BMP 和 BMP 受体的浓度被上调，并在骨折愈合和骨形成中起着至关重要的作用[31~34]。关于使用 BMP 进行脊柱融合的研究已显示出良好的融合率，并作为一种独立的产品销售，以促进间质干细胞的增殖和骨祖细胞的形成[35]。重组 BMP-2（rhBMP-2）作为输注剂（Medtronic，Minneapolis，Mn），已被 FDA 批准用于前腰椎椎间融合；但是，它已被广泛用于各种其他脊柱融合技术的未标识用途的其他功能[36,37]。在目前的配方中，rhBMP-2 的超生理超高负荷剂量是骨形成所必需的，这可能导致各种不良副作用。这些副作用的性质最初无法预测，因为 rhBMP-2 作用于许多不同的生理途径，导致各种各样的不良事件，包括组织反应、骨溶解、异位骨形成、骨过度生长、全身毒性和炎症[2,37]。尽管临床研究发现，rhBMP-2 在某些生理途径中发挥了作用，但仍不能预测这些副作用的性质。虽然最初的临床研究表明 rhBMP-2 对诱导骨形成有积极作用，但后来发现研究设计的偏差，这使一些安全性问题成为关注的焦点[37]。这些研究是由工业界资助的，在安全性方面有相似的发现,报告的不良事件的风险非常低[37]。这种认为并发症发生率低的想法,导致了 rhBMP-2 在脊柱关节融合术中的广泛应用,应用率从 2002 年 FDA 批准后的 0.7% 上升到 2006 年的 25%[38]。在已标识用途之内和之外的广泛使用后,出现了大量并发症(图 15.2),并导致了对原始研究报告中最少并发症的调查。这些并发症包括颈部和软组织肿胀、神经结构损伤、吞咽困难、需要插管、消炎药、气管切开术和其他手术等[37]。

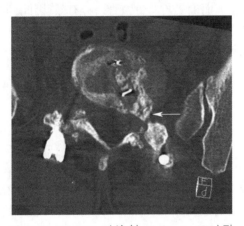

图 15.2 用 BMP-2(注射,Medtronic,MN)融合手术后 L5~S1 椎间盘的轴向计算机断层扫描图像。骨过度生长进入神经孔(箭头),这是这种生物疗法的潜在并发症之一,并可能导致神经根压迫引起的持续性神经根性腿痛

Carragee 等人对脊柱手术中使用 rhBMP-2 的安全性进行了系统评价[37]。Boden 等人研究了 rhBMP-2 在后外侧腰椎融合术中的应用,rhBMP-2 组与髂嵴骨移植组相比,更容易出现腿部疼痛、早期功能评分较低及伤口并发症更高。Williams 等人发现使用 rhBMP-2 和后入路伤口并发症和硬膜外血肿的发生率高出 500%[39]。Vaidya 等人发现在使用 rhBMP-2 前路腰椎椎体间融合术(anterior lumbar interbody fusion,ALIF)的患者中有显著的移植物下陷率[40]。Carragee 等人发现与同种异体移植相比,rhBMP-2 椎间融合患者的下陷率更高,再次手术率也更高[41]。其他研究表明,接受 rhBMP-2 的 ALIF 手术的男性患者的逆行射精率为 5%~7%,这一比率高于最初发表的研究[42~44]。与使用 rhBMP-2 相关的骨溶解是常见的,并导致骨丢失、植入物迁移和骨塌陷继发的后凸畸形[45,46]。长期随访的发病率高达 56%[44,45]。BMP 的使用及其与肿瘤发展的关系一直受到质疑和深入研究。Thawani 等回顾

了有关 BMP 和肿瘤的文献,其中使用 BMP 和促进肿瘤之间没有明确相关性[47]。尽管没有明确的相关性,但他们还是建议谨慎使用[47]。

最初用于腰椎后外侧融合术的大剂量 rhBMP-2 制剂(Amplify, Medtronic)没有不良反应。然而,FDA 最近的一份报告显示,在术后 4 周和 8 周,Amplify 组出现了严重的背痛和腿痛,因此,该产品尚未上市[37]。尽管已确定存在风险,rhBMP 目前仍在作为脊柱融合的辅助物使用,尤其是在具有生理功能的患者中,其可能会降低其成功融合的机会。大多数外科医生将限制使用尽可能低的剂量,因为这样可以降低并发症的风险;然而,目前尚无支持这一假设的数据。

植入物优化

金属和聚合物植入物通常用于脊柱融合手术,以在发生骨融合时提供初始椎体稳定性和 / 或纠正畸形。传统上[48],脊柱植入物被设计成生物惰性物体,只起到机械作用。最近,研究集中在脊柱植入物的表面和结构的改良上,以增加其机械性能的生物活性。优化这些植入物是至关重要的,因为它们作为载体来促进融合过程。椎间装置是放置在椎间盘空间的机械装置,用于支持退行性病变后椎间盘高度的恢复,促进融合过程中的成骨和骨融合。这些装置通常填充有骨移植物、移植物替代物或生物制剂,常用于各种脊柱病变[49]。植入物界面或表面结构和植入物的外形是促进融合块形成的主要因素[49]。研究表明,钛合金植入物对促进成骨细胞分化、类骨生成及其钙化[49]具有刺激作用,因此成为一种越来越多的椎间置入装置首选。植入物表面结构是影响骨形成过程中细胞功能的重要因素。研究表明,与光滑表面相比,细胞与粗糙表面相互作用以及细胞调节时,生长因子和细胞因子生成增加,可改善成骨作用[50,51]。Boyan 等人研究了表面粗糙度对成骨细胞样细胞增殖、分化和基质产生的影响,并证明与光滑表面相比,在粗糙表面上前列腺素 E2 和转化生长因子 β1(TGF-β1)的作用更大[51]。目前市场上有几种专门利用微表面和纳米表面修饰的植入物。然而,这些策略对脊柱融合术成功的临床效果尚不确定。

间质干细胞

组织工程和骨再生是骨移植的另一种生物替代品。间质干细胞(MSC)

是一种多功能细胞,具有产生各种组织的能力,并且越来越多地被研究用于脊柱融合的生物制剂中。它们在人体内很容易获得,并且可以从骨髓、脂肪和肌肉中分离出来[52]。它们是骨再生和组织工程的潜在未开发的来源。不同的信号传导通路可以被激活,以区分 MSC 的特定谱系。MSC 可以装载到各种支架上,并植入到骨缺损区域,以便进行骨工程设计。Peterson 等人证明了 BMP-2 的人脂肪来源的间充质干细胞在裸鼠模型中修复临界大小的股骨缺损的能力[53]。尽管它在未来具有巨大的潜力,但间充质干细胞技术仍主要处于开发阶段,没有经证实的临床疗效。

脊柱手术生物制剂的未来

临床上需要额外的生物骨移植添加剂,并正在研究各种生物活性因子。小分子(small molecules, SM)是一种具有骨诱导特性的生物活性因子,目前正被研究其作为骨移植添加剂的应用。SM 分子量较低,通常为 1kDa,明显小于大型重组蛋白。它们体积小,可以逃避免疫反应,具有更高的生物利用度,通过细胞膜扩散,并作用于各种细胞级联反应,以启动骨再生[2,54]。SM 可针对特定应用定制,为当前的骨移植选择提供廉价可靠的替代方案,并避免与自体移植有关的并发症。Montgomery 等人研究了羟甾醇(oxysterol,Oxy133),并证明了其在体外模型中对声波 hedgehog 信号通路的作用和在大鼠体内模型中的脊柱融合的诱导成骨作用[55]。Sintuu 研究了一种 BMP 结合蛋白 spp24 的蛋白水解片段,并在活体大鼠脊柱融合模型中证实了 BMP 活性的促进作用[56]。BMP 结合蛋白被证明可以提高 BMP-2 在啮齿动物脊柱融合模型中的作用,从而导致早期融合[57]。

目前正在研究将 SM 传递到身体特定部位,以分离其期望功能并避免不良的全身副作用。对已装有 SM 的运载工具进行了研究,以提供一个可控制释放的 SM 来实现持续生物利用度。水凝胶由亲水性聚合物组成,是目前研究最为广泛的生物相容性载体之一,为细胞和组织再生提供了三维支架。生物活性分子和生长因子可以加载到水凝胶中,水凝胶具有多种特性,可以控制 SM 的释放特性并优化其功效[2]。

由纳米纤维制成的支架是另一种局部传递 SM 的有吸引力的载体。纳米纤维支架的三维结构与细胞外基质相似,具有很高的表面体积比。纳米纤维支架是通过静电纺丝工艺制成的,也可以预先加载不同的分子或药物[2]。同样,微球是将分子或药物封装在其中的工程球。它们的大小和多孔性是为所需的释放特性和应用量身定制的[58]。SM 的相关研究也在增加,因为它们提供了一种可行的骨移植替代品,同时避免了与自体移植、同种异体移植成本以及使用生长因子和重组蛋白带来的不良事件[58]。

最近研究的一类生物制剂是小肽,特别是 P-15。它是一种合成的 15 氨基酸多肽,能够通过模拟 I 型胶原的细胞结合域激活各种细胞级联反应,促进骨形成[48,59]。P-15 可促进成骨细胞的迁移、增殖和分化。P-15 可用于一种称为 i-FACTOR 骨移植(Cerapedics, Inc., Westminister, Co.)的产品中。i-FACTOR 是被 P-15 吸附在有机骨矿物上并以水凝胶载体输送。Arnold 等人探讨了 i-FACTOR 的安全性和有效性,并与局部自体移植在单节段颈椎前路椎间盘切除融合中的应用进行了比较。在为期 1 年的随访中,接受 i-FACTOR 治疗的患者的融合率为 88.97%,自体移植组为 85.82%,颈部残疾指数(Neck Disability Index, NDI)显著改善,神经系统成功率高,不良事件无差异[48]。研究表明,与自体移植相比,i-FACTOR 符合 FDA 的非劣性标准。

椎间盘再生生物制剂

脊柱融合术是一种终末期治疗,通过消除受影响节段的运动来缓解椎间盘退行性病变症状。尽管这在临床上有效,但不能纠正潜在的病理过程。许多研究者正致力于阐明导致椎间盘退行性病变的生物学机制,并开发疾病改良疗法来阻止或逆转退行性病变过程,并作为脊髓融合的替代方法。随着年龄的增长,椎间盘退行性病变发生在细胞类型、密度、细胞衰老和细胞死亡方面。退行性病变被认为始于椎间盘(intervertebral disc, IVD)中心的髓核,这是一种细胞密度极低、自我修复能力极为有限的组织。随着年龄的增长,随着细胞核的血管供应和细胞密度进一步减少,导致基质内平衡向分解代谢转变。这开始了一系列导致整个脊柱运动节段退化的事件。已经研究了各种治疗策略以限制椎间盘退行性病变和尝试再生椎间盘。为了防止椎间盘退行性病变,研究者开展了直接向椎间盘注射生物活性因子的生物疗法。这些生物活性因子包括注入生长因子、蛋白质、基因治疗、干细胞、抗凝剂、有丝分裂原、形态原和细胞内调节因子[60~64]。

MSC 可从骨髓、脂肪或肌肉中获取,并注入椎间盘进行再生[65]。Henriksson 等人证实 MSC 在植入猪模型至少 6 个月后的存活率以及胶原 IIA、IIB、Versican、Aggrecan 和 SOX9 的表达,表明细胞分化为盘状细胞[66]。

Orozco 等人研究了 10 例自体骨髓间充质干细胞植入髓核的患者疼痛和致残情况有所改善[67]。来自健康椎间盘的干细胞可以离体扩增,并植入退行性椎间盘,希望再生椎间盘。然而,这需要从一个健康的椎间盘抽吸细胞,这可能损害健康的椎间盘,导致退行性病变[60]。椎间盘注射生长因子 TGF-β1后,髓核蛋白聚糖合成增加[64]。An 等人发现兔椎间盘注射成骨蛋白 −1 和 TGF-β 后,在 2 周、4 周和 8 周时导致椎间盘高度增加和蛋白聚糖含量增加[68]。同样,在体外和体内研究中,已证明用血小板衍生生长因子(platelet-derived growth factor, PDGF)治疗可减少椎间盘细胞凋亡和减缓退化过程(图 15.3)[69,70]。Nishida 等人证明基因治疗是一种有效的治疗方式。其中人 TGF-β1 腺病毒载体被用于家兔 IVD 的转导,导致其产量增加 30 倍,蛋白多糖合成增加[71]。

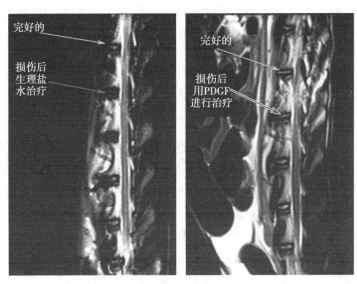

图 15.3 兔腰椎的矢状磁共振图像显示,与受伤但未治疗的椎间盘(左图靠下箭头)相比,用 PDGF(右图靠下箭头)治疗后,椎间盘的结构和水合作用都得到了保护

结论

脊柱融合生物学是一个复杂的过程,在退行性疾病、脊柱畸形、外伤和肿瘤患者的治疗过程中发生。随着美国每年进行脊柱融合手术的比率越来越高,预防假性关节病骨形成过程失败是非常重要的。脊柱融合的生物学是复

杂的,并通过骨传导、骨诱导和成骨三个基本机制发生。为了防止假性关节病的发生,可以利用多种生物活性因子增强生物环境。骨移植包括自体移植物、同种异体移植物和合成骨移植物,这些移植物被用来增强骨再生的融合过程。尽管是"金标准",但自体移植与许多并发症有关。同种异体移植物为自体移植提供了一种替代方法;然而,与自体移植物相比,同种异体移植物成本高,骨融合率低,再吸收率高,感染风险高。生长因子被用来促进融合过程;然而,它们存在各种争议。在优化移植物选择、各种植入物、生长因子、蛋白质、MSC 和 SM 时,需要更多关注。最终,IVD 的生物疗法将用于防止退行性进程的发展和相关的使人衰弱症状,从而消除了对目前广泛使用的终末期治疗方案的需求。

（任 杰 译 张雪松 审）

参考文献

1. Kannan A, Dodwad S-NM, Hsu WK. Biologics in spine arthrodesis. *Clin Spine Surg*. 2015;28(5):163–170.
2. Singh H, Karukonda T, Presciutti S. The use of small molecules to aid with spinal fusion. *Semin Spine Surg*. 2016;28(4):255–262.
3. Boden SD. Overview of the biology of lumbar spine fusion and principles for selecting a bone graft substitute. *Spine (Phila Pa 1976)*. 2002;27(16 suppl 1):S26–S31.
4. Deyo RA, et al. United States trends in lumbar fusion surgery for degenerative conditions. *Spine (Phila Pa 1976)*. 2005;30(12):1441–1445; discussion 1446-7.
5. Leach JK, Mooney DJ. Bone engineering by controlled delivery of osteoinductive molecules and cells. *Expert Opin Biol Ther*. 2004;4(7):1015–1027.
6. Giannoudis PV, Dinopoulos H, Tsiridis E. Bone substitutes: an update. *Injury*. 2005;36(3):S20–S27.
7. Vaccaro AR, et al. Bone grafting alternatives in spinal surgery. *Spine J*. 2002;2(3):206–215.
8. Kim YJ, et al. Pseudarthrosis in primary fusions for adult idiopathic scoliosis: incidence, risk factors, and outcome analysis. *Spine*. 2005;30(4):468–474.
9. Ilharreborde B, et al. Bioactive glass as a bone substitute for spinal fusion in adolescent idiopathic scoliosis: a comparative study with iliac crest autograft. *J Pediatr Orthop*. 2008;28(3):347–351.
10. Sengupta DK, et al. Outcome of local bone versus autogenous iliac crest bone graft in the instrumented posterolateral fusion of the lumbar spine. *Spine (Phila Pa 1976)*. 2006;31(9):985–991.
11. Khan SN, et al. The biology of bone grafting. *J Am Acad Orthop Surg*. 2005;13(1):77–86.
12. Steffen T, et al. Minimally invasive bone harvesting tools. *Eur Spine J*. 2000;9(suppl 1):S114–S118.
13. Ito Z, et al. Bone union rate with autologous iliac bone versus local bone graft in posterior lumbar interbody fusion (PLIF): a multicenter study. *Eur Spine J*. 2013;22(5):1158–1163.
14. Enneking WF, et al. Physical and biological aspects of repair in dog cortical-bone transplants. *J Bone Joint Surg Am*. 1975;57(2):237–252.
15. Enneking WF, Eady JL, Burchardt H. Autogenous cortical bone grafts in the reconstruction of segmental skeletal defects. *J Bone Joint Surg Am*. 1980;62(7):1039–1058.
16. Gitelis S, Cole BJ. The use of allografts in orthopaedic surgery. *Instr Course Lect*. 2002;51:507–520.
17. Morone MA, Boden SD. Experimental posterolateral lumbar spinal fusion with a demineralized bone matrix gel. *Spine*. 1998;23(2):159–167.
18. Martin Jr GJ, et al. New formulations of demineralized bone matrix as a more effective graft alternative in experimental posterolateral lumbar spine arthrodesis. *Spine (Phila Pa 1976)*. 1999;24(7):637–645.
19. Oikarinen J. Experimental spinal fusion with decalcified bone matrix and deep-frozen allogeneic bone in rabbits. *Clin Orthop Relat Res*. 1982;162:210–218.
20. Ammerman JM, Libricz J, Ammerman MD. The role of Osteocel Plus as a fusion substrate in minimally invasive instrumented transforaminal lumbar interbody fusion. *Clin Neurol Neurosurg*. 2013;115(7):991–994.
21. Tohmeh AG, et al. Allograft cellular bone matrix in extreme lateral interbody fusion: preliminary radiographic and clinical outcomes. *Sci World J*. 2012;2012:263637.
22. Neman J, et al. Lineage mapping and characterization of the native progenitor population in cellular allograft. *Spine J*. 2013;13(2):162–174.
23. Rush SM. Trinity evolution. *Foot Ankle Spec*. 2010;3(3):140–143.
24. Temple HT, Malinin TI. Orthobiologics in the foot and ankle. *Foot Ankle Clin*. 2016;21(4):809–823.
25. Yuan H, et al. Osteoinductive ceramics as a synthetic alternative to autologous bone grafting. *Proc Natl Acad Sci U S A*. 2010;107(31):13614–13619.
26. Bucholz RW, Carlton A, Holmes R. Interporous hydroxyapatite as a bone graft substitute in tibial plateau fractures. *Clin Orthop Relat Res*. 1989;(240):53–62.
27. Hench LL, et al. Bonding mechanisms at the interface of ceramic prosthetic materials. *J Biomed Mater Res*. 1971;5(6):117–141.
28. Jones JR. Reprint of: review of bioactive glass: from Hench to hybrids. *Acta Biomater*. 2015;23:S53–S82.
29. Lieberman JR, Daluiski A, Einhorn TA. The role of growth factors in the repair of bone: biology and clinical applications. *JBJS*. 2002;84(6):1032–1044.

30. Heldin C-H, Miyazono K, ten Dijke P. TGF-[beta] signalling from cell membrane to nucleus through SMAD proteins. *Nature*. 1997;390(6659):465–471.

31. Nakase T, et al. Transient and localized expression of bone morphogenetic protein 4 messenger RNA during fracture healing. *J Bone Miner Res*. 1994;9(5):651–659.

32. Ishidou Y, et al. Enhanced expression of type I receptors for bone morphogenetic proteins during bone formation. *J Bone Miner Res*. 1995;10(11):1651–1659.

33. Onishi T, et al. Distinct and overlapping patterns of localization of bone morphogenetic protein (BMP) family members and a BMP type II receptor during fracture healing in rats. *Bone*. 1998;22(6):605–612.

34. Yazaki Y, et al. Immunohistochemical localization of bone morphogenetic proteins and the receptors in epiphyseal growth plate. *Anticancer Res*. 1998;18(4a):2339–2344.

35. Carlisle E, Fischgrund JS. Bone morphogenetic proteins for spinal fusion. *Spine J*. 2005;5(6):S240–S249.

36. Vaidya R. Transforaminal interbody fusion and the "off label" use of recombinant human bone morphogenetic protein-2. *Spine J*. 2009;9(8):667–669.

37. Carragee EJ, Hurwitz EL, Weiner BK. A critical review of recombinant human bone morphogenetic protein-2 trials in spinal surgery: emerging safety concerns and lessons learned. *Spine J*. 2011;11(6):471–491.

38. Cahill KS, et al. Prevalence, complications, and hospital charges associated with use of bone-morphogenetic proteins in spinal fusion procedures. *JAMA*. 2009;302(1):58–66.

39. Williams BJ, et al. Complications associated with BMP use in 11,933 cases of spinal fusion. *Spine J*. 2010;10(9):S98–S99.

40. Vaidya R, et al. Interbody fusion with allograft and rh-BMP-2 leads to consistent fusion but early subsidence. *J Bone Joint Surg Br*. 2007;89(3):342–345.

41. Carragee E, Wildstein M. 17. A controlled trial of BMP and unilateral transpedicular instrumentation in circumferential single or double level lumbar fusion. *Spine J*. 2007;7(5):8S–9S.

42. Smoljanovic T, Siric F, Bojanic I. Six-year outcomes of anterior lumbar interbody arthrodesis with use of interbody fusion cages and recombinant human bone morphogenetic protein-2. *JBJS*. 2010;92(15):2614–2615.

43. Kang BU, et al. An analysis of general surgery-related complications in a series of 412 minilaparotomic anterior lumbosacral procedures. *J Neurosurg Spine*. 2009;10(1):60–65.

44. Carragee EJ, et al. Retrograde ejaculation after anterior lumbar interbody fusion using rhBMP-2: a cohort controlled study. *Spine J*. 2011;11(6):511–516.

45. Helgeson MD, et al. Adjacent vertebral body osteolysis with bone morphogenetic protein use in transforaminal lumbar interbody fusion. *Spine J*. 2011;11(6):507–510.

46. Knox JB, Dai 3rd JM, Orchowski J. Osteolysis in transforaminal lumbar interbody fusion with bone morphogenetic protein-2. *Spine (Phila Pa 1976)*. 2011;36(8):672–676.

47. Thawani JP, et al. Bone morphogenetic proteins and cancer review of the literature. *Neurosurgery*. 2010;66(2):233–246.

48. Arnold PM, et al. Efficacy of i-factor bone graft versus autograft in anterior cervical discectomy and fusion: results of the prospective, randomized, single-blinded food and drug administration investigational device exemption study. *Spine*. 2016;41(13):1075–1083.

49. Olivares-Navarrete R, et al. Rough titanium alloys regulate osteoblast production of angiogenic factors. *Spine J*. 2013;13(11):1563–1570.

50. Vlacic-Zischke J, et al. The influence of surface microroughness and hydrophilicity of titanium on the up-regulation of TGFbeta/BMP signalling in osteoblasts. *Biomaterials*. 2011;32(3):665–671.

51. Kieswetter K, et al. Surface roughness modulates the local production of growth factors and cytokines by osteoblast-like MG-63 cells. *J Biomed Mater Res*. 1996;32(1):55–63.

52. Gafni Y, et al. Stem cells as vehicles for orthopedic gene therapy. *Gene Ther*. 2004;11(4):417–426.

53. Peterson B, et al. Healing of critically sized femoral defects, using genetically modified mesenchymal stem cells from human adipose tissue. *Tissue Eng*. 2005;11(1–2):120–129.

54. Lo KW, et al. The role of small molecules in musculoskeletal regeneration. *Regen Med*. 2012;7(4):535–549.

55. Montgomery SR, et al. A novel osteogenic oxysterol compound for therapeutic development to promote bone growth: activation of hedgehog signaling and osteogenesis through smoothened binding. *J Bone Miner Res*. 2014;29(8):1872–1885.

56. Sintuu C, et al. Full-length bovine spp24 [spp24 (24–203)] inhibits BMP-2 induced bone formation. *J Orthop Res*. 2008;26(6):753–758.

57. Alanay A, et al. The adjunctive effect of a binding peptide on bone morphogenetic protein enhanced bone healing in a rodent model of spinal fusion. *Spine (Phila Pa 1976)*. 2008;33(16):1709–1713.

58. Laurencin CT, et al. Delivery of small molecules for bone regenerative engineering: preclinical studies and potential clinical applications. *Drug Discov Today*. 2014;19(6):794–800.

59. Ding M, et al. Efficacy of a small cell-binding peptide coated hydroxyapatite substitute on bone formation and implant fixation in sheep. *J Biomed Mater Res Part A*. 2015;103(4):1357–1365.

60. Paesold G, Nerlich AG, Boos N. Biological treatment strategies for disc degeneration: potentials and shortcomings. *Eur Spine J*. 2007;16(4):447–468.

61. Vadalà G, et al. Intervertebral disc regeneration: from the degenerative cascade to molecular therapy and tissue engineering. *J Tissue Eng Regen Med*. 2015;9(6):679–690.

62. Masuda K, Oegema Jr TR, An HS. Growth factors and treatment of intervertebral disc degeneration. *Spine (Phila Pa 1976)*. 2004;29(23):2757–2769.

63. Yoon ST, Patel NM. Molecular therapy of the intervertebral disc. *Eur Spine J*. 2006;15(suppl 3):379–388.

64. Thompson JP, Oegema Jr TR, Bradford DS. Stimulation of mature canine intervertebral disc by growth factors. *Spine (Phila Pa 1976)*. 1991;16(3):253–260.

65. Richardson SM, et al. Mesenchymal stem cells in regenerative medicine: opportunities and challenges for articular cartilage and intervertebral disc tissue engineering. *J Cell Physiol*. 2010;222(1):23–32.

66. Henriksson HB, et al. Transplantation of human mesenchymal stems cells into intervertebral discs in a xenogeneic porcine model. *Spine*. 2009;34(2):141–148.

67. Orozco L, et al. Intervertebral disc repair by autologous mesenchymal bone marrow cells: a pilot study. *Transplantation*. 2011;92(7):822–828.

68. An HS, et al. Intradiscal administration of osteogenic protein-1 increases intervertebral disc height and proteoglycan content in the nucleus pulposus in normal adolescent rabbits. *Spine (Phila Pa 1976)*. 2005;30(1):25–31; discussion 31-32.

69. Presciutti SM, Paglia DN, Karukonda T, et al. PDGF-BB inhibits intervertebral disc cell apoptosis in vitro. *J Orthop Res*. 2014;32(9):1181–1188.

70. Paglia DN, Singh H, Karukonda T, Drissi H, Moss IL. PDGF-BB delays degeneration of the intervertebral discs in a rabbit preclinical model. *Spine*. 2016;41(8):E449–E458.

71. Nishida K, et al. 1999 Volvo award winner in basic science studies: modulation of the biologic activity of the rabbit intervertebral disc by gene therapy: an in vivo study of adenovirus-mediated transfer of the human transforming growth factor β1 encoding gene. *Spine*. 1999;24(23):2419.

第16章

足踝外科生物制剂

ADAM D. LINDSAY, MD · VINAYAK SATHE, MD, MS, FRCS · JOHN LAYFAIR ROSS, BS, MD

生物制剂在跟腱肌病中的作用

尽管跟腱是人体内最强的肌腱之一,但它是下肢肌腱最常破裂的肌腱之一,约占所有大肌腱损伤的 20%[1]。不幸的是,跟腱的愈合结局不可预测,因为其有限的血供,通常在第三个十年后减少[2]。肌腱愈合通常会导致纤维血管疤痕和肌腱强度比先前未受伤的健康肌腱弱[3]。这显然会增加肌腱的僵硬和复发风险,并导致了对跟腱肌病生物制剂的研究。目前,生物制剂在跟腱肌病中的作用仍在研究中。因此,我们将探讨目前富血小板血浆(platelet-rich plasma, PRP)和骨髓浓缩物(bone marrow aspirate concentrate, BMAC)对肌腱愈合的最新发现。我们还将讨论脱细胞真皮基质的使用及其在加强修复跟腱断裂中的应用。

PRP 和 BMAC: 有作用吗?

近年来,通过体外研究,PRP 在促进愈合甚至血运重建方面的作用受到了越来越多的关注,越来越多的证据表明其在足踝关节病理中的应用[4]。PRP 被定义为血小板浓度超过基线水平两倍或两倍以上的血浆[5]。体外研究表明,PRP 可以促进愈合甚至血运重建。释放血小板衍生生长因子(platelet-derived growth factors, PDGF)、多种转化生长因子(包括 TGF-B1/B2)以及用于愈合和刺激炎症反应的生长因子[4,6]。血小板还含有细胞因子和化学介质,如组胺、纤维蛋白原、纤维连接蛋白和血清素,这些都有助于诱导炎症反应。生物学研究也表明,PRP 能增强肌腱 I 型和 III 型胶原的合成[7,8]。

小鼠体内 PRP 的研究结果显示是有效的[9]。Kaux 等人研究了在小鼠跟腱断裂后注射 PRP 的情况,发现注射 PRP 的小鼠在 30 天时肌腱愈合较早,机械阻力更强[9]。

PRP 已被用于人类慢性跟腱病变,但效果不一[10~12]。Kaux 发现应用 PRP 的慢性跟腱肌病患者在 1 年时与安慰剂组相比,肌腱在临床或超声检查时无明显的差异[13]。PRP 可能在帮助部分或全厚度肌腱撕裂愈合方面发挥更多作用。几项小鼠研究结果显示,随着跟腱撕裂,新生血管增多,愈合加速跟腱撕裂可增加新血管形成并加速愈合[14,15]。Filardo 发表了部分跟腱断裂的竞技运动员的病例报告,该运动员接受了 PRP 注射非手术治疗。他们的研究发现,在 3 周内注射 3 次,患者能够在初始损伤后的 75 天内恢复到基线运动表现[16]。此外,他们还研究了富含生长因子的血浆,并证明与对照组相比,其肌腱愈合更好。尽管 PRP 在动物研究中有着更大的前景,但它对人类研究的影响却参差不齐。文献表明,PRP 对急性肌腱断裂的愈合可能比慢性肌腱病变更有用。

与 PRP 一起,BMAC 也被用于治疗跟腱病。BMAC 与 PRP 的不同之处在于它含有间充质和造血干细胞以及 PDGF[17,18]。BMAC 通过髂嵴采集,通过离心,分离干细胞以重新注入跟腱。Stein 等人对一小部分患者使用 BMAC 进行研究,这些患者在接受 BMAC 注射的情况下进行开放跟腱修复,未发现再次断裂,92% 的患者平均 5.9 个月恢复运动[19]。骨髓细胞的使用也在动物研究中得到支持。Okamoto 等人比较了跟腱断裂后小鼠骨髓细胞移植与间充质干细胞的比较。他们发现在骨髓细胞移植后 1 周时,Ⅲ型胶原蛋白显著增加,而在 1 个月时,Ⅰ型胶原蛋白显著增加[20]。尽管在临床和动物研究中均已见到早期获益,其在跟腱中使用的长期数据尚不可用[21,22]。这将有助于评估这些干细胞发展成肿瘤谱系的风险,这也是 BMAC 可能关注的问题[23]。

用于加强修复的无细胞真皮基质

最近,脱细胞真皮基质(acellular dermal matrices, ADM)在跟腱修复中的应用也得到了研究。ADM 来源于尸体皮肤,其技术允许保存细胞外基质[24]。该基质用作再上皮化,新血管形成和成纤维细胞增殖的支架,而在理论上不引起炎症[25]。无细胞真皮基质含有沿基底膜结缔组织的胶原、弹性蛋白和蛋白聚糖,这些结缔组织允许整合并支持宿主组织[25]。ADM 可以提供机械支持,同时通过宿主细胞浸润增强愈合[26]。Lee 等人检查了脱细胞真皮基质作为跟腱周围修复的效果[27]。他们在 20 个月内未发现复发或复发性疼痛，平均活动时间为 11 周[27]。

有报道称使用 ADM 后跟腱修复会破裂[51]。Bertasi 在破裂后切除了部分 ADM 以进行组织学检查，结果显示术后 8 周时 ADM 能良好地附着在肌腱上[51]。他们还发现在移植的对位肌界面中有大量血管形成。他们的研究表明，基质与 ADM 重塑肌腱有很好的整合作用。在跟腱断裂中使用 ADM 仍然处于初期阶段，可用的长期数据较为有限；然而，现有的研究已经证明了良好的结果，且体外使用的并发症很少。

生物制剂在足底筋膜炎中的作用

足底筋膜炎是美国久坐和常运动的个体中足底后足疼痛最常见的原因之一，每年约有 60 万 ~100 万人次就诊（实际患者数可能更多）[28,29]。足底"筋膜"是一个厚的结缔组织性筋膜，起源于跟骨内侧结节的近端，并在远端以五条不同的条带插入跖骨头部和近端指骨底部[30]。足底筋膜的机械功能是保持脚的纵弓的完整性，并通过绞盘机制促进有效的步态[2,3]。足底筋膜炎的病理生理学可能是多因素的，目前尚不清楚，尽管重复性微创伤导致级联炎症反应，但愈合失败可能起着重要作用。诊断主要是通过详细的病史和体格检查来进行的，而先进的成像则主要用于从鉴别诊断中排除其他可能的表现。足底筋膜炎的症状是可变的，但通常伴随负重活动而出现足跟跳动疼痛。如休息、活动调节、足跟伸展运动、皮质类固醇注射和非甾体抗炎药等疗法是保守治疗的主要手段，对大多数患者有益[3,31]。体外冲击波治疗也可能对某些患者有益，但最近的随机对照试验（RCT）显示，治疗组和安慰剂组在缓解疼痛方面没有显著差异[32,33]。新的治疗策略已经在治疗过程中发挥了重要作用。通过重新启动炎症级联和增强愈合反应，直接治疗足底筋膜炎胶原基质降解和血管紊乱的异常表现。PRP 是离心血液的表浅部分，在临床环境中相对容易获得[34]。最近对 12 项研究的系统回顾表明，PRP 与安慰剂和皮质类固醇制剂的对照组相比，症状得到了一致的改善，除了暂时的局部疼痛，没有任何并发症[35]。样本量在这些研究中治疗方案小且多变；然而，尽管数据有局限性，但有利于治疗的趋势是有希望的，特别是在发生轻微并发症的情况下。其他随机试验也有相似的发现[36,37]。PRP 注射还可显示对保守措施无反应的顽固性足底筋膜炎患者能改善其症状[38]。

治疗关节面的选择

关节软骨是一种从滑膜关节分离出来的复杂组织,由透明软骨覆盖[39]。它是一种高度组织化的物质,分为四个独特的区域,每个区域都有自己独特的细胞外基质(ECM)、软骨细胞亚型、细胞结构和不同的比例的蛋白多糖和软骨[12,40]。细胞亚型的复杂性及其独特的排列加上其相对无血管的结构使得关节软骨缺损难以愈合。主要原因包括祖细胞迁移到损伤源的能力差,这是由于血凝块形成最少以及成熟软骨细胞产生足够ECM的能力有限[12]。此外,关节软骨性质在负荷滑膜关节中变化很大。在踝关节内,关节软骨看起来比膝关节软骨更薄,软骨细胞本身看起来更加分散[41]。踝关节软骨由于ECM内蛋白多糖浓度相对较高,因此踝关节软骨还表现出对压缩负荷的抵抗力[42]。治疗策略必须考虑关节软骨结构的变异性、病因、表现的时程和所讨论的软骨病变大小的可变性。治疗选择包括但不限于通过微骨折或直接钻孔、自体/同种异体移植骨软骨移植、软骨细胞移植、BMAC和PRP注射等。

距骨穹隆的骨髓刺激和骨软骨移植

在一项旨在减轻症状而非直接修复病变的保守治疗试验之后,存在几种治疗方式。微骨折涉及穿透软骨下骨的多个区域,引起间质干细胞的刺激和局部炎症级联,最终导致纤维软骨向内生长到进入缺损[43]。这种新组织主要是Ⅰ型胶原,具有不同于Ⅱ型关节软骨的力学和生理学特性[44]。在一项对105例不同大小的骨软骨缺损患者进行的前瞻性队列研究中,100%病变<15mm(n=73)的患者在微骨折后符合作者的成功结局标准[45]。在其余病变>15mm的患者中,只有1例患者获得了成功的结局[18]。随后对120名患者的研究证实了这个结果,病变12.3mm及以上的患者有80%的失败率[46]。应注意,临床改善并不一定与修复组织的质量或软骨缺损内的巩固程度相关[16,47]。

对于较大的病变,可以使用骨软骨移植。这种方法试图补充具有相似结构特性的关节软骨和软骨下骨的局部缺损[16]。自体移植物(常取自于同侧膝关节边缘)自体移植物具有天然免疫特性的优点,这与供体部位的发病率有关,而从尸体取出的同种异体移植物避免了这个问题,但同时增加了系统性排斥的风险,并在可用性方面存在限制[16]。此外,尽管冷冻标本可以提供长达 4 周的活组织,但同种异体移植物的取样应在 1 周内进行,因为新鲜样品可最大限度地提高活性软骨细胞的利用率[16,48]。这些治疗的结果通常是阳性的。在一个平均随访 7 年的回顾性分析中,Imhoff 等人研究了 25 例接受自体移植术治疗的症状性距骨缺损小于 3cm^2 的患者的临床效果[49]。80% 的患者恢复其术前运动能力[22]。评价同种异体移植结果的研究相对较少;然而,在平均 37.7 个月的随访中,El-Rashidy 及其同事在报告了接受新鲜同种异体移植治疗的 38 例患者中,有 73% 的结果为良好、非常好或极好[50]。

足踝外科植骨术

广义上讲,骨移植材料可分为自体移植、同种异体移植或人工合成材料。非自体移植材料的开发和使用都取得了长足的发展;然而,髂嵴骨移植(iliac crest bone graft, ICBG)仍然是“金标准”。在这里,我们回顾比较了各种移植选择的最新证据。

移植以获得机械稳定性

移植材料可用于促进骨折愈合,填补骨缺损,并有助于关节融合。理想的移植材料是骨传导性、骨诱导性和成骨性。骨传导性材料可以被认为是骨形成的支架。这些材料没有任何能力模拟骨骼的生长,而是充当了可能向内生长的框架。骨诱导材料具有通过生长因子诱导干细胞成熟形成骨谱系来刺激骨生长的能力。成骨材料具有促进骨形成的最大潜力,因为它们含有间质干细胞、成骨细胞和骨细胞[52,53]。

尽管有几项研究表明自体移植是足踝关节手术中骨移植的“金标准”[54~58],但它的使用确实会产生一定不良反应。供体部位并发症包括疼痛、血肿、感染、神经损伤和肌肉疝气都有过报道[59~61]。移植量也可能是一个问题。为了避免这些问题,同种异体移植、生长因子和各种合成物(包括羟基磷灰石、硫酸钙和磷酸钙)的使用变得越来越流行[62~64]。

关于足踝关节手术中的骨移植材料,很多文献都集中在其生物学而不是力学上的效用,也就是说,使用非结构性移植材料来增强融合或促进骨折愈合。例如,松质骨移植物缺乏皮质移植物的结构优势,但更容易血管化并融入宿主骨。它更适合用于关节融合术,因为它可以被用来填充空隙,同时提供骨诱导潜能[59]。但是,当机械稳定性至关重要时,皮质松质结构骨移植需要自体移植、同种异体移植或人工合成材料。在这种情况下,很少有专门针对足踝关节手术的研究试图比较自体移植和同种异体移植;然而,从某些手术中确实发现了一些证据[59,62,65]。

侧柱加长

2007 年 Dolan 等人进行了一项随机前瞻性研究,比较髂嵴自体移植与同种异体移植的侧柱延长情况,作为胫后肌腱功能障碍(posterior tibial tendon dysfunction, PTTD)手术矫正的一部分。他们随访了 33 例患者(18 个同种异体移植组,15 个同种异体移植)至 1 年,并在 12 周时证明两组均愈合[66]。他们得出结论,同种异体移植物是自体移植物的可行替代方案,同时避免了供体部位的发病率。

距下骨块关节融合术

1988 年 Carr 等人描述了将距下骨块纳入关节固定术以恢复创伤中跟骨高度和宽度的损失[67]。在这种情况下,需要在融合期间使用结构性移植物,因为未恢复的跟骨高度可导致腓骨基台、腓骨撞击和胫骨撞击[67,68]。Schepers 在 2013 年对 4 级回顾性病例分析中,回顾了 456 例经距下牵引骨块关节融合术治疗跟骨骨折晚期并发症的患者[69]。在大多数情况下,作者更倾向于使用髂骨嵴(iliac crest bone, ICB),并取得了良好的效果:美国足踝外科协会(american orthopedic foot and ankle society, AOFAS)在最终随访时得分为 73 分(范围 64~83 分),平均融合率为 96%[69]。在该评价包括的三项研究中,新鲜冷冻股骨头组成的同种异体移植物的得以应用。其中一项研究由 Trnka 等人进行,令人惊讶的是,他们发现不愈合率竟有 80%[70]。这种并发症发生率与使用同种异体移植物或髂嵴(iliac crest, IC)自体移植物的其他研究结果却并不一致。

移植促进骨愈合(PDGF、BMAC 和 BMP)

已发表的尽管有限的足踝文献综述表明,越来越多的证据支持在适当的临床环境中使用除自体移植物之外的材料。自体移植物的辅助物和 / 或替代物正在使用和研究当中。在这里,我们将回顾 PDGF、BMAC 和 BMP 的最新最高水平证据。

重组人 PDGF

在炎症反应期间,PDGF 因组织损伤从血小板和巨噬细胞中释放[71]。PDGF 和其他生长因子通过募集炎性细胞,增加胶原沉积和促进血管生成起作用。重组人 PDGF-BB(rhPDGF-BB)是 PDGF 的亚型,当与作为骨传导性支架的 β- 磷酸三钙(B-TCP)组合时,已经证明其可促进足踝关节融合术中的愈合。迄今为止,这方面已有多项高质量研究[72~78]。在 2013 年的一项前瞻性、随机、非劣效性试验中,DiGiovanni 等人研究表明,使用 rhPDGF-BB/B-TCP(n=285)进行踝关节或后足融合术的患者(n=285)与自体移植治疗的患者(n=149)的融合率在统计学上相似,并发症少,同时避免了供体部位发病[78]。Daniels 等人的研究进一步支持这些结果。在 2015 年的另一项 RCT 中,将 75 例患者以 5∶1 的比例随机分配以 rhPDGF-BB/BTCP 与自体移植进行治疗,并与 142 个历史性自体移植对照进行比较。融合的平均时间没有统计学差异。在 84% 的 rhPDGFBB/B-TCP 组和 65% 的对照组,24 周时 CT 显示能完全融合。1 年时,实验组融合的 91% 和对照组融合的 78% 被认为是成功的,并发症无差异。Younger 等人指出这些研究结果实际上消除了高危患者自体移植的需求,并大大降低了需要大量移植材料的患者的这种需求[76]。Sun 等人在 2017 年对的系统分析发现 rhPDGF 在融合潜能或安全性方面与自体移植没有差异[77]。除了自体移植组长期的 Short Form-12 物理成分评分更高外,临床结果相同。其他临床试验表明,足够的移植物数量是成功融合的必要变量,而不是移植物材料的类型[75]。对 rhPDGF-BB/BTCP 的支持都来自高水平的研究,使其成为迄今为止基于证据的最好自体移植替代方案。这有必要进一步研究,以解决其取代自体移植作为治疗标准的潜力。

BMAC

BMAC 具有 ICBG 的成骨特性,同时具有微创性的优点。通常在局麻下从同侧髂嵴获取,并通过离心浓缩。Lee 等人在一项针对 20 例患者(每组 10 例)的随机试验中,观察了在截骨部位使用 BMAC 加 PRP 注射对接受牵引成骨术以增加双侧胫骨长度的患者的效果[79]。他们发现,平均外固定指数在拥有更好皮质愈合指数的实验组之间没有差异。平均负重时间是由两个皮质的愈合情况决定的,这个值在实验组较低(平均0.99个月 vs.1.38个月,$P<0.001$)[79]。

BMAC在骨不连和预防骨不连方面也显示出了实用性。Braly等人在一个11例患者的病例分析中,通过透视引导在胫骨远端干骺端骨不连部位周围注射了BMA,并在平均术后8个月进入骨不连部位[80]。在11例患者中,有9例在注射后在6个月内骨不连部位发生愈合。9例成功愈合的患者中,有6例接受了平均4.4年的随访,发现在疼痛和功能指标方面有显著改善。Murawski等人在一个26例患者的病例分析中,患者使用BMAC和"Charlotte Carolina"螺钉对运动员的第二和第三区第五跖骨琼斯骨折进行了经皮内固定[81]。作者发现,在最终随访中,术前的几个指标(包括FAO评分和SF-12评分)都得到了改善;然而,这些却不能证明是归因于BMAC。26名患者中,有24名恢复了先前的运动水平,其中1名患者的愈合延迟。作者得出的结论是,BMAC的应用产生了更可预测的结果,并允许这些运动员重返运动场;然而,在没有对照组的情况下,这种说法是没有根据的。总的来说,在足踝文献中对BMAC的支持相对较弱,需要进一步研究。

骨形态发生蛋白

骨形态发生蛋白是一组属于TGF-B超家族的蛋白质,被发现会影响多种生长因子的功能[82]。重组人BMP-2(rhBMP-2)就是其中一种类型,经FDA批准用于腰椎融合和开放性胫骨干骨折,取得了很大的成功。2009年Bibbo等人评估了69名高风险患者(64%吸烟者,19%糖尿病患者,68%有大创伤史,32%距骨缺血性坏死患者)踝关节和后足融合术(共112个融合部位)[83]。所有患者均接受了rhBMP-2治疗。患者除了在有骨缺陷或力线不良时使用同种异体移植物外,没有进行其他异体或自体移植。他们在11周时达到了96%的融合率,并且各小组之间的融合率或融合时间上没有显著差异。他们得出结论,在这种情况下,rhBMP-2似乎是一种有效且安全的骨愈合辅助手段。

2014年,Rearick等人回顾性分析了51例高危患者在足踝融合期间增加rhBMP-2和骨折不愈合的修复[84]。92.2%的患者每个部位的融合率为95%。他们发现使用同种异体移植物,自体移植物或不同大小的rhBMP-2试剂盒的患者的愈合时间(平均111天)或并发症发生率没有显著差异。他们得出结论,rhBMP-2是一种安全有效的辅助手段,值得进一步调查。

总结

目前,足踝关节领域的文献已经证明,同种异体移植物和合成物在某些手术中的疗效不亚于其他。在与跟骨相似的血运丰富的骨中,可能不需要自体移植;但是,在血运较差的区域,同种异体移植和合成物的使用可能会存在问题[65,66,85~88]。自体移植仍然是"金标准",因为它具有成骨性、非免疫性和结构优越性。同种异体移植物和合成物并不理想,因为它们具有免疫原性潜能,需要进行灭菌和保存,这是一个不均匀且对结构有害的过程。大多数作者继续建议尽可能使用自体组织,同时根据需要补充同种异体移植和人工合成物移植。

近年来,羊膜在足踝手术中的应用越来越普遍。令人惊讶的是,这并不是一个新的概念,因为对其用作外科手术敷料的最早出版物描述可追溯到1973 年[89]。最近几项高质量的研究表明,它对慢性糖尿病足溃疡的治疗是有效的[90~99]。最显著的是,Snyder 等人在 2016 年的一项前瞻性随机对照试验中,发现其在治疗慢性糖尿病足溃疡方面优于标准治疗,且无不良事件报告[90]。该试验在 8 个地方进行,仅包括 14 名实验组患者和 15 名对照组患者;然而,新兴数据对此方向显示出了希望。此外,羊膜在足底筋膜炎和跗骨联合切除术中也具有实用性[100~103]。

(任 杰 译 王 征 审)

参考文献

1. Haines JF. Bilateral rupture of the Achilles tendon in patients on steroid therapy. *Ann Rheum Dis.* 1983;(42): 652–654.
2. Lagergre C, Lindholm A. Vascular distribution in the Achilles tendon: an angiographic and microangiographic study. *Acta Chir Scand.* 1958/1959;116:491–495.
3. Gott M, et al. Tendon phenotype should dictate tissue engineering modality in tendon repair: a review. *Discov Med.* 2011;12(62):75–84.
4. Soomekh DJ. Current concepts for the use of platelet-rich plasma in the foot and ankle. *Clin Podiatr Med Surg.* 2011;28(1):155–170.
5. Fortier LA, et al. The role of growth factors in cartilage repair. *Clin Orthop Relat Res.* 2011;469(10):2706–2715.
6. Dhillon MS, et al. Orthobiologics and platelet rich plasma. *Indian J Orthop.* 2014;48(1):1–9.
7. De Mos M, van der Windt AE, Johr H, et al. Can platelet-rich plasma enhace tendon repair? A cell culture study. *Am J Sports Med.* 2008;36:1171–1178.
8. Visser LC, Arnoczky SP, Caballero O, Kern A, Ratcliffe A, Gardner KL. Growth factor-rich palsma increases tendon cell proliferation and matrix synthesis on a synthetic scaffold: an in vitro study. *Tissue Eng Part A.* 2010;16:1021–1029.
9. Kaux JF, et al. Effects of platelet-rich plasma (PRP) on the healing of Achilles tendons of rats. *Wound Repair Regen.* 2012;20(5):748–756.
10. Sadoghi P, et al. The role of platelets in the treatment of Achillestendon injuries. *J Orthop Res.* 2013;31(1):111–118.
11. Owens Jr RF, et al. Clinical and magnetic resonance imaging outcomes following platelet rich plasma injection for chronic mid substance Achilles tendinopathy. *Foot Ankle Int.* 2011;32(11):1032–1039.
12. de Jonge S, de Vos RJ, Weir A, et al. One-year follow-up of platelet-rich plasma treatment in chronic achilles tendinopathy: a double-blind randomized placebo-controlled trial. *Am J Sports Med.* 2011;39:1623–1629.
13. Schepull T, et al. Autologous platelets have no effect on the healing of human Achilles tendon ruptures: a randomized single-blind study. *Am J Sports Med.* 2011;39(1):

38–47.

14. Lyras DN, et al. The influence of platelet-rich plasma on angiogenesis during the early phase of tendon healing. *Foot Ankle Int.* 2009;30(11):1101–1106.

15. Aspenberg P, Virchenko O. Platelet concentrate injection improves Achilles tendon repair in rats. *Acta Orthop Scand.* 2004;75(1):93–99.

16. Filardo G, et al. Nonoperative biological treatment approach for partial Achilles tendon lesion. *Orthopedics.* 2010;33(2):120–123.

17. Tohidnezhad M, et al. Platelet-released growth factors can accelerate tenocyte proliferation and activate the anti-oxidant response element. *Histochem Cell Biol.* 2011;135(5):453–460.

18. Broese M, et al. Seeding a human tendon matrix with bone marrow aspirates compared to previously isolated hBMSCs—an in vitro study. *Technol Health Care.* 2011;19(6):469–479.

19. Stein BE, Stroh DA, Schon LC. *Int Orthop (SICOT).* 2015;39:901. https://doi.org/10.1007/s00264-015-2725-7.

20. Okamoto N, Kushida T, Oe K, Umeda M, Ikehara S, Iida H. Treating achilles tendon rupture in rats with bone-marrow-cell transplantation. *Ther Bone Joint Surg Am.* 2010;92(17):2776–2784.

21. Jia X, Peters PG, Schon L. The use of platelet-rich plasma in the management of foot and ankle conditions. *Oper Tech Sports Med.* 2011;19:177–184.

22. Yao J, Woon CY, Behn A, et al. The effect of suture coated with mesenchymal stem cells and bioactive substrate on tendon repair strength in a rat model. *J Hand Surg Am.* 2012;37:1639–1645.

23. Breitbach M, Bostani T, Roell W, et al. Potential risks of bone marrow cell transplantation into infarcted hearts. *Blood.* 2007;110:1362–1369.

24. Lee JH, Kim HG, Lee WJ. Characterization and tissue incorporation of cross-linked human acellular dermal matrix. *Biomaterials.* 2015:195–205.

25. Carlson TL, Lee KW, Pierce LM. Effect of cross-linked and non-cross-linked acellular dermal matrices on the expression of mediators involved in wound healing and matrix remodeling. *Plast Reconstr Surg.* 2013;131:697–705.

26. Aurora A, McCarron J, Iannotti JP, Derwin K. Commercially available extracellular matrix materials for rotator cuff repairs: state of the art and future trends. *J Shoulder Elbow Surg.* 2007;16:S171–S178.

27. Lee DK. A preliminary study on the effects of acellular tissue graft augmentation in acute Achilles tendon ruptures. *J Foot Ankle Surg.* 2008;47(1):8–12.

28. Cole C, Seto C, Gazewood J. Plantar fasciitis: evidence-based review of diagnosis and therapy. *Am Fam Phys.* 2005;72:2237–2242,2247-8.

29. Monto R. Plasma-rich plasma and plantar fasciitis. *Sports Med Arthrosc Rev.* 2013;21:220–224.

30. Cutts S, Obi N, Pasapula C, et al. Plantar fasciitis. *Ann R Coll Surg Engl.* 2012;94:539–542.

31. DiGiovanni BF, Nawoczenski DA, Lintal ME, et al. Tissue-specific plantar fasciastretching exercise enhances outcomes in patients with chronic heel pain. A prospective, randomized study. *J Bone Joint Surg Am.* 2003;85(1):270–277.

32. Speed CA, Nichols D, Wies J, Humphreys H, et al. Extracorporeal shock wave therapy for plantar fasciitis. A double blind randomised controlled trial. *J Orthop Res.* 2003;21:937–940.

33. Haake M, Buch M, Schoellner C, et al. Extracorporeal shock wave therapy for plantar fasciitis: randomised controlled multicentre trial. *Br Med J.* 2003;327:75.

34. Soomekh D. Current concepts for the use of platelet-rich plasma in the foot and ankle. *Clin Podiatr Med Surg.* 2011;28:155–170.

35. Chiew SK, Ramasamy TS, Amini F. Effectiveness and relevant factors of platelet-rich plasma treatment in managing plantar fasciitis: a systematic review. *J Res Med Sci.*

2016;21:38.

36. Gogna P, Gaba S, Mukhopadhyay R, et al. Plantar fasciitis: a randomized comparative study of platelet rich plasma and low dose radiation in sportspersons. *Foot (Edinb).* 2016;28:16–19.

37. Vahdatpour B, Kianimehr L, Moradi A, et al. Beneficial effects of platelet-rich plasma on improvement of pain severity and physical disability in patients with plantar fasciitis: a randomized trial. *Adv Biomed Res.* 2016;5:179.

38. Shetty VD, Dhillon M, Hegde C, et al. A study to compare the efficacy of corticosteroid therapy with platelet-rich plasma therapy in recalcitrant plantar fasciitis: a preliminary report. *Foot Ankle Surg.* 2014;20:10–13.

39. Carballo C, Nakagawa Y, Sekiya I, et al. Basic science of articular cartilage. *Clin Sports Med.* 2017;36:413–425.

40. Johnstone B, Alini M, Cucchiarini M, et al. Tissue engineering for articular cartilage repair—the state of the art. *Eur Cell Mater.* 2013;25:248–267.

41. Kraeutler MJ, Kaenkumchorn T, Pascual-Garrido C, et al. Peculiarities in ankle cartilage. *Cartilage.* 2017;8:12–18.

42. Kuettner KE, Cole AA. Cartilage degeneration in different human joints. *Osteoarthr Cartil.* 2005;13:93–103.

43. Hannon CP, Smyth NA, Murawski CD, et al. Osteochondral lesions of the talus. *Bone Joint J.* 2014;96-B: 164–171.

44. Furukawa T, Eyre DR, Koide S, Glimcher MJ. Biochemical studies on repair cartilage resurfacing experimental defects in the rabbit knee. *J Bone Joint Surg.* 1980;62-A:79–89.

45. Chuckpaiwong B, Berkson EM, Theodore GH. Microfracture for osteochondral lesions of the ankle: outcome analysis and outcome predictors of 105 cases. *Arthroscopy.* 2008;24:106–112.

46. Choi WJ, Park KK, Kim BS, Lee JW. Osteochondral lesion of the talus: is there a critical defect size for poor outcome? *Am J Sports Med.* 2009;37(10):1974–1980.

47. Looze C, Capo J, Ryan M, et al. Evaluation and management of osteochondral lesions of the talus. *Cartilage.* 2017;8:19–30.

48. Pearsall 4th AW, Tucker JA, Hester RB, Heitman RJ. Chondrocyte viability in refrigerated osteochondral allografts used for transplantation within the knee. *Am J Sports Med.* 2004;32:125–131.

49. Imhoff AB, Paul J, Ottinger B, et al. Osteochondral transplantation of the talus long-term clinical and magnetic resonance imaging evaluation. *Am J Sports Med.* 2011;39:1487–1493.

50. El-Rashidy H, Villacis D, Omar I, et al. Fresh osteochondral allograft for the treatment of cartilage defects of the talus: a retrospective review. *J Bone Joint Surg Am.* 2011;93:1634–1640.

51. Bertasi G, Cole W, Samsell B, Qin X, Moore M. Biological incorporation of human acellular dermal matrix used in Achilles tendon repair. *Cell Tissue Bank.* 2017;4:28–33.

52. Arner JW, Santrock RD. A historical review of common bone graft materials in foot and ankle surgery. *Foot Ankle Spec.* 2014;7(2):143–151.

53. DiDomenico LA, Thomas ZM. Osteobiologics in foot and ankle surgery. *Clin Podiatr Med Surg.* 2015;32(1):1–19.

54. Kopp FJ, Banks MA, Marcus RE. Clinical outcome of tibiotalar arthrodesis utilizing the chevron technique. *Foot Ankle Int.* 2004;25(4):225–230.

55. Davies MB, Rosenfeld PF, Stavrou P, Saxby TS. A comprehensive review of subtalar arthrodesis. *Foot Ankle Int.* 2007;28(3):295–297.

56. Danziger MB, Abdo RV, Decker JE. Distal tibia bone graft for arthrodesis of the foot and ankle. *Foot Ankle Int.* 1995;16(4):187–190.

57. Thompson IM, Bohay DR, Anderson JG. Fusion rate of first tarsometatarsal arthrodesis in the modified Lapidus procedure and flatfoot reconstruction. *Foot Ankle Int.*

2005;26(9):698-703.

58. Soohoo NF, Cracchiolo 3rd A. The results of utilizing proximal tibial bone graft in reconstructive procedures of the foot and ankle. *Foot Ankle Surg.* 2008;14(2): 62-66.

59. Fitzgibbons TC, Hawks MA, McMullen ST, Inda DJ. Bone grafting in surgery about the foot and ankle: indications and techniques. *J Am Acad Orthop Surg.* 2011;19(2): 112-120.

60. DeOrio JK, Farber DC. Morbidity associated with anterior iliac crest bone grafting in foot and ankle surgery. *Foot Ankle Int.* 2005;26(2):147-151.

61. Younger EM, Chapman MW. Morbidity at bone graft donor sites. *J Orthop Trauma.* 1989;3(3):192-195.

62. Yeoh JC, Taylor BA. Osseous healing in foot and ankle surgery with autograft, allograft, and other orthobiologics. *Orthop Clin North Am.* 2017;48(3):359-369.

63. Beuerlein MJ, McKee MD. Calcium sulfates: what is the evidence? *J Orthop Trauma.* 2010;24(suppl 1):S46-S51.

64. Larsson S. Calcium phosphates: what is the evidence? *J Orthop Trauma.* 2010;24(suppl 1):S41-S45.

65. Shibuya N, Jupiter DC. Bone graft substitute: allograft and xenograft. *Clin Podiatr Med Surg.* 2015;32(1):21-34.

66. Dolan CM, Henning JA, Anderson JG, Bohay DR, Kornmesser MJ, Endres TJ. Randomized prospective study comparing tri-cortical iliac crest autograft to allograft in the lateral column lengthening component for operative correction of adult acquired flatfoot deformity. *Foot Ankle Int.* 2007;28(1):8-12.

67. Carr JB, Hansen ST, Benirschke SK. Subtalar distraction bone block fusion for late complications of os calcis fractures. *Foot Ankle.* 1988;9(2):81-86.

68. Bednarz PA, Beals TC, Manoli 2nd A. Subtalar distraction bone block fusion: an assessment of outcome. *Foot Ankle Int.* 1997;18(12):785-791.

69. Schepers T. The subtalar distraction bone block arthrodesis following the late complications of calcaneal fractures: a systematic review. *Foot (Edinb).* 2013;23(1):39-44.

70. Trnka HJ, Easley ME, Lam PW, Anderson CD, Schon LC, Myerson MS. Subtalar distraction bone block arthrodesis. *J Bone Joint Surg Br.* 2001;83(6):849-854.

71. Lin SS, Montemurro NJ, Krell ES. Orthobiologics in foot and ankle surgery. *J Am Acad Orthop Surg.* 2016;24(2):113-122.

72. Daniels T, DiGiovanni C, Lau JT, Wing K, Younger A. Prospective clinical pilot trial in a single cohort group of rhPDGF in foot arthrodeses. *Foot Ankle Int.* 2010;31(6):473-479.

73. Daniels TR, Younger AS, Penner MJ, et al. Prospective randomized controlled trial of hindfoot and ankle fusions treated with rhPDGF-BB in combination with a beta-TCP-collagen matrix. *Foot Ankle Int.* 2015;36(7):739-748.

74. Digiovanni CW, Baumhauer J, Lin SS, et al. Prospective, randomized, multi-center feasibility trial of rhPDGF-BB versus autologous bone graft in a foot and ankle fusion model. *Foot Ankle Int.* 2011;32(4):344-354.

75. DiGiovanni CW, Lin SS, Daniels TR, et al. The importance of sufficient graft material in achieving foot or ankle fusion. *J Bone Joint Surg Am.* 2016;98(15):1260-1267.

76. Younger A, Penner M, Montijo HE. Vancouver experience of recombinant human platelet-derived growth factor. *Foot Ankle Clin.* 2016;21(4):771-776.

77. Sun H, Lu PP, Zhou PH, et al. Recombinant human platelet-derived growth factor-BB versus autologous bone graft in foot and ankle fusion: a systematic review and meta-analysis. *Foot Ankle Surg.* 2017;23(1):32-39.

78. DiGiovanni CW, Lin SS, Baumhauer JF, et al. Recombinant human platelet-derived growth factor-BB and beta-tricalcium phosphate (rhPDGF-BB/beta-TCP): an alternative to autogenous bone graft. *J Bone Joint Surg Am.* 2013;95(13):1184-1192.

79. Lee DH, Ryu KJ, Kim JW, Kang KC, Choi YR. Bone mar-row aspirate concentrate and platelet-rich plasma enhanced bone healing in distraction osteogenesis of the tibia. *Clin Orthop Relat Res.* 2014;472(12):3789-3797.

80. Braly HL, O'Connor DP, Brinker MR. Percutaneous autologous bone marrow injection in the treatment of distal meta-diaphyseal tibial nonunions and delayed unions. *J Orthop Trauma.* 2013;27(9):527-533.

81. Murawski CD, Kennedy JG. Percutaneous internal fixation of proximal fifth metatarsal jones fractures (Zones II and III) with Charlotte Carolina screw and bone marrow aspirate concentrate: an outcome study in athletes. *Am J Sports Med.* 2011;39(6):1295-1301.

82. Bibbo C, Nelson J, Ehrlich D, Rougeux B. Bone morphogenetic proteins: indications and uses. *Clin Podiatr Med Surg.* 2015;32(1):35-43.

83. Bibbo C, Patel DV, Haskell MD. Recombinant bone morphogenetic protein-2 (rhBMP-2) in high-risk ankle and hindfoot fusions. *Foot Ankle Int.* 2009;30(7):597-603.

84. Rearick T, Charlton TP, Thordarson D. Effectiveness and complications associated with recombinant human bone morphogenetic Protein-2 augmentation of foot and ankle fusions and fracture nonunions. *Foot Ankle Int.* 2014;35(8):783-788.

85. Mahan KT, Hillstrom HJ. Bone grafting in foot and ankle surgery. A review of 300 cases. *J Am Podiatr Med Assoc.* 1998;88(3):109-118.

86. McCormack AP, Niki H, Kiser P, Tencer AF, Sangeorzan BJ. Two reconstructive techniques for flatfoot deformity comparing contact characteristics of the hindfoot joints. *Foot Ankle Int.* 1998;19(7):452-461.

87. Danko AM, Allen Jr B, Pugh L, Stasikelis P. Early graft failure in lateral column lengthening. *J Pediatr Orthop.* 2004;24(6):716-720.

88. Cook EA, Cook JJ. Bone graft substitutes and allografts for reconstruction of the foot and ankle. *Clin Podiatr Med Surg.* 2009;26(4):589-605.

89. Trelford JD, Hanson FW, Anderson DG. Amniotic membrane as a living surgical dressing in human patients. *Oncology.* 1973;28(4):358-364.

90. Snyder RJ, Shimozaki K, Tallis A, et al. A prospective, randomized, multicenter, controlled evaluation of the use of dehydrated amniotic membrane allograft compared to standard of care for the closure of chronic diabetic foot ulcer. *Wounds.* 2016;28(3):70-77.

91. Rosenblum BI. A retrospective case series of a dehydrated amniotic membrane allograft for treatment of unresolved diabetic foot ulcers. *J Am Podiatr Med Assoc.* 2016;106(5):328-337.

92. Raphael AA. single-centre, retrospective study of cryopreserved umbilical cord/amniotic membrane tissue for the treatment of diabetic foot ulcers. *J Wound Care.* 2016;25(suppl 7):S10-S17.

93. Single-center Couture MA. Retrospective study of cryopreserved umbilical cord for wound healing in patients suffering from chronic wounds of the foot and ankle. *Wounds.* 2016;28(7):217-225.

94. Abdo RJ. Treatment of diabetic foot ulcers with dehydrated amniotic membrane allograft: a prospective case series. *J Wound Care.* 2016;25(suppl 7):S4-S9.

95. Kirsner RS, Sabolinski ML, Parsons NB, Skornicki M, Marston WA. Comparative effectiveness of a bioengineered living cellular construct vs. a dehydrated human amniotic membrane allograft for the treatment of diabetic foot ulcers in a real world setting. *Wound Repair Regen.* 2015;23(5):737-744.

96. Warner M, Lasyone L. An open-label, single-center, retrospective study of cryopreserved amniotic membrane and umbilical cord tissue as an adjunct for foot and ankle surgery. *Surg Technol Int.* 2014;25: 251-255.

97. Shah AP. Using amniotic membrane allografts in the treatment of neuropathic foot ulcers. *J Am Podiatr Med Assoc.* 2014;104(2):198-202.

98. Zelen CM, Serena TE, Denoziere G, Fetterolf DE. A prospective randomised comparative parallel study of amniotic membrane wound graft in the management of diabetic foot ulcers. *Int Wound J.* 2013;10(5): 502–507.

99. Werber B, Martin E. A prospective study of 20 foot and ankle wounds treated with cryopreserved amniotic membrane and fluid allograft. *J Foot Ankle Surg.* 2013;52(5):615–621.

100. Garras DN, Scott RT. Plantar fasciitis treatment with particulated human amniotic memebrane. *Foot & Ankle Orthopaedics.* 2016;1(1):2473011416S2473000245.

101. Covell DJ, Cohen B, Ellington JK, Jones CP, Davis WH, Anderson RB. The use of cryo-preserved umbilical cord plus amniotic membrane tissues in the resection of tarsal coalition. *Foot & Ankle Orthopaedics.* 2016;1(1): 2473011416S2473000311.

102. Hanselman AE, Tidwell JE, Santrock RD. Cryopreserved human amniotic membrane injection for plantar fasciitis: a randomized, controlled, double-blind pilot study. *Foot Ankle Int.* 2015;36(2):151–158.

103. Zelen CM, Poka A, Andrews J. Prospective, randomized, blinded, comparative study of injectable micronized dehydrated amniotic/chorionic membrane allograft for plantar fasciitis—a feasibility study. *Foot & Ankle International.* 2013;34(10):1332–1339.

第 17 章

骨折治疗中的生物制剂

STEPHEN L. DAVIS, MD

引言

骨折是发病率高、劳动力生产率下降和医疗经济成本上升的重要驱动因素[1]。尽管很难确定确切的数字，但是有一项芬兰的研究报告称，每年女性1 000 人中有骨折 53.4 例，男性每 1 000 人每年骨折 24.9 例[2]。延迟愈合和不愈合仍然是骨折治疗中的严重并发症，仅在美国每年报告的延迟愈合和不愈合病例分别就有 60 万和 10 万人[3]。

大量研究致力于提高骨折的最终愈合率和预防并发症。骨折治疗中的生物添加剂和补充剂是一个关键的发展领域。FDA 对骨折的生物治疗进行过定义，定义涵盖了广泛的治疗方法，包括血液和血液成分、干细胞、组织移植、重组蛋白和基因疗法[4]。一般来说，生物治疗的目的是增强自然骨折愈合过程的一个或多个方面。这包括刺激具有形成骨的能力的细胞（骨诱导），增加能够产生骨的细胞的数量或可用性（骨生成），增强血管生长和增殖，提供有利于细胞附着和骨骼构建的支架（骨传导性）[5]。对骨折生物治疗方面文献的全面回顾，已然远远超出了本书的范围，所以本章旨在概述目前骨折治疗中的生物治疗方法。

何时该考虑生物制剂

90%~95% 的骨折不需要进行生物制剂治疗，只需简单固定或使用标准内固定技术，患处即可自行愈合[6]。目前还没有明确标准来确定是否需要进行骨折生物制剂治疗，不过文献中引用的常见适用症包括骨折不愈合和骨缺损[7,8]。骨折生物制剂治疗的临界骨缺损尺寸，通常定义为大于 50% 的圆周骨缺损或 2cm 的缺损,这样的缺损可能是由于开放性骨折中的骨质流失或由骨折部位受感染骨所致[9]。在这两种情况下,愈合反应的减弱或是缺损的大小超过了身体骨折愈合的自然能力,并导致了身体愈合潜力不足以促进骨融合。

特定生物制剂的选择将取决于具体的临床情况。例如,骨髓抽吸物(bone marrow aspirate, BMA)注射可能有助于胫骨在无菌性不愈合的情况下实现稳定地固定[10,11]。节段性缺陷可能需要更全面的治疗,例如自体骨移植治疗,移植体含有血管增殖性、成骨性、骨诱导性和骨传导性成分[12]。患者自身的因素也可能会影响治疗物的选择,如感染、软组织覆盖或其他医疗问题都属于患者自身因素。

本章的其余部分将讨论可用于解决骨不连和骨缺损的各种生物材料。

自体移植

目前,自体移植被认为是治疗骨不连和骨缺损的"金标准",也是与其他治疗方法进行比较的标准。自体移植有很多优点:材料易获得,比大多数市场上可买到的替代品便宜,具有成骨性、骨诱导性和骨传导性,在已有研究中有成功的记录,移植材料可以从各种解剖部位获得,使用后不会有疾病传播的风险。缺点包括移植可能受到供体部位发病情况的影响,以及对大缺损移植体体积的限制[13]。前、后髂嵴历来是移植体采集最常用的部位,慢性疼痛可能是这些部位的并发症,尽管有证据表明并发症的发生率可能低于之前的报道[14]。可冲洗抽吸扩孔器(RIA, Synthes, West Chester, PA)是一种抽吸扩孔器,可用于从股骨髓内管获取骨。有研究显示,使用 RIA 从股骨获取的骨比自体髂嵴具有更高浓度的生长因子[15],使用 RIA 也可以获得更大体积的材料[16]。有研究表明,与使用更为传统采集技术获得的骨髓干细胞相比,从这些扩孔器中获得的干细胞显示出相似的成骨潜能[17]。还有研究表明,RIA 排出的废液提高了骨保护素、骨钙素和骨桥蛋白的水平,而这些都是已知的骨形成刺激因子[18]。也有一级证据表明,与前髂嵴移植相比,通过 RIA 获取的材料可使骨愈合率和移植物体积增加[19]。但如果不使用适当的技术,RIA 也可能引发独特的并发症,包括医源性股骨骨折和失血[20]。

骨空隙填充剂

在本章中,合成骨空隙填充剂被认为是一种生物佐剂,因为它们提供了一种骨传导基质以促进骨的增殖[21]。一些填充剂有助于提供机械支持,而另一些填充剂则是作为自体移植物的载体(例如 BMA)[22]。像磷酸钙和硫酸钙这样的骨空隙填充剂没有骨诱导性或成骨性,它们在不破坏正常骨的情况下很难被完全清除,因而可能对治疗感染构成挑战。

磷酸钙是一种可注射的糊状物,在身体温暖的环境中会硬化,从而形成一种与骨矿物相类似、但比骨矿物相更高的抗压强度[22]。它通常用于加强固定和稳定干骺端缺陷,特别是在关节周围骨折(如胫骨平台或桡骨远端骨折)的情况下[23],它有助于支持复位后凹陷的关节碎片[24]。有一级证据证明在自体移植物上使用磷酸钙,可以防止胫骨平台凹陷骨折中的下沉(图 17.1)[25]。磷酸钙可以被破骨细胞缓慢吸收,通常在一年或更长时间内被板层骨取代[26](图 17.2)。

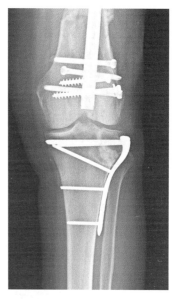

图 17.1　在胫骨平台骨折的 X 光照片中,放射性致密材料磷酸钙骨固定物是可见的,固定物可以支持大且凹陷的关节段。磷酸钙的注射质量使其能够填充整个缺陷,然后硬化以获得最佳程度的腔支撑(Stephen L.Davis, MD 供图)

硫酸钙是骨空隙填充剂的另一种选择,通常以颗粒或粉末形式存在,可以与自体移植源或粉末抗生素混合,然后铸成特定形状。硫酸钙与磷酸钙的不同之处在于,它具有较低的抗压强度和更快的再吸收速度[27]。由于这种快速的再吸收和较弱的机械性能,它对于增加移植体体积和管理死腔更为有用,同时还可以提供用于治疗感染的抗生素[28]。相对于使用不可吸收的聚甲基丙烯酸甲酯制备抗生素材料而言,使用硫酸钙材料是不需要进行第二次手术移除材料的(图 17.3)。不过,使用硫酸钙会引发伤口引流的并发症[29]。

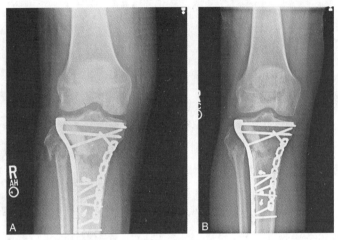

图 17.2 术后第 2 周（A）和术后第 8 个月（B）胫骨平台骨折的射线 X 光照片，结果显示磷酸钙缓慢地被吸收（Stephen L. Davis，MD 供图）

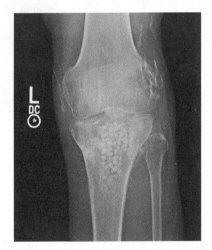

图 17.3 硫酸钙小球结合抗生素治疗胫骨近端骨髓炎（Stephen L.Davis，MD 供图）

骨形态发生蛋白在骨折愈合中的作用

骨形态发生蛋白（bone morphogenic protein，BMP）是一组信号分子，是转化生长因子 β（transforming growth factor beta，TGF-β）家族的一部分，是

已知的强骨诱导剂[30]。因此,对于它们的临床应用引起了人们的广泛兴趣。目前市场上有两种 FDA 批准的 BMP 产品:重组人 BMP-2(recombinant human BMP-2, rhBMP-2)和重组人 BMP-7(recombinant human BMP-7, rhBMP-7)。

研究 rhBMP-2 使用的两个最显著的随机临床试验是 BESTT 试验[31] 和 BESTT-ALL 试验[32]。BESTT 试验报告了三个治疗组对开放性胫骨骨干骨折的疗效:标准髓内钉、髓内钉配合 rhBMP-2 覆盖在 0.75mg/mL 浓度可吸收胶原海绵上、髓内钉配合 rhBMP-2 覆盖在 1.50mg/mL 浓度可吸收胶原海绵上。将 450 例患者随机分到这三个治疗组,结果观察到次要干预的剂量依赖性有所降低。此外,与对照组相比,1.50mg/mL 组在第 6 个月时的结合率增加了 21%;与对照组相比,Gustilo-Anderson ⅢA 和 ⅢB 型骨折的感染率也显著降低。目前很难确定 BMP 与感染预防之间是否存在真正的关系。

在 BESTT-ALL 试验中,研究对象是 30 位患者,这些患者在胫骨骨干骨折髓内钉治疗后,平均还有 4cm 残余皮质缺损。平均在第一次手术治疗之后的第 11 周,对这些患者使用 ICBG 治疗,或是使用自体移植物芯片结合 rhBMP-2 覆盖在可吸收胶原海绵上进行治疗。两组患者的愈合效果在统计学上是相当的,在 ICBG 组为 10/15,rhBMP-2 组为 13/15;而且两组在功能结果上没有差异。

关于 rhBMP-7 的研究主要集中在胫骨无菌性骨不连。一项比较了 rhBMP-7 与标准自体移植(ICBG)应用的随机对照试验发现,它们与髓内钉联合使用治疗胫骨干不连时,愈合率是相似的(分别为 81% 和 84%)[33]。这些结果在一些病例中得到了重复验证,应用 rhBMP-7 修复胫骨干不连内固定的愈合率为 89%[34],应用 rhBMP-7 修复长骨不连内固定的愈合率为 87%[35]。

总之,使用 rhBMP-7 作为自体骨移植治疗长骨不连是一种可行的候选方法,这一点是得到文献支持的,不过对于手术的价格也应是在考虑范围之内的。rhBMP-2 的使用可能仅限于应对 Gustilo-Anderson Ⅲ 型胫骨开放性骨折。

细胞疗法

帮助骨折愈合的一种更具研究性和更具前景性的生物制剂是细胞疗法，通常被称为"干细胞"疗法。在这种治疗中，由间充质干细胞（mesenchymal stem cell，MSC）和/或结缔组织祖细胞（connective tissue progenitor cell，CTP）组成的祖细胞被输送到骨折或不愈合部位，以帮助患处的愈合。MSC 是具有分化潜能的多能性细胞，可以分化为成骨细胞、肌腱细胞、成肌细胞、软骨细胞、成纤维细胞和脂肪细胞[36]。MSC 是真正的"干细胞"，因为它们可以进行自我复制。而 CTP 也是多能性细胞，能够分化为上述所有细胞系，但却失去了自我复制的能力。以细胞为基础的治疗，其基本原理是这些细胞能够分化为成熟成骨细胞，在体内传递这些细胞有助于在萎缩性骨不连部位形成骨骼。

这些细胞可以通过不同的方式获得和传递。第一种方法，是一种更常见的方法，使用 BMA。BMA 含有不同浓度的 MSC 和 CTP。BMA 通常是通过微创手术采集的，在该手术直接将插管插入到髂嵴中，与传统的髂嵴骨移植相比，BMA 更具优势，因为其具有较低的供体部位发病率。然后可将 BMA 直接送至手术部位，或通过离心机进行浓缩［骨髓浓缩物（concentrated bone marrow aspirate，cBMA）］。手术所需祖细胞的最佳数量目前尚不清楚，但有证据表明，可能需要每立方厘米至少 1 500 个祖细胞的浓度来充分刺激骨愈合，而只能通过离心浓缩才能达到这样的要求[37]。最近的一项系统性综述指出，cBMA 在包括骨不连在内的一系列临床应用中都得到了支持，而且还指出，准确的浓度和离心设置在不同的研究中是有很大差异的[38]。因此，许多文献都集中在讨论 cBMA 上。

另一种治疗方法是将从 BMA 中把 MSC 分离出来。有多种方法可以实现这一点，但是这一过程细节讨论不在本章的范围内。生长因子可以添加到体外的 MSC 中，以帮助引导其分化成骨细胞系。最近有一项研究使用了小鼠骨不连模型，其结果表明在纤维蛋白胶基质中将培养的 MSC 传递到骨不连患处后，骨形成和扭转刚度都得到了改善[39]。因为分离培养的 MSC 在使用过程中涉及较高的复杂性和较多的处理过程，因此这类治疗虽然令人兴奋，但目前主要还是试验阶段。因此，大多数人的细胞疗法都局限于 BMA。

在三种常见的临床情况中，细胞疗法可用于帮助骨折愈合。第一种情况是固定急性骨折,第二种是经皮注射到不愈合部位,第三种是在翻修开放复位内固定治疗骨不连的过程中添加移植物。

有限的证据支持 BMA 可以治疗没有严重缺陷的急性骨折。在一项随机对照实验中,对胫骨远端关节外骨折患者进行了研究,在该研究中观察了术后第 3~6 周时间内两种治疗之间的差异,一种治疗是单独手术,另一种则是手术再结合混合物注射治疗,混合物包含富血小板血浆(platelet rich plasma,PRP)、MSC 和脱钙骨基质(demineralized bone matrix,DBM)[40]。结果发现,在临床和影像学显示愈合的时间上,细胞疗法对应的时间显著缩短。不过,这两组患者的患处均未显示不愈合的现象,这也使人们对治疗的成本效益提出了质疑。

经皮注射 BMA 用以治疗无菌、萎缩性骨不连的情况,也得到了较多的文献支持。一项回顾性研究表明,在长骨不连部位经皮注射 cBMA 后,骨愈合率为 79.6%[41]。类似的研究还显示经皮注射 BMA 后的结合率为 82%[42]、60%[43]、95%[44]、50%[45]、67%[10] 和 75%[46]。不过这些研究大多都是回顾性的,样本量较小。然而,这些研究都体现出了一个趋势,即无菌长骨不连的临床和放射图像结合率都有所改善。

BMA 也可与骨空隙填充物或其他移植载体一起用于修复骨不连的切开复位和内固定。在这种情况下,通常来自髂骨嵴的自体移植仍是公认的“金标准”。然而,人们对使用 cBMA 替代标准 ICBG 产生了兴趣。一项研究比较了 10 例萎缩性骨不连患者,这些患者都接受了开放复位内固定(open reduction internal fixation,ORIF)的治疗,其中一组患者还接受了羟基磷灰石晶体结合 cBMA 的增强治疗,另一组患者还接受了标准 ICBG 的增强治疗。两组患者在第 12 个月时的影像学结合、疼痛评分和功能结果均显示相同的结果[47]。

总结

文献中对生物制剂在骨折治疗中的应用有很好的支持。不过理想的生物制剂类型、应用时间和应用方法仍然不清楚,但这些条件可能需要取决于具体的临床情况。

自体骨移植仍然是治疗各种疾病的“金标准”,包括骨不连和小于临界尺寸的骨缺陷。髂嵴骨移植有着悠久的成功历史,但髓内扩孔也显示出了良好的前景。

骨空隙填充剂可用于填充骨缺损,提供骨传导基质,并增强内固定的稳定性。它们也有助于增加移植物的体积以填补骨缺损,并在管理死腔的同时将抗生素输送到深部感染部位。

BMA 既可以经皮注射到骨不连部位,也可以在修复时与骨空隙填充物混合,作为开放式自体骨移植的替代方法。文献中对 BMA 使用的支持也越来越多。BMP 在骨折治疗中的应用目前仅适用于高级开放性胫骨骨折或胫骨干不连,尽管在仔细考虑成本之后可能会限制其使用。在没有达到临界尺寸缺陷的急性骨折中使用生物制剂的证据不那么引人注目,成本和供体部位的发病率也都是该情况的限制因素。

尽管在这一章中没有对诱导膜技术进行讨论,但是该技术对重建临界尺寸缺陷有着巨大前景,诱导膜技术可配合自体移植、BMP、细胞治疗和骨空隙填充剂一起使用。关于诱导膜技术更细节的讨论超出了本章的范围,当前已有大量的文献支持其应用,并在很大程度上取代了骨运输和其他治疗大骨缺损的技术。

未来骨折的生物治疗方向包括全身应用抗凝血素抗体、抗 Dkk-1 抗体(anti-Dkk-1)、重组甲状旁腺激素(parathyroid hormone, PTH)和基因治疗等。虽然这些类型的治疗仍然是处于实验阶段,但是仍然令人兴奋,并可能在未来的人类骨折治疗中发挥处重要的作用。

(郑宇轩　译　冀全博　审)

参考文献

1. Heckman JD, Sarasohn-kahn J. The economics of treating tibia fractures. The cost of delayed unions. *Bull Hosp Jt Dis.* 1997;56(1):63–72.
2. Piirtola M, Vahlberg T, Isoaho R, Aarnio P, Kivelä SL. Incidence of fractures and changes over time among the aged in a Finnish municipality: a population-based 12-year follow-up. *Aging Clin Exp Res.* 2007;19(4):269–276.
3. Miranda MA, Moon MS. Treatment strategy for nonunions and malunions. In: Stannard JP, Schmidt AH, Kregor PJ, eds. *Surgical Treatment of Orthopaedic Trauma.* Vol. 1. New York, NY: Thieme; 2007:77–100.
4. Virk MS, Lieberman JR. Biologic adjuvants for fracture healing. *Arthritis Res Ther.* 2012;14(6):225.
5. Lieberman JR. Orthopaedic gene therapy. Fracture healing and other nongenetic problems of bone. *Clin Orthop Relat Res.* 2000;(suppl 379):S156–S158.
6. Axelrad TW, Kakar S, Einhorn TA. New technologies for the enhancement of skeletal repair. *Injury.* 2007;38(suppl 1):S49–S62.
7. Emara KM, Diab RA, Emara AK. Recent biological trends in management of fracture non-union. *World J Orthop.* 2015;6(8):623–628.
8. Bostrom MP, Saleh KJ, Einhorn TA. Osteoinductive growth factors in preclinical fracture and long bone defects models. *Orthop Clin North Am.* 1999;30(4):647–658.
9. Mackenzie EJ, Jones AS, Bosse MJ, et al. Health-care costs associated with amputation or reconstruction of a limb-threatening injury. *J Bone Joint Surg Am.* 2007;89(8):1685–1692.
10. Braly HL, O'connor DP, Brinker MR. Percutaneous autologous bone marrow injection in the treatment of distal meta-diaphyseal tibial nonunions and delayed unions. *J Orthop Trauma.* 2013;27(9):527–533.
11. Hernigou P, Mathieu G, Poignard A, Manicom O, Beaujean F, Rouard H. Percutaneous autologous bone-marrow grafting for nonunions. Surgical technique. *J Bone Joint Surg Am.* 2006;88(suppl 1 Pt 2):322–327.
12. Schwartz AM, Schenker ML, Ahn J, Willett NJ. Building better bone: the weaving of biologic and engineering

strategies for managing bone loss. *J Orthop Res.* 2017.

13. Cyril M, Barlow BT, Smith W. Management of segmental bone defects. *JAAOS.* 2015;(23):143–153.

14. Loeffler BJ, Kellam JF, Sims SH, Bosse MJ. Prospective observational study of donor-site morbidity following anterior iliac crest bone-grafting in orthopaedic trauma reconstruction patients. *J Bone Joint Surg Am.* 2012;94(18): 1649–1654.

15. Sagi HC, Young ML, Gerstenfeld L, Einhorn TA, Tornetta P. Qualitative and quantitative differences between bone graft obtained from the medullary canal (with a Reamer/Irrigator/Aspirator) and the iliac crest of the same patient. *J Bone Joint Surg Am.* 2012;94(23):2128–2135.

16. Belthur MV, Conway JD, Jindal G, Ranade A, Herzenberg JE. Bone graft harvest using a new intramedullary system. *Clin Orthop Relat Res.* 2008;466(12):2973–2980.

17. Kuehlfluck P, Moghaddam A, Helbig L, et al. RIA fractions contain mesenchymal stroma cells with high osteogenic potency. *Injury.* 2015;46(suppl 8):S23–S32.

18. Crist BD, Stoker AM, Stannard JP, Cook JL. Analysis of relevant proteins from bone graft harvested using the reamer irrigator and aspirator system (RIA) versus iliac crest (IC) bone graft and RIA waste water. *Injury.* 2016;47(8): 1661–1668.

19. Dawson J, Kiner D, Gardner W, Swafford R, Nowotarski PJ. The reamer-irrigator-aspirator as a device for harvesting bone graft compared with iliac crest bone graft: union rates and complications. *J Orthop Trauma.* 2014;28(10): 584–590.

20. Dimitriou R, Mataliotakis GI, Angoules AG, Kanakaris NK, Giannoudis PV. Complications following autologous bone graft harvesting from the iliac crest and using the RIA: a systematic review. *Injury.* 2011;42(suppl 2):S3–S15.

21. Bajada S, Harrison PE, Ashton BA, Cassar-pullicino VN, Ashammakhi N, Richardson JB. Successful treatment of refractory tibial nonunion using calcium sulphate and bone marrow stromal cell implantation. *J Bone Joint Surg Br.* 2007;89(10):1382–1386.

22. Hak DJ. The use of osteoconductive bone graft substitutes in orthopaedic trauma. *J Am Acad Orthop Surg.* 2007;15(9):525–536.

23. Dickson KF, Friedman J, Buchholz JG, Flandry FD. The use of bone source hydroxyapatite cement for traumatic metaphyseal bone void filling. *J Trauma.* 2002;53(6):1103–1108.

24. Lobenhoffer P, Gerich T, Witte F, Tscherne H. Use of an injectable calcium phosphate bone cement in the treatment of tibial plateau fractures: a prospective study of twenty-six cases with twenty-month mean follow-up. *J Orthop Trauma.* 2002;16(3):143–149.

25. Russell TA, Leighton RK. Comparison of autogenous bone graft and endothermic calcium phosphate cement for defect augmentation in tibial plateau fractures. A multicenter, prospective, randomized study. *J Bone Joint Surg Am.* 2008;90(10):2057–2061.

26. Frankenburg EP, Goldstein SA, Bauer TW, Harris SA, Poser RD. Biomechanical and histological evaluation of a calcium phosphate cement. *J Bone Joint Surg Am.* 1998;80(8):1112–1124.

27. Walsh WR, Morberg P, Yu Y, et al. Response of a calcium sulfate bone graft substitute in a confined cancellous defect. *Clin Orthop Relat Res.* 2003;406:228–236.

28. Turner TM, Urban RM, Gitelis S, Kuo KN, Andersson GB. Radiographic and histologic assessment of calcium sulfate in experimental animal models and clinical use as a resorbable bone-graft substitute, a bone-graft expander, and a method for local antibiotic delivery. One institution's experience. *J Bone Joint Surg Am.* 2001;83-A(suppl 2(Pt 1)):8–18.

29. Kelly CM, Wilkins RM, Gitelis S, Hartjen C, Watson JT, Kim PT. The use of a surgical grade calcium sulfate as a bone graft substitute: results of a multicenter trial. *Clin Orthop Relat Res.* 2001;382:42–50.

30. Wang EA, Rosen V, D'alessandro JS, et al. Recombinant human bone morphogenetic protein induces bone formation. *Proc Natl Acad Sci USA.* 1990;87(6): 2220–2224.

31. Govender S, Csimma C, Genant HK, et al. Recombinant human bone morphogenetic protein-2 for treatment of open tibial fractures: a prospective, controlled, randomized study of four hundred and fifty patients. *J Bone Joint Surg Am.* 2002;84-A(12):2123–2134.

32. Jones AL, Bucholz RW, Bosse MJ, et al. Recombinant human BMP-2 and allograft compared with autogenous bone graft for reconstruction of diaphyseal tibial fractures with cortical defects. A randomized, controlled trial. *J Bone Joint Surg Am.* 2006;88(7):1431–1441.

33. Friedlaender GE, Perry CR, Cole JD, et al. Osteogenic protein-1 (bone morphogenetic protein-7) in the treatment of tibial nonunions. *J Bone Joint Surg Am.* 2001;83-A(suppl 1(Pt 2)):S151–S158.

34. Kanakaris NK, Calori GM, Verdonk R, et al. Application of BMP-7 to tibial non-unions: a 3-year multicenter experience. *Injury.* 2008;39(suppl 2):S83–S90.

35. Calori GM, Tagliabue L, Gala L, D'imporzano M, Peretti G, Albisetti W. Application of rhBMP-7 and platelet-rich plasma in the treatment of long bone non-unions: a prospective randomised clinical study on 120 patients. *Injury.* 2008;39(12):1391–1402.

36. Pittenger MF, Mackay AM, Beck SC, et al. Multilineage potential of adult human mesenchymal stem cells. *Science.* 1999;284(5411):143–147.

37. Hernigou P, Poignard A, Beaujean F, Rouard H. Percutaneous autologous bone-marrow grafting for nonunions. Influence of the number and concentration of progenitor cells. *J Bone Joint Surg Am.* 2005;87(7):1430–1437.

38. Gianakos AL, Sun L, Patel JN, Adams DM, Liporace FA. Clinical application of concentrated bone marrow aspirate in orthopaedics: a systematic review. *World J Orthop.* 2017;8(6):491–506.

39. Hao C, Wang Y, Shao L, Liu J, Chen L, Zhao Z. Local injection of bone mesenchymal stem cells and fibrin glue promotes the repair of bone atrophic nonunion in vivo. *Adv Ther.* 2016;33(5):824–833.

40. Liebergall M, Schroeder J, Mosheiff R, et al. Stem cell-based therapy for prevention of delayed fracture union: a randomized and prospective preliminary study. *Mol Ther.* 2013;21(8):1631–1638.

41. Desai P, Hasan SM, Zambrana L, et al. Bone mesenchymal stem cells with growth factors successfully treat nonunions and delayed unions. *HSS J.* 2015;11(2): 104–111.

42. Hernigou P, Guissou I, Homma Y, et al. Percutaneous injection of bone marrow mesenchymal stem cells for ankle non-unions decreases complications in patients with diabetes. *Int Orthop.* 2015;39(8):1639–1643.

43. Emadedin M, Labibzadeh N, Fazeli R, et al. Percutaneous autologous bone marrow-derived mesenchymal stromal cell implantation is safe for reconstruction of human lower limb long bone atrophic nonunion. *Cell J.* 2017;19(1):159–165.

44. Kassem MS. Percutaneous autogenous bone marrow injection for delayed union or non union of fractures after internal fixation. *Acta Orthop Belg.* 2013;79(6):711–717.

45. Guimarães JA, Duarte ME, Fernandes MB, et al. The effect of autologous concentrated bone-marrow grafting on the healing of femoral shaft non-unions after locked intramedullary nailing. *Injury.* 2014;45(suppl 5): S7–S13.

46. Goel A, Sangwan SS, Siwach RC, Ali AM. Percutaneous bone marrow grafting for the treatment of tibial non-union. *Injury.* 2005;36(1):203–206.

47. Ismail HD, Phedy P, Kholinne E, et al. Mesenchymal stem cell implantation in atrophic nonunion of the long bones: a translational study. *Bone Joint Res.* 2016;5(7):287–293.

第18章

肌肉骨肿瘤中的生物制剂

ZACHARY CAVENAUGH, MD · ADAM D. LINDSAY, MD

骨科肿瘤的靶向治疗

随着对骨和软组织肿瘤病理生理学的进一步了解,我们发现了新的治疗分子靶点。如果不讨论生物制剂在肌肉骨骼肿瘤中的应用,那么任何讲述在肌肉骨骼肿瘤学中使用生物制剂的章节都将不完整。靶向治疗以及利用生物学来控制患病基因和蛋白功能,正在作为传统细胞毒性化学疗法的替代者而发展。

地诺单抗治疗骨巨细胞瘤

骨巨细胞瘤(giant cell tumor of bone, GCTB)是一种良性但局部侵袭性的肿瘤,可导致严重骨溶解和骨质破坏。过往研究证明,GCTB 肿瘤细胞是由成骨细胞系中的间充质干细胞异常和不完全分化而来。组织学特征为具有核因子 k-β 受体激活因子(receptor activator of nuclear factor k-beta, RANK)配体(RANK Ligand, RANKL)表达的单核细胞层、髓系 RANK 阳性单核细胞和表达 RANK 的破骨细胞样巨细胞。GCTB 的这些组织学特征都使地诺单抗成为其理想的治疗策略。地诺单抗是与 RANK 特异性结合的人单克隆抗体。它通过靶向作用于侵袭性溶骨过程,进而通过两条生理学途径提供治疗:①减少 RANK 阳性巨细胞的数量;②减少过度表达 RANKL 的单核基质细胞数量(部分作者认为这是 GCTB 中的真正肿瘤细胞)。

尽管早期临床试验样本量较小,但仍出现了可喜的结果。一项评价地诺单抗治疗 GCTB 的研究发现,96%(163/169)通过手术无法治愈的患者仅接受地诺单抗治疗,疾病并未恶化[1]。同一研究还发现,在计划接受手术干预的 100 例合格患者中,74% 的患者在治疗后无需接受手术治疗;其余患者中,62% 的病态情况明显减轻。

酪氨酸激酶抑制剂应用于肉瘤

肿瘤研究的最新进展发现血管生成是一种常见途径,对多种肿瘤类型的生长、侵袭和随后的转移至关重要。多种生长因子参与了正常的生理和病理过程。血管内皮生长因子(VEGF)和血小板衍生生长因子(PDGF)的重要性已经被证实。这些生长因子可引发细胞内信号转导的级联反应,最终刺激内皮细胞的增殖、迁移和凋亡。这种信号传递过程是通过将跨膜受体的外部成分与细胞间酪氨酸激酶结合而发生的,而酪氨酸激酶引发了上述的细胞级联反应[2]。

在肉瘤中,VEGF 与其酪氨酸激酶受体之间的相互作用最近被证明是肿瘤进展的关键。这些生长因子也证明了其作为预后指标的效用,较高的血清 VEGF 水平与分化最差的软组织肉瘤密切相关[3,4],特别是在平滑肌肉瘤中,较高的水平与较差的预后和较短的生存期相关[5,6]。根据这些发现,VEGF 酪氨酸激酶受体已经成为"癌细胞"特异性疗法中开发新抗癌药的关键靶点。评价帕唑帕尼治疗软组织肉瘤疗效的初步临床研究获得了令人鼓舞的早期结果。最近的一项 III 期临床试验表明,与安慰剂相比,接受帕唑帕尼治疗的患者无进展生存期显著改善,但在研究中未发现总生存期的差异[7]。根据这些结果,FDA 批准使用帕唑帕尼治疗既往接受过化疗的晚期软组织肉瘤患者。虽然这些早期药物仍在研发的初期阶段,但它们说明了这些促血管生成的酪氨酸激酶受体的关键临床意义,以及其作为损害和抑制肿瘤生长进展的治疗靶点的潜力。

良性骨肿瘤的空隙填料:临床结果如何?

有症状的良性骨肿瘤和肿瘤样病变的治疗通常需要切除和刮除整个病变。但这将导致难以修复的骨缺损出现,必须对其进行填充,以恢复受累骨骼的机械完整性和结构支撑。自体骨移植(通常来自髂嵴)是"金标准"。然而,这导致了远离初次手术部位的额外发病率,仅从移植物获取开始[8,9],其并发症的发生率就从 8% 升高到 13%,并且移植物填充缺损非常有限,甚至不足[10]。

目前研究人员已经开发出替代方法来填补这些缺损,包括同种异体骨碎片、聚甲基丙烯酸甲酯(polymethylmethacrylate, PMMA)骨水泥和合成骨替代物。同种异体移植物避免了与供体部位发病率相关的问题,但却不能提供即刻的机械稳定性。另外,同种异体骨碎片的吸收很难从肿瘤复发中进行辨别。PMMA 骨水泥填充缺损具有即刻提供机械稳定性的优势,同时还可通过对剩余浅表肿瘤细胞进行热坏死来辅助治疗。然而,PMMA 不能保留骨量,也不允许任何骨长入。为克服这些方法的缺点,研究人员提出了人工骨移植替代肿瘤切除后缺损的方法。

目前市场上有多种钙制品可用于填充肿瘤手术后的骨缺损,包括羟基磷灰石(hydroxyapatite, HA)钙、磷酸钙和硫酸钙。60 例良性骨肿瘤患者行刮除术并用羟基磷灰石钙陶瓷片移植治疗,结果良好,无局部复发,但 3 例患者发生了病理性骨折形式的并发症[11]。最近,Yamamoto 等人对使用羟基磷灰石钙和磷酸三钙治疗的 75 例患者进行了评估,发现平均在 4.2 个月时 HA 与骨发生了融合;然而,尽管融合很好,但合成移植物并未发生再吸收,并发症发生率仍为 9%[12]。

与羟基磷灰石钙或磷酸钙相比,硫酸钙的再吸收速率与替代过程中新骨形成的速率保持一致[13]。此外,骨缺损部位生长的骨小梁在组织学上与当前自体骨移植形成的骨小梁相当[13~15]。一项评估硫酸钙作为骨移植替代品的前瞻性多中心研究发现,在 6 个月时再吸收率为 99%,并发现 88% 的骨缺损有骨小梁填充[16]。虽然本试验纳入了包括创伤、关节翻修术和融合补充而造成骨缺损的患者,但 46 例良性骨肿瘤的亚群也显示出相同的结果[16]。

对于手部骨软骨瘤的治疗,临床研究已经证明磷酸钙[17]、HA[18]和无菌熟石膏[19]可以使患者获得良好的功能预后,并且复发率极低。Pianta 等人使用手部骨软骨瘤的生物力学模型评估了不同空隙填料替代品的机械强度。研究发现,两种单独的磷酸钙骨水泥提供了极好的结构支持和即刻的机械稳定性,并与完整掌骨的结构支持和机械稳定性几乎相当[20]。相比之下,脱钙后的骨基质对空骨腔没有额外的稳定性,这使得骨强度降低到初始强度的70%。作者得出结论,使用磷酸钙骨水泥可以使手部早期运动,并防止因僵硬和术后固定引起的潜在并发症[20]。

总的来说,虽然自体骨移植仍然是"金标准",但最近的填充物替代品的进展提供了一种替代方法,可以避免潜在的供体部位发病率和并发症,同时也避免了由于有限数量的自体骨移植所遇到的困难。然而,这些潜在的好处必须与缺点加以权衡。目前合成填充物仅具有骨传导性,但没有自体骨移植的骨诱导特性,并且还会导致财政成本的额外增加。

骨关节同种异体移植物:仍然是一种选择?

自 20 世纪 70 年代以来,当肿瘤切除的同时需要完全切除自体关节面时,骨关节同种异体移植物被用来进行保肢重建。这种技术可以保留生物关节面,而无需植入假体。在文献中,骨关节同种异体移植物提供了总体可接受的功能结果,据报道,肌肉骨骼肿瘤协会(musculoskeletal Tumor Society,MSTS)的评分在 70% ~ 91%[21]。该技术的优点包括能够直接重新连接患者保留的自体肌腱和韧带,增加关节的强度和总体稳定性。此外,使用骨关节同种异体移植物可以进行骨保留,这在年轻患者中变得越来越重要,而他们在一生中可能需要至少 1 ~ 2 次的翻修[21]。

此外,骨关节同种异体骨移植的优点也在很大程度上受到重建的解剖位置的影响。具有广泛软组织、肌腱和韧带附着物的关节可以利用移植物上保留的软组织附着物来增加稳定性和功能。特别是胫骨近端的骨关节同种异体骨移植允许重建伸肌力学[22~24]。相反,像股骨远端这样很少软组织附着的部位却并不能获得同样好的效果。

然而,这些移植的失败率和整体并发症的风险仍然很高,总体并发症的发生率在 40% ~ 70% 不等[21]。Toy 等人的一项长期研究发现,在 26 名接受股骨远端骨关节同种异体移植的患者中,有 19 人发现了并发症,而这需要额外的 30 次外科手术。值得注意的是,73% 的二次手术发生在术后的前5 年[25]。Mankin 等人回顾了他们在过去 24 年中对 386 例骨关节同种异体骨移植的使用情况,发现 73% 的患者取得了良好的效果。该研究还提出了同种异体移植的寿命关键时期。如果同种异体骨在移植后的第一年内存活超过 10% 和 19% 的感染风险,那么在移植后的第 3 年中,移植骨的稳定性将达到 75%,保留时间将超过 20 年[26]。据报道,股骨远端[27]、单髁[28](股骨和胫骨)和胫骨近端[29]同种异体移植物的 5 年和 10 年生存率的稳定性分别为78%、85% 和 65%。

遗憾的是在同种异体移植重建中,并发症并不少见,总的并发症发生率高达 52%[26]。虽然骨折的风险是最常见的并发症,但感染可能更具破坏性。

一系列的试验说明,尽管只有 11% 的患者感染,但移植物感染占整个移植失败的 43%[26]。作为最常见的并发症,使用髓内钉固定时骨折风险最高,这种风险可以通过提供稳定的钢板固定来减轻。双电镀技术可进一步降低骨折风险,在同种异体骨 – 宿主骨界面提供更大的稳定性。然而,这往往需要更大的软组织切开,并可能增加移植物或硬件感染的风险。

此外,对冷冻保存的关节软骨的潜在活力的担心仍然存在。Enneking 和 Campanacci 对其同种异体移植物中的关节软骨进行了组织学检查,发现 86% 的患者在 5 年内没有存活的软骨细胞[30]。Toy 等人对股骨远端骨关节同种异体移植物进行了系列研究评估,发现 31% 的患者平均在 7.2 年时由于关节退行性病变需要进一步手术。尽管 10 年前需要二次手术患者比例相对较大,但这是一种已知且预期的晚期并发症。同样,Mankin 等人发现 16% ~ 20% 存活的骨关节同种异体移植物需要全关节置换[26],Ogilvie 则发现平均 6.6 年时会有 25% 需要进行关节置换[31]。

替代技术

关节保留切除和植入物

计算机辅助外科手术的最新进展使得外科医生能够以之前不可能的方式处理切缘的包膜。由于复发率与切除是否充分直接相关,因此手术切缘的误差空间很小[32]。此外,当肿瘤接近骺板和关节缘时,导航有助于保留最大骨量,从而保留自体关节,甚至维持生长能力。初步报告显示导航切除的准确性极佳,无重大并发症[33]。然而,在广泛使用这些技术之前,还需要更多的长期研究对它们进一步评估。

保肢手术中的同种异体移植物

同种异体移植物在寿命和耐久性方面具有良好的结果,10 年生存率高达 80%[34]。使用同种异体移植物有许多优势。首先,它可以保留宿主骨量。当需要额外的翻修手术时,这可以提供更多的手术选择,这在年轻人群中变得非常重要(图 18.1)。在身体的某些部位,它们还允许肌腱和韧带附件的解剖恢复。

然而,使用这些移植物也存在缺点和并发症。多达 70% 的接受同种异体移植物植入的患者将需要接受至少 1 次额外手术[35]。额外手术的原因通常是由于"三联征"的并发症,包括感染、骨不连和移植物断裂。据报道,其总体失败率从 10% 到 39% 不等,并且与骨关节同种异体移植物相似,这些并发症中绝大多数发生在初次手术后的前 3~4 年内[36]。之前的研究表明,如果同种异体移植物能够在这一初始时间段内存活,则晚期失败的风险可忽略不计。Mankin 等人证明 84% 的同种异体移植物获得了良好到极佳的结果,仅 13% 的同种异体移植物失败[26]。

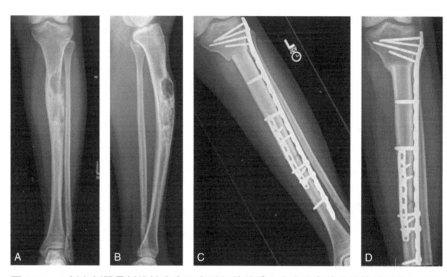

图 18.1 1 例左侧胫骨纤维性发育不良引起的釉质上皮瘤患者的术前的前后位(A)和侧位(B)X 片。采用广泛切除和腔内重建(C)进行治疗。术后 6 个月的 X 片显示近端接合处愈合,远端接合处不完全愈合(D)

目前,在优化愈合率和降低骨折风险的最佳固定方法方面仍存在争议。固定技术包括髓内钉固定、接骨板固定或两者结合(图 18.2)。接骨板固定在宿主 – 同种异体移植物界面提供了更好的加压,以最大程度提高愈合率。然而,为了获得这种加压,必须将螺钉置入同种异体植骨,这可能增加晚期移植物骨折的后续风险。这种风险可以通过使用长钢板跨越整个同种异体移植物或使用 90-90 接骨板固定技术来缓解[34]。

相比之下,髓内钉可以连接整个骨,在宿主 – 同种异体移植物界面提供支撑和稳定性,而不需要将螺钉植入同种异体移植物骨内。这种技术已被证明可降低同种异体移植物骨折的风险;但反过来,它却难以获得加压,从而增加了不愈合的风险[34]。

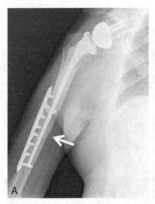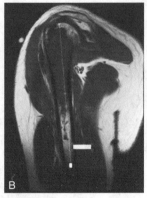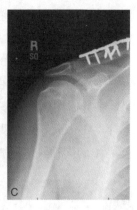

图 18.2 右侧肱骨近端中度软骨肉瘤患者的术前 X 片（A）和术前 MRI（B）。术后 X 片（C）显示肱骨近端广泛切除后的重建。使用同种异体移植物假体复合材料进行重建。髓内（肱骨柄）和髓外固定均用于桥接移植物 – 宿主连接（箭头）

替代技术

从 20 世纪 70 年代末开始，吻合血管的游离腓骨移植（free vascularized fibular graft，FVFG）已作为同种异体移植物的替代方案用于肢体重建。这种技术的主要优势在于能够通过保留骨膜袖口和腓骨营养血管维持正常的骨愈合和生物学。这对于既往接受过手术或放疗的患者的移植物修复和融合变得越来越重要，在这种情况下，即使在软组织受损的部位，采集的血液供应也可以实现即刻存活。

FVFG 通常有两种形式：①由腓骨血管供应的骨间移植物或②由胫前血管供应的近端移植物。在儿童中，使用 FVFG 可用于保留腓骨的骨骺，并允许重建骨的纵向生长。然而，FVFG 的术后方案要求至少 3 个月对患肢进行严格固定，然后进行被动活动范围的练习。并且只有在 X 线片上观察到骨性愈合时，才允许开始进行有保护的承重，而这通常发生在手术后的 5 ~ 7 个月。Zaretski 等人对采用 FVFG 治疗恶性或侵袭性骨肿瘤的一项含有 30 名患者的队列研究显示，所有患者均在石膏固定至少 3 个月后，愈合率达 100%，而下肢平均愈合时间为 4.8 个月，上肢平均愈合时间为 3.8 个月。尽管影像学上出现了愈合，但完全负重却直到手术后平均 9.2 个月才实现[36]。

体外失活自体移植物重建

肿瘤切除导致的巨大缺损或解剖轮廓不规则，给手术带来了独特的挑战。1968 年，Spira 和 Lubin 首次报道使用体外失活自体移植物有助于为这种独特的手术困境提供可能的解决方案。通过在肿瘤根除后使用患者自身的骨，它提供了大量同种异体移植物，其轮廓完美适合该患者的特定解剖结构[37]。这种技术对于骨盆肿瘤尤其有利。然而，这种技术也并不是没有其自身的风险和并发症。既往研究已证实并发症与用于对自体移植物进行灭菌的辐射剂量之间存在相关性。使用 50Gy 剂量时，深部感染和应力性骨折的发生率均为 7.7%，且未发生局部复发[38]。相比之下，Sys 等报告了 16 例接受体外辐照自体移植物治疗的患者中有 13 例出现并发症，并且术中采用 300Gy 剂量时，肿瘤局部复发后的死亡率达 46.7%[39]。

　　总的来说，每种技术都有自己的优缺点。应根据每例患者的预后以及自身目标和术后生活期望，然后决定何种手术。

（郑宇轩　译　冀全博　审）

参考文献

1. Thomas D, Henshaw R, Skubitz K, et al. Denosumab in patients with giant-cell tumour of bone: an open-label, phase 2 study. Lancet Oncol. 2010;11(3):275–280. https://doi.org/10.1016/S1470-2045(10)70010-3.
2. Ranieri G, Mammì M, Donato Di Paola E, et al. Pazopanib a tyrosine kinase inhibitor with strong anti-angiogenetic activity: a new treatment for metastatic soft tissue sarcoma. Crit Rev Oncol Hematol. 2014;89(2):322–329. https://doi.org/10.1016/j.critrevonc.2013.08.012.
3. Graeven U, Andre N, Achilles E, Zornig C, Schmiegel W. Serum levels of vascular endothelial growth factor and basic fibroblast growth factor in patients with soft-tissue sarcoma. J Cancer Res Clin Oncol. 1999;125(10):577–581. http://www.ncbi.nlm.nih.gov/pubmed/10473871.
4. Chao C, Al-Saleem T, Brooks JJ, Rogatko A, Kraybill WG, Eisenberg B. Vascular endothelial growth factor and soft tissue sarcomas: tumor expression correlates with grade. Ann Surg Oncol. 2001;8(3):260–267. http://www.ncbi.nlm.nih.gov/pubmed/11314944.
5. Potti A, Ganti AK, Foster H, et al. Immunohistochemical detection of HER-2/neu, c-kit (CD117) and vascular endothelial growth factor (VEGF) overexpression in soft tissue sarcomas. Anticancer Res. 2004;24(1):333–337. http://www.ncbi.nlm.nih.gov/pubmed/15015617.
6. Potti A, Ganti AK, Tendulkar K, et al. Determination of vascular endothelial growth factor (VEGF) overexpression in soft tissue sarcomas and the role of overexpression in leiomyosarcoma. J Cancer Res Clin Oncol. 2004;130(1):52–56. https://doi.org/10.1007/s00432-003-0504-0.
7. van der Graaf WT, Blay J-Y, Chawla SP, et al. Pazopanib for metastatic soft-tissue sarcoma (PALETTE): a randomised, double-blind, placebo-controlled phase 3 trial. Lancet. 2012;379(9829):1879–1886. https://doi.org/10.1016/S0140-6736(12)60651-5.
8. Jäger M, Westhoff B, Wild A, Krauspe R. Bone Harvesting from the iliac crest. Orthopäde. 2005;34(10):976–994. https://doi.org/10.1007/s00132-005-0839-0.
9. Younger EM, Chapman MW. Morbidity at bone graft donor sites. J Orthop Trauma. 1989;3(3):192–195. http://www.ncbi.nlm.nih.gov/pubmed/2809818.
10. Le Guéhennec L, Layrolle P, Daculsi G. A review of bioceramics and fibrin sealant. Eur Cell Mater. 2004;8:1–10+1 http://www.ncbi.nlm.nih.gov/pubmed/15494929.
11. Uchida A, Araki N, Shinto Y, Yoshikawa H, Kurisaki E, Ono K. The use of calcium hydroxyapatite ceramic in bone tumour surgery. J Bone Joint Surg Br. 1990;72(2):298–302. https://doi.org/10.1302/0301-620X.72B2.2155908.
12. Yamamoto T, Onga T, Marui T, Mizuno K. Use of hydroxyapatite to fill cavities after excision of benign bone tumours. Clinical results. J Bone Joint Surg Br. 2000;82(8):1117–1120. http://www.ncbi.nlm.nih.gov/pubmed/11132269.
13. Turner TM, Urban RM, Gitelis S, Kuo KN, Andersson GB. Radiographic and histologic assessment of calcium sulfate in experimental animal models and clinical use as a resorbable bone-graft substitute, a bone-graft expander, and a method for local antibiotic delivery. One institution's experience. J Bone Joint Surg Am. 2001;83-A(suppl 2(Pt 1):8–18. http://www.ncbi.nlm.nih.gov/pubmed/11685848.
14. Turner TM, Urban RM, Hall DJ, Cheema N, Lim TH. Restoration of large bone defects using a hard-setting, injectable putty containing demineralized bone particles compared to cancellous autograft bone. Orthopedics. 2003;26(suppl 5):s561–s565. http://www.ncbi.nlm.nih.gov/pubmed/12755226.
15. Kelly CM, Wilkins RM. Treatment of benign bone lesions with an injectable calcium sulfate-based bone graft substitute. Orthopedics. 2004;27(suppl 1):s131–s135. http://www.ncbi.nlm.nih.gov/pubmed/14763545.
16. Kelly CM, Wilkins RM, Gitelis S, Hartjen C, Watson JT, Kim PT. The use of a surgical grade calcium sulfate as a bone graft substitute: results of a multicenter trial. Clin Orthop Relat Res. 2001;382:42–50. http://www.ncbi.nlm.nih.gov/pubmed/11154003.
17. Yasuda M, Masada K, Takeuchi E. Treatment of enchon-

droma of the hand with injectable calcium phosphate bone cement. *J Hand Surg Am*. 2006;31(1):98–102. https://doi.org/10.1016/j.jhsa.2005.08.017.

18. Joosten U, Joist A, Frebel T, Walter M, Langer M. The use of an in situ curing hydroxyapatite cement as an alternative to bone graft following removal of enchondroma of the hand. *J Hand Surg Am*. 2000;25(3):288–291. https://doi.org/10.1054/jhsb.2000.0383.

19. Gaasbeek RDA, Rijnberg WJ, van Loon CJM, Meyers H, Feith R. No local recurrence of enchondroma after curettage and plaster filling. *Arch Orthop Trauma Surg*. 2005;125(1):42–45. https://doi.org/10.1007/s00402-004-0747-5.

20. Pianta TJ, Baldwin PS, Obopilwe E, Mazzocca AD, Rodner CM, Silverstein EA. A biomechanical analysis of treatment options for enchondromas of the hand. *HAND*. 2013;8(1):86–91. https://doi.org/10.1007/s11552-012-9476-3.

21. Bus MPA, van de Sande MAJ, Taminiau AHM, Dijkstra PDS. Is there still a role for osteoarticular allograft reconstruction in musculoskeletal tumour surgery? *Bone Joint J*. 2017;99-B(4):522–530. https://doi.org/10.1302/0301-620X.99B4.BJJ-2016-0443.R2.

22. Abed YY, Beltrami G, Campanacci DA, Innocenti M, Scoccianti G, Capanna R. Biological reconstruction after resection of bone tumours around the knee. *J Bone Joint Surg Br*. 2009;91-B(10):1366–1372. https://doi.org/10.1302/0301-620X.91B10.22212.

23. Ayerza MA, Aponte-Tinao LA, Abalo E, Muscolo DL. Continuity and function of patellar tendon host-donor suture in tibial allograft. *Clin Orthop Relat Res*. 2006;450:33–38. https://doi.org/10.1097/01.blo.0000229291.21722.b5.

24. Brien EW, Terek RM, Healey JH, Lane JM. Allograft reconstruction after proximal tibial resection for bone tumors. An analysis of function and outcome comparing allograft and prosthetic reconstructions. *Clin Orthop Relat Res*. 1994;(303):116–127. http://www.ncbi.nlm.nih.gov/pubmed/8194221.

25. Toy PC, White JR, Scarborough MT, Enneking WF, Gibbs CP. Distal femoral osteoarticular allografts: long-term survival, but frequent complications. *Clin Orthop Relat Res*. 2010;468(11):2914–2923. https://doi.org/10.1007/s11999-010-1470-x.

26. Mankin HJ, Gebhardt MC, Jennings LC, Springfield DS, Tomford WW. Long-term results of allograft replacement in the management of bone tumors. *Clin Orthop Relat Res*. 1996;(324):86–97. http://www.ncbi.nlm.nih.gov/pubmed/8595781.

27. Muscolo DL, Ayerza MA, Aponte-Tinao LA, Ranalletta M. Use of distal femoral osteoarticular allografts in limb salvage surgery. *J Bone Jt Surg*. 2005;87(11):2449. https://doi.org/10.2106/JBJS.D.02170.

28. Muscolo DL, Ayerza MA, Aponte-Tinao LA, Abalo E,

Farfalli G. Unicondylar osteoarticular allografts of the knee. *J Bone Jt Surg*. 2007;89(10):2137. https://doi.org/10.2106/JBJS.F.01277.

29. Muscolo DL, Ayerza MA, Farfalli G, Aponte-Tinao LA. Proximal tibia osteoarticular allografts in tumor limb salvage surgery. *Clin Orthop Relat Res*. 2010;468(5):1396–1404. https://doi.org/10.1007/s11999-009-1186-y.

30. Enneking WF, Campanacci DA. Retrieved human allografts: a clinicopathological study. *J Bone Joint Surg Am*. 2001;83-A(7):971–986. http://www.ncbi.nlm.nih.gov/pubmed/11451965.

31. Ogilvie CM, Crawford EA, Hosalkar HS, King JJ, Lackman RD. Long-term results for limb salvage with osteoarticular allograft reconstruction. *Clin Orthop Relat Res*. 2009;467(10):2685–2690. https://doi.org/10.1007/s11999-009-0726-9.

32. Picci P, Sangiorgi L, Rougraff BT, Neff JR, Casadei R, Campanacci M. Relationship of chemotherapy-induced necrosis and surgical margins to local recurrence in osteosarcoma. *J Clin Oncol*. 1994;12(12):2699–2705. https://doi.org/10.1200/JCO.1994.12.12.2699.

33. Wong KC, Kumta SM. Joint-preserving tumor resection and reconstruction using image-guided computer navigation. *Clin Orthop Relat Res*. 2013;471(3):762–773. https://doi.org/10.1007/s11999-012-2536-8.

34. Panagopoulos GN, Mavrogenis AF, Mauffrey C, et al. Intercalary reconstructions after bone tumor resections: a review of treatments. *Eur J Orthop Surg Traumatol*. 2017;27(6):737–746. https://doi.org/10.1007/s00590-017-1985-x.

35. Bus MPA, Dijkstra PDS, van de Sande MAJ, et al. Intercalary allograft reconstructions following resection of primary bone tumors. *J Bone Jt Surg*. 2014;96(4):e26. https://doi.org/10.2106/JBJS.M.00655.

36. Zaretski A, Amir A, Meller I, et al. Free fibula long bone reconstruction in orthopedic oncology: a surgical algorithm for reconstructive options. *Plast Reconstr Surg*. 2004;113(7):1989–2000. http://www.ncbi.nlm.nih.gov/pubmed/15253188.

37. Spira E, Lubin E. Extracorporeal irradiation of bone tumors. A preliminary report. *Isr J Med Sci*. 2018;4(5):1015–1019. http://www.ncbi.nlm.nih.gov/pubmed/5251288.

38. Krieg AH, Mani M, Speth BM, Stalley PD. Extracorporeal irradiation for pelvic reconstruction in Ewing's sarcoma. *J Bone Joint Surg Br*. 2009;91-B(3):395–400. https://doi.org/10.1302/0301-620X.91B3.21164.

39. Sys G, Uyttendaele D, Poffyn B, Verdonk R, Verstraete K. Extracorporeally irradiated autografts in pelvic reconstruction after malignant tumour resection. *Int Orthop*. 2002;26(3):174–178. https://doi.org/10.1007/s00264-002-0352-6.

第五部分 未来方向

第 19 章

骨科手术领域的再生工程

CATO T. LAURENCIN, MD, PHD · MARY A. BADON, MD, MBA

再生工程旨在解决再生领域中最复杂、最相关的问题,即如何再生由多种类型组织组成的复杂结构,以提高生活质量,扩大可由现代生物医学科学处理的结构性和生物学疾病范围。为了完成这项任务,再生工程人员必须使用来自许多传统研究领域的工具,包括组织工程、材料科学、生物工程和发育生物学,以及医学和外科领域的观察和应用。再生工程专注于许多领域,但除了对现有材料进行再开发外,还有新材料的开发,然后用于促进生物过程,以及使组织直接生长和发育成具有与其原始组织相同的功能和完整的结构。

本章将提供一些背景资料,介绍作为促进组织生长的支架材料,以深入了解那些再生组织中的细胞重新进入细胞周期并重新分化为功能性成体细胞所必须利用或修改的生物学过程。此外,我们将描述该领域创新的重要性,以及再生工程如何将科学家、工程师和临床医生聚集在一起,不仅形成一种持续且逐步提高的进步,而且促进真正具有颠覆性的创新,同时改变骨科领域提供的医疗保健方式。

虽然应用不应该规定为基础科学的范围或方向,但强调现代外科医生面临的一些最具挑战性的问题是很重要的。这包括由于创伤、感染、癌症和炎症导致的骨和组织丢失。外科医生虽然擅长重建组织功能性结构,但同时也会受到手术时存在的组织限制。在此,再生工程领域的潜在贡献在于重建组成成分,骨科医生可以使用这项技术在有系统缺失或已经丢失的地方重建功能性肌肉骨骼系统。

组织再生与再生工程的作用

再生模拟了生物体在发育的几个阶段中组织形成的自然过程。胚胎组织形成（通常在胎儿期形成的组织）、组织生长和发育（胎儿和出生后）、重塑（降解－形成）和愈合（修复与再生）。重要的是要区分正常愈合过程中修复组织中存在的功能性差异，而这些组织则是通过再生工程产生的。

再生工程的一个方面侧重于使用早期组织形成阶段的线索，并将其应用于后来发生的损伤等。这样做的目的是希望引导成体组织远离简单的修复，即组织中的缺损由相对无生物活性的、无功能的组织（如瘢痕）填充。伤口愈合是物种间保守的进化过程，包括炎症形成、血液凝固、细胞增殖和细胞外基质（ECM）重塑[1]，从而形成明显的瘢痕。另一方面，再生将导致组织中的缺损或损伤中充满与周围原始天然组织无法区分的再生物。

组织间隙或大瘢痕带来了具有重大临床后果的生物学挑战。例如，肺栓塞或心肌梗死将会导致相对不顺从的瘢痕取代具有生物活性的组织，从而降低器官的整体功能，因为瘢痕不能进行器官的运转。低级的瘢痕组织不能模仿组织的原始结构和组成。瘢痕不仅取代了原始的有功能的组织，还因为物理作用限制了组织动态运动，进而阻碍了器官的其他功能。这些间隙或瘢痕可以集中在单个区域，就像组织梗死一样，但也可以像感染那样在原始的正常组织中弥漫性分布。即使是局部损伤，例如心梗、肺栓塞，也会相应地导致充血性心力衰竭、限制性肺疾病。疾病过程也会使受影响的组织发生更多的弥漫性变化。典型的像手部的蜂窝织炎，感染清除后，软组织的顺应性降低，导致关节囊挛缩、整个皮肤和肌肉的生长受限，进而产生一系列的问题：运动范围减少、自身感觉不适、精细运动困难[2]。类似的，在某些自身免疫性疾病中可以观察到因组织发生弥漫性改变而对组织顺应性产生了影响，例如系统性硬化症（一种慢性多系统自身免疫性疾病），其特征是血管病变、皮肤和各种内脏的弥漫性纤维化以及免疫异常[3]。

再生工程旨在为生物缺陷创建物理学和生物学方面的解决方案。理想情况下，使用材料时，应考虑工程基质，以便它们可以向周围组织内的多能细胞产生适当且同步的生物和物理信号，以刺激与周围生物环境相邻的生物学同一组织的形成。植入物同时作为组织长入和融合的模板。支架材料的选择、任何结合在其物理排列和结构中的生物制剂,以及它们组装的特性,都可能对干细胞分化为组织并最终在肌肉骨骼系统中发挥作用的能力产生巨大影响。

当谈论到再生工程问题时,工程人员必须决定采用何种再生策略来进行多组织结构再生。本质上,大多数组织发育发生在胚胎发育、现有组织重塑或损伤愈合期间。每种再生策略可能包括完全不同的信号提示,以刺激生长。例如,工程人员需要用适当的前体细胞和/或细胞外基质重新模拟胚胎或发育条件,或者在适当情况下提供有利于周围成人组织再生的条件(细胞和基质)。

最常见的方法是在体外建立支架内组织的生长。这种传统方法是建立概念验证实验的重要测试基础,可以确定哪些发育生化线索可诱导所需的组织增殖。在体外组织工程和繁殖过程中使用的发育信号包括信号转导分子、辅因子和生长因子。体外方法可以得到控制,但是却十分有限,不能完全反映体内环境。

体内环境可能具有许多其他有助于组织发育和功能形成的复杂的结构、物理或系统提示。例如,组织间相关的梯度信号必须考虑,如缺氧刺激血管生成[4]、内分泌系统或激素间的相互作用、刺激骨生长和重塑的物理负荷[5]。然而,体内环境还存在其他挑战,这些挑战使活体动物的实验难以控制和解释。

为了利用体内环境以及损伤区域和机械刺激的周围生物环境,再生工程人员将失去对实验环境的总体控制。当把体内试验方法与植入物(材料工程、信号转导和外科技术中使用先进技术形成的)相结合时,可以促进复杂组织和结构的生长,增加了可解决的医学问题的范围,并最大限度地缩短了组织再生的持续时间(通过同时培养多种类型的组织而不是需要连续重建过程)。通过使用先进的生物材料和技术形成植入物,再生工程人员正在为体内组织生长和发育而不是仅仅在培养皿中进行再生奠定了基础。

再生工程的临床相关性和重要性

再生工程的发展可以用生物医学史上取得类似的突破来标志。再生工程领域可以追溯至 20 世纪 70 年代和 80 年代。当时出现了 IntegraTM

（Integra Life Sciences Corporation Plainsboro, New Jersey），这是一种胶原蛋白－糖胺聚糖（GAG）基质，用于帮助复杂伤口和烧伤的愈合[6]。类似于骨骼，皮肤是另一种能够并可被调节到再生而不是在某些条件下愈合的组织。Integra ATM 以放置在清创伤口上的伤口敷料的形式制造。由胶原－GAG 组成的支架提供了所需的结构，即真皮细胞的血管生成和长入需要重塑受损部位。可靠的是，在该敷料置入后的 14～21 天内，成纤维细胞和间充质干细胞会迁移到支架中。前体细胞迁移后，胶原支架被吸收，由患者自身组织代替，伤口逐渐愈合。这种突破导致了一种用户友好型产品，迅速整合到临床实践中，目前仍在常规使用。

我们在医学和手术中还发现了支架的其他用途，包括辅助骨再生。当骨折、压碎或以其他方式受损时，骨愈合能力独特，不会形成瘢痕组织。骨折愈合阶段包括骨髓、骨皮质、骨膜、周围软组织、免疫系统的协调反应，包括细胞增殖调节以及间充质干细胞的迁移和分化[7]。然而，由于骨具有再生的先天能力，支架的主要用途是克服阻碍正常愈合的物理间隙。这不同于新组织的开发目标，与可自发再生的组织如骨骼、上皮细胞（包括胃衬、肠衬和皮肤）和平滑肌相比，新组织本身不具备一定再生能力。因此用于不具备再生能力的组织的支架研究应运而生，其究领域包括关节软骨[8]、韧带（主要是Ⅰ型胶原）[9]、髓核[10]、脊柱椎间盘纤维环[11]、心肌[12]、骨骼肌[13]和神经[14]。

骨骼是一个有趣的例子，因为支架有多种选择来帮助骨缺损愈合。骨是一种高度结构化的动态组织，由有机和无机基质组成。主要由Ⅰ型胶原和羟基磷灰石（hydroxyapatite, HA）制成，在再生时也可进行神经支配和血管化。然而，还是存在诸如缺损尺寸（大于 2mm 的缺损或间隙存在不愈合的风险）、不良环境（例如，在骨折情况下，组织塌陷到缺损中，防止对侧骨末端发生断裂或在牙周缺损情况下占据空间）、损伤区域受到的不合理的应力，例如不稳定或过度稳定骨折导致肥厚性或萎缩性骨不连，（理想应力被认为是发生骨愈合的 2%）等因素的影响。骨缺损的支架选择包括自体移植物、同种异体移植物和骨替代物或合成材料。这些骨移植物的组织再生能力根据其骨生成、骨传导和骨诱导潜力进行测量。如 *Journal of Nanoscience and Nanotechnology* 杂志中 Liliana Polo-Corrales 等人的综述所述，许多材料可制成有利于骨再生的支架（表 19.1）。

表 19.1　骨再生的支架的材料

类别	材　料
天然聚合物	胶原水凝胶
	壳聚糖
	丝素蛋白
	海藻酸盐
	透明质酸
	肽水凝胶
合成聚合物	聚酯（聚乙醇酸、聚乳酸和聚己内酯）
	聚富马酸二异丙酯（PDIPF）
	聚（L- 丙交酯 –co–ε- 己内酯）和聚（LLA–co–CL，5- 二氧杂环己酮），聚（LLA–coDXO）
陶瓷支架	生物玻璃
	磷酸钙
	珊瑚
金属支架	钛 / 氧化钛
	铝酸盐 / 褪黑素
复合材料	聚合物 / 陶瓷
	金属 / 陶瓷
	金属 / 聚合物

Ⅰ型胶原是韧带中主要的胶原类型。由于存在滑液，膝关节的关节内环境不利于韧带愈合。尝试支持治疗以促进前交叉韧带（anterior cruciate ligament，ACL）愈合具有相当高的失败率（40%～100%），即使在使用缝线进行手术修复后也是如此[16]。滑液为关节软骨提供必要的营养和润滑，但也阻碍了韧带愈合。由聚（乳酸）（PLLA）、聚乙醇酸和聚乳酸 – 共聚乙醇酸制成的聚合物纤维可以缠绕到支架中，并使用与同种异体移植物或自体移植物相同的技术进行手术植入[17~19]。这些聚合物支架，特别是在与生物制剂（如骨形态发生蛋白和其他生长因子）结合时，在存在滑液的情况下，为关节软骨和韧带提供软组织重建解决方案。

合成 ACL 移植物的潜在应用市场正在不断增长。美国的当前趋势表明，在 1994 年至 2006 年之间，ACL 重建的再生工程技术进步是及时的，人口调整后的 ACL 重建率估计提高了 37%（33.0/100 000 人或总计 86 837 例手术，提高至 45.1/100 000 人或总计 134 421 例手术）。对于不愿意接受组织采集以及为了避免因对腘绳肌肌腱或髌腱采集而导致相应供体区患病的患者来说，合成 ACL 移植物将为其提供有效的选择；人们都希望能够避免小但真实存在的疾病传播风险以及与供体移植（同种异体移植物）相关的较高的移植失败率；以及那些由于之前进行 ACL 移植（自体移植或同种异体移植）重建失败而需要接受翻修手术的患者。

虽然对前交叉韧带撕裂的患者进行初次修复并不有利，支架的出现重新引起了人们对关节内缝线修复十字韧带的关注[20,21]。ACL 桥接增强修复（bridge-enhanced ACL repair, BEAR）包括在生物活性支架存在的情况下对韧带进行缝合修复，以桥接撕裂韧带末端之间的间隙并促进愈合。在一项包含 20 例患者的队列研究中，10 例患者接受了 BEAR，并与 10 例接受了自体腘绳肌肌腱重建的患者进行了比较。根据 Lachman 检查标准，两组之间在积液或疼痛方面没有差异，也没有失败。所有 BEAR 和 ACL 重建患者的磁共振图像均显示连续 ACL 或完整移植物。术后 3 个月时，与自体移植物对照组相比，接受 BEAR 治疗的患者的腘绳肌肌腱强度显著增高。研究者们得出的结论是，这些有前景的结果应该促使我们使用更大的样本量进行进一步的研究，因此可以获得更多的结论性结果[21]。

材料的演变及其在再生工程中的应用

多种多样的材料不仅可以用来开发出具有生物相容性的支架（支持骨生长），也为工程人员应对组织工程挑战提供了一个平台。植入物开发不再关注如何制造具有生物惰性的植入物，而是关注植入物如何对身体产生预期的生物学效应。

当植入物和支架放置在生物体内时，它们必须在高度腐蚀性的环境中存活足够的时间以实现组织长入和成熟。作为一种改进手段，支架通常被分为合成聚合物、天然聚合物、金属、陶瓷和复合材料。每种材料都有其益处和挑战。腐蚀性环境中的金属会发生反应和腐蚀，产生炎症并最终破坏周围组织。聚合物可能疲劳并失效，因为它们不会像人体的天然组织那样发生重塑。陶瓷易碎且容易断裂。复合材料的使用和三维印刷的引入为克服早期支架材料的弊端和设计的缺点提供了新的方法。

陶瓷材料的使用是材料进化的一个很好的例子。由于其生物惰性，第一代陶瓷包括氧化铝、氧化锆和多孔陶瓷，其物理结构有利于骨的形成。1979 年，氧化铝（以 $\alpha-Al_2O_3$ 形式）首次作为关节置换术中股骨头的组成部分而被报道[22,23]。陶瓷材料被用于髋臼杯。陶瓷与以前用聚乙烯制成的髋臼杯相比，具有磨损率低、耐腐蚀性能好、强度高、生物相容性好等优点，是一种很好的植入材料。尽管与具有脱落颗粒的聚乙烯材料（能够导致骨溶解）相比，陶瓷髋臼杯具有所有有利特征和改善的生物相容性，但陶瓷髋臼杯的断裂韧性较低，从而导致灾难性失败。目前，我们已将氧化铝和氧化锆等陶瓷与其他类型的材料（如带聚乙烯内衬的陶瓷股骨头）联合用于全关节置换术。

在修改植入物的表面特性以改善骨骼生长之前，那些早期设计都没有真正利用陶瓷作为支架。此外，多孔陶瓷直观地提供了自体组织整合到支架结构中的机会。氧化铝和氧化锆可以与发泡剂制形成多孔形式，在陶瓷凝固过程中会产生气体，导致孔隙相对分散和无规则分布[24]。随后可植入这些多孔陶瓷，以便周围骨细胞和成纤维细胞将占据这些气体产生的空间并使陶瓷变白，进而将陶瓷整合到周围骨中。然而，这些实验可能会导致令人失望的结果，即机械塌陷的风险。多孔陶瓷的其中一个问题是它们太脆，在应力下以可预测的方式发生灾难性失效[25]。然而，这在正常骨骼中不会发生，因为无机 HA（约 70%）和有机组分（如胶原蛋白（约 30%）的组合增加了弹性和柔韧性[26]。

科学家们也在自然中寻找灵感，发现层级模式很常见。骨具有两种特征模式，致密皮质骨和骨小梁（也称为松质骨或海绵状骨）。相对重的皮质骨提供了强度和承重。人类下颌皮质骨的孔隙度约为 3.5%[27]。其厚度和密度随施加于其上的力的大小而变化，具有较高的承重能力，被称为 Wolff 定律，例如股骨的皮质骨比上肢更厚、更密。除了对机械力的反应外，皮质骨还具有复杂的微观结构，包括用于骨细胞之间的血液供应、神经支配和细胞间通信的管道和管道，以及为参与骨转换的细胞提供专门的孔，例如成骨细胞和破骨细胞。

具有蜂窝样结构的骨小梁包含在皮质骨壳内。骨小梁（trabecula）（来源自拉丁文，意为"小光束"）是一种小的、通常是微观上的组织元素，以小的梁、支柱或棒的形式存在。与致密的皮质骨相比，骨小梁的杆和梁结构在骨内形成一个轻量级的空腔网络。人类下颌骨小梁密度较低，孔隙度约为

79.3%[27]。这反映了其在体内的功能。骨小梁确实有助于骨的整体强度,还为脂肪和红细胞以及血细胞生成提供了空间。

当科学家们在自然界的其他地方寻找可以消散力的层级结构时,注意到某些珊瑚的碳酸钙结构模仿了小梁的骨骼。从 20 世纪 70 年代开始,科学家们开始探索衍生于海洋珊瑚礁外骨骼的天然珊瑚移植物替代物作为骨传导骨[28],珊瑚结构单元的色斑与松质骨相似,无论是在它们的支架样通道和空腔网络中,还是在它们一些机械性能中。经处理的珊瑚主要由碳酸钙组成,与许多其他陶瓷一样被证明具有生物相容性,具有相对惰性、骨传导性、可为血管生长提供通道,类似于骨小梁,其随着时间的推移还具有生物可吸收性。为了最大限度地减少和防止生物可吸收性,用于创建更持久的植入物,可使用水热工艺将珊瑚转化为不可吸收的 HA 材料[29]。然而,除非与其他生物制剂结合,否则珊瑚的分层结构(同时模拟天然骨小梁)不具有骨诱导或骨生成特性[30]。珊瑚基质目前作为钙化基质出售,用于骨科手术。

大自然中用于骨骼支架的钙矿物质的另一个来源是禽蛋壳[31~33]。类似于骨骼和珊瑚,蛋壳主要由钙和磷酸盐组成。虽然蛋壳作为天然生物材料具有生物可降解性、容易获得且价格低廉,但需要表面改性以改善细胞相互作用。这些改进包括对蛋壳进行水热处理以形成表面微观结构的钙缺乏 HA。这导致表面改性 ES 的成骨细胞活性高于市售骨替代物牛骨(Bio-Oss, BO)[31]。在体内研究中,从组织学和组织形态学分析中,可以发现在愈合的第 4 周和第 8 周,与 5mm 直径颅骨缺损中的 BO 相比,表面改性 ES 的新骨形成和矿化骨 – 移植物接触显著增大,尤其是热处理的 ES[31]。2011 年,科学家使用高重复飞秒激光辐照从蛋壳中合成 3D 碳酸钙交织纳米纤维平台[32]。这是研究蛋壳合成 3D 纳米纤维结构的第一项研究。选择三维(3D)纳米结构作为骨和干细胞的生长支持平台。

而基于钙的天然生物陶瓷和蛋壳似乎都能直观地修饰形成骨支架,令人惊讶的是,天然异种移植物的另一个来源是树木。2009 年,意大利科学家宣布了一项重大突破,即使用木材作为骨替代品[26]。树木和其他带血管的植物包含由通道组成的层次微结构,这些通道通过称为木质部和韧皮部的运河将水和汁液带入生物体。与骨相似,这些通道以分层方式进行组织的。HA 支架可通过一系列热化学和水热化学方法由天然木材制成。尽管这些反应具有高度腐蚀性,但最终生成碳酸钙(未处理的珊瑚类异种移植物中的相同组分),然后通过水热处理进行磷化以获得 HA。这产生了无机生物形态支架,为骨科和工程应用提供了仿生纳米结构表面。该木制 HA 支架的发明人声称,与金属或硬质陶瓷移植物相比,它们的材料在骨生长过程中具有更好的渗透性,并具有更大的弯曲度。这表明科学家们可以向大自然寻求灵感,并重新利用进而转化为用于其他目的的材料。

科学家们将不再受通过化学反应产生的随机图案陶瓷的限制,而是依赖大自然将其他层级模式重新设计成支架。三维打印(three-dimensional printing, 3DP)可以克服使用自然组织的限制,并为材料的高精度微结构工程开辟了可能性,以利用新颖的分层设计和图案的物理特性。以我们对鸟类蛋壳自然衍生支架的讨论为例。蛋壳可以粉碎成粉末,然后压制成块,以其天然形式用作骨支架。3DP 可以用于将生物材料完全构建成一种新的结构。探索蛋壳作为生物活性骨植入物的前体。Park 等人通过凝结辅助挤压印刷技术,从粉碎的蛋壳制成的浆料中制备出三维晶格图案的支架[33]。值得注意的是,与现有方法相比,使用简单的浆料处理,随后进行单一的热处理循环,从而制备具有分级孔隙率的 3D 晶格图案的支架。与由化学合成的磷酸钙粉末制成的类似支架相比,天然来源的蛋壳支架与合成的相比具有更高的生物活性。增强的细胞活性在体外生物学评估过程中促进了显著的 ECM 沉积,以及更高的细胞黏附和快速分化为成骨细胞系。在某种意义上,3DP 的使用增强和修改了原始材料传递给周围宿主细胞的生物活性。

再制造和重新设计现有材料的这一课题,一直是麻省理工学院土木和环境工程系 Markus Buehler 小组的研究重点。"超材料"(metamaterials)是这个小组创造的术语,用于创造具有在其组成材料中找不到的、新颖的、急用的新复合材料。这个小组将先进的设计、计算机建模和 3D 组装与化学、材料工程和组织工程相结合,以生成全新的"超材料",然后使用 3D 打印机将其打印成新的结构。换句话说,材料可以被安排成新的结构,以产生今天不存在的工程或生物形式的支架。这些超材料经过化学或物理的方法进行重现并相互作用进而指导周围组织的生长,并以预定的速率降解,同时具有包括通道和孔的复杂结构以指导诸如血管和神经的结构的发展,并且具有特定的物理和机械行为。

2013 年,Mueller 的小组发表了一种新颖的 3DP 复合材料,由两种材料组成,一种是高顺应性的,另一种是高脆性的,印刷成三种不同的生物灵感图案。这些图案包括类骨图案、生物方解石图案和旋转的骨图案。从脆性和灾难性(重大)失败的基础材料出发,合成复合材料具有优异的断裂力学性能,展现了矿化生物复合材料的变形和断裂机制。实验断裂结果与计算机失效模型相似的事实也表明,计算机模型可以设计出具有定制断裂特性的复合材料,然后使用 3DP 来合成具有这种机械性能的材料[34]。

通过将计算机设计、微工程学和 3DP 相结合,使新设计和复合材料的范围成为可能,对于能够诱导诸如器官或肢体再生的复杂组织再生的支架的制造是必不可少的。这将包括梯度组织和结构的生长,例如由多种类型的组织组成的关节。基于细胞和生长因子的组织工程,特别是如果这些信号可以通过将信号分子与预定特定位置的材料结合在一起而在地理上定位,产生的"智能"支架可以指导周围自然组织的生长和行为。这可以包括刺激周围自然组织的生长和指导本地干细胞在本地自然组织中的发展,以产生与周围组织不同的新组织类型。

通过修改纳米纤维的表面特性[31],超微结构[35~37]或通过结合生长因子和生物制剂的方法可以构建支架以指导周围细胞的增殖,迁移和分化。被表面吸附或包裹在支架中的生长因子包括血管内皮生长因子(vascular endothelial growth factor, VEGF)[38]、血小板衍生生长因子(platelet derived growth factor, PDGF)[39],表皮生长因子(epidermal growth factor, EGF)[40]和骨形态发生蛋白(bone morphogenic protein, BMP)[41]。这些支架可以激发特定的生物学过程,如血管生成、骨形成和成纤维细胞生长。将生长因子交联或嵌入支架的方法,可以控制它们释放的时间,从而控制进入周围组织的生物信号。

与生物制品相似,物理因素(如支架的超微结构)可以影响细胞行为,就像信号转导和生长因子一样显著。纺织品和材料科学的进步使静电纺丝成为一种纤维和支架生产方法,它使用电力将聚合物溶液或聚合物熔体的带电螺纹拉到约 100 纳米的纤维直径[36~37]。与这种规模的聚合物一起工作会产生非常大的表面积与体积比(纳米纤维的这个比例可以是超细纤维的 103 倍),增加了表面功能的灵活性;与其他材料和支架相比,甚至与使用相同类型的聚合物制成的支架相比,其具有更优越的机械性能(例如,刚度和抗拉强度)[35]。

然后,这些纤维可以进一步编织成贴片、网眼、管子或绳索形式的支架,具有精确和复杂的微结构结构,其本身可以影响细胞行为。这些纳米纤维支架可以被如此精细地设计,使得它们的形态类似于天然的 ECM[42,43]。支架形貌中的纳米级变化可以引起多种细胞行为,包括细胞黏附的改变[44],

运动和迁移[45],激活特定的信号转导级联反应[46],例如酪氨酸激酶,甚至导致基因表达的上调或下调[46]。例如,骨骼肌可以体外培养;然而,如果纤维不是以系统的方式定向的,那么所产生的组织将不会是功能性的。可以构建纳米级的聚己内酯支架并与成肌细胞一起,然后成肌细胞以统一的模式定向移动,并以更大的长径比改变其形态,这与骨骼肌组织的力产生特性相兼容[47]。

纳米纤维也可以传导物理力和电荷。压电效应是某些材料在施加机械应力时产生电荷的能力。压电这个词来源于希腊语 Piezein,意思是挤压或挤压,Piezo 是希腊语中 "推" 的意思。骨组织具有产生电信号的能力。这种生物电流是由胶原蛋白的剪切力和骨骼内充满流体的通道的变形产生的。应力产生的电刺激可能在影响成骨生长方面起决定性作用[48]。

在骨科,电场和电磁场的使用主要集中于促进骨性骨不连的愈合[49]。有多种策略可以在骨不连和骨缺损之间施加电场。直流电(direct current,DC)涉及在骨折部位的阴极和附近皮下组织中的阳极的手术植入,通过在它们之间产生电流[50]。脉冲电磁场(Pulsed electromagnetic fields,PEMF)治疗是一种非侵入性的骨生长刺激模式,涉及在骨折处放置钢丝线圈[50]。电容耦合(capacitive coupling,CC)是由放置在骨折相对侧的皮肤上的两个电容板之间产生的振荡电流产生的电场[50]。最后,组合磁场(combined magnetic fields,CMF)是通过交变和直流电刺激的组合产生的,并由施加在骨折部位上的一对外部线圈输送,该线圈由患者每天佩戴 30 分钟[50]。

类似地,某些纳米纤维支架通过其传导电荷的能力可以影响骨髓基质,骨髓基质由为造血细胞提供结构和生理支持的异质细胞群体组成。骨髓基质也含有具有干细胞样特征的前体细胞[51],其可以分化为骨、软骨、脂肪细胞和造血支持组织[51]。除了缺氧和生长因子作为分化骨髓基质细胞的发育信号外,电刺激(electrical stimulation,ES)也能促进骨髓基质细胞(bone marrow storm cells,BMSC)的成骨分化[52]。

外部刺激,以磁场、电流或电磁力的形式,在关节软骨的维护和再生以及骨重塑中发挥作用,并增强骨愈合[53~55]。这种效果也可以通过纳米纤维支架来增强,并且这种效果打开了利用外部刺激和智能支架设计的骨愈合策略的大门。在一项研究中,为了增强对周围 BMSC 的局部电刺激效应,从聚(L-丙交酯)(PLLA)和多壁碳纳米管(multi-walled carbon nanotubes,MWCNT)的混合物中电纺出平行排列的导电纳米纤维,并用于细胞培养。将培养的 BMSC 暴露于 ES 中（直流电 1.5V；1.5h/d），该 ES 垂直应用于 BMSC 培养中的纳米纤维支架纤维。他们发现，与无 ES 组相比，当 ES 应用于生长在具有更高导电性的纳米纤维上的 BMSC 时，骨相关标记和基因显著上调，尤其是当 ES 信号在干细胞分化早期应用时。在大鼠颅骨模型中观察到类似的结果，其中极化纳米复合膜应用于 8 周龄雄性大鼠的 5mm 颅骨缺损。每只大鼠都经历了两个颅骨缺损，右侧植入导电支架，左侧植入非导电支架作为对照。Micro-CT 分析表明，极化的纳米复合膜导致再生骨体积和骨密度的增加，并且在 X 光成像时，在植入极化的纳米复合膜 12 周后，新生骨与周围的宿主骨无法区分[56]。

再生工程与干细胞应用

骨科的前沿之一在于重建严重创伤的组织的能力，这些组织由于这样或那样的原因而被移除。许多由骨科医生治疗过的组织不会经历再生，包括肌肉、关节软骨、韧带和神经。即使是通常可以通过重塑再生和改变的骨在存在感染或严重骨丢失的情况下也很难重建。目前的重建选择包括用植入物替换病变或缺失的组织，或使用自体移植或供体同种异体移植替换病变 / 缺失组织，或在严重情况下，截肢可通过应用假体使功能最大化。

干细胞治疗，特别是间充质干细胞（mesenchymal stem cell, MSC）应用的前景，可能成为未来许多骨科方面疾病的治疗方法，包括骨关节炎、骨软骨损伤、扭伤 / 劳损和其他肌肉或韧带损伤、腱鞘病以及半月板和肩袖病变。前体 MSC 可以很容易地从患者的许多解剖部位分离出来，包括骨髓抽吸物、外周血液、肌肉和脂肪，从而产生个性化的药物，并通过使用同种异体移植物将免疫排斥的影响或疾病传播的风险降到最低[57]。

从策略上讲，再生学骨科医生必须仔细选择活检部位，从中分离 MSC。一般来说，活检组织越接近分离的 MSC 要分化成的目标组织，它们就越成功。例如，与脂肪组织来源的 MSC（adipose tissue–derived MSC, a–MSC）相比，来自骨髓的马 MSC（bm–MSC）具有更好的软骨生成潜能，并且更容易产生透明样基质和蛋白聚糖[58]。类似地，在另一项研究中，滑膜 MSC（最接近软骨的靶组织）比 BM–MSC 具有更好的软骨形成[59]。

一旦从患者身上收获了 MSC，那么这些细胞必须生长到足够的数量才能应用于治疗。这是通过细胞培养完成的，收获的 MSC 在营养液中生长在单层中,并在此过程中通过细胞分裂扩增其数量。然而,体外扩增不能无限期地进行,因为 MSC 的多能性减少了它们经历的"较老的"或更多的体外分裂[60],因此活检必须具有足够的数量和质量以获得足够数量的祖细胞。

在动物和一些人体试验中使用间充质干细胞的实验表明,其在促进软骨愈合、半月板修复、肌腱修复和椎间盘治疗方面具有增强作用。MSC 疗法似乎有希望通过其再生能力和抗炎作用治疗早期骨关节炎[61]。例如,含有 MSC 的注射剂似乎是治疗早期骨关节炎的潜在方法。一项评估脂肪来源的 MSC 注射到老年(年龄 >65 岁)膝关节骨关节炎(OA)患者中的研究发现,88% 的患者在二次关节镜检查中显示出 2 年随访时软骨状况有所改善[62]。另一项针对 30 例保守治疗无效的慢性膝关节疼痛患者的随机试验,显示了骨关节炎的放射学证据,这表明单次注射异基因 bm-MSC 在放射学和临床结果上有良好的前景。与接受单次透明质酸注射的对照组相比,实验组 1 年后疼痛、残疾和生活质量评分有所改善,通过定量磁共振成像 T2 图评估的关节软骨也有所改善[63]。需要更大规模的研究才能真正评估 MSC 在慢性骨关节炎中的潜在再生潜力。潜在的前沿领域可能包括使用水凝胶或其他支架来稳定间充质干细胞,潜在地将它们导向关节软骨表面,以最大化旁分泌信号、抗炎反应或对靶组织的直接再生作用。

人们对间充质干细胞治疗急性关节软骨损伤也进行了研究。目前的治疗方法包括微骨折、微钻孔、骨软骨移植和基质自体软骨植入[64]。通过微骨折或微钻孔募集自体间充质干细胞,通过皮质骨穿孔进入骨髓,骨髓随后在骨软骨缺损(包含血小板、生长因子、血管元素和 MSC)中诱导纤维蛋白凝块形成[65]。同样,富血小板血浆(PRP)和骨髓抽吸浓缩物(BMAC)可以作为分离的 bm-MSC 的来源,这些 bm-MSC 可以在单独使用或与微骨折结合使用时促进骨软骨损伤的愈合[66]。现在有 PRP 和 BMAC 的商业试剂盒可用。更复杂的软骨再生策略包括滑膜干细胞作为 MSC 的额外来源,并且它们的使用已经证明了软骨生成的潜力。在一项动物研究中,将滑膜 MSC 注射到了急性软骨缺损的猪膝关节中。膝盖固定 10 分钟,荧光显微镜显示这是干细胞黏附发生的足够时间。然后对动物进行随访,经过处理的膝盖首先显示了膜形成,然后出现了软骨形成,这在组织学上是自然出现的[67]。在有或无支架的人体内,使用间充质干细胞治疗骨软骨损伤也产生了有希望的结果。在人类中,用于软骨修复的干细胞也被证明是有希望的[68]。例如,BMAC 已在一项前瞻性试验中用于治疗 15 名患者中平均大小为 9.2cm^2 的局灶性软骨缺损。BMAC 的定位是通过用 Ⅰ/Ⅲ型胶原基质覆盖它来辅助的。这种治疗显著改善了患者报告的结果评分,磁共振成像显示 80% 的患者完全透明样软骨覆盖。软骨质量的改善通过二次关节镜检查证实,显示具有几乎正常的组织[69]。在 37 例髌股病变患者中,BMAC 治疗软骨缺损的优越性与基质诱导自体软骨细胞植入术(matrix-induced autologous chondrocyte implantation, MACI)相比,发现了类似的结果。治疗后磁共振成像显示 81% 的接受 BMAC 治疗的患者完全填充了缺损,相比之下,接受 MACI 治疗的患者中有 76% 的患者完全填充了缺损[70]。

人们也对上肢疾病作为 MSC 治疗的潜在疾病进行研究。肩袖病变很难治疗,因为肩袖肌腱是相对无血管的,并且损伤往往是慢性的。在肩袖和修复后不能再生的骨之间有一个高度专业化的纤维软骨过渡区[71~73]。如本章前面所述,大多数手术技术只是简单地将肌腱撕裂的一端重新连接到肱骨头的插入点,希望最多只是简单的瘢痕形成和愈合,与天然假体相比力学性能较差。再生工程和医学的努力,已被用于将肩袖从简单的愈合转向并再生功能性骨 – 肌腱界面。

自然对接是一种复杂的生物解决方案,以应对重大的机械挑战。肌腱和骨骼之间的刚度差异是造成再生区显著机械应力的原因[74]。呈现骨 – 肌腱转变的组织逐渐改变其微观结构,以适应从骨骼到肌腱本身的能量传递。假体的四个区域的生物力学,即 Ⅰ 型胶原纤维占优势的肌腱区域(区域 1)、非矿化纤维软骨区域(区域 2)、矿化纤维软骨区域(区域 3)和类骨组合物(区域 4)[75]。复位后简单愈合中形成的纤维软骨瘢痕将不具有再生假体可能具有的功能性和耐久性。

与以 MSC 为基础的关节软骨损伤治疗方法类似,间质干细胞可以从患者的各种组织中获取,根据损伤的阶段和严重程度,可以单独应用于损伤区域,也可以结合修复性手术应用于损伤区域。这些方法可以包括富血小板血浆注射、骨髓抽吸、生长因子补充剂以及细胞和基因修饰的细胞疗法[76]。基于支架的方法以增强肩袖愈合则基于两种基本类型的相互作用。作为载体的支架,保持细胞的圆形形状,避免细胞之间的接触,促进软骨分化,并避免 Ⅰ 型胶原的表达。另一种方法涉及多孔明胶支架或那些使用纤维蛋白的支架,由于 Ⅰ 型胶原和 Ⅱ 型胶原的表达有利于纤维软骨表型[73,77]。这两种支架方法对于凸起的复杂微结构都很重要。

有几种商业上可用的 ECM 支架正在进行临床测试,以改善肩袖(rotator

cuff, RC）修复后的嵌合体修复。这些细胞外基质包括移植物套、组织修复、重建和袖套修补[78]。然而，这些细胞外基质不能在兴奋时再生纤维软骨梯度，因为它们的结构特性随着时间的推移而退化，并且与新 ECM 形成的速率不匹配[79]。合成基质可能会引起更好的骨 – 肌腱连接的再生。将模拟组织微环境的静电纺丝支架与结构信号线索纳米结构相结合，可以创建和传递 MSC 以利用旁分泌信号及其在大鼠肩袖修复模型中的再生潜力[80]。间充质干细胞和来自支架的物理信号的组合（以梯度的方式），很可能是知觉产生的原因。

创新和治疗方式的提供

目前再生工程的前沿领域不仅关注组织繁殖，而且关注更复杂的问题，包括功能、发展和结构再生，而不是单个组织。肌腱套的形成就是一个很好的例子，简单的组织工程虽然可以产生肌腱形式的胶原蛋白，但却不足以重建肌腱套骨腱过渡区的四个区域的复杂力学。设计良好的材料、阶段性支架或植入物在临床领域有即时的应用性，因为外科医生寻求改善患者的病情以及患者的体验，以减少恢复结构和功能所需的干预的持续时间和数量。

除了增加现代骨科医生可以解决生物疾病的范围和复杂性之外，再生工程还有可能改变许骨科疾病的治疗方式和速度。这可以被视为一项颠覆性的创新。

持续创新在医学和外科领域很常见。它们代表了技术上的增量和逻辑上的改进，例如更好的植入物、关节镜中更宽的晶状体以及更强的抗炎药物。颠覆性创新的独特之处在于，它们提供了一种通常更简单的解决方案或方法，以满足比持续创新更方便的需求。消费技术颠覆性创新的一个例子是可以拍照的手机。当时，数码相机更普遍，每年它们的电荷耦合器件传感器分辨率都会提高，价格也会适当调整。当内置了可以连接到互联网相机的手机问世时，数码相机的销量显著下降，因为它们满足了人们与家人和朋友分享照片的社会需求。人们愿意牺牲照片分辨率，以换取一种优雅的设备，可以拍摄（尽管分辨率较低）照片与朋友分享。

骨科中的再生工程解决方案可以通过疾病预防或治疗来降低医疗保健系统的总成本和利用率。骨关节炎不再需要进展到导致残疾阶段，并且如果需要进行侵入性关节置换手术时，或许可以通过抽脂或抽血后的一系列注射来减缓、停止甚至逆转软骨退化过程以获得 MSC。使用植入物的骨折手术可能会被微创注射"骨胶"支架所取代,在短暂的固定后,人们可以在不需要金属植入物的情况下进行活动。同样,对于创伤、感染和癌症后的重建,组织可以通过植入复杂和个性化的支架在单一步骤中再生,这些支架可以定制设计并在带有集成信号转导分子的 3D 打印机上打印,以便在几周或几个月的过程中再生所有组织,而不是经历数月到数年的时间和痛苦的过程来重建和重构可能留下的微小损伤和瘢痕组织。

再生工程代表了骨科的下一个前沿领域,为恢复肌肉骨骼系统的结构和功能创造了精致和简单的解决方案。

利益声明

Laurencin 博士是热骨、愈合骨技术、天然聚合物设备和软组织再生的所有者。他从 Globus 公司获得版税。Badon 博士没有利益声明。

（耿宗洁 译 王 岩 审）

参考文献

1. Seifert AW, et al. Skin regeneration in adult axolotls: a blueprint for scar-free healing in vertebrates. *PLoS One*. 2012;7(4):e32875.
2. Osterman M, Draeger R, Stern P. Acute hand infections. *J Hand Surg Am*. 2014;39(8):1628–1635; quiz 1635.
3. Liu H, et al. A preliminary study of skin ultrasound in diffuse cutaneous systemic sclerosis: does skin echogenicity matter? *PLoS One*. 2017;12(3):e0174481.
4. Nauta TD, van Hinsbergh VW, Koolwijk P. Hypoxic signaling during tissue repair and regenerative medicine. *Int J Mol Sci*. 2014;15(11):19791–19815.
5. Nagaraja MP, Jo H. The role of mechanical stimulation in recovery of bone loss-high versus low magnitude and frequency of force. *Life (Basel)*. 2014;4(2):117–130.
6. Template for Skin Regeneration.pdf.
7. Dimitriou R, Tsiridis E, Giannoudis PV. Current concepts of molecular aspects of bone healing. *Injury*. 2005;36(12):1392–1404.
8. Han L, et al. Construction and biocompatibility of a thin type I/II collagen composite scaffold. *Cell Tissue Bank*. 2018;19(1):47–59.
9. Park SH, et al. Three-dimensional bio-printed scaffold sleeves with mesenchymal stem cells for enhancement of tendon-to-bone healing in anterior cruciate ligament reconstruction using soft-tissue tendon graft. *Arthrosc J Arthrosc Relat Surg*. 2018;34(1):166–179.
10. Gan Y, et al. An interpenetrating network-strengthened and toughened hydrogel that supports cell-based nucleus pulposus regeneration. *Biomaterials*. 2017;136:12–28.
11. Borem R, et al. Angle-ply biomaterial scaffold for annulus fibrosus repair replicates native tissue mechanical properties, restores spinal kinematics, and supports cell viability. *Acta Biomater*. 2017;58:254–268.
12. Wu Y, et al. Interwoven aligned conductive nanofiber yarn/hydrogel composite scaffolds for engineered 3D cardiac anisotropy. *ACS Nano*. 2017;11(6):5646–5659.
13. Eren Cimenci C, et al. Laminin mimetic peptide nanofibers regenerate acute muscle defect. *Acta Biomater*. 2017 15;60:190–200.
14. Zhang Z, et al. Electrically conductive biodegradable polymer composite for nerve regeneration: electricity-stimulated neurite outgrowth and axon regeneration. *Artif Organs*. 2007;31(1):13–22.
15. Pol0-Corrales L, Latorre-Esteves M, Ramirez-Vick J. Scaffold design for bone Regeneration. *J Nanosci Nanotechnol*. 2014;14(1):15–56.
16. Kiapour AM, Murray MM. Basic science of anterior cruciate ligament injury and repair. *Bone Joint Res*. 2014;3(2):20–31.
17. Lu HH, et al. Anterior cruciate ligament regeneration using braided biodegradable scaffolds: in vitro optimization studies. *Biomaterials*. 2005;26(23):4805–4816.
18. Ouyang HW, et al. Assembly of bone marrow stromal cell sheets with knitted poly (L-lactide) scaffold for engineering ligament analogs. *J Biomed Mater Res B Appl Biomater*. 2005;75(2):264–271.
19. Freeman J, Woods M, Laurencin C. Tissue engineering of the anterior cruciate ligament using a braid-twist scaffold design. *PMC*. 2007;40(9):2029–2036.
20. Kiapour AM, Fleming BC, Murray MM. Biomechanical outcomes of bridge-enhanced anterior cruciate ligament repair are influenced by sex in a preclinical model. *Clin Orthop Relat Res*. 2015;473(8):2599–2608.

21. Murray MM, et al. The bridge-enhanced anterior cruciate ligament repair (BEAR) procedure: an early feasibility cohort study. *Orthop J Sports Med*. 2016;4(11):2325967116672176.

22. P B. Arthroplastie totale de la hanche par prothèse en alumine frit,e: etude exp,rimentale et premières applications cliniques. *Rev Chir Orthop Reparatrice Appar Mot*. 1972;58:229–246.

23. Hamadouche M, et al. Alumina-on-Alumina articulation in total hip arthroplasty: from bench-side to bedside. *Semin Arthroplasty*. 2006;17(3–4):125–133.

24. Peroglio M, et al. Toughening of bio-ceramics scaffolds by polymer coating. *J Eur Ceram Soc*. 2007;27(7):2679–2685.

25. Ryshkewitch E. Compression strength of porous sintered alumina and zirconia. *J Am Ceram Soc*. 1953;34(10):322–326.

26. Tampieri A, et al. From wood to bone: multi-step process to convert wood hierarchical structures into biomimetic hydroxyapatite scaffolds for bone tissue engineering. *J Mater Chem*. 2009;19(28).

27. Renders GA, et al. Porosity of human mandibular condylar bone. *J Anat*. 2007;210(3):239–248.

28. C D, et al. Natural coral exoskeleton as a bone graft substitute: a review. *Biomed Mater Eng*. 2002;12(1):15–35.

29. Hu J, et al. Production and analysis of hydroxyapatite from Australian corals via hydrothermal process. *J Mater Sci Lett*. 2007;20(1):85–87.

30. Nandi SK, et al. Converted marine coral hydroxyapatite implants with growth factors: in vivo bone regeneration. *Mater Sci Eng C Mater Biol Appl*. 2015;49:816–823.

31. Park JW, et al. Evaluation of bone healing with eggshell-derived bone graft substitutes in rat calvaria: a pilot study. *J Biomed Mater Res A*. 2008;87(1):203–214.

32. Tavangar A, Tan B, Venkatakrishnan K. Synthesis of three-dimensional calcium carbonate nanofibrous structure from eggshell using femtosecond laser ablation. *J Nanobiotechnol*. 2011;9:1.

33. Dadhich P, et al. A simple approach for an eggshell-based 3D-printed osteoinductive multiphasic calcium phosphate scaffold. *ACS Appl Mater Interfaces*. 2016;8(19):11910–11924.

34. Dimas LS, et al. Tough composites inspired by mineralized natural materials: computation, 3D printing, and testing. *Adv Funct Mater*. 2013;23(36):4629–4638.

35. Huang Z-M, et al. A review on polymer nanofibers by electrospinning and their applications in nanocomposites. *Compos Sci Technol*. 2003;63(15):2223–2253.

36. Yang F, et al. Electrospinning of nano/micro scale poly (L-lactic acid) aligned fibers and their potential in neural tissue engineering. *Biomaterials*. 2005;26(15):2603–2610.

37. Li M, et al. Electrospinning polyaniline-contained gelatin nanofibers for tissue engineering applications. *Biomaterials*. 2006;27(13):2705–2715.

38. Henry JJD, et al. Engineering the mechanical and biological properties of nanofibrous vascular grafts for in situ vascular tissue engineering. *Biofabrication*. 2017;9(3):035007.

39. Lee J, et al. The effect of controlled release of PDGF-BB from heparin-conjugated electrospun PCL/gelatin scaffolds on cellular bioactivity and infiltration. *Biomaterials*. 2012;33(28):6709–6720.

40. Pulavendran S, Thiyagarajan G. Three-dimensional scaffold containing EGF incorporated biodegradable polymeric nanoparticles for stem cell based tissue engineering applications. *Biotechnol Bioproc Eng*. 2011;16(2):393–399.

41. Zhao X, et al. BMP-2 immobilized PLGA/hydroxyapatite fibrous scaffold via polydopamine stimulates osteoblast growth. *Mater Sci Eng C Mater Biol Appl*. 2017;78:658–666.

42. PX M, Ruiyun Z. Synthetic nano-scale fibrous extracellular matrix. *J Biomed Mater Res*. 1999;46(1):60–72.

43. Geckil H, et al. Engineering hydrogels as extracellular matrix mimics. *Nanomed (Lond)*. 2010;5(3):469–484.

44. Jahan H, et al. The effect of aligned and random electrospun fibrous scaffolds on rat mesenchymal stem cell proliferation. *Cell J*. 2012;14(1):31–38.

45. Ottosson M, Jakobsson A, Johansson F. Accelerated wound closure - differently organized nanofibers affect cell migration and hence the closure of artificial wounds in a cell based in vitro model. *PLoS One*. 2017;12(1):e0169419.

46. Brown JL, et al. Composite scaffolds: bridging nanofiber and microsphere architectures to improve bioactivity of mechanically competent constructs. *J Biomed Mater Res A*. 2010;95A(4):1150–1158.

47. X T, Y K, C L. Electroconductive nanofiber scaffolds for muscle regenerative engineering. *Front Bioeng Biotechnol*. 2016.

48. Isaacson BM, Bloebaum RD. Bone bioelectricity: what have we learned in the past 160 years? *J Biomed Mater Res A*. 2010;95(4):1270–1279.

49. JT R. Clinical effects of electromagnetic and electric fields on fracture healing. *Clin Orthop Relat Res*. 1998;(suppl 355):S205–S215.

50. Goldstein C, Sprague S, Petrisor BA. Electrical stimulation for fracture healing: current evidence. *J Orthop Trauma*. 2010;24:S62–S65.

51. PH K, et al. Bone marrow stromal cells: characterization and clinical application. *Crit Rev Oral Biol Med*. 1999;10(2):165–181.

52. Zhu S, et al. Time-dependent effect of electrical stimulation on osteogenic differentiation of bone mesenchymal stromal cells cultured on conductive nanofibers. *J Biomed Mater Res Part A*. 2017;105(12):3369–3383.

53. Shao S, et al. Osteoblast function on electrically conductive electrospun PLA/MWCNTs nanofibers. *Biomaterials*. 2011;32(11):2821–2833.

54. Ribeiro C, et al. Dynamic piezoelectric stimulation enhances osteogenic differentiation of human adipose stem cells. *J Biomed Mater Res A*. 2015;103(6):2172–2175.

55. Yun HM, et al. Magnetic nanocomposite scaffolds combined with static magnetic field in the stimulation of osteoblastic differentiation and bone formation. *Biomaterials*. 2016;85:88–98.

56. Zhang X, et al. Nanocomposite membranes enhance bone regeneration through restoring physiological electric microenvironment. *ACS Nano*. 2016;10(8):7279–7286.

57. A A, JJ M. Mesenchymal stem cells: isolation and therapeutics. *Stem Cells Dev*. 2004;13(4):436–448.

58. Vidal MA, et al. Comparison of chondrogenic potential in equine mesenchymal stromal cells derived from adipose tissue and bone marrow. *Vet Surg*. 2008;37(8):713–724.

59. Yoshimura H, et al. Comparison of rat mesenchymal stem cells derived from bone marrow, synovium, periosteum, adipose tissue, and muscle. *Cell Tissue Res*. 2007;327(3):449–462.

60. A B, et al. Proliferation kinetics and differentiation potential of ex vivo expanded human bone marrow stromal cells- Implications for their use in cell therapy. *Exp Hematol*. 2000;28(6):707–715.

61. Pers YM, et al. Mesenchymal stem cells for the management of inflammation in osteoarthritis: state of the art and perspectives. *Osteoarthr Cartil*. 2015;23(11):2027–2035.

62. Koh YG, et al. Clinical results and second-look arthroscopic findings after treatment with adipose-derived stem cells for knee osteoarthritis. *Knee Surg Sports Traumatol Arthrosc*. 2015;23(5):1308–1316.

63. Vega A, et al. Treatment of knee osteoarthritis with allogeneic bone marrow mesenchymal stem cells: a randomized controlled trial. *Transplantation*. 2015;99(8):1681–1690.

64. Mirza Y, Oussedik S. Is there a role for stem cells in treating articular injury? *Br J Hosp Med (Lond)*. 2017;78(7):372–377.

65. Nukavarapu S, et al. Regeneration of hyaline-like cartilage in situ with SOX9 stimulation of bone marrow-derived mesenchymal stem cells. *Plos One*. 2017;12(6).

66. Mosna F, Sensebé L, Krampera M. Human bone marrow and adipose tissue mesenchymal stem cells- a user's guide.

Stem Cells Dev. 2010;19(10):1449–1470.

67. Nakamura T, et al. Arthroscopic, histological and MRI analyses of cartilage repair after a minimally invasive method of transplantation of allogeneic synovial mesenchymal stromal cells into cartilage defects in pigs. *Cytotherapy.* 2012;14(3):327–338.

68. Chahla J, et al. Concentrated bone marrow aspirate for the treatment of chondral injuries and osteoarthritis of the knee: a systematic review of outcomes. *Orthop J Sports Med.* 2016;4(1):2325967115625481.

69. Gobbi A, et al. One-step cartilage repair with bone marrow aspirate concentrated cells and collagen matrix in full-thickness knee cartilage lesions: results at 2-year follow-up. *Cartilage.* 2011;2(3):286–299.

70. Gobbi A, et al. Matrix-induced autologous chondrocyte implantation versus multipotent stem cells for the treatment of large patellofemoral chondral lesions: a nonrandomized prospective trial. *Cartilage.* 2015;6(2):82–97.

71. Galatz LM, et al. Characteristics of the rat supraspinatus tendon during tendon-to-bone healing after acute injury. *J Orthop Res.* 2006;24(3):541–550.

72. Kobayashi M, et al. Expression of growth factors in the early phase of supraspinatus tendon healing in rabbits. *J Shoulder Elbow Surg.* 2006;15(3):371–377.

73. Valencia Mora M, et al. Stem cell therapy in the management of shoulder rotator cuff disorders. *World J Stem Cells.* 2015;7(4):691–699.

74. Lui P, et al. Biology and augmentation of tendon-bone insertion repair. *J Orthop Surg Res.* 2010;5:59.

75. S T, GM G, LM G. The development and morphogenesis of the tendon-to-bone insertion - what development can teach us about healing. *J Musculoskelet Neuronal Interact.* 2010;10(1):35–45.

76. Nixon AJ, Watts AE, Schnabel LV. Cell- and gene-based approaches to tendon regeneration. *J Shoulder Elbow Surg.* 2012;21(2):278–294.

77. Gimble JM, Bunnell BA, Guilak F. Human adipose-derived cells: an update on the transition to clinical translation. *Regen Med.* 2012;7(2):225–235.

78. KA D, et al. Commercial extracellular matrix scaffolds for rotator cuff tendon repair. Biomechanical, biochemical, and cellular properties. *J Bone Joint Surg Am.* 2006;88(12):2665–2672.

79. Smietana MJ, et al. Tissue-engineered tendon for enthesis regeneration in a rat rotator cuff model. *BioResearch Open Access.* 2017;6(1):47–57.

80. Peach MS, et al. Engineered stem cell niche matrices for rotator cuff tendon regenerative engineering. *PLoS One.* 2017;12(4):e0174789.

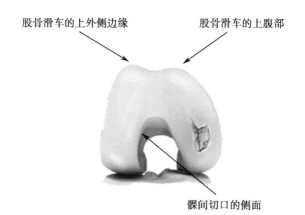

股骨滑车的上外侧边缘

股骨滑车的上腹部

髁间切口的侧面

彩图 4.3 关节软骨的活检位置

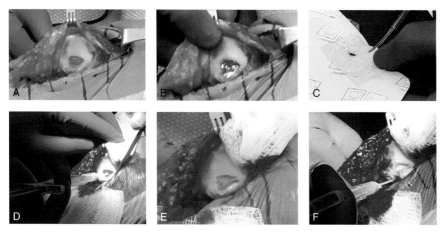

彩图 4.4 MACI 技术。（A）处理患处。（B）测量患处形状及大小。（C）MACI 剪裁成适合于患处大小。（D）移植床出血预防。（E）MACI 植入。（F）纤维蛋白胶密闭

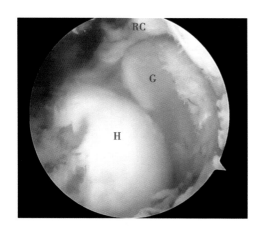

彩图 7.3 术中关节镜下观察右肩不可修复的袖带撕裂。镜头位于前上外侧入口。G，肩胛盂；H，肱骨头；RC，肩袖残端

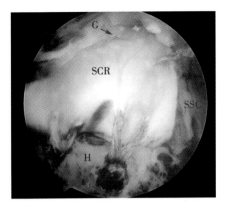

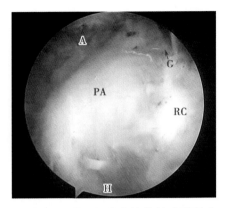

彩图 7.4 在右肩完成上方关节囊重建的关节镜视图。镜头定位在前上外侧入口。G,关节盂;H,肱骨头;SCR,上关节囊重建移植物;SSC,肩胛下肌腱

彩图 7.5 使用异种移植物补片增强完成大面积撕裂修复的关节镜视图。内窥镜定位在前上外侧入口。A,肩峰下表面;G,关节盂;H,肱骨头;PA,异种移植物的补片增强;RC,肩袖

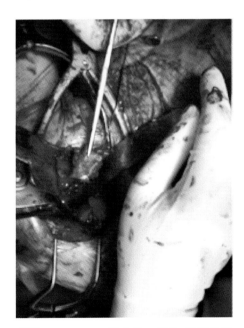

彩图 8.2 Latarjet 手术的一部分,固定前喙突的术后图像

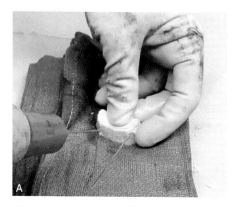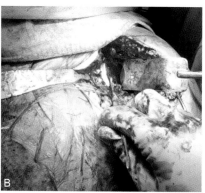

彩图 8.3 （A）胫骨远端同种异体移植在准备后，插入克氏针用于肩胛盂缺损的临时固定。（B）最终固定后的远端胫骨同种异体移植

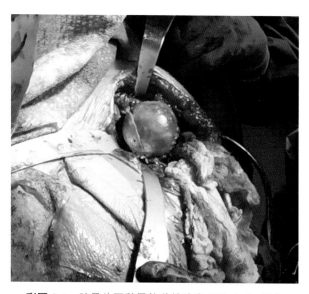

彩图 8.4 肱骨头同种异体移植治疗 Hill-Sachs 损伤

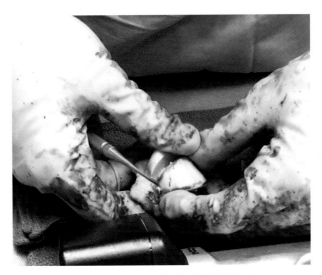

彩图 8.5 距骨同种异体移植物制备中

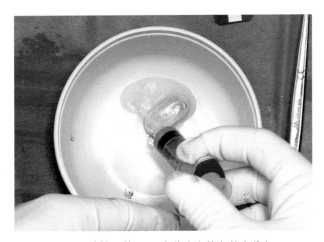

彩图 8.6 白细胞缺乏的 PRP，也称为自体条件血浆（autologous conditioned plasma，ACP），用于浸泡骨软骨同种异体移植物，以增强愈合并最大程度降低免疫排斥反应的风险

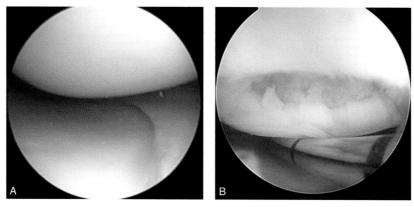

彩图 9.1 关节软骨。(A)术中关节镜下显示健康、正常的股骨(上)和胫骨(下)膝关节软骨,以及半月板(右)。(B)国际软骨修复学会(ICRS)Ⅳ级股骨髁部局灶性软骨缺损

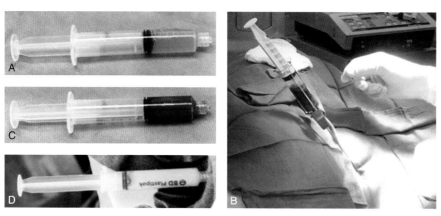

彩图 9.2 骨生物制剂注射。(A)10mL 注射器中含有从静脉血液样本中分离出来约5mL 富血小板血浆(PRP)。(B)右髂嵴骨髓穿刺。(C)10mL 注射器中含有骨髓抽吸物(BMA)离心后制备的约5mL 的骨髓抽吸浓缩物(BMAC)。(D)10mL 注射器中含有脂肪抽吸术期间采集约8mL 的脂肪组织和脂肪来源的干细胞

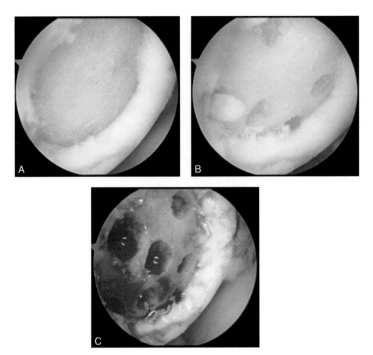

彩图 9.3 微骨折术。关节镜下右膝内侧股骨髁局灶性软骨缺损（A）行微创手术。（B）和（C）

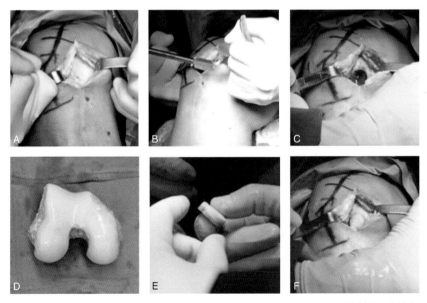

彩图 9.4 同种异体骨软骨移植。术中（A）右膝内侧股骨髁局灶性软骨缺损（B）扩孔切除（C）软骨缺损。然后准备（D）同种异体组织制备（E）骨软骨塞，然后（F）植入以重建关节面

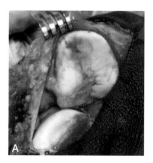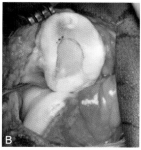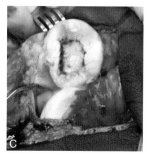

彩图 9.5 自体软骨细胞移植。术中（A）左侧髌骨软骨缺损,其中（B）软骨缺损清创和（C）自体软骨细胞移植治疗

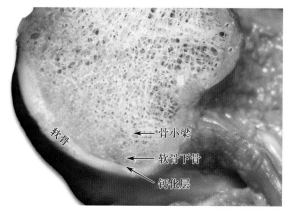

彩图 12.1 从髁间切口观察的半髁状突尸体解剖图像（表层和内层的矢状视图）,显示了软骨、钙化层以及软骨下骨和粗面骨之间的差异

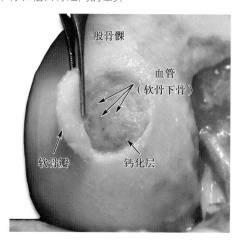

彩图 12.2 解剖下的股骨外侧髁（右膝）显示钙化层和软骨下骨血管。软骨瓣被掀起以显示软骨深层

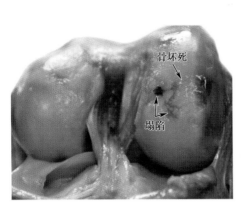

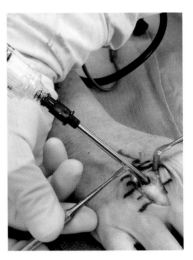

彩图 12.3 股骨内侧髁骨坏死的右膝尸体解剖。黑点代表软骨坏死的无血管区。此外,股骨髁多处可见软骨表面塌陷

彩图 13.1 掌骨内生软骨瘤刮除术后注射磷酸钙骨水泥(感谢 Craig Rodner 博士供图)

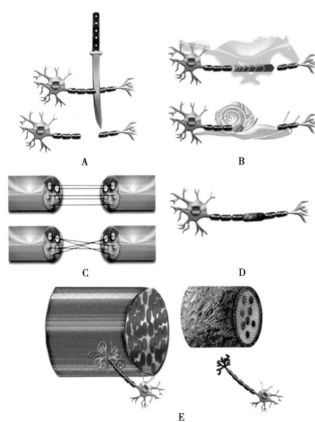

彩图 14.1 神经损伤后恢复的障碍包括:节段性神经缺损的存在(A)、再生速率的变化(B)、再生特异性的需要(C)、胶质瘢痕的形成(D)、靶端器官的退化(E)

57检